Dein Weg durch die Wechseljahre

Dr. Magdalena Schauenberg | Dr. (B) Frank Everaert

DEIN WEG DURCH DIE Wechseljahre

Wechselhaft & wunderbar

DAS UMFASSENDE NACHSCHLAGEWERK

Meyer & Meyer Verlag

Dein Weg durch die Wechseljahre

Bibliografische Information der Deutschen Nationalbibliothek
Die Deutsche Nationalbibliothek verzeichnet diese Publikation in der Deutschen Nationalbibliografie; detaillierte bibliografische Details sind im Internet über <www.dnb.de> abrufbar.

Member of the World Sport Publishers' Association (WSPA)

Gesamtherstellung (Druck): Print Consult GmbH, München, www.printconsult.de

MIX
Papier | Fördert gute Waldnutzung
FSC® C106855
FSC www.fsc.org

ISBN 978-3-8403-7931-4

Bei Fragen zur Sicherheit unserer Produkte wenden Sie sich bitte an: kontakt@m-m-sports.com.

Inhalt

Vorwort von Dr. (B) Frank Everaert ... 12

Danksagung ... 14

Einleitung ... 15
Ein Buch für Frauen ... 17
Wie du dieses Buch lesen kannst ... 18
Frauengesundheit und „Bikini-Medizin“ ... 20

TEIL I – GRUNDLAGEN ... 24

Kapitel 1: Das kleine ABC der Hormone ... 26
Grundbegriffe: Wechseljahre und Menopause ... 26
Wir sind etwas Besonderes ... 29
Typische Symptome ... 29
Symptomhäufigkeit ... 32
Die Wechseljahre sind keine Krankheit ... 33
Die Mängel der Symptombehandlung ... 34
Die 4 Phasen der Wechseljahre ... 35
Phase 1: Prämenopause ... 36
Phase 2: Perimenopause ... 36
Phase 3: Menopause ... 37
Phase 4: Postmenopause ... 37
Die Diagnose der Wechseljahre ... 38
Die 7 hormonellen Hauptdarsteller ... 39
Was sind Hormone und woher kommen sie? ... 39
Östrogen – macht prall und sexy ... 41
Progesteron – der Chillfaktor ... 44
Testosteron – für Energie und Kraft ... 45
DHEA – der Jungbrunnen ... 47
Cortisol – Aktivität und Fokus ... 48
Schilddrüsenhormone – das Standgas ... 50
Insulin – Bus für den Blutzucker ... 52
Der Tanz der Hormone ... 54

Kapitel 2: Was passiert wann in den Wechseljahren? 55
Der weibliche Zyklus 55
Hormonelle Veränderungen im Leben einer Frau 60
Was passiert wann in den Wechseljahren? 61
Vorzeitige Wechseljahre und Menopause 66
Die Effekte des Hormonmangels auf verschiedene Organsysteme 69
Ursache: Wartende Rezeptoren 70
Das weibliche Gehirn 71
Die innere Uhr 76
Herzgesundheit 77
Stoffwechsel 78
Knochen 79
Gelenke und Muskeln 80
Schilddrüse 81
Mikrobiom 83
Immunsystem 84
Haut und Schleimhäute 85
Mentale Gesundheit 86
Wechseljahre und langfristige Gesundheit 88
Endokrine Disruptoren 89
Sinnvolle Laborparameter 92
Vorzeitige Menopause bestimmen 92
Schilddrüsenfunktion 93

Kapitel 3: Die Wechseljahre als Chance 94
Doppelmoral und Älterwerden 94
Wechseljahre im Rampenlicht 96
Unsere Glaubenssätze 97
Andere Kulturen – andere Sichtweisen 99
Unser Schiff auf hoher See im Sturm 101
Was haben die Hormone damit zu tun? 105
Die Chance, einen neuen Weg zu gehen 106
Was du für dich tun kannst 108
Wer bin ich und wer will ich sein? 108
Entdecke deine Prioritäten 112
Körperfixierung hinterfragen 114

Äußeres und inneres Älterwerden 115
Selfcare und Selbstfürsorge 116
Glücklicher nach der Menopause? 119
Eine Zukunftsvision 120

TEIL II – LEBENSSTIL 122

Kapitel 4: Das A und O – der Umgang mit Stress 125
Was ist Stress? 125
Was passiert bei Stress? 126
Hormone und Neurotransmitter für Stress und Erholung 128
Wenn die Wippe klemmt: Folgen von Dauerstress 130
Was stresst uns? 133
Was ist in den Wechseljahren anders? 135
Positive Effekte von Stress 138
Die besten Strategien im Umgang mit Stress 139
Unsere Einstellung zu Stress 139
Soforthilfe bei akutem Stress 140
Glaube nicht alles, was du denkst 143
Ursachen erkennen und Lösungen finden 146
Entspannung trainieren 148
Zum Umgang mit den Strategien 152

Kapitel 5: Ernährung und Hormone 153
Was macht Ernährung mit uns? 153
Was verändert sich in den Wechseljahren? 158
Warum Diäten nicht funktionieren 161
Warum überhaupt besser essen? 163
WIE sollten wir essen? 166
WANN sollten wir essen? 168
WAS sollten wir essen? 170
Kriterium 1: Verarbeitungsgrad 171
Kriterium 2: Vielfalt 174
Kriterium 3: Blutzuckerwirkung 176
Mehr davon 179
Weniger davon 180
Unterstützende Gewohnheiten für den Alltag 182

Bestandsaufnahme ... 182
Es geht nicht um Perfektion ... 183
Entscheidungen erleichtern oder erschweren ... 183
Joker statt Selbstvorwürfe ... 186
Vorbereitet sein ... 186
Einige Regeln machen das Leben leichter ... 188
Ernährung mit gesundem Menschenverstand ... 190

Kapitel 6: Innere Uhr, Training und Schlaf ... 192
Völlig unterschätzt – unsere innere Uhr ... 193
Warum haben wir eine innere Uhr? ... 193
Die innere Uhr und die Wechseljahre ... 195
Was braucht die innere Uhr? ... 197
Das richtige Training ab der Lebensmitte ... 198
11 gute Gründe für ein gezieltes Training ... 198
Was ist in den Wechseljahren anders? ... 200
Alltagsbewegung ... 202
Core-Stabilität und Mobilität ... 203
Krafttraining ... 211
Kardiotraining ... 223
Plyometrisches Training ... 228
Erholung ... 232
Dein Training auf den Punkt gebracht ... 234
Tipps und Tricks für dein Training ... 235
Der Schlaf – die Basis für unsere Gesundheit ... 236
Der Schlaf und die Wechseljahre ... 237
Der Schlaf und unser Nervensystem ... 238
Die 7 größten Schlafräuber ... 240
Die Top 10 der Schlaftipps ... 241
Fazit ... 243

TEIL III – THERAPEUTIKA ... 244

Kapitel 7: „Alternative" Ansätze, Nährstoffe und Kräuter ... 247
„Alternative" Ansätze ... 248
Hypnose ... 248
Kognitive Verhaltenstherapie ... 249

Biofeedback und Entspannung ... 250
Achtsamkeit und Meditation ... 251
Yoga ... 251
Aromatherapie ... 253
Hilfreiche Pflanzen und Kräuter ... 254
Wirksamkeit und Qualität ... 254
Zitronenmelisse ... 257
Passionsblume ... 257
Adaptogene ... 259
Davon solltest du die Finger lassen ... 262
Nährstoffe ... 263
Nährstoffversorgung optimieren ... 263
Vitamin D3 ... 265
Magnesium ... 267
Calcium ... 269
Omega-3-Fettsäuren ... 271
B-Vitamine ... 273
Coenzym Q10 ... 275
Kreatin Monohydrat ... 277
Eisen ... 278
Wie beginnst du am besten? ... 279

Kapitel 8: Hormontherapie – jenseits aller Mythen ... 281
Was ist eine Hormontherapie? ... 282
Synthetisch und bioidentisch ... 283
Synthetische Hormonderivate ... 284
Woher kommt die Angst vor der Hormontherapie? ... 287
Die Studie der WHI ... 288
Nutzen und Risiken der Hormontherapie ... 292
Grundrisiko ... 293
Risiken einer Hormontherapie ... 293
Nutzen einer Hormontherapie ... 296
Was wir noch nicht wissen ... 301
Lebensstil vs. Hormone ... 303
Brustkrebs ... 305
Für wen ist Hormontherapie geeignet, für wen nicht? ... 306

Vorzeitige oder frühe Menopause ... 307
Rot: Hormontherapie ist nicht geeignet ... 308
Gelb: Nutzen und Risiken abwägen ... 311
Grün: Keine gesundheitlichen Bedenken ... 312
Wie sieht eine Hormontherapie in der Praxis aus? ... 313
Komponenten einer Hormontherapie ... 313
Beipackzettel: Achtung Verwirrung ... 315
Praktische Anwendung der Hormone ... 316
Wie lange darfst du Hormone nehmen? ... 318
Verhütung ... 319
Klarheit rund um das Thema Hormontherapie ... 320

TEIL IV – SYMPTOMBEZOGENE HILFE ... 322

Kapitel 9: Erste Hilfe ... 325
Migräne und Kopfschmerzen ... 326
Ursache von Kopfschmerzen und Migräne ... 327
Was du selbst tun kannst ... 327
Hitzewallungen ... 330
Wie fühlen sich Hitzewallungen an? ... 330
Ursachen von Hitzewallungen ... 331
Was du selbst tun kannst ... 332
Längerfristige Hilfe ... 333
Haarausfall ... 335
Ursachen für Haarausfall ... 335
Was du selbst tun kannst ... 337
Blasenprobleme und Inkontinenz ... 339
Inkontinenz ... 340
Blasen- und Harnwegsinfektionen ... 342
Stimmungsschwankungen und depressive Stimmung ... 345
Ursachen ... 346
Was du selbst tun kannst ... 347
Osteoporoseprävention ... 349
Was ist Osteoporose? ... 349
Ursachen von Osteoporose ... 350
Was du selbst tun kannst ... 352
Haut, Falten und Schleimhaut ... 356

Hautveränderungen und deren Ursachen ... 358
Was du selbst tun kannst ... 360
Gelenkschmerzen ... 365
Ursachen von Gelenkschmerzen ... 365
Was du selbst tun kannst ... 366
„Menobrain“: Gehirnnebel und Vergesslichkeit ... 368
Was du selbst tun kannst ... 369
Los geht’s mit einem gut gefüllten Werkzeugkasten ... 372

Teil V – ABSCHLUSS ... 374

Kapitel 10: Der Wegweiser durch die Wechseljahre ... 376
Die Essenz ... 377
Wie kann ich jetzt beginnen? ... 379
Neue Gewohnheiten etablieren ... 380
Schritt 1: Einfach beginnen ... 381
Schritt 2: Verhalten anknüpfen ... 382
Schritt 3: Berücksichtige deinen Tagesablauf ... 382
Schritt 4: Designe deine Umgebung ... 383
Schritt 5: Positive Selbstgespräche ... 384
Schritt 6: Kleine Erfolge feiern ... 385
Entscheide, wie du die Welt sehen willst ... 387
6 Prinzipien für Gesundheit und Selbstfürsorge ... 391
Vorhersagbarkeit schaffen ... 392
Guthaben vs. Schulden ... 393
Nicht nur länger leben, sondern gesünder ... 395
Wie möchtest du älter werden? ... 395
Lebensspanne und Gesundheitsspanne ... 396
Was verlängert unsere Gesundheitsspanne? ... 399
Die unglaubliche Wirkung von Prävention ... 401
Mach dich auf den Weg ... 403

Anhang ... 405
Meine 10 Leseempfehlungen ... 405
Hilfreiche Websites ... 406
Literaturverzeichnis ... 407
Bildnachweis ... 468

Vorwort von Dr. (B) Frank Everaert

Die Wechseljahre sind eine bedeutende Lebensphase, in der Frauen oft vor vielfältigen Herausforderungen stehen. Hormonelle Veränderungen führen zu zahlreichen körperlichen und emotionalen Symptomen, die den Alltag erheblich belasten können. Viele Frauen fühlen sich in dieser Zeit nicht mehr wohl in ihrer Haut, erkennen sich selbst kaum wieder und sind oft ratlos.

Hitzewallungen, Schlafstörungen, Gewichtszunahme, depressive Verstimmungen und Libidoverlust sind nur einige der Symptome, die in dieser Lebensphase auftreten können und im Alltag belastend sind. Gleichzeitig können pubertierende Kinder und möglicherweise ein Partner in der Midlife-Crisis die Situation weiter verschärfen – ein wahrer Supergau!

Die häufig vorgeschlagene Lösung vom Frauenarzt oder der Frauenärztin ist eine Hormontherapie. Doch dann kommt die Angst: Angst vor Brustkrebs, Schlaganfall, Thrombose und einer möglichen weiteren Gewichtszunahme. Ist diese Angst gerechtfertigt? Gibt es neben Hormonen noch andere Möglichkeiten, diese Phase gesund und mit weniger Symptomen zu überstehen und die Weichen für weitere gesunde Lebensjahrzehnte zu stellen?

Seit mehr als 30 Jahren behandle ich in meiner Praxis Frauen in den Wechseljahren. Obwohl ich mir stets ausreichend Zeit nehme, reicht diese oft nur, um die Beschwerden zu erörtern und die bestmögliche Therapie für die jeweilige Patientin zu empfehlen. Häufig beansprucht das ausführliche Besprechen der Vor- und Nachteile sowie der Risiken meiner Therapieempfehlungen so viel Zeit, dass am Ende keine Gelegenheit für weitere wertvolle Tipps bleibt. Wie ich von vielen geschätzten Kollegen höre, geht es ihnen ähnlich.

Daher freut es mich sehr, an diesem Buch mitgewirkt zu haben. Es bietet umfassende Informationen und praktische Ratschläge, die ich meinen Patientinnen und Kollegen und Kolleginnen ans Herz legen möchte. Dieses Buch ist eine wahre Schatztruhe für alle, die nach fundierten und hilfreichen Informationen zum Thema Wechseljahre suchen.

Dr. Magdalena Schauenberg hat mit diesem Buch einen Leitfaden erstellt, der Frauen in den Wechseljahren umfassend unterstützt. Ihre akribische Recherche und die klare Erklärung der körperlichen Veränderungen bringen Licht in den Dschungel der wissenschaftlichen Daten. Sie widerlegt angstauslösende Unwahrheiten älterer Studien und präsentiert neue wissenschaftliche Erkenntnisse.

Doch dieses Buch ist weit mehr als ein Plädoyer für eine risikoarme, bioidentische Hormonersatztherapie. Es ist ein ganzheitlicher Ratgeber, der eine Vielzahl wertvoller Tipps und Möglichkeiten bietet, um die Wechseljahre nicht nur zu meistern, sondern auch die Grundlage für ein gesundes Altern zu legen. Genau das wünschen wir uns doch alle, oder?

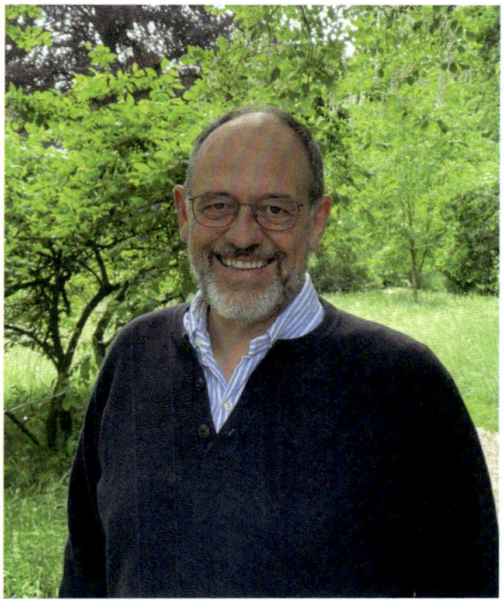

Bleiben Sie neugierig und nehmen Sie mithilfe dieses Ratgebers die Wechseljahre an. Befolgen Sie die wertvollen Tipps, seien Sie informiert und vorbereitet für das Gespräch mit Ihrer Frauenärztin oder Ihrem Frauenarzt. Bleiben Sie positiv, Sie haben es selbst in der Hand!

Ihr Dr. (B) Frank Everaert

Danksagung

Danken möchte ich ganz besonders meinem Mann, Dirk Schauenberg. Er hat viele Wochenenden geduldig auf mich verzichtet, während ich dieses Buch geschrieben habe, und mich stets dort unterstützt, wo es möglich war. Seine Liebe und Verständnis sind unbezahlbar.

An der Basis bin ich meinen Eltern zutiefst dankbar. Sie haben mich immer ermutigt, viele Fragen zu stellen und davon habe ich regen Gebrauch gemacht, was sicherlich für sie nicht immer einfach war. Ihre unermüdliche Neugier und Offenheit für neues Wissen haben mir gezeigt, dass man in jedem Alter lernen und wachsen kann. Für dieses inspirierende Vorbild bin ich ihnen von Herzen dankbar.

Ebenso möchte ich meinem Co-Autor, Dr. (B) Frank Everaert, danken, dessen über 30-jährige Erfahrung und wertvolle Einsichten maßgeblich zur Tiefe und Qualität dieses Buches beigetragen haben. Seine Expertise, besonders im Bereich der Hormondiagnostik und -therapie, war von unschätzbarem Wert für dieses Buch und ich habe viel von ihm gelernt.

Mein Dank gilt auch all den wunderbaren Frauen aus meinem Onlinekurs. Sie haben mir immer wieder gezeigt, dass sie mit dem richtigen Wissen und den passenden Werkzeugen Mut fassen und positiv auf diese neue Lebensphase zugehen können. Diese inspirierenden Erfahrungen haben mich ermutigt, das Wissen in diesem Buch zu bündeln und damit für mehr Frauen zugänglich zu machen.

Von ganzem Herzen danke ich euch allen.

Einleitung

Rückblickend sind viele Dinge so offensichtlich, aber eben erst rückblickend. Rasende Kopfschmerzen, plötzliche Nahrungsmittelunverträglichkeiten, Schlafstörungen und Gewichtszunahme. Ich habe es zunächst einfach auf den Stress geschoben, logisch. Schließlich wohnten wir zu dieser Zeit in Singapore, arbeiteten in der südostasiatischen Metropole vor Ort und managten unser Gesundheitszentrum am Niederrhein mit sechs bis sieben Stunden Zeitverschiebung und praktisch ohne Urlaub. Da kann man schon mal gestresst sein. Aber woher um alles in der Welt kam die schleichende, aber stetige Gewichtszunahme? Fitness, Laufen und Yoga gehörten schon seit vielen Jahren zu meinem wöchentlichen Programm und die Ernährung hatte ich auch nicht verändert.

Mit den Wechseljahren brachte ich dies damals keine Sekunde in Zusammenhang – wie auch – die bekommt man ja erst mit 60, glaubte ich, war aber gerade einmal 44.

Heute weiß ich, so wie mir, geht es vielen Frauen, die selbst nicht erkennen, dass sie in den Wechseljahren sind. Die hormonellen Veränderungen beginnen sehr viel eher als wir das allgemeinhin glauben. Fast fünf von zehn Frauen erwarten die Wechseljahre nicht zu der Zeit, wenn sie tatsächlich beginnen.[1] Auch Mediziner, die sich nicht in diesem Bereich weitergebildet haben, praktizieren häufig unter der Annahme, dass Beschwerden erst **nach** der Menopause beginnen, also wenn die Periode mehr als ein Jahr nicht mehr vorhanden ist. Wenn Frauen Beschwerden haben, die Periode aber noch regelmäßig ist, können diese also offenbar **nicht** mit den Wechseljahren in Zusammenhang stehen. So weit, so falsch.

Die unerklärten Beschwerden triggerten meine wissenschaftliche Neugier: Ich wollte verstehen, was passiert, welche Forschung es dazu gibt und auch, was ich selbst tun kann. Da musste es doch eine Lösung oder Erklärung geben. Nach und nach wurden mir viele Zusammenhänge klar: Der kleinste gemeinsame Nenner waren die hormonellen Veränderungen durch die Wechseljahre. Je tiefer ich aber in die Recherchen zum Thema einstieg, desto mehr fühlte ich mich, als hätte ich ein Geheimnis entdeckt, über das niemand spricht: Eine mysteriöse Phase im Leben einer jeden Frau. Ungläubig schüttelte ich immer wieder den Kopf, dass dieses Wissen allgemein nicht bekannt ist. Niemand spricht darüber. Aber immerhin betreffen die Wechseljahre früher oder später 100 Prozent aller Frauen, die 51 Prozent der

Weltbevölkerung ausmachen. Im Moment sind weltweit etwa 1,1 Milliarden Frauen in den Wechseljahren, in Deutschland allein 9 Millionen.[2,3,4]

Kannst du dir vorstellen, dass es bei Männern einen Zustand gibt, bei dem ab etwa 50 Jahren der Testosteronspiegel und die Libido abstürzen, Schlafstörungen, Gedächtnislücken, Konzentrationsprobleme, Gelenkschmerzen und Erschöpfung gehäuft auftreten, und niemand würde das auch nur thematisieren? Schlimmer noch, wenn ab diesem Alter das Risiko für zahlreiche schwerwiegende Erkrankungen ansteigen und sich niemand dafür interessieren würde, wie man die Gesundheit dieser Männer langfristig erhalten kann? Das wäre absolut unvorstellbar. Stattdessen wäre es ein Riesenthema; Schlagzeilen und umfangreiche Forschungsgelder gäbe es inklusive.

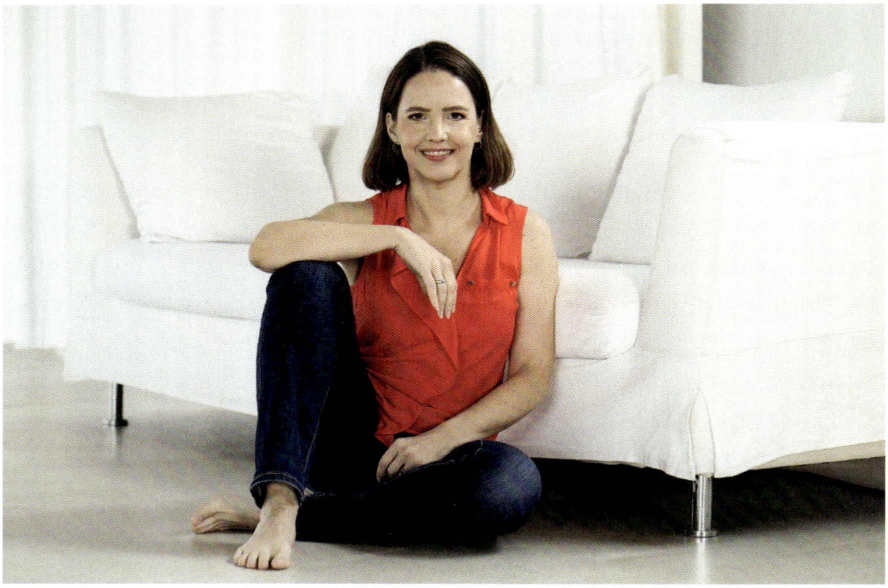

Langsam erlebe ich seit einigen Jahren, dass einige Frauen selbstbewusster beginnen, die Wechseljahre zu thematisieren, ohne Scheu und ohne Scham. Wir sehen vereinzelt Vorbilder von Frauen, die gelassen und souverän älter werden, auch mit Falten und grauen Haaren. Ich wünsche mir für viele Frauen, dass sie mit dem Wissen und den Strategien aus diesem Buch entspannt, informiert und selbstbewusst in die zweite Lebenshälfte starten können und, dass es ihnen gelingt, die Chancen für eine neue Prioritätensetzung in der Lebensmitte zu sehen und diese auch zu nutzen.

Besonders froh bin ich, dass ich als Co-Autoren Dr. (B) Frank Everaert gewinnen konnte. Er ist Facharzt für Frauenheilkunde und Geburtshilfe mit mehr als 30 Jahren Berufserfahrung. Seine Arbeit in der eigenen Praxis in Kamp-Lintfort seit 1993 und seine wunderbare menschliche Art machten ihn zum perfekten Partner und zu einer Bereicherung für dieses Buch. Schließlich hat er Unmengen an fachlicher und menschlicher Erfahrung und ist absolut versiert mit allen Themen rund um Hormone, Wechseljahre, Symptome, Hormontherapie, Alternativen für Hormone und mehr. So liefert dieses Buch nicht nur aktuelles Wissen und Strategien, sondern auch Erfahrungen aus der langjährigen praktischen Arbeit mit Frauen vor, in und nach den Wechseljahren mit und ohne Hormontherapie.

Ein Buch für Frauen

An dieser Stelle möchte ich kurz begründen, warum ich mich dazu entschlossen habe, dich als Leserin mit **du** anzusprechen.

Ich wünsche mir, dass ich dir mit dieser Ansprache im Verlauf des Buches das Gefühl geben kann, nicht allein zu sein. Ich möchte dich – im übertragenen Sinne – mit diesem Buch an die Hand nehmen. Ein bisschen, als würdest du beginnen, Eiskunstlaufen zu lernen. Wir begeben uns gemeinsam auf das neue Terrain. Aber nach einiger Zeit kannst du, ausgestattet mit dem richtigen Wissen und wirkungsvollen Strategien, selbstständig über das Eis gleiten und das neue Gefühl der Freiheit genießen. Dann weißt du, wann du welchen Fuß wie setzen musst, um ein gewünschtes Ergebnis zu erreichen, wie eine Pirouette. Aber auch, wenn nicht immer alle Techniken gleich so gelingen, wie du dir das wünschst, kannst du gelassen bleiben. Weil du weißt, dass erst Übung dich zur Meisterin in dieser neuen „Sportart" macht.

Darüber hinaus erhoffe ich mir, dass du dein neues Wissen und das gelassene Selbstverständnis über diese Lebensphase mit anderen Frauen in deinem Umfeld teilst. Es wäre schön, wenn mehr Wissen auch zu mehr Verständnis und Mitgefühl unter uns Frauen führt. Schon allein das wäre ein Quantensprung, damit Frauen sich in Zukunft nicht mehr verstecken müssen, wenn sie erschöpft sind, gereizt oder schlecht geschlafen haben, weil die Hormone gerade wild durcheinanderwirbeln. Gesunde Offenheit, die sich durch fundiertes Wissen entwickeln kann, wird auch für die heute noch sehr jungen Frauen die Basis sein, um diese Lebensphasen als Frau später aktiv und positiv zu erleben.

Dieses Buch ist ausdrücklich für **Frauen** gedacht. Deren Gesundheit ist in Forschung und öffentlicher Kommunikation lange Zeit zu kurz gekommen (mehr dazu auf Seite 20). Die Forschungserkenntnisse der vergangenen Jahre helfen, die Wissenslücke ein bisschen zu verkleinern. So können wir Frauen beginnen, informierte Entscheidungen für unser eigenes Wohlbefinden und die langfristige Gesundheit zu treffen, in jedem Lebensalter.

Für alle **Männer**, die dieses Buch lesen: Herzlich willkommen! Sicherlich hast du wunderbare Frauen in deinem Leben, Schwestern, Frau, Tochter und Arbeitskolleginnen. Dieses Buch kann dazu beitragen, diese Frauen besser zu verstehen und zu wissen, was gerade passiert, wenn mit den Wechseljahren möglicherweise ungekannte Stimmungsschwankungen, Schlafstörungen oder Reizbarkeit zu Hause oder im Büro einziehen. Nach dieser Lektüre bist du einer der wenigen Männer, die über Stammtischweisheiten hinaus, Verständnis für die Herausforderungen dieser weiblichen Lebensphase entwickeln und Unterstützung anbieten können. Dieses Wissen mit Kollegen, Freunden und Söhnen zu teilen, macht diese Welt für Frauen in der Lebensmitte zu einem besseren, verständnisvolleren Ort.

Wenn du beruflich häufig mit Frauen zu tun hast, z. B. im Rahmen von Physiotherapie oder Training, Coaching oder als Führungskraft, kann dieses Buch für dich eine hilfreiche Lektüre sein, um deine Arbeit mit Frauen in der Lebensmitte besser an deren Bedürfnisse anzupassen und auch als Multiplikator für Frauengesundheit und Wechseljahre zu wirken. Viele Frauen sind unglaublich dankbar, wenn sie mit ihren Beschwerden ernst genommen werden und auf ein informiertes Gegenüber treffen.

Wie du dieses Buch lesen kannst

Um dieses Buch zu lesen, kannst du jeweils mit dem Kapitel beginnen, das dich gerade am meisten interessiert, sei es das Thema Training oder das Symptom Kopfschmerzen. Dennoch wirst du davon profitieren, die Grundlagen in den ersten drei Kapiteln gelesen zu haben, denn sie werden dir zahlreiche Aha-Effekte bescheren, versprochen. Sie helfen dir die Veränderungen und Strategien besser einzuordnen und flexibel in deinem Alltag zu bleiben. Nach dem kleinen ABC der Hormone (Kapitel 1), in dem wir uns den Steckbrief der sieben hormonellen Hauptdarsteller anschauen, richten wir unseren Blick auf die zeitliche Zuordnung der Abläufe, typische Symptome sowie Einflüsse der Wechseljahre auf verschiedene Organsysteme und Funktionen (Kapitel 2). Die Rolle von psychischen Veränderungen, die

Einstellung zu dieser Zeit und die Chancen dieser Lebensphase thematisieren wir in Kapitel 3.

Die hormonellen Veränderungen sind für Gehirn und Körper eine große Herausforderung, die einer stabilen Basis bedarf. Diese Basis, in Form von täglichen Lebensstilinterventionen, nehmen wir in den Kapiteln 4 bis 7 unter die Lupe. Du wirst überrascht sein, dass sich viele Gesundheitstipps, von denen wir schon häufig gehört haben, als nicht hilfreich für Frauen in und nach den Wechseljahren erweisen. Spannend ist es dann zu erfahren, was wirklich gut für Frauen im mittleren Lebensalter ist. Die gezielten Entscheidungen, die wir hinsichtlich unseres Lebensstils (z. B. Ernährung, Training, Schlaf etc.) jeden Tag erneut treffen, helfen Gehirn und Körper, die notwendige Widerstandskraft (Resilienz) zu erreichen. Damit können wir das Auf und Ab der Hormone in den Wechseljahren nicht nur besser verkraften, sondern auch die Abwesenheit des Schlüsselhormons Östrogen nach der Menopause in einem gewissen Rahmen kompensieren. Ist diese Basis gegeben, können gezielte Ergänzungen, z. B. mit Nährstoffen, enorm wirksam sein. Für Gesundheit, Wohlbefinden und Belastbarkeit gibt es keine Abkürzung. Kräuter und Nährstoffe können unterstützen, aber keine gesunden Lebensstilentscheidungen ersetzen.

Das Thema Hormontherapie steht im Zentrum des 8. Kapitels. Es sorgt bei vielen Frauen, mit denen ich gesprochen habe, erst einmal für abwehrende Handbewegungen. Die Angst vor Brustkrebs wurde so viele Jahre durch die Medien geschürt, dass ein Laie diese Aussagen einfach nicht einordnen kann und das Thema lieber meidet. Ich werde zeigen, woher die einseitigen und auch falschen Informationen kommen, welche Studie dazu beigetragen hat, was wir heute wirklich über eine moderne Hormontherapie wissen und für wen sie geeignet ist. Wir werden aber auch ein Blick darauf werfen, wo bisher noch Forschungsergebnisse fehlen.

Im Kapitel 9 möchte ich dir – praktisch als „erste Hilfe" – ein kleines Nachschlagewerk für den Umgang mit verschiedenen typischen Symptomen bieten. Im Verlauf der Wechseljahre wird es dabei immer wieder zu Veränderungen kommen. Je nach Symptom findest du in diesem Kapitel alle Tipps an einer Stelle. Dabei ist es beim Schreiben enorm hilfreich gewesen, auf vorige Kapitel zurückzuverweisen, z. B. wenn es um Ernährung oder Schlaf geht. So bleiben die Tipps im Umgang mit bestimmten Symptomen recht knapp, du hast aber dennoch die Möglichkeit in den vorigen Kapiteln nachzulesen, was du beispielsweise für eine „antientzündliche Ernährung" wissen solltest.

Im 10. Kapitel werde ich Wechseljahre als Lebensphase in einen größeren Zusammenhang einordnen. Denn wir begeben uns mit den Wechseljahren nicht in den Ruhestand, sondern starten in die zweite Lebenshälfte. Wir können noch viel erleben und bewirken, wenn wir lernen, gut für uns zu sorgen und die Weichenstellung in der Lebensmitte als Aufgabe und Chance zu nutzen.

Frauengesundheit und „Bikini-Medizin“

Wie konnte es überhaupt passieren, dass wir Frauen selbst nicht einmal über diese wichtige Lebensphase Bescheid wissen, obwohl 100 Prozent der Frauen die Wechseljahre erleben, die dieses Alter erreichen? Selbst im Studium für angehende Mediziner werden die Wechseljahre (bisher) nur kurz thematisiert, als wären sie nicht von Bedeutung und Interesse.

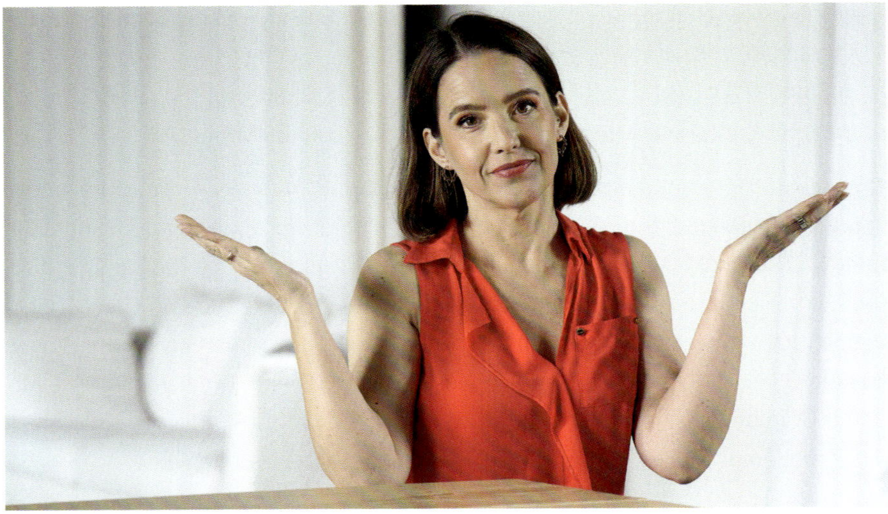

Um das zumindest nachzuvollziehen, müssen wir einen kurzen Blick in die Medizingeschichte werfen.

In der medizinischen Forschung war es lange Zeit üblich, Studien ausschließlich oder weit mehrheitlich an männlichen Probanden durchzuführen.[5] Selbst bei Tierversuchen waren männliche Spezies unhinterfragt der Status Quo.[6] Diese Handhabung hatte sicherlich mehrere Ursachen: Das Unwissen über existierende Unterschiede zwischen Männern und Frauen, die über reproduktive Funktionen hinausgehen, war ein Hauptgrund. Denn damit tauchte die Frage überhaupt nicht auf, ob es

Unterschiede gibt, die man erforschen sollte. Auch eine meistens knappe Studienfinanzierung spielt eine Rolle, denn eine homogene – also männliche – Gruppe zeigt schneller gewünschte Effekte in der statistischen Auswertung der Daten. Der Einbezug von Frauen in eine Studie würde, aufgrund der verschiedenen hormonellen Phasen im Zyklus, mindestens die doppelte Menge an Versuchspersonen erfordern und das multipliziert gleichzeitig die Kosten. Aber auch die Vermeidung von Schäden an Embryonen, falls eine weibliche Studienteilnehmerin schwanger wäre, war ein Grund, Frauen aus Studien auszuschließen.[7] Insbesondere nach der Katastrophe mit dem Schlaf- und Beruhigungsmittel Contergan in den 1960er-Jahren (Wirkstoff Thalidomid), das zu zahlreichen Fehlbildungen von Kindern geführt hatte, deren Mütter dieses Medikament in der Schwangerschaft eingenommen hatten, ließ man Vorsicht walten und schloss Frauen großflächig von Studien aus.[8]

Aber selbst, wenn einige Frauen Teil von Studien waren, wurden Ergebnisse oftmals nicht einmal geschlechterspezifisch ausgewertet oder ihre abweichenden Ergebnisse wurden als „unnormal" aus der Datenanalyse ausgeschlossen. Ein Fehler, wie sich langsam herausstellt.[9] Man ging schlicht und ergreifend davon aus, dass Männer und Frauen sich kaum in Bereichen unterscheiden, die nicht die Reproduktion betreffen.

Für diese Art der Herangehensweise hat die Neurowissenschaftlerin Dr. Lisa Mosconi den Begriff „Bikini-Medizin" populär gemacht.[10] Der reduzierte Blick auf „Frauengesundheit" bezieht sich danach lediglich auf alles, was Reproduktion und Fruchtbarkeit angeht, also die vom Bikini bedeckten Körperteile.[11]

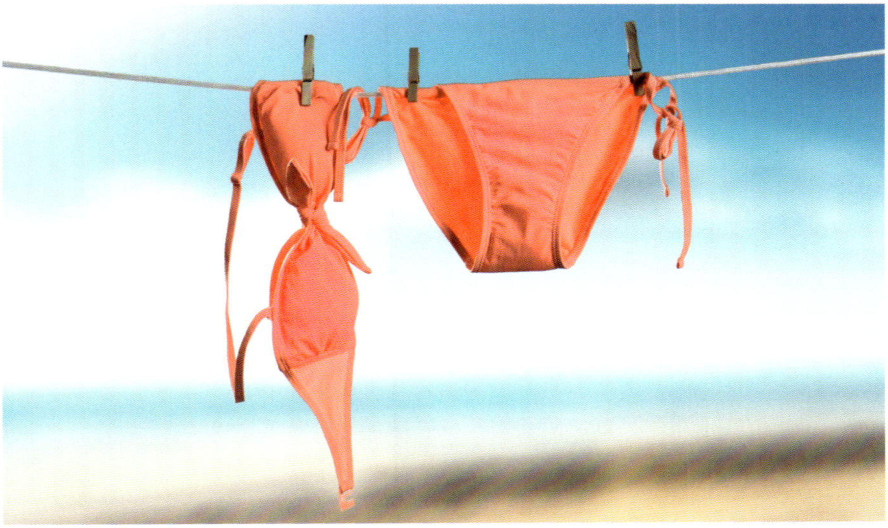

Aus dieser Einseitigkeit der gewonnenen Daten ergibt sich ein sogenannter „Gender-Data-Gap", also eine Datenlücke, z. B. hinsichtlich Erkrankungen, Symptomen, Therapien und Medikamentenwirkungen (und Nebenwirkungen) für Frauen.[12] Informationen fehlen also für praktisch alle Bereiche der Frauengesundheit, die nicht direkt mit Reproduktion zu tun haben.[13,14] Immer mehr Forschungsergebnisse zeigen, dass sich einige Erkrankungen bei Frauen anders äußern (z. B. Herzinfarkt), Frauen mitunter deutlich häufiger von ihnen betroffen sind (z. B. Alzheimer) oder zugelassene Medikamente bis zu 52 Prozent mehr unerwünschte Nebenwirkungen bei Frauen im Vergleich zu Männern haben.[15,16] Diese Wissenslücke kostet Menschenleben, wie die Ärztekammer 2024 betonte, weil beispielsweise Herzinfarkte bei Frauen oft nicht richtig diagnostiziert werden.[17] Gleichzeitig sind diese Bereiche in der Forschung so weit vernachlässigt, dass in Deutschland nur etwa ein Prozent des Budgets in Forschung und Innovation im Gesundheitswesen – jenseits der Onkologie – in frauenspezifische Erkrankungen investiert wird.[18] Auch in Deutschland findet erst seit 2004 eine angemessene Gewichtung der Geschlechter in der klinischen Forschung statt, also gerade einmal seit etwa 20 Jahren.[19]

Die Wechseljahre sind in diesem Zusammenhang nur *eine* Phase im Leben einer Frau und ein Thema im Rahmen von Frauengesundheit, das ebenfalls die längste Zeit stiefmütterlich behandelt wurde. Reduziert auf das Ende der Fruchtbarkeit und Hitzewallungen als typisches Symptom, war die gängige Sichtweise (und diese findet man heute noch), man müsse als Frau da eben einfach durch.

Erst in den vergangenen Jahren werden Studienergebnisse publiziert und von engagierten Ärztinnen und Wissenschaftlerinnen publik gemacht, die zeigen, dass Wechseljahre viel mehr sind als das. Immer deutlicher werden die zahlreichen Veränderungen auf psychischer, körperlicher und hormoneller Ebene, die auch Veränderungen im Gehirn bewirken und ernsthafte Krankheitsrisiken nach sich ziehen. Auch die tatsächliche Dauer der Wechseljahre weicht mit sieben bis zehn Jahren (manchmal sogar 15 Jahren) deutlich von der traditionell angenommenen Zeitspanne von ein bis zwei Jahren ab.[20] Damit sind die Wechseljahre nicht nur eine kurze Zeit der „Unpässlichkeit", sondern eine ganze Dekade im Leben einer Frau, oft begleitet von zahlreichen Beschwerden, welche die Lebensqualität enorm einschränken. Das erfordert ganz besonders, den Fokus auf eine ganzheitliche Gesundheit in der zweiten Lebenshälfte zu lenken, wenn wir nicht nur alt, sondern auch gesund älter werden möchten.

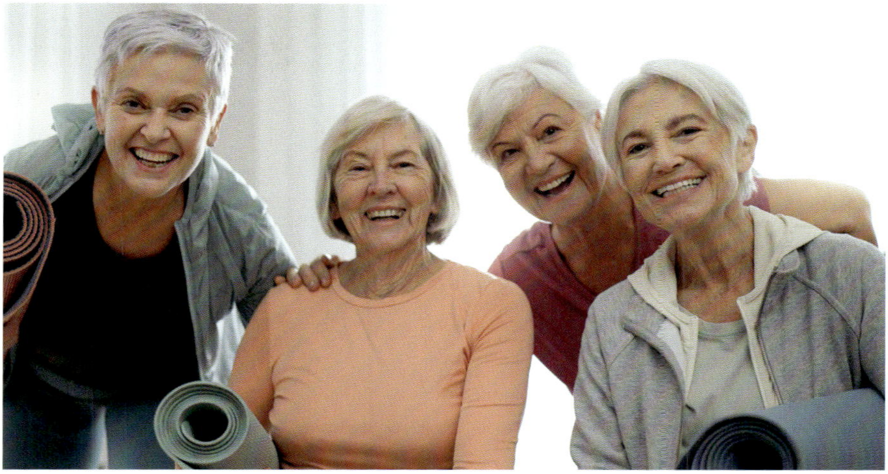

Zahlreiche Strategien in diesem Buch möchten genau dafür das richtige Werkzeug bereitstellen und dich ermuntern, Gesundheit und Wohlbefinden in der zweiten Lebenshälfte nicht dem Zufall zu überlassen. Darüber hinaus ist es mir wichtig, dass du verstehst, was in den Wechseljahren und um die Menopause herum passiert, welche Auswirkungen und Chancen das mit sich bringt und was du selbstbestimmt tun kannst. Wie sagt Dr. Mary Claire Haver so schön in ihrem Buch (2024): „Die Menopause ist unvermeidlich, das Leiden jedoch nicht“[21].

Teil I
Grundlagen

Kapitel 1:
Das kleine ABC der Hormone

In diesem Kapitel möchte ich die Grundbegriffe klären und typische Symptome ansprechen, bevor ich einen Einblick in die wichtigsten sieben Hormone biete, die im Zusammenhang mit den Wechseljahren eine zentrale Rolle spielen. Es geht um weit mehr als das Östrogen, das sich von der Bildfläche verabschiedet, denn Hormone arbeiten im Verbund und beeinflussen sich gegenseitig. Das ist auch eine der Hauptursachen für die Vielfalt der möglichen Symptome und Beschwerden, die im Zusammenhang mit den Wechseljahren auftreten können. Im 2. Kapitel schauen wir dann etwas mehr auf den Prozess der Wechseljahre, also was passiert wann und welche Auswirkungen hat das auf verschiedene Systeme in unserem Körper.

Grundbegriffe: Wechseljahre und Menopause

Die hormonelle Entwicklung einer Frau ist von zwei Statuswechseln und deren Übergangszeiten geprägt: vom Mädchen zur fruchtbaren Frau mit der Übergangszeit Pubertät und dem Übergang von der fruchtbaren Frau zur nicht mehr fruchtbaren Frau mit der Übergangszeit Wechseljahre. Beide miteinander zu vergleichen, ist nicht komplett akkurat, erleichtert aber das Verständnis für den Prozess.

Erinnerst du dich an die Pubertät oder an die Pubertät anderer, die du miterlebt hast? Das ist nicht über Nacht passiert, sondern war ein Prozess mit Veränderungen über Jahre, oftmals verbunden mit Pickeln, Unlust, Gereiztheit, Emotionalität und ungewohnten Veränderungen des eigenen Körpers, um nur einige Beispiele zu nennen.

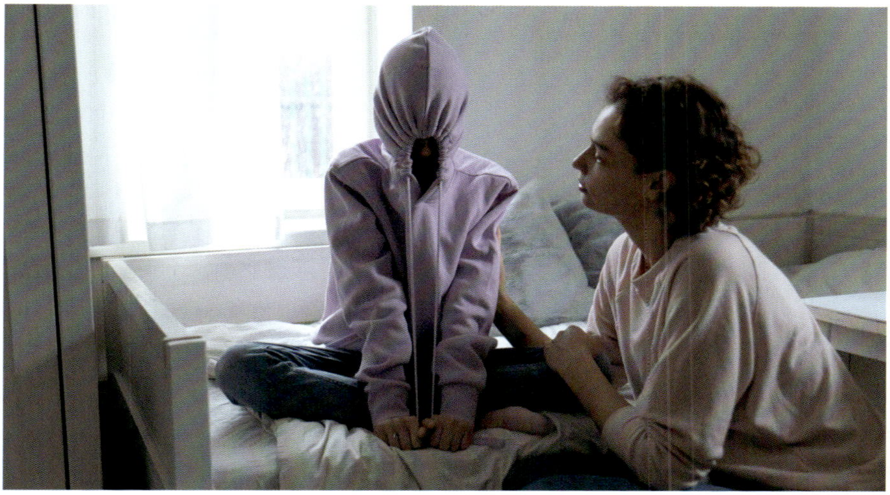

Vergleichbar damit, ist das Ende der fruchtbaren Zeit – die **Wechseljahre** – ebenfalls ein Prozess, der sieben bis zehn Jahre dauern kann. Im englischen Sprachraum werden die Wechseljahre als „Perimenopause" bezeichnet, was sich immer häufiger auch in der deutschen Sprache wiederfindet. „Peri" heißt dabei „um die Menopause herum". Oft beginnen die ersten Veränderungen weitgehend unbemerkt mit Ende 30 oder Anfang 40. Frauen spüren zu dieser Zeit häufig Veränderungen in ihrem Befinden, können sie aber nicht zuordnen. Darüber hinaus ist die Periode in dieser Zeit oft noch regelmäßig wie ein Uhrwerk.

Aufgrund des spärlichen Wissens in unserer Gesellschaft über Hormone allgemein und Wechseljahre im Speziellen, kommen die meisten Frauen überhaupt nicht auf die Idee, dass in diesem Alter die Wechseljahre schon ihre Fühler ausstrecken könnten. Dabei gibt es eine große Anzahl von Symptomen und Beschwerden, die mit den Wechseljahren einhergehen können (mehr dazu ab Seite 29). Hitzewallungen oder Nachtschweiß sind einfach nur zwei davon, die meistens erst später im Prozess der Veränderung auftauchen und damit nicht geeignet sind, den Beginn der Wechseljahre zu erkennen. Konzentrationsschwierigkeiten, Gedächtnisstörungen, Reizbarkeit, Schlafstörungen oder verringerte Belastbarkeit sind hingegen weit typischer für die erste Zeit der Wechseljahre. Symptome in dieser Zeit sind durch hormonelle Schwankungen bedingt. Körper und Gehirn müssen sich häufig auf veränderte Zustände einstellen. Das geht nicht spurlos an Schlaf, Stimmung, Körper und Denken vorbei (mehr dazu in Kapitel 2).

Mit durchschnittlich 51 bis 52 Jahren erreichen Frauen die **Menopause**.[22] Das ist ein Tag im Kalender, an dem die letzte Periode genau ein Jahr her ist, es handelt sich dabei also um ein rückwirkendes Kriterium. Die Ursache für das Ende der fruchtbaren Lebensphase ist, dass keine Eizellen in den Eierstöcken mehr vorhanden sind, die heranreifen könnten.

Derzeit haben weltweit etwa 850 Millionen Frauen die Menopause gerade erreicht oder werden sie bald erreichen.[23] Es besteht ein absolutes Missverhältnis zwischen dem Mangel an öffentlicher Aufklärung und der unglaublichen Menge an Frauen, die diese Lebensphase aktuell gerade erleben, ohne informiert zu sein. Mein Ziel mit diesem Buch ist es, vielen Frauen Rückendeckung zu geben, um vorbereitet in diese Lebensphase zu starten.

Alles, was nach der Menopause kommt, ist die sogenannte **Postmenopause**. Auch diese Zeit ist bei vielen Frauen mit mehr oder weniger starken Symptomen verbunden, die eine Konsequenz des niedrigen Spiegels von Hormonen, wie Östrogen und Progesteron sind. Typisch für diese Zeit sind z. B. Hitzewallungen und Symptome durch Veränderungen der Schleimhäute, wie z. B. Blasenentzündungen oder Schmerzen beim Sex. Besonders kennzeichnend ist jedoch das steigende Risiko für Erkrankungen, wie Osteoporose (poröse Knochen), koronare Herzerkrankungen und Alzheimer (eine Form der Demenz). Eine wichtige Ursache dafür ist der dauerhaft niedrige Hormonspiegel und damit die fehlende antientzündliche Wirkung des Östrogens (insbes. Östradiols).[24]

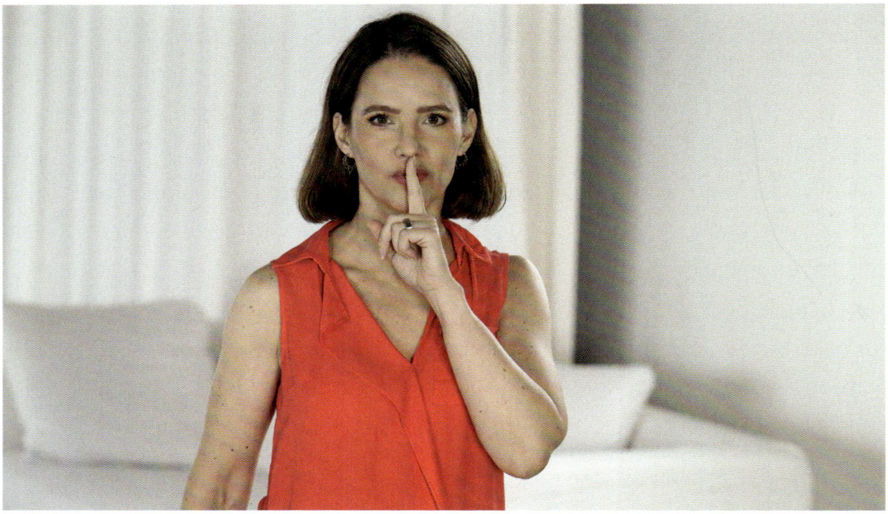

Die veraltete Sichtweise, Frauen müssten die Wechseljahre einfach „klaglos durchstehen", ist absolut unverantwortlich gegenüber dem realen Leiden zahlreicher Frauen in dieser Zeit. Wir reden hier von der Lebensqualität einer ganzen Lebensdekade. Darüber hinaus vernachlässigt diese Sichtweise komplett die realen Erkrankungsrisiken und nimmt Frauen damit die Chance, wirkungsvoll vorzubeugen, um gesund älter zu werden.

Wir sind etwas Besonderes

Wusstest du, dass wir Menschen etwas Besonderes sind, indem wir die Wechseljahre erleben? Nur bei wenigen Tierarten überleben Weibchen nach dem Ende der gebärfähigen Zeit. Die Natur zielt auf Reproduktion und danach haben die Weibchen ihre Schuldigkeit getan. Bei einigen Menschenaffen im Zoo und asiatischen Elefanten wurde beobachtet, dass sie im höheren Alter offenbar nicht mehr fruchtbar sind. Bei Schwertwalen (Orkas) und Kurzflossengrindwalen haben die Weibchen noch eine bemerkenswerte Lebensdauer, wenn sie nicht mehr fruchtbar sind. Orkas sind etwa bis zu einem Alter von 35 bis 50 Jahren gebärfähig, können aber 60 bis 80 Jahre alt werden. Nach den Wechseljahren übernehmen sie die Führung der Gemeinschaft, insbesondere zu Zeiten, in denen Erfahrung und Ruhe gefragt sind, wie bei Futterknappheit.[25]

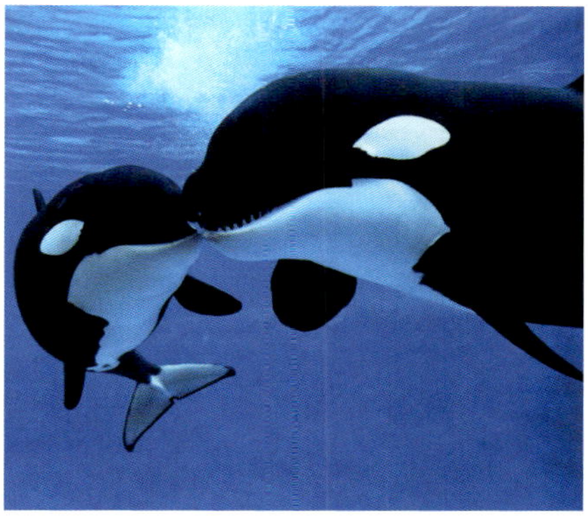

Diese Weisheit und Ruhe, die Lebenserfahrung mit sich bringen kann, empfinde ich als eine schöne Inspiration aus dem Tierreich. Sie sind wertvolle Qualitäten, die unabhängig sind von der Fähigkeit zur Reproduktion. Genauer schauen wir uns derartige Stärken im Kapitel 3 an.

Typische Symptome

Die Anzeichen der Wechseljahre sind weit vielfältiger und individueller als anzunehmen ist. Im Gegensatz dazu ist die öffentliche Darstellung enorm auf Hitzewallungen beschränkt, die bei etwa acht von zehn Frauen im Verlauf der Wechseljahre auftauchen.[26] Der Nachteil dieser einseitigen Darstellung ist der Glaube, dass Symptome, die keine Hitzewallungen umfassen, nicht mit den Wechseljahren zusammenhängen können. Aus den im Folgenden genannten Symptomen ergeben sich hunderte von möglichen Kombinationen und genau das macht es so schwer, die Wechseljahre zu erkennen, vor allem, wenn die Periode noch regelmäßig ist. Kein einzelnes der genannten Symptome kann Wechseljahre „diagnostizieren", aber jede beliebige Kombination sollte dich und deinen Arzt hellhörig machen, insbesondere, wenn sie plötzlich ab Ende 30 oder Anfang 40 auftauchen.

Zeitige Anzeichen der Wechseljahre können verstärkte PMS-Symptome in der Woche vor der Periode sein, obwohl diese selbst häufig noch absolut regelmäßig ist. Dazu gehören beispielsweise Brustspannen, Kopfschmerzen, Wassereinlagerungen, Reizbarkeit oder Stimmungsschwankungen. Auch unerklärliche Veränderungen des Gewichts und der Körperform, trotz weitgehend gleichbleibender Ernährungs- und Bewegungsgewohnheiten, können hormonelle Veränderungen anzeigen. Darüber hinaus sind Unruhe, verringerte Belastbarkeit, Herzstolpern, Schlafstörungen, Gedächtnisstörungen, Konzentrationsschwierigkeiten und Muskelschmerzen typisch, treten aber nicht bei jeder Frau auf. Jedes System in unserem Körper verfügt über Rezeptoren für Östrogen, auch das Gehirn (mehr dazu ab Seite 71). Auch Progesteronrezeptoren warten in unserer Schaltzentrale und im Körper auf die Belieferung mit dem Hormon.[27] Werden diese Rezeptoren unregelmäßig, übermäßig oder gar nicht mehr „beliefert" kann sich das auf die Funktion von fast jedem System in Körper und Gehirn auswirken.

In der **zweiten Hälfte der Wechseljahre** und nach der Menopause verändern sich die Symptome häufig. Dann erleben viele Frauen Hitzewallungen und Nachtschweiß, aber auch Blasenentzündungen, Bauchfett, erhöhten Blutdruck, trockene Haut und Schleimhäute (z. B. Vagina, Augen, Mund), Verdauungsprobleme und Gelenkschmerzen. Gleichzeitig steigt das Risiko für einige Erkrankungen, denn das bis dahin schützende Östrogen hat fast oder weitgehend die Bildfläche verlassen (mehr zu den Auswirkungen in Kapitel 2).

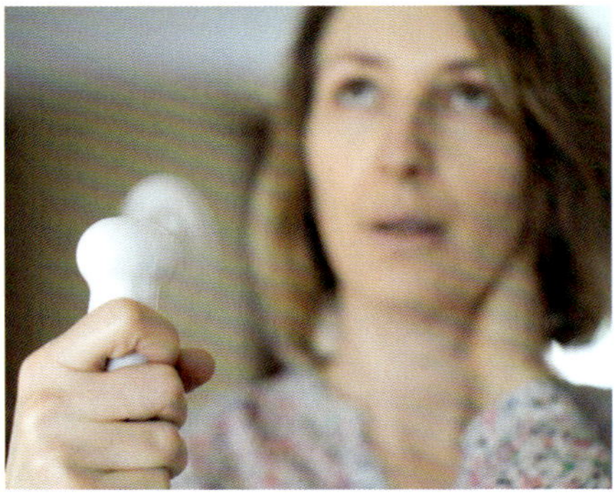

Aufgrund der nicht immer typischen Verteilung der Symptome auf die Phasen der Wechseljahre und der großen Individualität, möchte ich hier eine Übersicht von 55 typischen Symptome auflisten, die alphabetisch sortiert sind. Möglicherweise wird dir bei dem einen oder anderen Symptom erst jetzt der Zusammenhang mit deinen eigenen hormonellen Veränderungen auffallen:

1. Akne
2. Ängstlichkeit/Ängste
3. Asthma
4. Atemschwierigkeiten
5. Ausbleiben der Periode
6. Autoimmunerkrankungen
7. Bauchfettzunahme
8. Blasenentzündungen
9. Brüchige Nägel
10. Brustspannen
11. Depressive Stimmung
12. Erschöpfung
13. „Frozen Shoulder"
14. Gedächtnisstörungen
15. Gelenkschmerzen
16. Gewichtszunahme
17. Haarausfall/dünner werdendes Haar
18. Herzstolpern
19. Hitzewallungen
20. Inkontinenz (z. B. beim Lachen oder bei Belastung)
21. Innere Unruhe
22. Juckende Ohren
23. Knochenabbau (Osteopenie/Osteoporose)
24. Konzentrationsschwierigkeiten
25. Kopfschmerzen
26. Körpergeruch
27. Libidoverlust
28. Migräne
29. Müdigkeit
30. Muskelschmerzen
31. Muskelabbau (Sarkopenie)
32. Nachtschweiß
33. Nervosität
34. Verstärktes PMS in der Woche vor der Periode
35. Reflux/Sodbrennen
36. Reizbarkeit
37. Reizdarmsymptome
38. Schlafstörungen
39. Schmerzen beim Sex
40. Schmierblutungen
41. Schwindel
42. Stimmungsschwankungen
43. Tinnitus (dauerhafte Geräusche im Ohr)
44. Trockene Augen
45. Trockene Schleimhaut der Vagina
46. Trockene und juckende Haut
47. Trockener Mund
48. Überaktive Blase (spontaner Harndrang)
49. Veränderungen der Periode
50. Veränderungen von Geruch und Geschmack
51. Verdauungsstörungen (Durchfall, Verstopfung, aufgebläht sein)
52. Verringerte Belastbarkeit
53. Wassereinlagerung
54. Wunde Zunge/brennender Mund
55. Zahnfleischentzündungen

Symptomhäufigkeit

Etwa acht von zehn Frauen erleben Symptome der Wechseljahre, auch wenn sie diese – vor allem in den ersten Jahren der Perimenopause – häufig nicht den hormonellen Veränderungen zuordnen können. Nur zwei von zehn „segeln" weitgehend unbemerkt durch diese Zeit. Fünf von zehn (also die Hälfte) geben an, dass sie die Symptome durchaus als belastend empfinden. Eine von vier Frauen sind, aufgrund der Stärke der Symptome, in Beziehung, Job oder Alltag eingeschränkt. Viele dieser Frauen haben keine andere Wahl als sich krankschreiben zu lassen und fehlen dann zwei bis hin zu mehr als acht Wochen im Job aufgrund von Erschöpfung, Depressionen, Ängsten oder anderen Symptomen.[28]

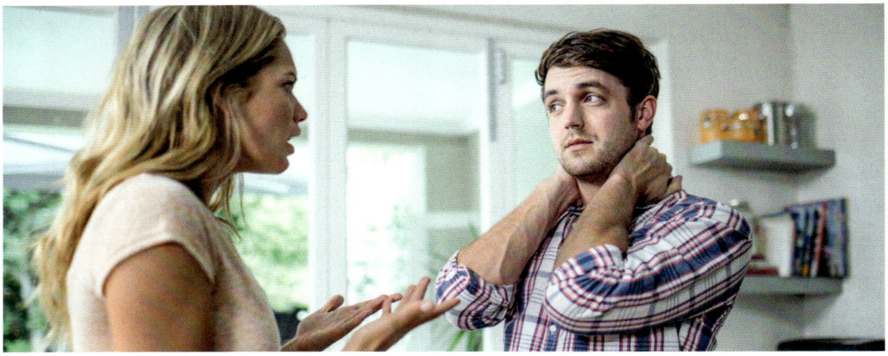

Auch, wenn es dazu keine repräsentativen Zahlen gibt, stellt sich die Frage, wie viele der Trennungen und Scheidungen in dieser Zeit ihre wirkliche Ursache in den hormonellen Veränderungen dieser Zeit haben. Anlass sind dann nicht vorübergehende Gelenkschmerzen, sondern vielleicht jahrelange Stimmungsschwankungen, Erschöpfung, Gereiztheit oder Depressionen, die ganz sicher eine große Belastung für jede Beziehung und Familie sind. In einer Umfrage von Newson Health mit dem Family Law Menopause Project (2022), gaben sieben von zehn Frauen an, ihre Menopause wäre verantwortlich für das Ende der Beziehung. Viele Frauen beklagten auch einen Anstieg an Konflikten und häuslicher Gewalt.[29]

Eine von zehn Frauen (vermutlich wird es hier eine größere Dunkelziffer geben) verlässt ihren Job, weil sie die erforderliche Leistung nicht mehr erbringen kann, sei es aufgrund von Schmerzen, Depressionen, Erschöpfung oder einer Kombination von Beschwerden. Deutlich mehr Frauen reduzieren ihre Stunden, wechseln den Job, oder lehnen eine Beförderung ab, um die Belastungen zu reduzieren.[30]

Was wir an diesen Zahlen sehen können, ist, dass sowohl die Symptome als auch deren Schwere enorm individuell ist. Einige Frauen erleben diese Symptome nur für einige Monate, andere wiederum leiden Jahrzehnte.[31] Die Bandbreite ist riesig. Aber im Jahr 2025 sollte es definitiv nicht mehr notwendig sein, dass Frauen weitgehend ohne Unterstützung und Wissen eine Zeit erleben müssen, die nicht irgendeine Seltenheit ist, sondern jede Frau früher oder später betrifft.

Die Wechseljahre sind keine Krankheit

Wechseljahre sind eine natürliche Veränderung im weiblichen Körper. Dennoch heißt das nicht, dass wir Beschwerden, Einbußen an Lebensqualität und damit verbundene Krankheitsrisiken klaglos hinnehmen müssen, weil sie „natürlich" sind. Auch Herzklappen oder Hüftgelenke werden ausgetauscht, wenn sie nicht mehr richtig funktionieren, obwohl der Verschleiß ebenso natürlich ist. Schilddrüsenhormone zu ersetzen, wird ebenfalls nur selten kritisch hinterfragt.

Noch vor 120 Jahren sind Frauen nur etwa 50 Jahre alt geworden, für sie gab es keine Notwendigkeit, sich mit den gesundheitlichen Konsequenzen der hormonellen Veränderungen nach der Lebensmitte zu beschäftigen.[32] Heute werden Frauen durchschnittlich 83,2 Jahre alt, leben also ca. noch 32 Jahre nach der Menopause, das sind fast 40 Prozent ihres Lebens.[33]

Je mehr uns bewusst wird, dass Wechseljahre und Menopause, nicht nur vorübergehend für Symptome sorgen, sondern ernsthafte Krankheitsrisiken mit sich bringen und damit entscheidend für die Lebensqualität in der zweiten Lebenshälfte sind, desto mehr sollte sich unser Blickwinkel auf das Thema Wechseljahre verändern.

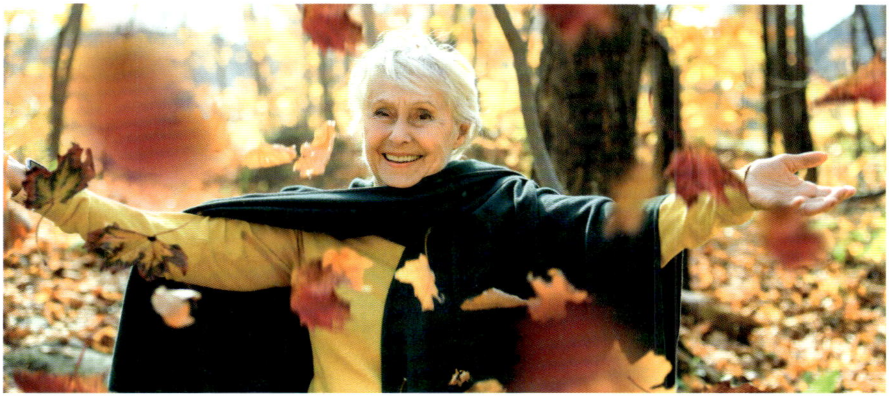

Zum Vergleich: Auch dem Thema Übergewicht wird inzwischen mehr Bedeutung beigemessen, weil es zahlreiche chronische Erkrankungen begünstigt, obwohl es selbst *nicht* als Krankheit gilt. Diesen Blickwinkel können wir auf die hormonellen Veränderungen in der Lebensmitte einer Frau übertragen. So können wir unsere präventive Brille aufsetzen, um Lebensqualität und Gesundheit bis ins hohe Alter gezielt zu erhalten und nicht dem Zufall zu überlassen.

Um Missverständnissen vorzubeugen: Es geht nicht darum, auf Krampf jugendlich und faltenfrei zu bleiben. Weisheit, Lebenserfahrung und Gelassenheit sind herzlich willkommen, können unser Leben aber weitaus positiver beeinflussen, wenn wir gesund sind und uns wohlfühlen.

Die Mängel der Symptombehandlung

Wir hatten bereits über verschiedene Symptome gesprochen, die Frauen in unterschiedlichem Ausmaß in und nach den Wechseljahren erleben. Inzwischen wissen wir aber, dass es nicht *nur* um die Symptome geht. Ja natürlich ist es wichtig, die Symptome zu behandeln, weil sie belastend sind und die Lebensqualität der Frauen oft über eine lange Zeit einschränken. Aber selbst, wenn eine Frau das Glück hat, symptomarm oder sogar symptomfrei durch die Wechseljahre zu gehen, ist noch lange nicht alles gut, denn der nach der Menopause niedrig bleibende Östrogenspiegel (Östradiol, E2), geht mit einem erhöhten Risiko für die Erkrankungen einher, welche die häufigsten Todesursachen von Frauen sind. Während Östradiol bis zur Lebensmitte für viele Organe und Prozesse im Körper eine absolut schützende Wirkung hat (z. B. Knochen, Herz und Gehirn; mehr dazu ab Seite 39), äußert sich die Abwesenheit von Östrogen nach der Menopause z. B. im steigenden Risiko für Herzerkrankungen, Demenz und Osteoporose:

- Die häufigste Todesursache für Frauen über 65 Jahren in Deutschland ist **Demenz**, für Männer ist sie die fünfthäufigste Todesursache. (2022, beinhaltet Alzheimer)[34]
- Die zweithäufigste Todesursache für Frauen ab 65 ist eine **Herzkrankheit**. (2022)[35]
- Das Risiko für einen **Herzinfarkt** ist für Frauen nach der Menopause 500 Prozent höher als davor.[36]
- Eine von zwei Frauen über 50 (ohne Hormontherapie) wird **Osteoporose** (poröse Knochen) entwickeln, aber nur einer von fünf Männern.[37]
- Eine von drei postmenopausalen Frauen ohne Hormontherapie wird eine durch Osteoporose bedingte **Hüftfraktur** erleiden.[38]

Ich möchte die weitreichende Bedeutung von Osteoporose noch einmal verdeutlichen, denn oft glauben wir, dass so ein Knochenbruch einfach wieder verheilt. Tut er aber häufig nicht, wenn die Knochen porös sind. Hüftfrakturen, die aus einer Osteoporose heraus entstehen, haben für Frauen über 65 Jahre eine schockierend schlechte Überlebensprognose: Bis zu 36 Prozent dieser Frauen überleben nicht das erste Jahr nach der Hüftfraktur, das sind fast vier von zehn Frauen.[39] Diese Frauen versterben nicht an der Fraktur, aber an den sich daraus ergebenden Folgekomplikationen, wie z. B. einer Lungenentzündung.

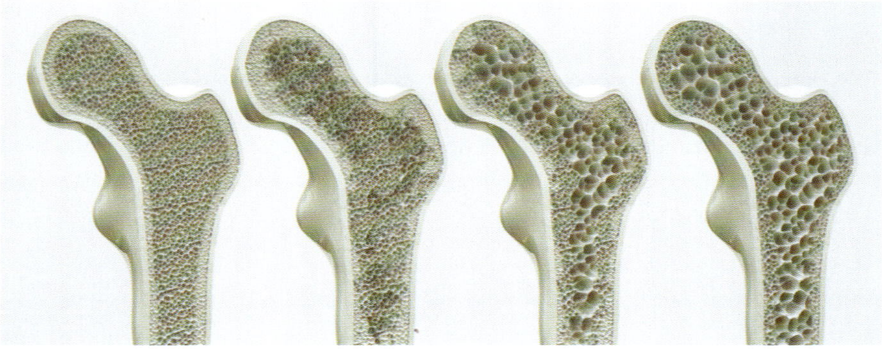

Ich hoffe, dass allein diese Zusammenhänge verdeutlichen, warum eine reine Konzentration auf die Besserung von belastenden Symptomen einfach zu kurz greift, wenn wir bedenken, dass wir eine Lebenserwartung von über 80 Jahren haben und diese möglichst gesund und fit erleben wollen. Genau diesen Zusammenhängen möchte ich mich aus diesem Grund ab Seite 69 widmen.

Die 4 Phasen der Wechseljahre

Wir wachen nicht eines Morgens auf und sind plötzlich menopausal, denn die Veränderungen der Hormone sind ein Prozess über einen längeren Zeitraum. Es gibt verschiedene Modelle, die Wechseljahre in Phasen einzuteilen. Ich habe mich für eine plausible Variante mit vier Phasen entschieden. Das kann dir helfen herauszufinden, wo du dich im Moment vermutlich auf deiner Reise durch die Wechseljahre befindest.

Phase 1: Prämenopause

Die Prämenopause (prä = vorher liegend) ist der Normalzustand für junge Frauen im gebärfähigen Alter. Häufig haben sie einen Zyklus von etwa 28 Tagen. Also „normal" angesehen wird hier eine Spanne von 21 bis 35 Tagen und einer Dauer der Periode (Menstruation) von zwei bis sieben Tagen.[40] Während junge Frauen oft einen längeren Zyklus haben, wird dieser mit der Zeit regelmäßiger und dann wieder kürzer. Mehr zum Zyklus gibt es in Kapitel 2. In dieser Zeit erlebt eine Frau keine Symptome, die auf die Wechseljahre hindeuten könnten.

Phase 2: Perimenopause

Die Perimenopause (peri = um etwas herum) beginnt bei den meisten Frauen mit Ende 30 bis Anfang 40. Die Perimenopause ist genau das, was wir als „Wechseljahre" kennen. Auch das alte Wort Klimakterium (griech. für Stufenleiter) bezeichnet diese Zeit vor der Menopause, die sieben bis zehn Jahre dauern kann. Gerade in den Anfängen dieser Zeit schieben wir die Symptome eher auf Stress oder schlechten Schlaf, weil wir sie kaum den Hormonen zuordnen können. Im „Hintergrund" passiert es immer häufiger, dass kein Eisprung stattfindet. Eine Periode haben wir aber trotzdem, sodass wir dies nicht bemerken. Deutlicher werden die Symptome oft so mit 45 bis 47 Jahren. Häufig verändert sich dann auch die Periode, sie kann länger werden oder kürzer, stärker oder auch schwächer. Typische Symptome dieser Zeit sind Schlafstörungen, verringerte Stresstoleranz, Stimmungsschwankungen, verstärkte PMS-Symptome, Kopfschmerzen und Spannungsgefühl in den Brüsten vor der Periode. Frauen, die mit Pille oder Spirale verhüten, spüren zwar oft einige dieser Beschwerden, Veränderungen der Periode bleiben aber meistens verborgen.

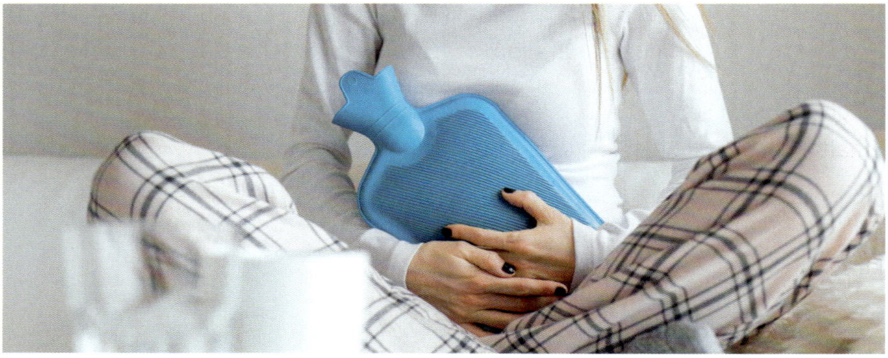

Der größte Mythos dieser Zeit ist es, dass das Vorhandensein einer Periode die Wechseljahre als Ursache der Beschwerden ausschließt. Genau diese Sichtweise sorgt dafür, dass Frauen zahlreiche Fachärzte aufsuchen, um Lösungen für verschiedene Beschwerden, wie Gelenkschmerzen, Migräne, Ängste oder Hautausschlag zu finden. Viele Frauen haben mir berichtet, dass der Zusammenhang zu den Hormonen meistens nicht hergestellt wurde. Der Verweis darauf „sie werden eben alt, da ist das normal" ist aber nicht gerade tröstlich und bietet keinen Ansatzpunkt, aktiv etwas für eine Besserung des Befindens zu tun.

Phase 3: Menopause

Die Menopause ist nur ein Tag in deinem Kalender, wenn du genau ein Jahr (zusammenhängende zwölf Monate) keine Periode mehr hattest. Bei den meisten Frauen ist das mit durchschnittlich 51 bis 52 Jahren der Fall. Nicht wenige Frauen erleben die Menopause aber Jahre vor diesem statistischen Durchschnitt: Etwa eine von 20 Frauen erlebt die Menopause im Alter zwischen 40 und 45 Jahren, eine von 100 Frauen sogar schon vor ihrem 40. Geburtstag.[41] Das kann natürliche Ursachen haben oder auch durch die Entfernung der Eierstöcke bedingt sein. Auch eine Chemotherapie oder Bestrahlung können eine Schädigung der Eierstöcke und damit eine vorzeitige Menopause zur Folge haben. Mehr dazu findest du im Kapitel 2 im Abschnitt zur vorzeitigen Menopause (siehe Seite 66).

Phase 4: Postmenopause

Alles, was nach der Menopause kommt, ist die sogenannte Postmenopause, die bis zum Ende unseres Lebens geht. Hormone wie z. B. Östrogen, Progesteron und Testosteron bleiben auf einem niedrigen Level, was zu den Symptomen dieser Zeit führt, wie z. B. Hitzewallungen, trockenen Schleimhäuten, Blasenentzündungen, Inkontinenz, Gelenkschmerzen und die Zunahme von Bauchfett. In dieser Zeit – möglichst auch schon früher – ist es besonders wichtig, unser Augenmerk auf die Erhaltung der Gesundheit zu legen, um den Beginn chronischer Erkrankungen möglichst lange hinauszuzögern. Die Strategien in den folgenden Kapiteln können dir helfen, diese Veränderungen bestmöglich zu kompensieren und deine Gesundheit lange zu erhalten.

Die Diagnose der Wechseljahre

Tatsächlich kann ein versierter Arzt in der Regel auf der Basis der Symptome und des Alters der Frau die Wechseljahre richtig diagnostizieren. Je nach der Phase der Wechseljahre sind die Symptome ziemlich typisch und zeigen, welches Hormon gerade aus der Reihe tanzt oder sich verabschiedet.

Gut dafür ist es, wenn du auf deinen Arztbesuch vorbereitet bist, denn die Zeit ist meistens eher knapp (siehe Expertenkasten). Für das Arztgespräch sind Protokolle auf Papier oft ein bisschen einfacher, es gibt am Markt allerdings auch einige hilfreiche Apps wie die Balance App von Dr. Louise Newson, Clue Period Ovulation Tracker, Flo Period & Cycles Tracker (in Englisch). Die Informationen aus diesem Buch werden dir auch helfen, informiert ins Gespräch mit deinem Arzt oder deiner Ärztin zu gehen und die richtigen Fragen zu stellen.

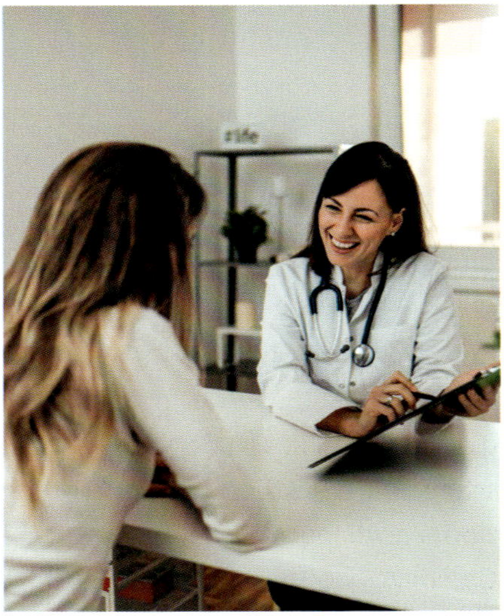

Hier geht es zum **Download**

Im **PDF-Download** zu diesem Buch findest du unter anderem sowohl einen Symptomfragebogen als auch einen Perioden- und Symptomtracker zum Ausdrucken.

Expertenkasten

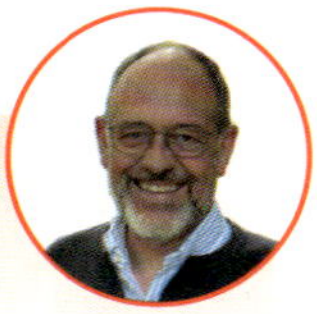

Sehr hilfreich für das Gespräch in der Praxis, ist die Dokumentation der Beschwerden und Empfindungsstörungen im Zusammenhang mit dem Zyklus. So kann der Arzt schnell erkennen, ob die Symptome überwiegend in der ersten oder zweiten Zyklushälfte auftreten, die Periode länger oder kürzer wird oder wie sich die Stärke der Periode verändert hat. Da Zyklus und Symptome zu Beginn der Wechseljahre jeden Monat etwas unterschiedlich sein können, sind Zykluskalender und Symptomtagebuch über drei Monate meistens ziemlich aufschlussreich. Dieser Überblick hilft, die Zeit in der Praxis bestmöglich für die Besprechung der hilfreichen Strategien zu nutzen, anstatt lange zu grübeln, welche weiteren Symptome für deinen Arzt wissenswert sein könnten.

Anders sieht es aus, wenn Symptome deutlich vor Anfang bis Mitte 40 vorhanden sind. Um vorzeitige Wechseljahre auszuschließen oder zu bestätigen sind einige Labortests hilfreich.

In diesem Zusammenhang sollte auch die Schilddrüse überprüft werden, weil Symptome einer Fehlfunktion sich von denen der Wechseljahre oft schwer unterscheiden lassen. Die wichtigsten Laborwerte dazu stelle ich auf Seite 92 im Zusammenhang mit der vorzeitigen Menopause vor.

Die 7 hormonellen Hauptdarsteller

Die Wechseljahre hängen nicht nur mit der Veränderung von Östrogen und Progesteron zusammen, sondern sie beeinflussen zahlreiche weitere Hormone in unserem Körper.

In den folgenden Abschnitten möchte ich zunächst zeigen, was Hormone überhaupt sind und wofür wir sie brauchen. Danach werde ich die sieben Hormone vorstellen, die sich im Zuge der Wechseljahre häufig verändern und auch mit typischen Beschwerden dieser Zeit, wie z. B. Erschöpfung, Haarausfall oder Gewichtszunahme zusammenhängen können. In den späteren Kapiteln kann ich dann auf diesen Grundlagen aufbauen, um die Auswirkungen zu erläutern und zu zeigen, was du selbst tun kannst. Du hast jederzeit die Möglichkeit, zu den „Hormonsteckbriefen" zurückzukehren, um dein Wissen noch einmal aufzufrischen.

Was sind Hormone und woher kommen sie?

Unser Körper besteht aus etwa 10 bis 100 Billionen Zellen, eine unvorstellbar große Zahl. Die Vorgänge in allen Zellen müssen koordiniert werden, damit jede Zelle im richtigen Maß und zur richtigen Zeit ihrer Funktion nachgehen kann. Eine Form der Steuerung ist unser Hormonsystem (auch endokrines System genannt), eine andere das Nervensystem.[42]

Hormone sind die „Währung" des endokrinen Systems. Sie sind chemische Stoffe, die Nachrichten an andere Strukturen im Körper überbringen, um ihnen mitzuteilen, wie und wann sie arbeiten sollen. Transportiert werden diese Hormone (also Nachrichten) über das Blut. Auf diesem Wege werden lebenswichtige Funktionen, wie Atmung, Kreislauf, Stoffwechsel, Wachstum und Fortpflanzung geregelt.[43] Hormone beeinflussen darüber hinaus auch, wie wir denken und uns verhalten, haben also eine enorme Bedeutung für Gesundheit und Befinden.

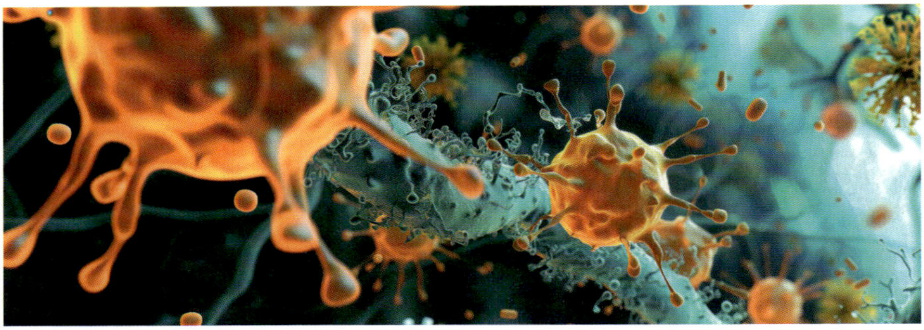

Gebildet werden Hormone in endokrinen Drüsen bzw. Organen, die Hormone herstellen. Dazu gehören der Hypothalamus und die Hypophyse im Gehirn, die Schilddrüse, Nebennieren, Eierstöcke (beim Mann die Hoden) und die Bauchspeicheldrüse. Auch im Fettgewebe werden Hormone gebildet, vor allem eine Form des Östrogens bei Frauen nach der Menopause.[44] Eher unbekannt ist jedoch, dass auch unser Gehirn praktisch alle der sogenannten Steroidhormone, wie Östradiol, Testosteron, Progesteron und DHEA verteilt im Gewebe (also nicht in einer speziellen Drüse) selbst bildet, insbesondere in Bereichen, die für Lernen, Gedächtnis und Denken wichtig sind.[45] Am Zielgewebe, also dort wohin die „Nachricht" überbracht werden soll, finden sich Rezeptoren, an denen die Hormone andocken können. Vergleichbar ist das mit einem Schlüssel-Schloss-Prinzip. Rezeptoren für Östrogen gibt es überall im Körper, auch im Verdauungstrakt, den Gelenken und dem Gehirn.

Geregelt werden Angebot und Nachfrage über das Gehirn in einem sensiblen und komplexen Feedbacksystem. Sind zu wenige Hormone im Umlauf, verlangt das Gehirn deren Herstellung nachdrücklicher. Ist der Spiegel der Hormone in Ordnung, wird keine weitere Produktion in Auftrag gegeben.

Da die Funktionen der verschiedenen Hormonsysteme sich gegenseitig beeinflussen, können Veränderungen in einem System – z. B. der Ruhestand der östrogenbildenden Eierstöcke – weitere Systeme in ihrer Funktion beeinflussen.

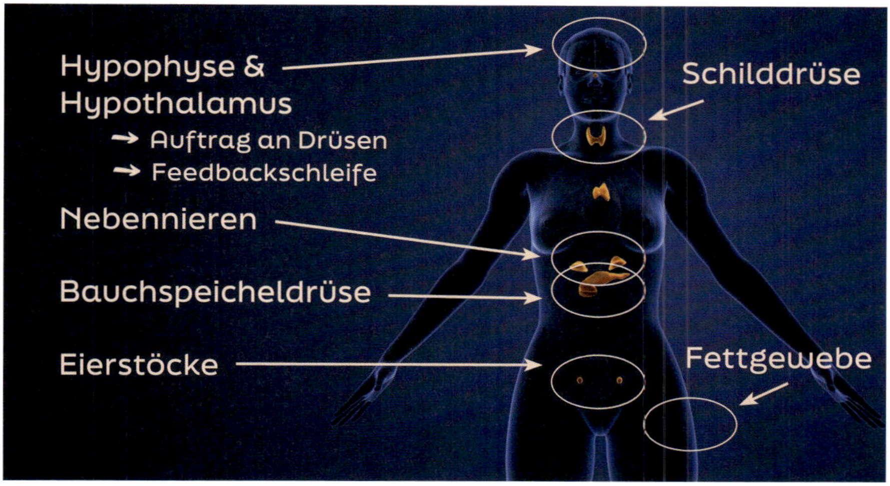

Grafik 1: Die hormonbildenden Drüsen im Körper

Ein bisschen genauer werde ich die folgenden sieben Hormone mit ihren Funktionen vorstellen: Östrogen, Progesteron, Testosteron, DHEA, Cortisol, Schilddrüsenhormone und Insulin.

Östrogen – macht prall und sexy

Östrogen gilt als das typisch weibliche Geschlechtshormon, die meisten Frauen haben schon einmal davon gehört. Aber tatsächlich haben (und brauchen) auch Männer Östrogen, wenn auch in geringerer Menge als Frauen. Oft wird einfach pauschal von Östrogen gesprochen, aber es gibt vier verschiedene Formen mit unterschiedlichen Funktionen und Profilen.[46,47,48,49,50,51] Die folgende Auflistung beginne ich mit der Östrogenform mit der stärksten Wirkung:

- **Östradiol (E2)** ist die Hauptform von Östrogen im reproduktiven Alter und wirkungsvoller als ihre „Schwestern". Sie wird bei Frauen im gebärfähigen Alter überwiegend in den Eierstöcken produziert, in kleinen Mengen aber auch in den Nebennieren.
- **Östron (E1)** hat etwa 30 Prozent der Wirksamkeit von Östradiol (E2) und wird vorwiegend in den Eierstöcken, aber auch im Fettgewebe und der Nebennierenrinde gebildet. Nach der Menopause ist Östron die hauptsächliche Form des Östrogens im weiblichen Körper, kann jedoch auch in Östradiol (E2) umgewandelt werden.

- **Östriol (E3)** wird während der Schwangerschaft in der Plazenta gebildet, aber in kleinen Mengen auch in der Leber, den Eierstöcken und der Nebennierenrinde; es hat etwa zehn Prozent der biologischen Aktivität von Östradiol (E2).
- **Östetrol (E4)** wird nur während der Schwangerschaft von der Leber des Embryos gebildet und ist ab der 9. Schwangerschaftswoche im Blutkreislauf der Mutter nachweisbar.

Östradiol (E2) sorgt dafür, dass mit der Pubertät aus einem Mädchen eine Frau wird. Es sorgt für Kurven an den richtigen Stellen, eine frische, pralle Haut und kräftiges Haar. Es ist essenziell für die Reproduktion, das ist weitgehend bekannt. Aber es ist ebenso wichtig für die Gesundheit, was weit weniger Menschen wissen.

Weil fast jede Zelle im Körper Rezeptoren für Östrogen besitzt, hat Östradiol eine enorm weitreichende Wirkung. Es ist essenziell an Herzgesundheit, Gehirnfunktion, Immunsystem, Knochenstruktur, Blutzuckerregulation, Elastizität der Haut und Schleimhaut, Fettstoffwechsel, aber auch Stimmung, Blutdruck und Libido beteiligt.

Schwankungen von Östradiol und ein ungünstiges Verhältnis zu Progesteron (siehe nächster Abschnitt) sorgen oft für Symptome in den Wechseljahren. Dazu gehören sowohl Beschwerden durch (im Verhältnis) zu viel oder zu wenig Östradiol. Diese Symptome können auch wechseln, denn jeder Zyklus kann in dieser Zeit anders sein (mehr zum Zyklus in Kapitel 2).

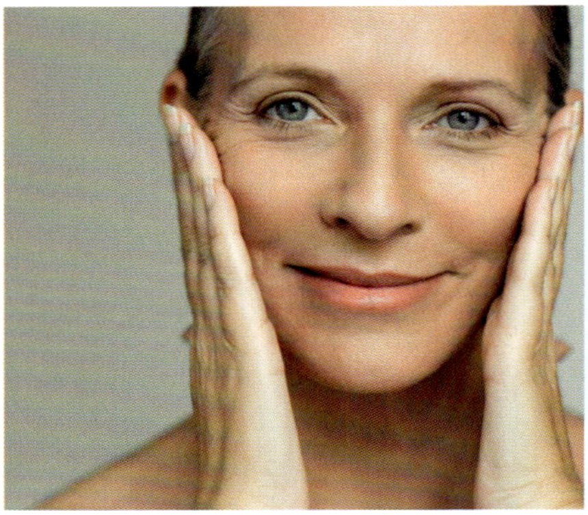

Beschwerden in der Zeit nach der Menopause (= Postmenopause) resultieren aus einem konstant niedrigen Östradiolspiegel, weil die Eierstöcke in den Ruhestand gegangen sind. Der Spiegel in dieser Zeit beträgt weniger als fünf Prozent des Östradiols einer Frau im gebärfähigen Alter.[52]

Hier im Überblick einige verschiedene Symptome durch zu viel, zu wenig oder chronisch zu wenig Östradiol:[53]

Beschwerden durch zu viel Östradiol (meistens nur im Verhältnis zum Progesteron):	*Akute Beschwerden durch zu wenig Östradiol:*	*Beschwerden bei chronischem Östrogenmangel nach der Menopause:*
• Brustspannen • PMS • Schlaflosigkeit • Kopfschmerzen • Gewichtszunahme an Hüften und Oberschenkeln • Blähungen • langsamer Stoffwechsel • Ödeme • Allergien • Autoimmunerkrankungen • Schilddrüsenunterfunktion (Hypothyreose)	• Hitzewallungen • Schlafstörungen • Zyklusstörungen (einzelne oder mehrere ausfallende Perioden) • Müdigkeit • ausfallendes oder dünner werdendes Haar • Herzrasen, Herzflattern (Palpitationen) • Stimmungsschwankungen • Antriebslosigkeit • Gedächtnisschwäche	• trockene Schleimhäute, besonders der Vagina • trockene und gereizte Augen • trockene Haut • vermehrte Falten • Libidoverlust • hängende Brüste

Östron (E1), das in der Postmenopause im Fettgewebe gebildet wird, kann den Östradiolmangel leider nicht ausgleichen. Es ist nicht nur schwächer in seiner Wirkung, sondern leider auch entzündungsfördernd und verstärkt damit die Tendenz zu chronisch entzündlichen Prozessen bei Frauen in der zweiten Lebenshälfte (mehr dazu später).[54,55]

Progesteron – der Chillfaktor

Progesteron ist ein wichtiges, aber weniger bekanntes Sexualhormon, das auch als Gestagen oder Gelbkörperhormon bezeichnet wird. Hier kommt es oft zu Verwirrung, weil Progesteron das im Körper hergestellte Hormon ist. Synthetische Hormonderivate, die beispielsweise in der Pille zur Verhütung genutzt werden und nicht identisch mit Progesteron sind, sondern nur ähnlich, werden hingegen meistens als Gestagene bezeichnet. In der Literatur, aber auch in Studien, wird oftmals nicht klar getrennt, worum es eigentlich geht: das körpereigene Progesteron oder ein synthetisches, hormonähnliches Medikament.[56] Genau schauen wir uns das im Kapitel 8 an, wenn es um Hormontherapie geht, denn diese grundlegende Unterscheidung ist von großer Wichtigkeit.

Progesteron wird erst in der zweiten Zyklushälfte, also nach dem Eisprung, aus dem Gelbkörper gebildet. Das ist die Hülle, der für den Eisprung auserwählten Eizelle. Voraussetzung für die Produktion von Progesteron ist also der Eisprung, der aber – oft unbemerkt – bei Frauen ab Ende 30 immer mal wieder (und dann immer häufiger) ausbleibt. Progesteron wird auch während einer Schwangerschaft in der Plazenta gebildet und auch ein bisschen in der Nebenniere.

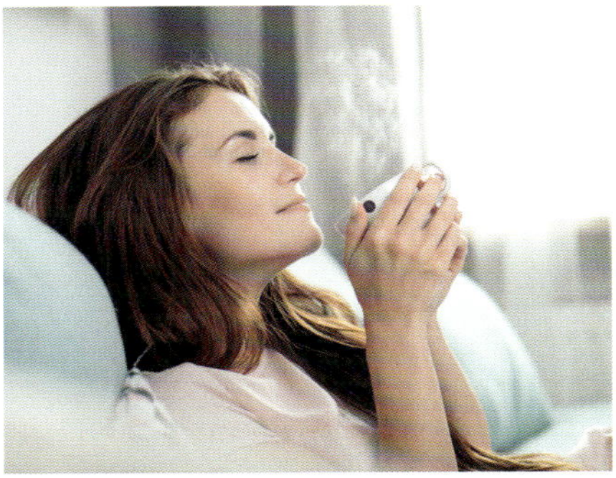

Progesteron ist entscheidend an der Erhaltung einer Schwangerschaft beteiligt, indem es die Kontraktion, der sogenannten „glatten" Muskulatur verhindert. Darüber hinaus wirkt es an vielen weiteren Stellen im Körper, Rezeptoren befinden sich beispielsweise auch in Gehirn und Knochen.[57] Progesteron ist wichtig für die Funktion unserer Schilddrüse, es reduziert Angst und Stress, verbessert den Schlaf, wirkt stimmungsausgleichend und entzündungshemmend. Es ist entscheidend daran beteiligt, dass wir entspannt und ruhig sind. Progesteron wirkt schützend im zentralen und peripheren Nervensystem und kann vor dem Verlust neuraler Zellen schützen. Es wird davon ausgegangen, dass es positive Wirkungen auf unser Gedächtnis hat.[58]

Progesteron ist im Rahmen der beginnenden Wechseljahre das erste Hormon, das anfängt, sich rar zu machen, weil unbemerkt die Eisprünge unregelmäßiger werden.

Vielen Frauen und auch Ärzten ist noch nicht bekannt, dass **Symptome eines Mangels an Progesteron** auch schon auftreten können, wenn die Periode jeden Monat absolut zuverlässig einsetzt. Der absolute Mangel an Progesteron geht mit Symptomen wie z. B. Schlafstörungen, Ängstlichkeit, Heißhunger, Reizbarkeit, prämenstruellen Kopfschmerzen, Gelenk- und Muskelschmerzen, schmerzenden Brüsten (Mastodynie), Nervosität, Stress und Entzündungen einher.[59] Aber auch ein Missverhältnis zwischen Östrogen und Progesteron, also zu viel Östrogen im Verhältnis zum niedrigen Progesteron, sorgt für ähnliche Beschwerden.

Expertenkasten

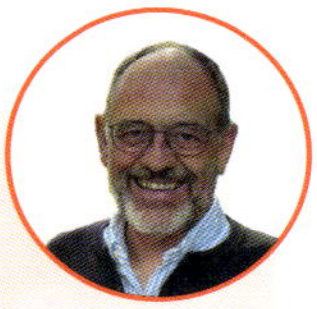

Progesteronmangel kann zu einer Vielzahl von Beschwerden führen, wie dieser Fall aus meiner Praxis zeigt: Eine Patientin, 48 Jahre, berichtet, sie sei in großer Not und ihr Zustand absolut untragbar. Ihr Ehemann habe damit gedroht, sich scheiden zu lassen. Dann legt sie los und zählt alle Beschwerden und Veränderungen auf, die sie erlebt: Sie habe in einem Jahr 10 kg zugenommen, einen extremen Blähbauch (den zeigt sie mir auch), immer wieder Kopfschmerzen, trockene Haut, chronische Müdigkeit, Antriebslosigkeit, Reizbarkeit, Weinerlichkeit in schönen und unschönen Situationen, Schlafprobleme und dazu auch noch Libidoverlust und sehr unregelmäßige Zyklen. Ich verordnete ihr 100 mg Progesteron täglich zur fortlaufenden abendlichen Einnahme (aufgrund der unregelmäßigen Zyklen). Bei Wiedervorstellung nach drei Monaten zur Besprechung fühlte sie sich wie ausgewechselt und war sehr zufrieden mit der Therapie. Diese Therapie wird jetzt weitergeführt, bis Hitzewellen hinzukommen und dann wird Östrogengel (Östradiol) ergänzt.

Testosteron – für Energie und Kraft

Testosteron gilt – fälschlicherweise – als das „männliche Hormon". Aber wir Frauen haben und brauchen Testosteron. Männer haben deutlich mehr davon als Frauen. Aber immerhin haben wir Frauen etwa dreimal mehr Testosteron als Östrogen. Aufgrund unterschiedlicher Einheiten im Laborbericht, fällt das nur häufig nicht auf.

Gebildet wird dieses Hormon bei Frauen zu etwa gleichen Anteilen aus den Hormonen Androstendion und DHEA in den Eierstöcken und der Nebennierenrinde. Bei Bedarf kann der Körper es aber auch in Östrogen umwandeln.

Benötigt wird Testosteron beispielsweise für den Aufbau von Muskulatur, den Knochenaufbau, Schlaf, Energielevel, Durchsetzungsvermögen (also der sprichwörtliche „Biss"), Selbstbewusstsein, mentale Energie, Stressresistenz, Denken und Libido.[60]

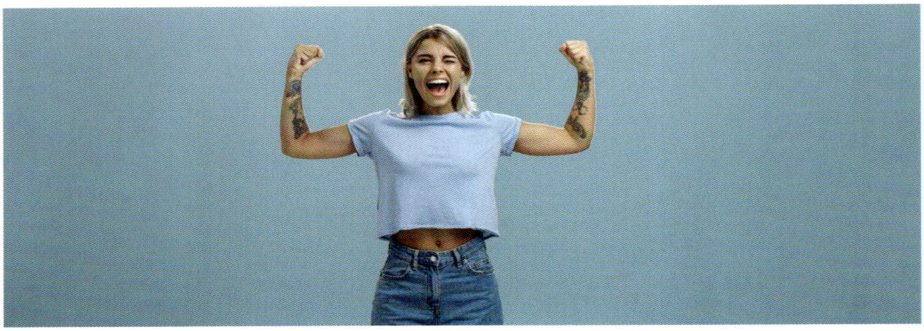

Der Spiegel an Testosteron im Blut nimmt mit dem Alter ab, denn die Eierstöcke als ein Produktionsort, quittieren im Verlauf des Prozesses ihren Dienst.

Viele Zellen im weiblichen Körper verfügen über Testosteronrezeptoren, z. B. das Gehirn, Knochen, Muskeln, Fettgewebe, Leber, Haut und Brust.[61] Viele Rezeptoren und viele Funktionen dieses energetisierenden Hormons verraten uns schon, dass Symptome eines Mangels ebenso vielfältig sein werden. Oftmals kommen jedoch auch andere Ursachen für diese Veränderungen des Befindens infrage, sodass im Zweifelsfall gemessen werden sollte.

Typische Symptome eines Testosteronmangels bei Frauen sind:[62]

- Energiemangel
- Muskelabbau
- Fetteinlagerung im Bauchbereich
- Vitalitätsverlust
- Konzentrationsschwierigkeiten
- mangelnde Stressresistenz
- fehlendes Selbstbewusstsein
- Libidoverlust

Etwa eine von zehn Frauen leidet unter Symptomen durch **zu viel** Testosteron. Spürbar ist das an „Vermännlichungssymptomen", wie z. B. Haarwachstum im Gesicht, Haarausfall auf dem Kopf, eine tiefere Stimme oder Akne.[63] Verursacht ist dieser sogenannte Androgenüberschuss (als Androgene werden die „männlichen" Hormone bezeichnet) oftmals durch Zysten im Eierstock oder eine Follikelreifungsstörung, das sogenannte polyzystische Ovarialsyndrom (PCOS). Sowohl PCOS als auch die Wechseljahre können ähnliche Symptome hervorrufen. Eine Untersuchung bei deinem Gynäkologen kann helfen, die Ursache der Symptome zu finden.

DHEA – der Jungbrunnen

Wenn wir den kompletten Namen von DHEA lesen, Dehydroepiandrosteron, wissen wir auch, warum wir es lieber weiterhin mit DHEA abkürzen werden. Es gehört zu den sogenannten Androgenen, ist in seiner Wirkung aber schwächer als Testosteron. DHEA ist als sogenanntes Prohormon eine Vorstufe und kann sowohl in Östrogen als auch in Testosteron umgewandelt werden.

Es wird bei Frauen zum großen Teil in der Nebennierenrinde, zu etwa einem Drittel aber auch in den Eierstöcken gebildet.[64] Der Ruhestand der Eierstöcke nach der Menopause erklärt damit auch den Abfall des wichtigen Hormons um etwa 50 Prozent in der zweiten Lebenshälfte.

Es gilt als Gegenspieler des Cortisols (mehr dazu im nächsten Abschnitt) und hält dessen Wirkung in Schach. Der sinkende Spiegel bei oftmals sogar eher steigendem Cortisolspiegel ist eine Ursache für unsere größere Empfindlichkeit gegenüber Stress in den Wechseljahren und nach der Menopause.

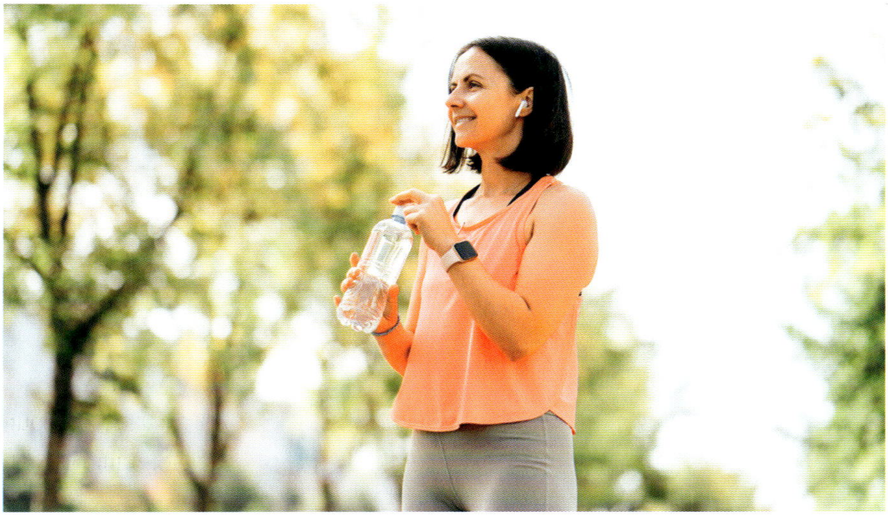

Lange Zeit wurde DHEA als Hormon mit eigenen Wirkungen gar nicht so richtig ernst genommen. Erst seit einigen Jahren steigt die Aufmerksamkeit auf die vielfältigen Funktionen und Wirkungen.

Wirkungen von DHEA:[65,66]

- Antidepressiv,
- neuroprotektiv (also schützend für die Nervenzellen im Gehirn),
- entzündungshemmende Wirkung auf unsere Gefäße,
- Stimulation des Knochenaufbaus,
- Förderung von Fettabbau und Muskelaufbau,
- Unterdrückung von Entzündungsbotenstoffe im Immunsystem (sog. Zytokine),
- verbesserte Stressresistenz,
- Steigerung von Kognition, Gedächtnis und Konzentration.

Die Beschwerden durch einen Mangel an DHEA lassen sich recht einfach aus den Funktionen ableiten und äußern sich beispielsweise in verringerter Muskelkraft, Übergewicht, Insulinresistenz und erhöhtem kardiovaskulärem Risiko.[67]

In den USA (und anderen Ländern) ist DHEA freiverkäuflich im Supermarkt erhältlich, in Deutschland ist es als Hormon verschreibungspflichtig. Obwohl es zahlreiche positive Wirkungen auf das Befinden einer Frau haben kann, wird es häufig nur verschrieben, wenn Frauen Schmerzen beim Sex beklagen,[68] so steht es auch in den Leitlinien.[69] Diese Handhabung ist ein interessantes Indiz dafür, dass es oftmals anscheinend nicht um das Wohlbefinden der Frauen geht, wenn all die positiven Effekte auf das Befinden und die Gesundheit einer Frau nicht ausreichen, um DHEA zu verschreiben, Beschwerden beim Sex aber schon.

Cortisol – Aktivität und Fokus

Cortisol kennen wir als Stresshormon. Doch das wird diesem lebensnotwendigen Hormon keineswegs gerecht und rückt es – unverschuldet – in ein schlechtes Licht. Als Kurzcharakteristik können wir Cortisol als aktivierend und fokussierend beschreiben. Wird Cortisol in großer Menge oder zur falschen Zeit ausgeschüttet, dann reagieren wir gestresst bis panisch. Gebildet wird es in den Nebennieren (rot markiert in der folgenden Grafik), wie so viele andere Hormone auch.

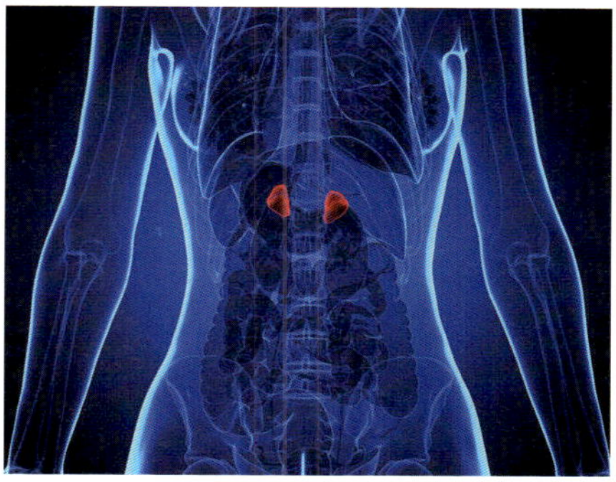

Typisch für Cortisol ist die Ausschüttung in Abhängigkeit von unserer inneren Uhr, also unserem Biorhythmus (dazu mehr in Kapitel 6). Gut geht es uns, wenn Cortisol morgens ausgeschüttet wird, denn dann sorgt es für Anschubenergie, die wir am Morgen brauchen. Abends sollte es niedrig sein, damit wir schlafen können. Generell wird Cortisol bei jedem Menschen einmal innerhalb von 24 bis 25 Stunden ausgeschüttet.[70] Mit unserem Lebensstil beeinflussen wir – oft unwissentlich – wann das passiert.

Wenn Cortisol dauerhaft zu hoch oder zu niedrig ist, oder morgens niedrig und abends hoch, dann geht es uns nicht gut. Dann sind wir entweder dauerhaft gestresst und können nicht schlafen oder wir sind energielos und ausgelaugt (mehr dazu in Kapitel 4).

Unter Stress oder in Notsituationen, wenn wir sofort reagieren müssen, aktiviert dieses erstaunliche Hormon innerhalb von 0,5 Sekunden alle Systeme in unserem Körper, um unsere Überlebenschancen zu verbessern.[71] Das könnte der Fall sein, wenn wir sehen, dass ein Kind auf die Straße läuft und wir handeln, ohne darüber nachzudenken. Diese Aktivierung setzt eine Kaskade von Prozessen in Gang mit dem Ziel, blitzschnell Energie bereitzustellen. Wenn es sein muss, auch für Kampf oder Flucht: Wir haben einen messerscharfen Fokus (für schnelle Entscheidungen), der Blutdruck steigt, die Leber schickt Zucker in den Blutkreislauf (schnelle Energie), wir nehmen mehr Sauerstoff über die Atmung auf, die Muskeln sind besser durchblutet und das Blut gerinnt schneller (falls wir verletzt werden).

Im Gegenzug werden nicht überlebensnotwendige Funktionen pausiert, z. B. Heilung, Fettverbrennung, Reproduktion oder Verdauung. Das ist im Akutfall eine sinnvolle Priorisierung von Ressourcen. Wenn es ums Überleben geht, ist Verdauung gerade nicht besonders wichtig. Bei Dauerstress ist dieser Notstoffwechsel jedoch einer der Faktoren, die uns krank machen können.

Auch, wenn die Lebensumstände in unserer schnellen Welt, Stress fast als normal erscheinen lassen, gibt es zahlreiche Faktoren, die wir beeinflussen können. Oftmals verstärken wir unbewusst unseren Stress, z. B. durch unsere Gedanken (wirklich!), Licht zur falschen Zeit (siehe Kapitel 6), Kaffee, Alkohol oder eine falsche Atmung.

In den folgenden Kapiteln schauen wir uns das natürlich genauer an, denn es gibt viele Werkzeuge, um Stress wirksam zu reduzieren.

Schilddrüsenhormone – das Standgas

Obwohl die Schilddrüse eine recht unscheinbare Drüse an der Vorderseite unseres Halses ist, hat sie einen großen Einfluss auf praktisch alle Prozesse in unserem Körper. Jede Zelle im Körper verfügt über Rezeptoren für Schilddrüsenhormone, also Briefkästen für die Nachrichten der Schilddrüse. Die Nachrichten (Hormone) sagen den Zellen, wie schnell oder wie langsam sie arbeiten sollen.

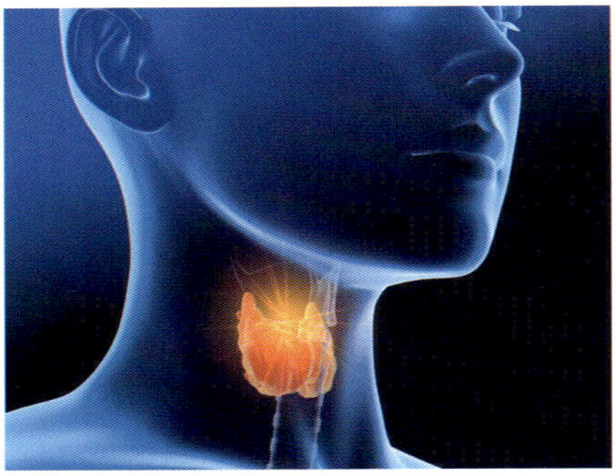

Wir können uns das vorstellen, wie das Standgas des Autos: Wenn es genau richtig eingestellt ist, ist alles gut. Bezogen auf unsere Schilddrüse heißt das, wir haben Energie, fühlen uns kraftvoll und halten das Gewicht. Ist das Standgas zu niedrig eingestellt (Schilddrüsenunterfunktion), stottert das Auto und wir fühlen uns müde und abgeschlagen. Ist das Standgas zu hoch eingestellt (Schilddrüsenüberfunktion), heult der Motor auf, wir sind also nervös und ängstlich.

Zehnmal mehr Frauen als Männer leiden an einer Schilddrüsenfehlfunktion. Das hat auch mit dem Hormon Östrogen zu tun, das über sogenannte Bindungseiweiße im Blut Schilddrüsenhormone binden und damit an ihrer Funktion hindern kann.[72] Die Zahl der Frauen mit einer Schilddrüsenunterfunktion steigt aber auch mit zunehmendem Alter.[73] Und nun kommt der entscheidende Punkt: Die Symptome überschneiden sich in weiten Bereichen mit den Beschwerden der Wechseljahre, was die Diagnose ein bisschen erschwert.[74]

Selbst „subklinische" Fehlfunktionen (die also offiziell nicht als Fehlfunktion gelten) sind häufig mit einer Beeinträchtigung des Wohlbefindens und mit Symptomen verbunden. In einer kleinen Studie von Yadav, Kose und Bhalerao (2023) mit 150 Frauen, zeigten 16,7 Prozent der indischen Frauen im Alter von 40 bis 70 Jahren eine klinisch belegte Schilddrüsenfehlfunktion. Das heißt, sie über- oder unterschritten bestimmte festgelegte Grenzwerte. Eine Unterfunktion war dabei 4-mal häufiger als eine Überfunktion. Addierte man die Fälle von subklinischer Fehlfunktion (also noch im Referenzbereich, aber mit Symptomen), hatten fast 47 Prozent der Frauen (also knapp die Hälfte) eine nicht optimal funktionierende Schilddrüse.[75] Mit diesen Zahlen möchte ich zeigen, dass unsere Schilddrüse häufiger etwas mit unserem Befinden zu tun haben kann, als es offizielle Diagnosen nahelegen.

Es ist wichtig, die Herkunft der Beschwerden abzuklären, denn Symptome der Wechseljahre oder durch eine Schilddrüsenfehlfunktion erfordern unterschiedliche Herangehensweisen.

Mit dem Bild des Standgases im Kopf, erscheinen die beispielhaften Symptome einer Unter- oder Überfunktion absolut logisch:[76]

Typische Symptome für eine Schilddrüsenunterfunktion (wenn sie zu sparsam arbeitet):	*Typische Symptome für eine Schilddrüsenüberfunktion (wenn sie mehr tut, als sie sollte):*
• Müdigkeit • Frieren/Kälteintoleranz • Gewichtszunahme • Haarausfall • Verstopfung • Infektanfälligkeit • Wassereinlagerungen • unregelmäßige Periode	• Nervosität/Unruhe • Schwitzen/Hitzeintoleranz • Gewichtsabnahme • Schlafstörungen • gesteigerter Appetit • Reizbarkeit • Schlafstörungen • Herzpalpitationen/Herzklopfen

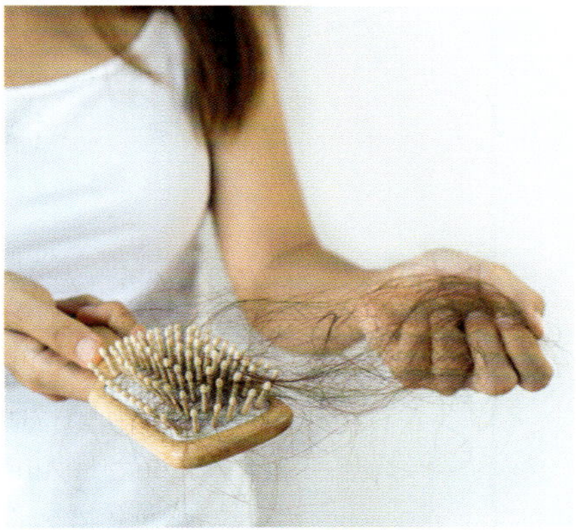

Eine Abklärung der Schilddrüsenfunktion sollte auf Basis der Symptome mithilfe geeigneter Laborparameter erfolgen. Diese und auch Referenzbereiche, die am optimalen Befinden orientiert sind, findest du in Kapitel 3.

Wenn du noch ein bisschen mehr zur Funktion der Schilddrüsen wissen möchtest, sind die folgenden beiden Abschnitte für dich. Fühlst du dich mit dem groben Überblick gut gerüstet, kannst du dich dem nächsten Hormon, dem Insulin zuwenden.

Die schmetterlingsförmige Schilddrüse produziert auf Anweisung des Gehirns vier Schilddrüsenhormone. Der Auftrag des Gehirns erfolgt ebenfalls in Form von Hormonen, die vom Hypothalamus an die Hypophyse (Thyreotropin Releasing Hormone, TRH) und von dort zur Schilddrüse (Thyroid Stimulating Hormone, TSH) gesendet werden.[77]

Die von der Schilddrüse produzierten Hormone werden, je nach Anzahl der eingebundenen Jodatome als T1, T2, T3 oder T4 bezeichnet. Nur T3 und T4 sind jedoch genauer erforscht und spielen in der Diagnostik eine Rolle. Dieses ganze System ist in einem komplexen Feedbacksystem eingebunden, das - je nach Konzentration der Schilddrüsenhormone im Blut - die Produktion ankurbelt (wenn Konzentration zu gering ist) oder hemmt (wenn die Konzentration zu hoch ist).

Etwa zehn Prozent der Schilddrüsenhormone liegen als aktive Form T3 vor. Das ist praktisch dein Bargeld in der Geldbörse, das sofort verfügbar ist, wenn du etwas brauchst. Etwa 90 Prozent der Schilddrüsenhormone liegen als Speicherform T4 vor.[78] Vergleichbar ist das mit deinen Ersparnissen bei der Bank. Die Umwandlung der inaktiven Form T4 in die aktive Form T3 passiert, unter Zuhilfenahme bestimmter Nährstoffe, überwiegend in Darm und Leber.

Normalerweise funktioniert dieses System hervorragend, um die Produktion an den momentanen Bedarf anzupassen. Einige Faktoren, wie beispielsweise Stress, eine überlastete Leber, ein gestörtes Gleichgewicht des Darms, ein Nährstoffmangel oder aber eben die Wechseljahre, können das empfindliche Gleichgewicht stören und unser Befinden ungünstig beeinflussen.

Insulin – Bus für den Blutzucker

Das letzte Hormon, das wir uns hier anschauen, ist das Insulin. Es wird von der Bauchspeicheldrüse produziert, die in der Nähe des Magens sitzt. Insulin hat die Aufgabe einen normalen Blutzucker im Körper zu erhalten und Zellen mit Energie zu versorgen.

Aber einmal von vorne: Wenn wir einfache Kohlenhydrate (z. B. Zucker, Süßigkeiten, süße Getränke) oder komplexe Kohlenhydrate (z. B. Reis, Brot, Nudeln, Kartoffeln) zu uns nehmen, werden diese unterschiedlich langen Ketten von Zuckermolekülen im Darm zerlegt und in die Blutbahn geschleust. Das ist dann der sogenannte Blutzucker. Er steigt stärker, wenn wir viele Kohlenhydrate innerhalb eines bestimmten Zeitraums aufnehmen. Um den Zucker zu den Zellen zu transportieren, schüttet die Bauchspeicheldrüse das Hormon Insulin aus. Insulin ist wie ein Bus, der die Passagiere (den Blutzucker) zum gewünschten Ziel (der Zelle) bringt. Dort kann der Zucker als Energie genutzt werden. Danach ist der Blutzucker wieder normal und wir haben Energie – im Normalfall.

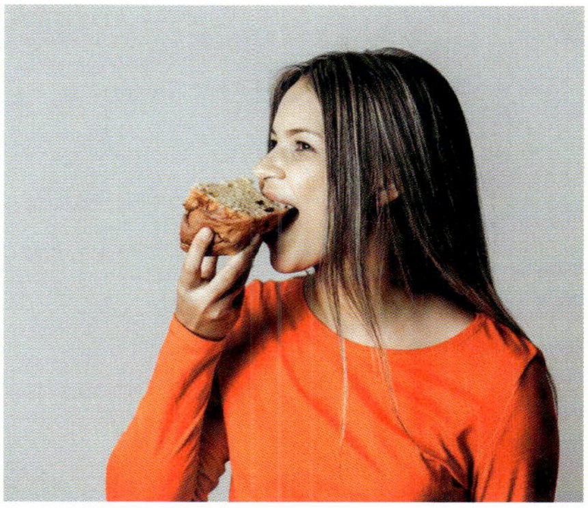

Wenn wir dauerhaft viele Kohlenhydrate zu uns nehmen, haben wir über lange Zeiten jeden Tag einen erhöhten Blutzucker. Die roten Blutkörperchen (Hämoglobin) und andere Zellen im Körper beginnen regelrecht zu verzuckern. Sie bekommen eine Zuckerkruste und können dann nicht mehr richtig funktionieren. Um das zu verhindern, arbeitet die Bauchspeicheldrüse nun besonders hart und produziert noch mehr Insulin. Damit stehen also für die vielen Passagiere (Blutzucker) mehr Busse zur Verfügung, um sie zu ihrem Ziel (der Zelle) zu bringen.

Nun können aber insbesondere zwei unerwünschte Fälle eintreten: Die Zellen sind schon mit Zucker vollgestopft und wollen keine erneute Lieferung annehmen. Dann reagieren sie nicht mehr auf das Insulin, sie sind also insulinresistent. Der Zucker bleibt damit im Blut. Im zweiten Fall reichen die Busse (Insulin) immer noch nicht aus, weil zu viele Passagiere da sind, und die Bauchspeicheldrüse schafft es nicht, ausreichend Insulin zu produzieren. Auch dann bleibt der Blutzuckerspiegel hoch, ein typischer Zustand für Diabetes Typ 2.

Ein hoher Blutzuckerspiegel ist aber alles andere als harmlos. Er fördert entzündliche Prozesse im Körper, oftmals zuerst an kleinen Blutgefäßen und Nerven, z. B. den Nerven im Auge oder den Blutgefäßen in den Fingern und Zehen. Das erleben die Betroffenen als Einschränkung des Sehens und Gefühlsstörungen, sogenannten Neuropathien, in Händen und Füßen.

Ein hoher Blutzuckerspiegel macht uns also auf Dauer krank. Der im Zusammenhang damit meistens ebenfalls hohe Insulinspiegel (Hyperinsulinämie) feuert darüber hinaus zahlreiche chronische Erkrankungen an, wie z. B. Herzerkrankungen, Krebs, Migräne, Fettleber, PCOS, Demenz und Schlaganfall.[79] Als wäre das nicht alles schon schlimm genug, stoppt ein erhöhter Insulinspiegel jegliche Fettverbrennung für viele Stunden. Im Zusammenhang mit der häufigen Gewichtszunahme und der Veränderung des Stoffwechsels im Verlauf der Wechseljahre und nach der Menopause ist dieses Wissen absolut relevant und wird vor allem in Kapitel 5, wenn wir über Ernährung sprechen, eine wichtige Rolle spielen.

Der Tanz der Hormone

Die Wechseljahre sind viel mehr als eine nachlassende Östrogenproduktion. Das sensible Netzwerk an verschiedenen Hormonen im Körper verändert sich, wenn ein Spieler im System sich zurückzieht. Aus diesem Grund stehen zahlreiche verschiedene Symptome und Beschwerden mit den Wechseljahren und der Menopause im Zusammenhang, die weit über das Ende der Fruchtbarkeit hinausreichen.

Auch, wenn du im Moment die Schilderungen vielleicht als wenig mutmachend empfindest, werde ich nach den Grundlagen in Kapitel 1 und 2 zahlreiche Strategien und Werkzeuge vorstellen, die dir helfen, Symptome zu meistern und lange gesund zu bleiben! Und daraus ergeben sich oftmals völlig neue Herangehensweisen an Lebensbereiche, die – gefühlt – mit den Wechseljahren nichts zu tun haben. Du darfst gespannt bleiben.

> ***Die Wechseljahre haben mit ihrer Widerborstigkeit durchaus etwas Faszinierendes: Unser Körper, der viele Jahre mehr oder weniger gut funktioniert hat, fordert nun Aufmerksamkeit, besondere Pflege und Fürsorge. Er lässt sich nicht mehr kontrollieren, sondern besteht auf eine gesunde Co-Existenz.***
>
> **Miriam Stein aus „Die gereizte Frau" (2022)**

Kapitel 2:

Was passiert wann in den Wechseljahren?

Nachdem wir im ersten Kapitel einige Grundlagen der Wechseljahre behandelt, die Phasen der Wechseljahre angesprochen und die sieben Hauptdarsteller vorgestellt haben, soll es in diesem Kapitel um die zeitlichen Abläufe der Wechseljahre und die Auswirkungen der hormonellen Veränderungen auf wichtige Systeme in unserem Körper gehen: Gehirn, innere Uhr, Herzgesundheit, Stoffwechsel, Gelenke und Muskeln, Schilddrüse, Mikrobiom (also Darmflora), Immunsystem, Haut und Schleimhäute sowie die mentale Gesundheit.

Um die Veränderungen besser zu verstehen, möchte ich damit beginnen, kurz den weiblichen Zyklus vorzustellen. Auch, wenn dieser bei dir vielleicht nicht mehr vorhanden oder unregelmäßig ist, hilft dir dieses Wissen, die folgenden Abschnitte besser zu verstehen.

Der weibliche Zyklus

Bevor wir uns den Zyklus als Basis unserer hormonellen Veränderungen genauer anschauen, möchte ich mit sechs spannenden Fakten beginnen:

- Ein Mädchen wird bereits mit allen Eizellen geboren, die sie jemals in ihrem Leben haben wird.
- In der 20. Schwangerschaftswoche hat ein weiblicher Embryo etwa sechs bis sieben Millionen Eizellen, bei der Geburt sind davon noch etwa ein bis zwei Millionen übrig.
- Bis zur Pubertät reduziert sich die Zahl der Eizellen auf etwa 300.000 bis 500.000, das ist ein völlig normaler Prozess.[80]
- Erst in der Pubertät beginnt dann das Gehirn an die Eierstöcke zu funken, sie sollten sich doch langsam einmal um die Reifung der Eizellen kümmern.

- Im Verlauf ihres fruchtbaren Lebens hat eine Frau etwa 300 bis 500 Zyklen mit Eisprung. Jeden Monat reifen etwa 15 bis 20 Eizellen heran, die sich aus sogenannten Follikeln entwickeln.[81]
- Wenn eine Frau die Menopause erreicht hat, sind nur noch wenige Eizellen übrig, die oft nicht mehr von herausragender Qualität sind und etwas schwerhörig auf die Signale zur Reifung aus dem Gehirn reagieren. Das ist eine Ursache für den sinkenden Östrogenspiegel.

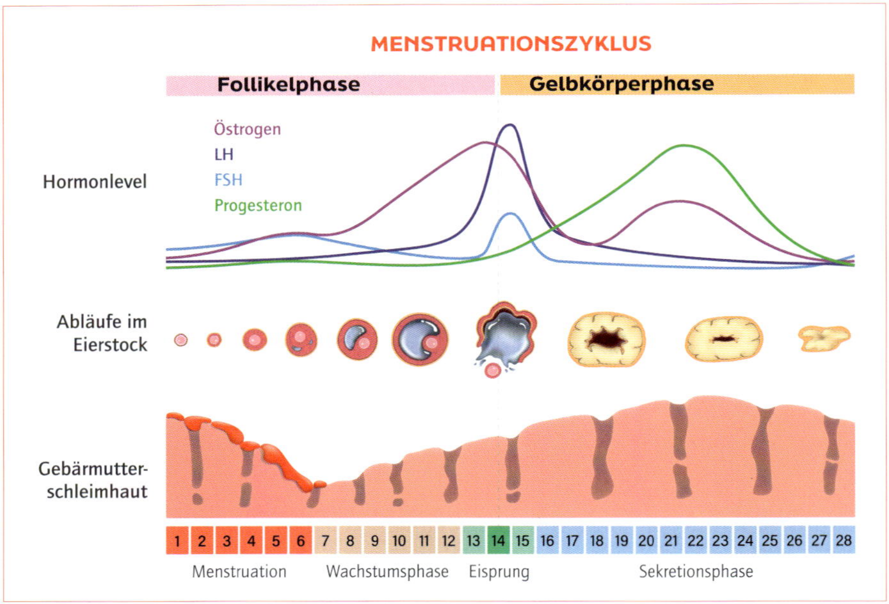

Grafik 2: Verlauf eines weiblichen Zyklus mit Hormonen

Unser Leben als Frau wird für viele Jahre durch einen Rhythmus hormoneller Veränderungen bestimmt ist, die unser Befinden, den Stoffwechsel, unsere Gefühle und die Leistung beeinflussen.

Eine kleine Rundreise durch den Zyklus

Ein Zyklus, vom ersten Tag der Periode bis zum letzten Tag vor der nächsten Periode, dauert durchschnittlich 28 Tage (21 bis 35 Tage Zykluslänge gelten als normal).[82] Das ist in der der vorigen Grafik in der unteren Zeile an der Nummerierung der Zyklustage zu erkennen.

Von Tag 1 bis 6 (rot nummeriert) sehen wir die abnehmende Dicke der Schleimhaut, die durch die Kontraktion der Gebärmuttermuskulatur mit etwa 50 ml Blut abgestoßen wird.[83] Wir kennen und erleben das als Menstruation. Die Kontraktion der Gebärmutter spüren viele Frauen als Krämpfe. Eine Periode haben wir, wenn kein befruchtetes Ei vorhanden ist, also keine Schwangerschaft zustande gekommen ist.

Nach der Menstruation beginnt unter dem Einfluss von Östrogen (pinkfarbene Linie oben) der erneute Aufbau der Gebärmutterschleimhaut (Endometrium). Das Hormon FSH (Follikel stimulierendes Hormon, Linie in türkis) sorgt gleichzeitig mit seinem Anstieg dafür, dass ein sogenannter Follikel und die enthaltene Eizelle im Eierstock heranreifen. Aus diesem Grund heißt die erste Phase des Zyklus „Follikelphase". Mit zunehmendem Wachstum produziert dieser Follikel immer mehr Östrogen. Progesteron ist in der ersten Zyklushälfte praktisch noch nicht von Bedeutung, was an der flachen grünen Linie erkennbar ist.

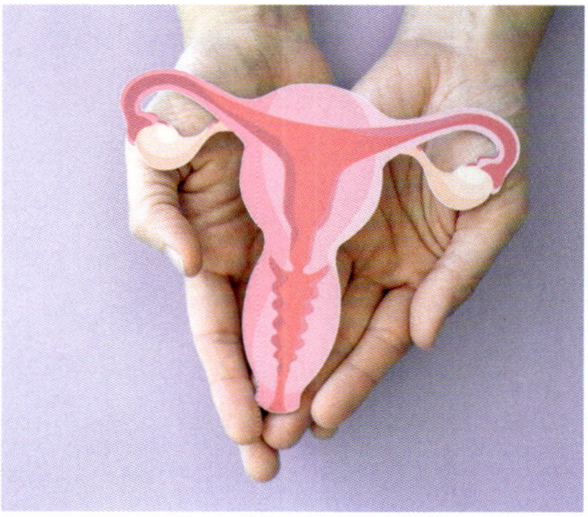

Wenn die Möglichkeit der Befruchtung bestehen soll, kann dieser Follikel natürlich nicht im Eierstock bleiben. Der Anstieg der Hormone FSH und LH (Luteinisierendes Hormon, Linie in lila) und ein Abfall von Östrogen (Linie in pink) zur Mitte des Zyklus, lösen den Eisprung aus (Tag 13 bis 15). Dieser wird auch als Ovulation bezeichnet. Was passiert beim Eisprung? Der Follikel platzt auf (gut erkennbar in der Grafik bei Tag 14) und gibt die enthaltene Eizelle frei, die dann vom Eierstock durch den Eileiter in Richtung Gebärmutter transportiert wird. Findet innerhalb von 24 Stunden keine Befruchtung statt, stirbt die Eizelle ab. Das passiert in den meisten der 300 bis 500 Zyklen einer Frau im gebärfähigen Alter, denn eine Schwangerschaft ist – gemessen an der Zahl der Eisprünge – eher eine Seltenheit.

Aus dem Follikel, also der Hülle der Eizelle, wird jetzt der sogenannte Gelbkörper (*corpus luteum*) gebildet. Dieser produziert mithilfe des Hormons LH ein Hormon, das bisher noch Sendepause hatte, das Progesteron. In der Grafik ist deutlich zu erkennen, dass die grüne Linie für das Progesteron erst nach dem Eisprung beginnt, anzusteigen. Aufgrund der zentralen Rolle des corpus luteum in der zweiten Zyklushälfte, wird diese auch als Lutealphase bezeichnet.

In einem normalen Zyklus mit Eisprung beginnt der Progesteronspiegel um den Tag 22 wieder zu sinken (Linie in grün), weil sich der Gelbkörper zersetzt. Der daraus resultierende, „planmäßige" Progesteronmangel bewirkt die Menstruation, also die Abstoßung der Gebärmutterschleimhaut und damit sind wir wieder bei Tag 1 des Zyklus.

Soweit zu einem normalen Zyklus im fruchtbaren Alter einer Frau. Wenn wir jetzt schauen, an welcher Stelle Veränderungen im Zyklus in den Wechseljahren zuerst auftreten, ist das ganz eindeutig der Eisprung.

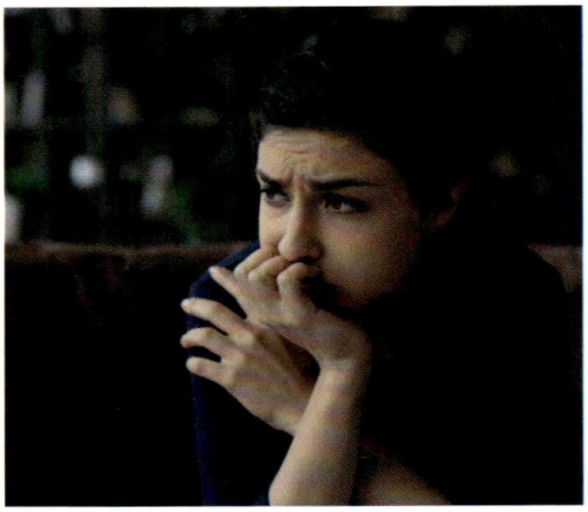

In der Perimenopause kann sich immer häufiger kein Ei für den Eisprung qualifizieren, weil nicht jeder Kandidat das Rennen machen darf. Es findet also immer mal wieder und dann zunehmend häufiger kein Eisprung statt. Da wir dennoch unsere Periode bekommen, fällt uns das erst einmal nicht auf. Durch den fehlenden Eisprung gibt es jedoch kein Follikel, aus dem das Hormon Progesteron gebildet werden kann. In der zweiten Zyklushälfte fehlt dann das Progesteron, das eigentlich (in einem normalen Zyklus) ansteigen würde (Linie in grün). Das Östrogen ist aber weiterhin vorhanden und unsere Symptome ergeben sich nun einerseits aus dem Mangel an Progesteron und andererseits aus dem Missverhältnis zwischen (zu viel) Östrogen und (zu wenig) Progesteron.

Wir spüren das vielleicht als Nervosität, Schlafstörungen oder Ängstlichkeit. Du erinnerst dich an den Steckbrief des Progesterons, den „Chillfaktor" mit angstlösenden, entspannenden Eigenschaften. Darüber hinaus können auch Schmierblutungen, verkürzte Zyklen oder Wassereinlagerungen ein Zeichen der aus der Balance geratenen hormonellen Lage sein.

Ist jetzt Progesteron in der Perimenopause immer häufiger nicht da (aufgrund des fehlenden Eisprungs), baut Östrogen die Gebärmutterschleimhaut immer weiter munter auf, um die Vorbereitungen für eine mögliche Schwangerschaft zu treffen und dem Embryo ein kuscheliges Heim zu bieten. Da der planmäßige Abfall des Progesterons aber nicht eintritt, der die Menstruation vorbereiten würde, kann Östrogen weiter ungestört agieren. Diese verstärkt aufgebaute Schleimhaut kann in der Perimenopause bei vielen Frauen zu extrem starken Blutungen führen. Sie jagen nicht nur Angst ein, sondern sind im Alltag auch echt belastend. Darüber hinaus können sie einen starken Eisenmangel nach sich ziehen (mehr dazu auf Seite 278).

Abhilfe schafft hier Progesteron in Kapselform, das der Gynäkologe oder die Gynäkologin mit der Diagnose „Zyklusstörungen" verschreiben kann. Die in der Apotheke auf Rezept erhältlichen Produkte, wie z. B. Famenita®, Progestan® oder Progebel® sind bioidentisch oder körperidentisch, also dem Hormon im Körper genau nachgebildet. Es handelt sich dabei nicht um die progesteronähnlichen synthetischen Produkte, die z. B. in der Pille verwendet werden. Die Kosten dafür übernehmen in der Regel die gesetzlichen Krankenkassen (das ist vielen Frauen gar nicht bewusst). Mehr dazu besprechen wir in Kapitel 8, wenn es um die Hormontherapie geht.

Expertenkasten

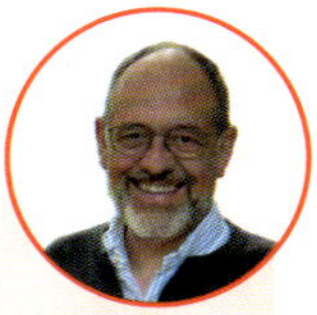

Daran erkennt man einen Progesteronmangel

Typische Symptome bei Progesteronmangel sind:

- **Brustspannen etwa sieben bis zehn Tage vor der Regelblutung**
- **verstärkte Regelblutung**
- **Konzentrationsstörung vor der Regel**
- **verkürzter oder verlängerter Zyklus**
- **Wassereinlagerungen**

Wichtig: Da die Hormone in den Wechseljahren ständig im Fluss sind, kann es sein, dass die Beschwerden nicht in jedem Zyklus auftreten. Eine Dokumentation der Symptome und des Zyklus hilft dir, Veränderungen besser zu überblicken.

Hormonelle Veränderungen im Leben einer Frau

Nun haben wir uns einen einzigen Monat mit einem Zyklus angeschaut und die Abweichungen aufgezeigt, die in der Perimenopause als erstes zu erwarten sind. Diese möchte ich nun in einen größeren Kontext stellen, um den Blick auf die Veränderungen in verschiedenen Lebensphasen zu lenken. Dafür vereinfachen wir diese Abläufe stark und schauen auf die Lebensphasen Kindheit, Pubertät, fruchtbare Lebenszeit, Menopause, Wechseljahren und Postmenopause.

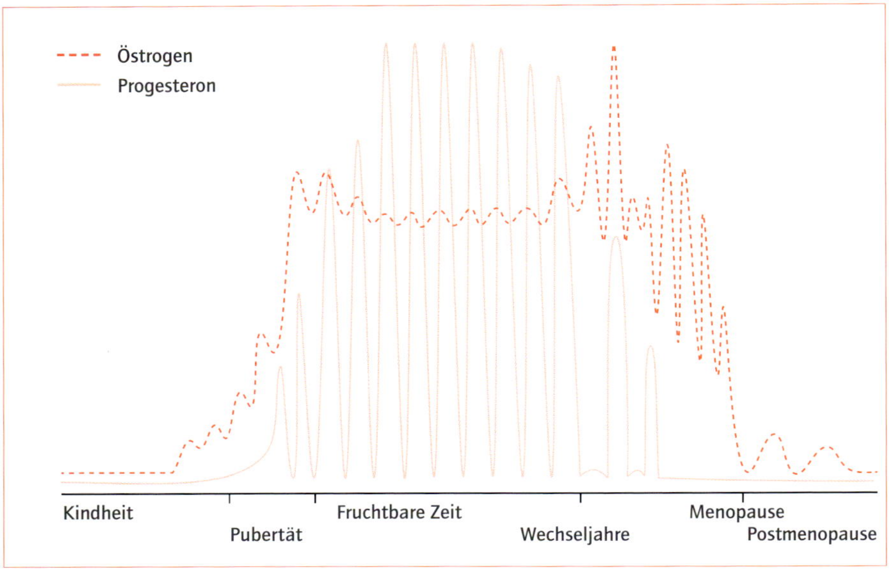

Grafik 3: Weibliche Hormone im Lebensverlauf modifiziert nach Lara Briden What Estrogen Does in Your 40s, unter https://www.tempdrop.com/a/blog/menopause/what-estrogen-does-in-your-40s-and-how-progesterone-can-help

Beginnend in der Kindheit sehen wir, dass Östrogen und Progesteron noch keine Rolle spielen. Erst mit der Pubertät beginnt die Produktion, zuerst von Östrogen und später von Progesteron. Hier sehen wir einige Unregelmäßigkeiten in der Produktion, was sich bei Mädchen in diesem Alter darin zeigt, dass sie in einem Monat eine Periode haben, in dem nächsten aber vielleicht nicht. Auch Stimmungsschwankungen und Hautprobleme (fast wie in den Wechseljahren) sind Symptome dafür, dass die Hormonproduktion sich erst einspielen muss.

In der fruchtbaren Zeit ist es auffällig, dass Östrogen und Progesteron super regelmäßig als Wellenlinien verlaufen, alles läuft wie am Schnürchen. Beginnen dann die Wechseljahre ist es mit dieser Regelmäßigkeit vorbei: Progesteron fällt als erstes ab und meldet sich ab da nur noch unregelmäßig. Östrogen bleibt jedoch oftmals auf recht hohem Niveau, oft sogar höher als in der Lebensphase davor. Diese deutlich erkennbaren Unregelmäßigkeiten und die Diskrepanz zwischen hohem Östrogen und niedrigem Progesteron macht uns Frauen in dieser Zeit so zu schaffen. Mit der Menopause und auch in der Postmenopause sind beide Hormone auf einem konstant sehr niedrigen Niveau angelangt. Östradiol liegt dann bei etwa fünf Prozent der fruchtbaren Lebensphase einer Frau.[84]

Wenn man dieses Bild vor Augen hat, wird einem plötzlich klar, woher gewisse Ähnlichkeiten des Erlebens und Befindens zwischen Pubertät und Wechseljahren kommen. Die Achterbahn der Hormone ist in beiden Lebensphasen durchaus vergleichbar.

Was auch immer du bisher zu deinen Wechseljahressymptomen gedacht oder von anderen Menschen gehört hast, sie sind absolut real und die Grafik belegt das eindrucksvoll. Ich wünsche mir, dass dir diese Erkenntnis für den Moment ein bisschen Erleichterung verschafft, vor allem, wenn du vielleicht von verschiedenen Seiten schon gehört hast, dass du dir das alles nur „einbildest".

Was passiert wann in den Wechseljahren?

Nach diesem groben Überblick der Hormone über die Lebensspanne möchte ich hormonelle Veränderungen in den verschiedenen Phasen der Wechseljahre spezifischer thematisieren. Das kann dir einen Anhaltspunkt geben, wo du dich gerade befindest, was dich vielleicht noch erwartet und welche Strategien du aus den folgenden Kapiteln umsetzen möchtest, um die Lebensfreude trotz hormoneller Achterbahn zu erhalten (oder wieder herzustellen) und lange gesund zu bleiben. Am Ende dieses Kapitels findest du noch eine grafische Darstellung dieser Abläufe.

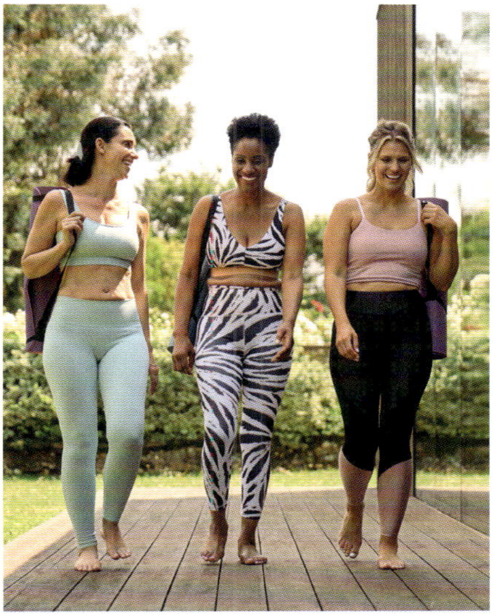

Denke daran: Nicht alles muss typisch sein, denn wir sind doch individuell. Gerade, wenn du mit Pille oder Spirale verhütest, sind einige Symptome der Wechseljahre häufig maskiert. Das gleiche gilt für dich, wenn deine Gebärmutter entfernt wurde. Wurden Eierstöcke und Gebärmutter entfernt, beginnt bei dir die Menopause praktisch direkt nach der Operation, dir fehlt dann also die Übergangszeit, in der die fluktuierenden Hormone wechselnde Beschwerden verursachen. Dafür wirst du, wenn du keine Hormontherapie nutzt, die typischen Symptome des niedrigen Hormonspiegels relativ schnell nach dem operativen Eingriff erleben.

Erste Phase der Perimenopause

- *Wann:* häufig ab Ende 30 oder Anfang 40
- *Was passiert:* immer häufiger ausbleibender Eisprung
- *Folge:* Progesteronmangel und häufig relativer Östrogenüberschuss
- *Periode:* Zyklen sind zunächst noch regelmäßig und können dann in ihrer Länge variieren (mal kürzer, mal länger).
- *Typische Symptome:* Schlafstörungen, Ängste, Reizbarkeit, Gewichtszunahme, Wassereinlagerungen, Brustschmerzen vor der Periode
- *Schwangerschaft:* Ist möglich, Verhütung ist erforderlich.

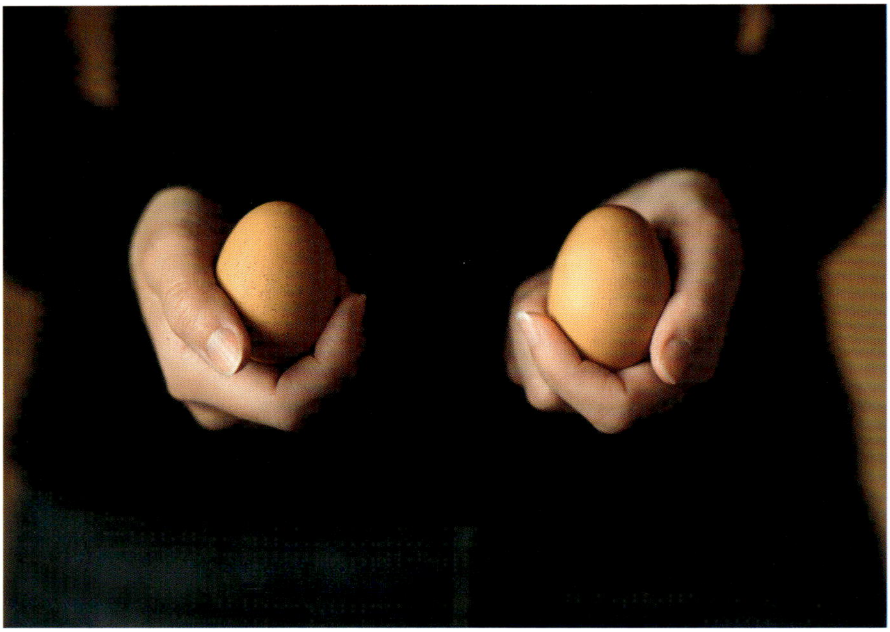

Zweite Phase der Perimenopause

- *Wann:* Je näher wir der Menopause kommen, die durchschnittlich mit 51/52 Jahren eintritt.
- *Was passiert:* Vorrat an Eizellen wird immer kleiner, Eisprung findet seltener statt.
- *Folge:* Gehirn wird „lauter" und fordert Follikelreifung. In der Folge steigt das Hormon FSH.
- *Periode:* Zyklen werden unberechenbar, und fallen immer mal wieder aus, Periode kann schwach und kurz oder super stark sein.
- *Typische Symptome:* Östrogenmangelsymptome beginnen, sich zu melden z. B. Hitzewallungen, Nachschweiß, depressive Verstimmungen, trockene Schleimhäute, auch im Intimbereich.
- *Schwangerschaft:* Ist möglich, Verhütung ist erforderlich.

Auch diese Veränderungen sind typisch für die Wechseljahre

In dieser Zeit der Perimenopause kann es auch Veränderungen geben, die du bisher überhaupt nicht mit den Wechseljahren in Verbindung gebracht hast. Möglicherweise hast du sie auf den Stress oder das „Älterwerden" geschoben. Manchmal staunen wir über uns selbst und häufig wundert sich auch unser Umfeld, weil wir früher anders reagiert haben.

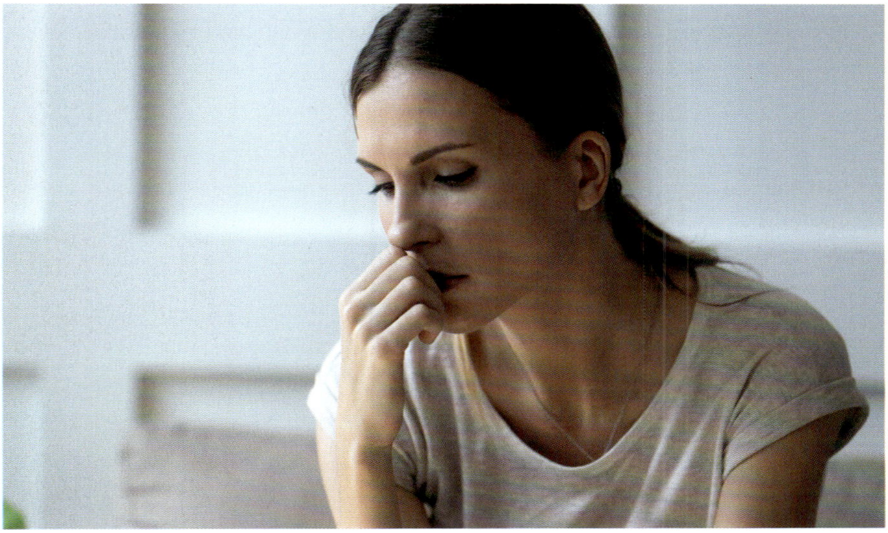

Vielleicht erkennst du dich bei einigen dieser Schilderungen wieder. Sie stammen von Dr. Sara Gottfried, einer der führenden Spezialistinnen der USA für Frauen und Hormone.[85]

- Wir wollen lieber zu Hause bleiben und niemanden sehen. Und wenn wir doch einen guten Moment haben und uns verabreden, hoffen wir insgeheim, dass der andere absagt.
- Wir haben die Nase voll davon, uns um andere zu kümmern.
- Wir flippen schneller wegen Kleinigkeiten aus, die uns früher nicht aus der Ruhe gebracht hätten, sei es die offene Zahnpastatube oder der Müll, den niemand rausgebracht hat.
- Wir fühlen uns häufiger emotional instabil, als wären unsere Emotionen um ein Vielfaches verstärkt wie bei einem Tsunami.
- Der Mann nervt. Manchmal schon allein deswegen, weil er atmet. Der Arme, denn atmen muss er ja. Dieser Punkt ist sicherlich einer, bei dem wir einen kühlen Kopf bewahren und nicht vorschnell die Scheidung einreichen sollten. Ja, die Wechseljahre können eine Zeit für einen Wechsel sein, aber wenn uns Dinge plötzlich kolossal nerven, mit denen wir viele Jahre gut leben konnten, sollten wir am besten nicht vorschnell handeln.
- Wir sorgen uns weniger um unsere Körperpflege und unser Aussehen, im Gegensatz zu unseren pubertierenden Töchtern, die stundenlang das Bad blockieren. Hier spielt tatsächlich der Östrogenspiegel eine entscheidende Rolle: Der ansteigende Spiegel bei unseren Töchtern in der Pubertät sorgt dafür, dass sie besonders viel Wert auf ihr Aussehen und die Wirkung auf andere legen. Der sinkende Östrogenspiegel bei uns hingegen bewirkt genau das Gegenteil. Zum ersten Mal im Leben ist es uns nicht mehr so wichtig, was andere von uns denken. Das kann tatsächlich eine Entlastung sein.
- Wir werden geräuschempfindlicher, bestimmte Reize werden uns auf einmal schnell zu viel.
- Wir wollen lieber Schokolade essen und Alkohol trinken, anstatt Sex zu haben.

Erleben wir diese oder einige der genannten Veränderungen, geht das oft auch damit einher, dass wir den Gedanken, die Ernährung zu verändern und Sport zu machen, absolut überwältigend finden. Aber ich kann dich beruhigen: Auch das sind die Wechseljahre. Auch wenn du daran zweifelst, dass du Veränderungen umsetzen kannst, die wir in den folgenden Kapiteln konkretisieren werden, es lohnt sich. Du kannst Stück für Stück in kleinen Schritten starten, so wie es für dich in einer aktuellen Lebenssituation passt. Wenn du einmal dabei bist und es dir besser geht, ebnen diese kleinen Veränderungen den Weg für wirklich große Transformationen.[86]

Menopause und Postmenopause

- *Wann:* ein Jahr nach der letzten Periode und alles danach, im statistischen Durchschnitt bei den meisten Frauen ab dem 51./52. Lebensjahr
- *Was passiert:* Kein Eisprung, keine Fruchtbarkeit (Postmenopause), kein PMS – das kann für viele Frauen eine Erleichterung sein, vor allem, wenn Verhütung und PMS immer ein Thema waren.
- *Folge:* Keine Östrogenproduktion in den Eierstöcken (Östradiol, E2), dafür werden kleinere Mengen des schwächeren Östrons (E1) im Fettgewebe gebildet, das aber auch entzündungsfördernde Eigenschaften hat.
- *Periode:* Keine Periode mehr
- *Typische Symptome:* Vielfältige Östrogenmangelsymptome sind möglich, Hitzewallungen, Nachtschweiß, Blasenprobleme wie Entzündungen und Inkontinenz, trockene Schleimhäute, Depressionen, geringere Stressresistenz, Falten.
- *Krankheitsrisiken:* Abwesenheit des Östrogens als „Master Regulator“[87] sorgt für den Anstieg des Risikos für Depressionen, psychiatrische Erkrankungen, Osteoporose, Brustkrebs, andere Krebsformen, Herzerkrankungen und Demenz.[88]
- *Schwangerschaft:* Eine Schwangerschaft ist unwahrscheinlich. Eine Regel lautet: Bei Frauen im Alter von über 50 Jahren ist eine Verhütung für die Dauer von einem Jahr nach der letzten Regelblutung notwendig. Frauen zwischen 40 und 50 sollten hingegen noch bis zwei Jahre nach der letzten Periode verhüten. Generell können Frauen über 55 Jahre ihre Verhütung absetzen, weil eine Schwangerschaft in diesem Alter enorm unwahrscheinlich ist.[89]

Die folgende Grafik gibt dir eine optische Orientierung der geschilderten Abläufe:

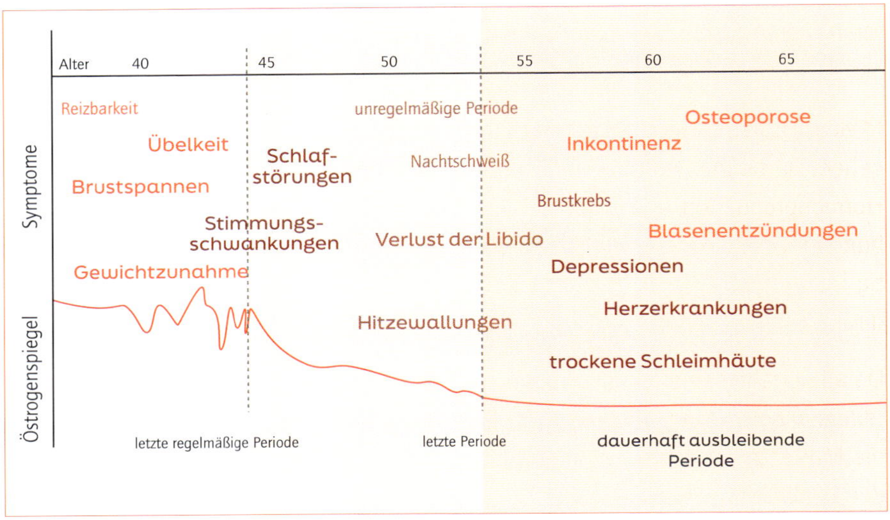

Grafik 4: Was passiert wann im Rahmen der Wechseljahre modifiziert nach Sara Gottfried, unter https://www.youtube.com/watch?v=o370xEw9Tis [Minute 27:23]

Ein Lichtblick an dieser Stelle ist, dass wir viel selbst tun können, um Risiken zu minimieren und gezielt Symptome zu lindern. Das Handwerkszeug gibt es für dich in diesem Buch!

Vorzeitige Wechseljahre und Menopause

Viele Frauen erleben Wechseljahre und Menopause viele Jahre früher als der statistische Durchschnitt das erwarten lässt. Da diese Situation einige wichtige Besonderheiten mit sich bringt, die vor allem die betroffenen Frauen (und ihre Ärztinnen und Ärzte) wissen sollten, möchte ich diese Situation im folgenden Abschnitt genauer unter die Lupe nehmen.

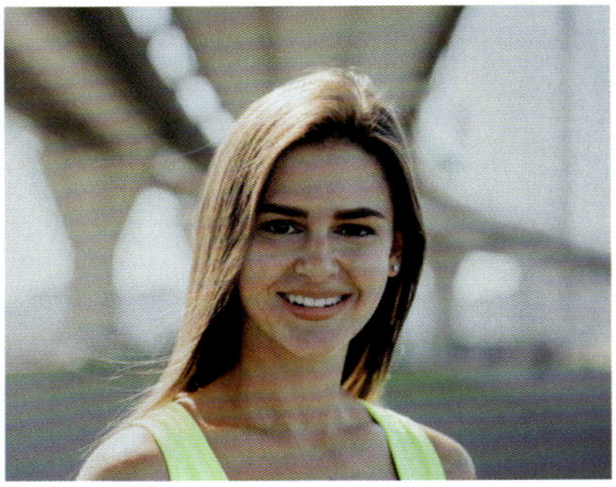

Etwa eine von 200 bis 300 Frauen erlebt die Menopause vor dem Alter von 40 Jahren. In der Medizin wird das als „vorzeitige Menopause" bezeichnet. Etwa drei von 1000 Frauen werden bereits vor dem 35. Geburtstag menopausal.[90]

Im Fall der sogenannten Prämaturen Ovarialinsuffizienz (POI) besteht die Möglichkeit, dass dieser Zustand nicht von Dauer ist und die Eierstöcke (vorübergehend) ihren Dienst wieder aufnehmen, sodass es auch zu normalen Zyklen und sogar einer Schwangerschaft kommen kann.[91,92]

In vielen Fällen ist nicht erkennbar, *warum* die Eierstöcke vorzeitig in den Ruhestand gehen. Da sie die „Hormonfabrik" sind, ist ihre Kündigung mit einem Erlöschen der Hormonproduktion verbunden, manchmal plötzlich oder auch in Etappen. Vererbung innerhalb der Familie spielt häufig eine gewisse Rolle. Ist deine Mutter vorzeitig in die Wechseljahre gekommen, ist die Wahrscheinlichkeit höher, dass dies bei dir auch passieren wird. Auch Rauchen kann den Prozess beschleunigen.[93]

Da alle Eizellen eines Mädchens bereits in der 20. Schwangerschaftswoche im Mutterleib angelegt sind, also bereits beim Embryo,[94] spielen Faktoren eine Rolle, denen die Mutter zur Zeit der Schwangerschaft ausgesetzt war.[95] Sie können die Bildung der Eizellen beim Embryo beeinflusst haben. Seien es Bestrahlung, Mangelernährung, schädigende Medikamente oder Rauchen, all diese Faktoren könnten einen Einfluss auf die Eizellen des weiblichen Embryos haben und damit viele Jahre später das Einsetzen der Wechseljahre beeinflussen.

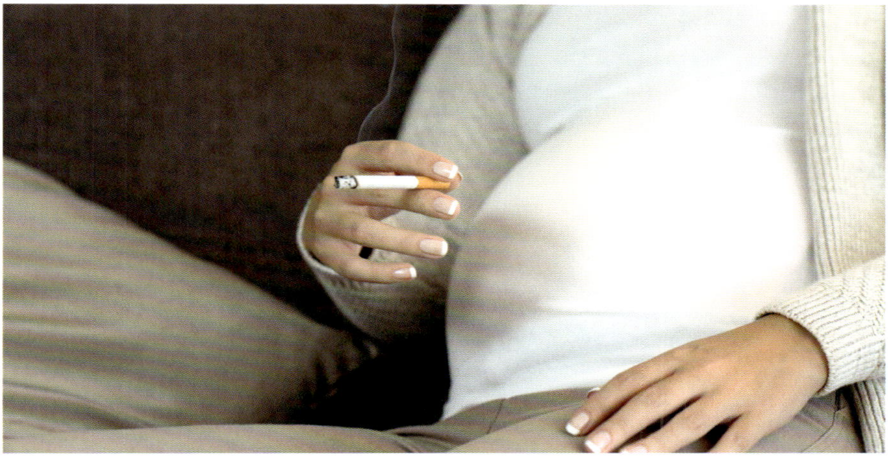

Eine Entfernung der Eierstöcke führt, ohne Wechseljahre, zum sofortigen Einsetzen der Menopause und ist oft mit plötzlichen und heftigen Symptomen verbunden. Denn hier gibt es keine Übergangszeit mit allmählicher Reduktion der Hormone, sondern der Hormonnachschub fehlt vom einen Tag auf den anderen. Auch die Entfernung der Gebärmutter, selbst bei funktionierenden Eierstöcken, führt bei doppelt so vielen Frauen zum früheren Einsetzen der Wechseljahre im Vergleich zu Frauen, mit intakter Gebärmutter.[96] Ausschlaggebend ist hier vermutlich die veränderte Durchblutungssituation der Eierstöcke, die zu deren verfrühtem Ruhestand beitragen kann.[97]

Menopause durch Chemotherapie oder Bestrahlung

Bestrahlung und Chemotherapie können die Eierstöcke schädigen und - in jedem Alter - zur Menopause führen. Eine Frau, die ich im Rahmen meiner Recherchen gefunden habe, war 15, als sie - aufgrund von Chemotherapie - in die Menopause kam.[98] Eine andere junge Frau, Corinna Bordoli, heute 27 Jahre alt, erlebte die ersten menopausalen Symptome sogar bereits im Alter von zehn Jahren. Sie berichtet im Interview mit Dr. Louise Newson, einer britischen Ärztin, von ihrem langen Leidensweg bis zur Diagnose und ihrem Kampf um die richtige (hormonelle) Unterstützung.[99]

Eine zusätzliche Dramatik erhält eine Menopause durch Chemotherapie oder Bestrahlung für junge Frauen auch noch aus einem weiteren Grund: Viele Frauen haben in diesem Alter einen Kinderwunsch und werden nicht entsprechend aufgeklärt, dass dieser möglicherweise nach der Chemotherapie nicht mehr erfüllbar ist. Das kann später eine böse Überraschung sein. Zunächst liegt natürlich - und das ist absolut nachvollziehbar - der Fokus auf der Behandlung der Krebserkrankung. Später sind dann Nachwirkungen einer Chemotherapie kaum von menopausalen Beschwerden zu trennen. Viele Frauen wissen dann nicht einmal, dass sie sich miserabel fühlen, weil sie gerade schlagartig, ohne Wechseljahre in der Menopause angekommen sind. Hilfe suchen können sich diese Frauen aber nur, wenn sie darum wissen. Ansonsten besteht die Gefahr, dass die Symptomatik nicht ernst genommen wird mit dem Hinweis „sei froh, dass du überhaupt noch lebst".

Vorzeitige Menopause und Hormontherapie

Es ist inzwischen belegt, dass für Frauen, die deutlich früher in die Menopause kommen als mit 51 oder 52 Jahren, der länger dauernde Mangel von Östrogen häufig gesundheitlich nachteilige Folgen hat. Sie haben ohne Hormontherapie ein höheres Risiko für Herz-Kreislauf-Erkrankungen, Osteoporose und Demenz.[100] Bei einer Hormontherapie (mehr dazu in Kapitel 8) geht es vor allem darum, die Folgen eines krankhaften Östrogenmangels auszugleichen. Aus diesem Grund empfehlen Experten weltweit für diese Frauen eine Hormontherapie, die mindestens bis zum Alter der durchschnittlichen Menopause erfolgen sollte, unabhängig davon, ob diese Frau wechseljahresbedingte Symptome hat oder nicht.[101]

Ich lege jeder Frau, die davon betroffen ist, nahe, sich einen Arzt oder eine Ärztin zu suchen, die sich in diesem Bereich weitergebildet hat und auch um diese aktuellen Richtlinien weiß. Ich bin immer wieder betroffen, wenn ich mit Frauen spreche, die mit Mitte 50 schwere Osteoporose haben, weil ihr Arzt oder ihre Ärztin nicht wusste, dass ein Hormontherapie bei vorzeitiger Menopause dringend angeraten ist.

Es ist wichtig, dass Frauen lernen, die Symptome der Wechseljahre und Menopause richtig einzuordnen, denn das Wissen darum, dass die Menopause in praktisch jedem Alter nach der Geschlechtsreife eintreten kann, ist noch nicht verbreitet. Jede Frau, die darüber Bescheid weiß, kann für andere Frauen in ihrem Umfeld ein Leuchtturm sein. Selbst dann, wenn sie einfach dazu beiträgt, den Gedanken der vorzeitigen Wechseljahre anzusprechen, wenn Frauen über „unerklärliche" Symptome klagen, die mit den Wechseljahren zusammenhängen könnten, aber keine (andere) Diagnose gefunden wird.

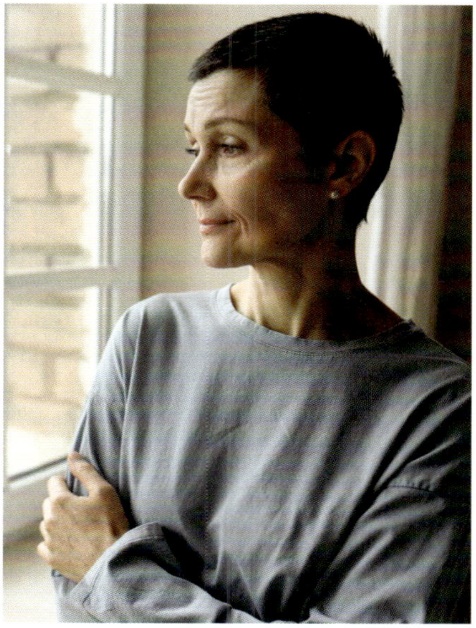

Die Effekte des Hormonmangels auf verschiedene Organsysteme

Über die bereits genannten Symptome hinaus (siehe Kapitel 1, Seite 29) hat der Mangel an Hormonen nach der Menopause Effekte auf zahlreiche Systeme in unserem Körper. Vielleicht überrascht dich der Gedanke nicht, weil genau das ja auch die Begründung für Hormontherapie bei vorzeitiger Menopause ist, über die wir im vorigen Kapitel gesprochen haben. Trotzdem ist es erstaunlich, wie vernetzt die Funktionen in Körper und Gehirn sind und wie sensibel das ganze System auf die

Abwesenheit eines einzigen Hormons reagiert, das wir bisher möglicherweise nur mit unserer Periode oder Schwangerschaften in Verbindung gebracht haben.

Wenn du das alles als ziemlich deprimierend empfindest, möchte ich dich aufmuntern, denn ab Kapitel 4 (Seite 125) schauen wir uns gezielt Strategien an, die uns dabei helfen, lange gesund und voller Energie zu bleiben.

Ursache: Wartende Rezeptoren

Viele der bereits geschilderten Symptome lassen sich gut nachvollziehen, wenn wir wissen, dass es praktisch überall im Körper Rezeptoren, also Andockstellen, für Hormone gibt (siehe Grafik 5). Diese finden wir beispielsweise im Gehirn, Magen-Darm-Trakt, der Leber, den Knochen, Muskeln und dem Immunsystem. Diese Rezeptoren warten auf Anweisungen, wie sie arbeiten sollen, die durch andockende Hormone überbracht werden. Vorstellen können wir uns das wie ein Schlüssel-Schloss-Prinzip, wobei der Rezeptor das Schloss ist und das Hormon, das zu diesem Rezeptor passt, der Schlüssel.

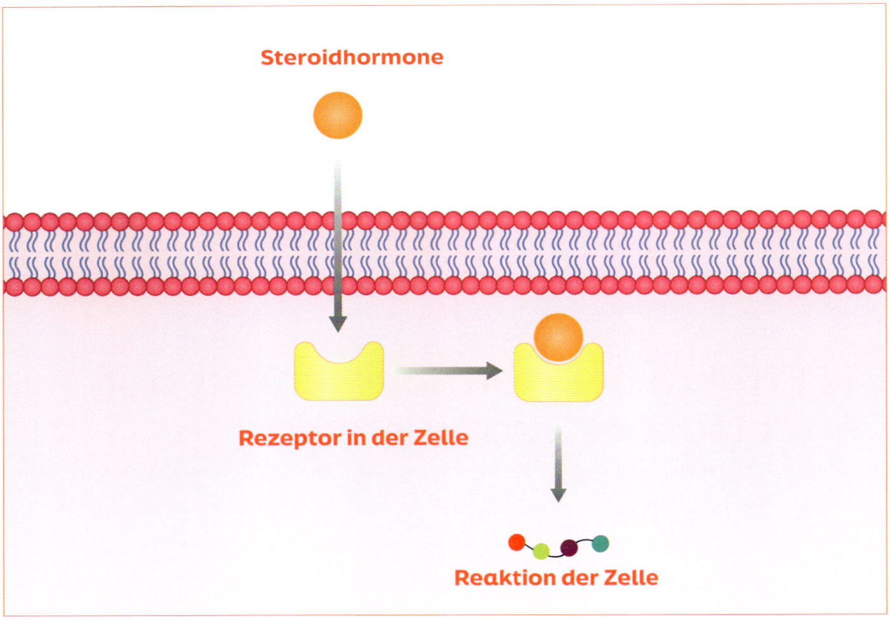

Grafik 5: Hormone docken im Körper an bestimmten Rezeptoren an

Tauchen nun aufgrund der veränderten Hormonproduktion der Eierstöcke Hormone unregelmäßig, in kleineren oder unterschiedlichen Mengen auf, kommen die Instruktionen durcheinander. Was wir spüren, sind Symptome, z. B. Wassereinlagerungen oder Verdauungsstörungen. Sie sind die spürbare Folge der Veränderungen, so wie die leuchtende Öllampe im Auto die Folge eines niedrigen Ölstands ist.

Was wir erst einmal nicht spüren, sind dahinter liegende Veränderungen von Prozessen, so wie wir auch den niedrigen Ölstand nicht bemerken würden. So ein Prozess könnte beispielsweise das Verhältnis des Auf- und Abbaus von Knochenzellen betreffen. Das tut nicht weh, aber nach einigen Jahren haben wir vielleicht plötzlich Osteoporose, weil mehr Zellen abgebaut und zu wenig neue Knochenzellen aufgebaut wurden.

Diese Veränderung von Abläufen betrifft zahlreiche Bereiche in Körper und Gehirn, einige davon möchte ich mir mit dir in den nächsten Abschnitten genauer anschauen.

Das weibliche Gehirn

Das Gehirn steuert alle Abläufe: die Atmung, Herzfrequenz, die Ausschüttung von Hormonen, den Schlaf-Wachrhythmus oder die Temperaturregulation. Alles, was uns als Menschen ausmacht, hängt von der Funktion unseres Gehirns ab: unser Gedächtnis, Humor, unsere Erinnerungen und Persönlichkeit.

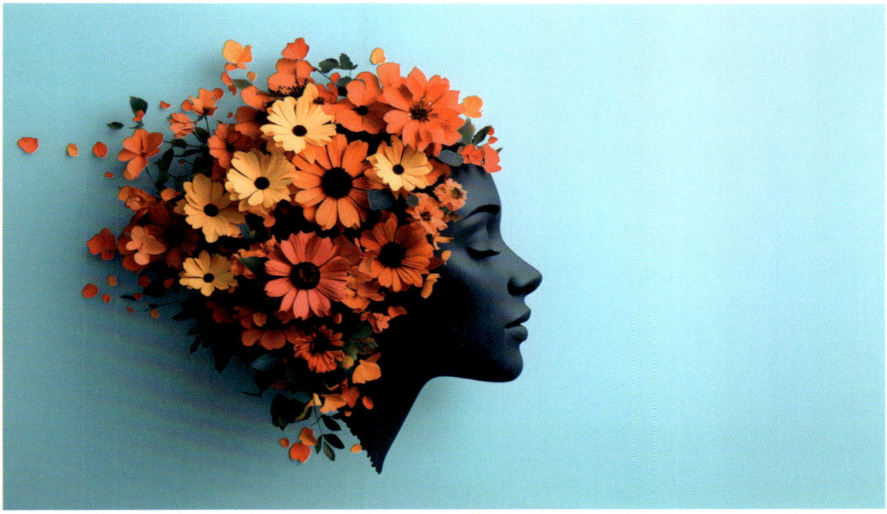

Das Gehirn wird bisher leider kaum als ein Organ wahrgenommen, das von den Wechseljahren und der Menopause betroffen ist. Aber es sitzt an absolut zentraler Stelle und ist quasi mittendrin im Geschehen. Zwei Aspekte möchte ich hier thematisieren: die generelle Gehirngesundheit und die Hormonrezeptoren im Gehirn.

Generelle Gehirngesundheit

Bisher wird „Gehirngesundheit" nur stiefmütterlich behandelt, sowohl in der öffentlichen Kommunikation, der Medizin als auch in unserem persönlichen Gesundheitsbestreben. Frauen sorgen sich vielmehr um das Thema Brustkrebs, was absolut zur Sichtweise der „Bikini-Medizin" passt, in der das Gehirn als Organ keine Rolle spielt (mehr zum Thema Brustkrebs ab Seite 293). Aber wusstest du, dass Frauen in ihren 60ern ein doppelt so hohes Risiko haben, an Alzheimer zu erkranken als an Brustkrebs?[102]

Frauen haben insgesamt ein höheres Risiko, an Erkrankungen zu leiden, die das Gehirn betreffen. Dazu gehören Depressionen, Ängste, Autoimmunerkrankungen, wie Multiple Sklerose, aber auch Kopfschmerzen und Migräne. All das hängt mit dem weiblichen Gehirn zusammen, das anders funktioniert als ein männliches Gehirn, wie Forschungen der vergangenen Jahre vermehrt zeigen.[103] Neuere Untersuchungen von Dr. Lisa Mosconi, Direktorin des Alzheimer-Präventionsprogramms des WCM Presbyterianischen Krankenhauses in New York zeigen, dass die hormonellen Veränderungen in der Lebensmitte von Frauen offenbar entscheidend dazu beitragen, dass sie häufiger erkranken (2021, 2024).[104,105] Diese Krankheitsrisiken sind nicht dadurch erklärbar, dass Frauen statistisch etwas älter werden als Männern.

Bereits ab der **Lebensmitte** addieren sich die ersten Schäden in den Gehirnen von Frauen, und zwar eher als bei Männern. Das liegt vermutlich am Einfluss der hormonellen Veränderungen in dieser Zeit. Dass Erkrankungen wie Demenz und Alzheimer erst Jahrzehnte nach der Lebensmitte für spürbare Symptome sorgen, zeugt von der Resilienz unseres Gehirns. Wenn Demenz oder Alzheimer im späteren Lebensalter diagnostiziert werden, haben sich die Schäden bereits über lange Zeit addiert.

Offenbar haben Frauen mit mehr reproduktiven Jahren, also einer längeren Zeitspanne zwischen der ersten und letzten Periode, ein geringeres Risiko für Demenz. Östrogen wirkt hier also als Schutzfaktor für das weibliche Gehirn und seine Gesundheit.[106]

Hormonrezeptoren im Gehirn

Die Hormonrezeptoren in unserem Gehirn sind besonders spannend. Das wird für dich vielleicht sogar ein komplett neuer Gedanke sein, dass unsere Hormone sogar Andockstellen an dem Organ haben, das alle unsere Funktionen steuert. Diese Rezeptoren sitzen in vielen verschiedenen Bereichen, die für Koordination, Balance, Denken, Aufmerksamkeit, Stresswahrnehmung, Regulierung der Körpertemperatur, Angst und viele weitere Funktionen zuständig sind. Östrogen gilt als der Hauptregler im weiblichen Gehirn, macht also weit mehr als unsere Fruchtbarkeit zu beeinflussen. Dieser Einfluss geht so weit, dass Östrogen verändert, wie unser Gehirn arbeitet.[107] In der Praxis heißt das, dass unser Gehirn vor der Menopause (wenn Östrogen vorhanden ist) anders arbeitet als in der Postmenopause, wenn die wirkungsvollste Form von Östrogen, das Östradiol (E2), von der Bildfläche verschwunden ist.

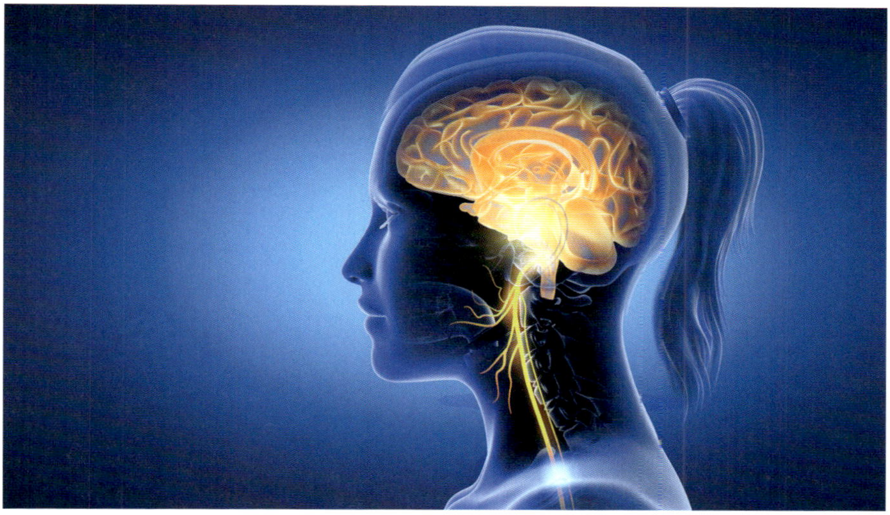

Ein wichtiger Aspekt in diesem Zusammenhang ist, dass der Abfall von Östrogen in den Wechseljahren und insbesondere um die Menopause herum, die Energieverfügbarkeit im Gehirn und damit zahlreiche Funktionen verändert.[108] Viele Symptome, die wir auf der körperlichen Ebene erleben, sind eigentlich Symptome dieser veränderten Arbeitsweise des Gehirns, wenn Östradiol fehlt. Dazu gehören beispielsweise Hitzewallungen, Vergesslichkeit und Libidoverlust, aber auch Konzentrationsschwierigkeiten.[109]

Mit dem folgenden Überblick über Gehirnfunktionen und Rezeptoren möchte ich dich beim Lesen keineswegs überfordern. Um die Inhalte zu verstehen, musst du kein neurologisches Hintergrundwissen besitzen. Interessant ist schon allein der Abgleich der Funktionen in den verschiedenen Bereichen des Gehirns mit den Stellen, wo unsere Rezeptoren für Östrogen und Progesteron sitzen. Diese Rezeptoren warten auf die „Belieferung" mit dem Hormon, das die notwendigen Nachrichten für die Funktionsweise der Zellen überbringt. Bleibt die Hormonlieferung am Rezeptor aus, ist eine Veränderung der Funktionen im jeweiligen Gehirnbereich naheliegend.

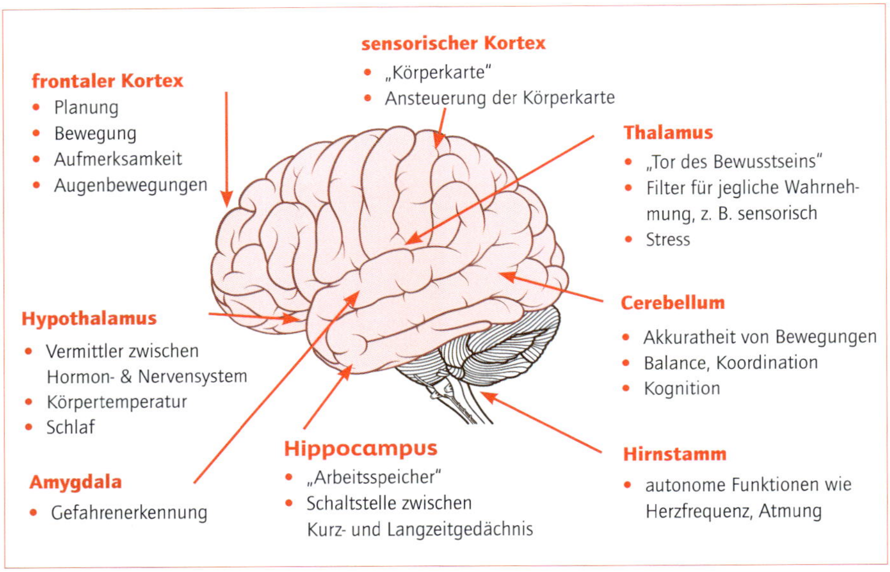

Grafik 6: Ausgewählte Gehirnbereiche und ihre Funktionen

Die Funktion dieser Rezeptoren im Gehirn ist besonders wichtig, weil dort zahlreiche Funktionen „verwaltet" und gesteuert werden. In der folgenden Grafik sind die Rezeptoren für Östradiol (Sternchen) und Progesteron (Raute) markiert.

Östradiol (E2), also das Östrogen der fruchtbaren Lebensphase, ist nicht besonders wählerisch. Es dockt an verschiedenen Rezeptoren an, die als Alpha- und Beta-Rezeptoren (ERα und ERβ) bezeichnet werden.[110] Progesteron hat spezifische Rezeptoren im Gehirn, die nicht identisch mit den Rezeptoren für Östradiol sind.[111]

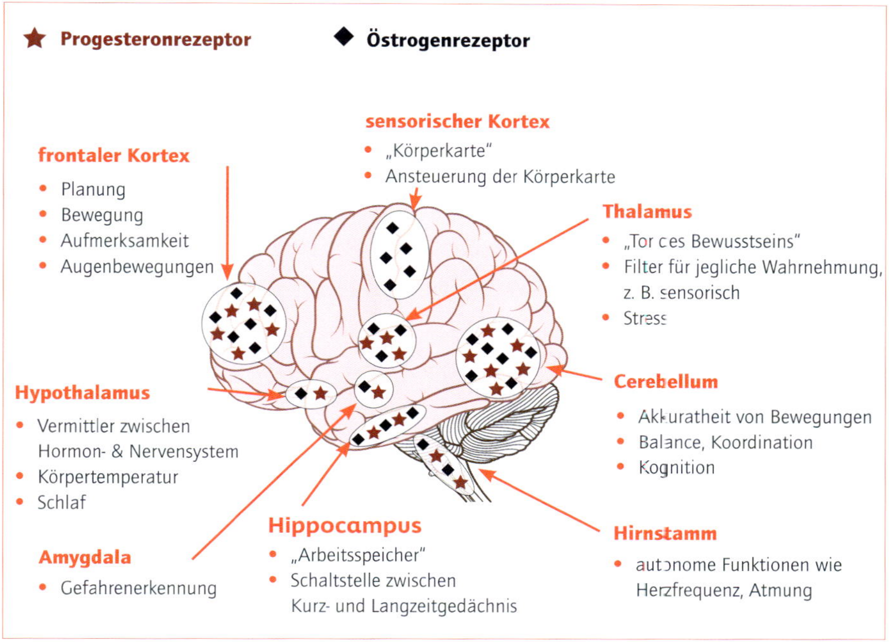

Grafik 7: Rezeptoren für Östradiol und Progesteron im weiblichen Gehirn[1,2]

Wenn nun beispielsweise Rezeptoren im Hypothalamus, der Schlaf oder Körpertemperatur regelt, oder im Hippocampus, wo der „Arbeitsspeicher“ beheimatet ist, nicht mit Östradiol und Progesteron beliefert werden, erscheinen Fehlregulierungen (Symptome) plötzlich logisch. Das wären, um bei diesen beiden ausgewählten Beispielen zu bleiben, vielleicht Schlafstörungen, Hitzewallungen oder Schwierigkeiten, sich vorübergehend Dinge zu merken (Arbeitsspeicher).

Auch, wenn bei vielen Frauen Symptome wie Hitzewallungen über viele Jahre – auch nach der Menopause – andauern können, haben Rezeptoren, die nicht beliefert werden, die Tendenz, sich herunterzuregulieren. Nach einiger Zeit verlangen sie also weniger hartnäckig nach „ihrem“ Hormon, was zu einem Nachlassen verschiedener Symptome führen kann.[113] Das heißt jedoch nicht, dass dann alles „gut“ ist, sondern, dass unser Körper in der Lage ist, sich an diesen „miserablen“ Zustand zu gewöhnen, wie es Frau Dr. Krug bezeichnet.[114] Warum dies bei einigen Frauen schneller passiert, andere aber bis in ihre 80er unter Symptomen leiden, ist bisher noch nicht geklärt.

Der Zusammenhang der hormonellen Veränderungen bei Frauen in der Lebensmitte mit dem stark erhöhten Alzheimerrisiko der weiblichen Bevölkerung, wird in der neueren Forschung immer deutlicher. Dennoch stecken die Erkenntnisse dazu noch in ihren Kinderschuhen.[115] Gebraucht wird dazu Forschung speziell an Frauen. Während wir auf weitere Ergebnisse dieser jungen Forschung warten, sollten wir alles tun, was uns helfen kann, um eine gesunde Gehirnfunktion bis ins hohe Lebensalter zu erhalten; zahlreiche Tipps dazu folgen in den nächsten Kapiteln.

Die innere Uhr

Unsere innere Uhr regelt, wann wir wach sind und wann wir schlafen. Aber das ist noch lange nicht alles. Praktisch **alle** Körperfunktionen sind an die Funktion der inneren Uhr gebunden, die auch als zirkadianer Rhythmus bezeichnet wird. Er legt fest, wann Hormone gebildet werden, wann wir verdauen, wann Reparaturen stattfinden und wann die Entgiftung auf Hochtouren läuft, aber eben auch, wann wir wach und konzentriert oder schläfrig sind.

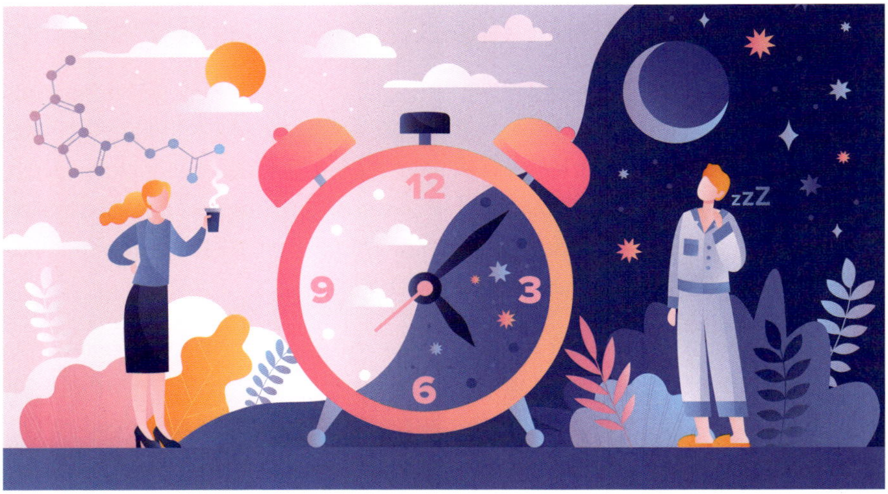

Die Zentraluhr, die diesen Prozess steuert, sitzt im Gehirn (Hypothalamus), direkt innen über dem Gaumen. Der dafür zuständige Gehirnbereich (*nucleus suprachiasmaticus*) hat – Überraschung – Östrogenrezeptoren.[116] Ein Mangel an Östrogen beeinflusst damit die Funktion dieser Gehirnstruktur und stört die Regelung des Tag- und Nachtrhythmus. Das kann Schlafstörungen, das Aufwachen mitten in der Nacht oder Müdigkeit am Tage nach sich ziehen. Nachts gut zu schlafen und am

Tage wach zu sein, hat früher bei vielen Frauen gut funktioniert. Heute, also in der Lebensmitte, brauchen wir dafür aber die richtigen Rahmenbedingungen, die wir zum Glück beeinflussen können. Wenn es uns gut gehen soll, müssen wir die Synchronisierung unserer inneren Uhr mit der äußeren Umwelt auf unsere Prioritätenliste setzen. Konkrete Tipps dazu gibt es in Kapitel 6 ab Seite 192.

Herzgesundheit

Unser Eindruck, dass Herzinfarkte etwas „Männliches" sind, stimmt, aber nur bis zur Menopause. Danach ziehen Frauen mit gleichaltrigen Männern gleich.[117] Und nicht nur das, kardiovaskuläre Erkrankungen (z. B. koronare Herzerkrankungen oder Schlaganfall) sind die häufigste Todesursache von Frauen nach der Menopause. Das Risiko an einem Herzinfarkt zu versterben ist nach der Menopause fünfmal höher als vor der Menopause.[118] Eine wichtige Ursache dafür ist, dass das gefäßschützende Östradiol (E2) nun nicht mehr da ist. Es hat für weichere und elastischere Blutgefäße gesorgt, was uns bis zur Lebensmitte vor Bluthochdruck und Ablagerungen in den Blutgefäßen geschützt hat.[119] Verengen sich nach der Menopause die Blutgefäße, weil Östradiol fehlt, steigt das Risiko für Herzinfarkte und Schlaganfälle.[120]

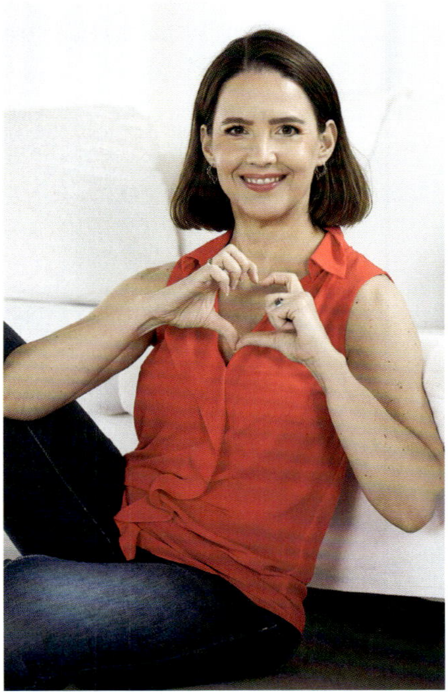

Es ist wichtig, dass wir uns dessen bewusst sind, als Frauen nicht immun gegen Herzerkrankungen zu sein. Besonders nach der Menopause müssen wir die Gesundheit unseres Herz-Kreislauf-Systems besonders ernst nehmen. Wir wissen heute, was gut für unser Herz ist, ist auch gut für unser Gehirn. Damit können wir mit den richtigen Strategien dafür sorgen, dass beide Organe lange gesund und leistungsfähig bleiben. Dafür gibt es in den folgenden Kapiteln zahlreiche Strategien, dennoch ist der Forschungsbedarf groß.

Stoffwechsel

Unser Stoffwechsel verändert sich mit den Wechseljahren. Betroffen sind davon zahlreiche Funktionen, die in jeder einzelnen Zelle stattfinden und den Körper mit Energie versorgen. Diese Energie wird vom Körper für die Aufrechterhaltung lebensnotwendiger Prozesse (Atmung, Herzschlag etc.) und die Herstellung neuen organischen Materials (z. B. Haut, Zellen in Organen, Reparaturen) genutzt.[121]

Östradiol (E2) beeinflusst - unter anderem - was mit der Nahrung in unserem Körper geschieht, ob sie als Fett eingelagert oder verstoffwechselt wird.[122] Die hormonellen Veränderungen haben damit unter anderem zur Folge, dass wir einen höheren Blutzuckerspiegel haben, selbst im nüchternen Zustand (also ohne gegessen zu haben). Auch die Ausschüttung von Insulin (das Hormon, das den Zucker zu den Zellen bringt) nach einer Mahlzeit ist höher als vor den Wechseljahren.[123] Das ist ein Faktor, der in den Wechseljahren eine Gewichtszunahme begünstigt, obwohl wir oft das Gefühl haben, eigentlich nichts verändert zu haben.

Um diesen Zusammenhang etwas konkreter zu erklären: Ein typisches Frühstück mit Marmeladenbrötchen und vielleicht noch einem Orangensaft sorgt ab der Lebensmitte plötzlich für einen deutlich größeren Anstieg des Blutzuckers. Der Körper produziert dann mehr Insulin, um den Zucker zu den Zellen zu transportieren, wo er als Energie genutzt werden könnte. Ein erhöhter Insulinspiegel bringt aber immer die Information mit sich, die Fettspeicherung zu aktivieren. Statt Fett zu verbrennen, speichern wir sogar mehr davon, vor allem am Bauch. Der danach oft steil abfallende Blutzucker sorgt schnell wieder für Hunger oder sogar Heißhunger.[124]

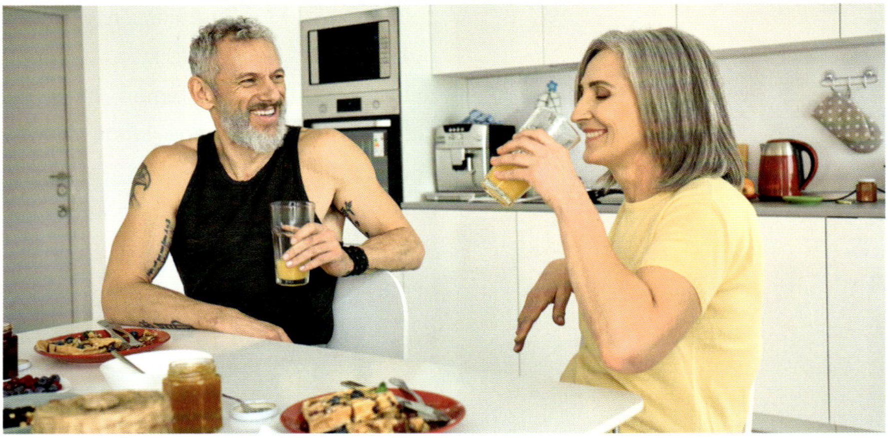

Die Umverteilung von Körperfett in Richtung Bauch ist ebenfalls eine Folge der hormonellen Veränderungen. Wir verlieren nach der Menopause unsere weiblichen Rundungen um Po und Oberschenkel und nähern uns tendenziell einem männlichen Fettverteilungsmuster mit dickerem Bauch, aber dünneren Armen und Beinen.

Leider bringt ein erhöhter Insulinspiegel auch ein gesteigertes Risiko für zahlreiche chronischen Erkrankungen mit sich, wie z. B. Herzerkrankungen und Diabetes Typ 2. Und Diabetes wiederum ist ein großer Risikofaktor für Alzheimer.[125] Zu allem Überfluss haben viele Frauen deutlich mehr Hunger (mehr vom Hungerhormon Ghrelin) und fühlen sich weniger lange satt (verringerte Reaktion auf das Sättigungshormon Leptin).[126]

Die richtige Anpassung der Ernährung zielt genau darauf ab, die genannten Veränderungen und Risikofaktoren zu reduzieren und lange gesund zu bleiben. Aber auch Training, der richtige Umgang mit Stress sowie die Optimierung unserer Schlafgewohnheiten können einen enorm positiven Effekt haben, die Strategien dazu gibt es ab Kapitel 5.

Knochen

Für gesunde Knochen benötigen wir eine gute Balance zwischen dem Aufbau neuer Knochenzellen und dem Abbau alter Knochenzellen. Knochen sind keineswegs „totes Material", wie wir oft glauben, dauerhaft findet ein Auf- und Abbau von Zellen statt. Östrogen und Progesteron sind wichtige Hormone, um diese Prozesse in Balance zu halten.

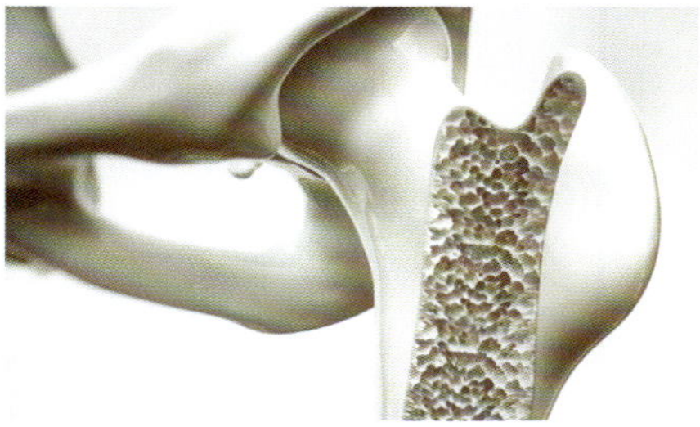

Ab Ende 30 beginnt die Knochendichte bereits, sich langsam zu reduzieren. Ab der Menopause beschleunigt sich dieser Prozess oft dramatisch, weil Östrogen fehlt. Das führt dazu, dass Knochen schneller abgebaut werden, aber neue Knochenzellen nur langsam gebildet werden. Osteoporose droht, wenn die Knochen porös und brüchig werden. Lange Zeit merken wir nichts von dieser „stillen Krankheit", bis plötzlich ein Knochen bricht. Das kann dann bei einer kleinen Belastung wie beim Husten oder einer Umarmung passieren.

Eine von zwei Frauen über 50 wird ohne Hormontherapie Osteoporose entwickeln, aber nur einer von fünf Männern.[127] Frauen sind also deutlich häufiger davon betroffen. Wir unterschätzen Osteoporose in ihrer Bedeutung für unsere Lebensqualität, weil sie nicht sichtbar ist und auch nicht wehtut. Lass mich das deswegen ein bisschen deutlicher machen:

Osteoporose heißt, dass ...

- ein Knochen brechen kann, wenn dich dein Kind oder Enkelkind umarmt;
- jeder Sturz zu einer Fraktur des Beckens oder Oberschenkels führen kann;
- eine Fraktur schlecht heilt, weil die Knochen zu instabil sind, um Schrauben oder Platten gut zu verankern;
- lange Liegezeiten im Krankenhaus zu weiteren Folgekomplikationen wie Lungenentzündung oder Thrombosen führen können;
- ein sogenannter Witwenbuckel (ein sichtbares Zeichen von Osteoporose) die Atmung und das Schlucken von Speisen erschweren kann.

Meines Erachtens ist es absolut nicht nachvollziehbar, dass eine Messung der Knochendichte nur dann von der Krankenkasse bezahlt wird, wenn der Verdacht auf Osteoporose besteht. Immerhin betrifft diese Krankheit die **Hälfte** aller Frauen früher oder später. Daher kann ich Frauen nur ermuntern, diese Messung, den sogenannten DXA-Scan eventuell auch selbst zu zahlen. Im Sinne einer wirksamen Prävention wird empfohlen, den ersten Dexa-Scan (Knochendichtemessung) spätestens ein Jahr nach der Menopause zu machen und nicht zu warten, bis ein Knochen bricht. Eine Vermeidung von Osteoporose ist so viel einfacher als die Behandlung, wenn Knochen bereits fragil geworden sind.

In Kapitel 9 werde ich die besten Strategien zur Prävention, also Vermeidung von Osteoporose vorstellen (ab Seite 349).

Gelenke und Muskeln

Typisch für die Wechseljahre und Postmenopause sind Beschwerden mit den Muskeln und Gelenken, also unserem Bewegungsapparat. Etwa 71 Prozent aller Frauen leiden darunter.[128] Zu Beginn der Wechseljahre fühle wir uns oft wie „eingelaufen“, als wäre irgendwie alles zu „stramm“. Das liegt am fehlenden Progesteron.[129] Später, wenn es dann auch an Östradiol mangelt, kommen bei vielen Frauen Muskel- und

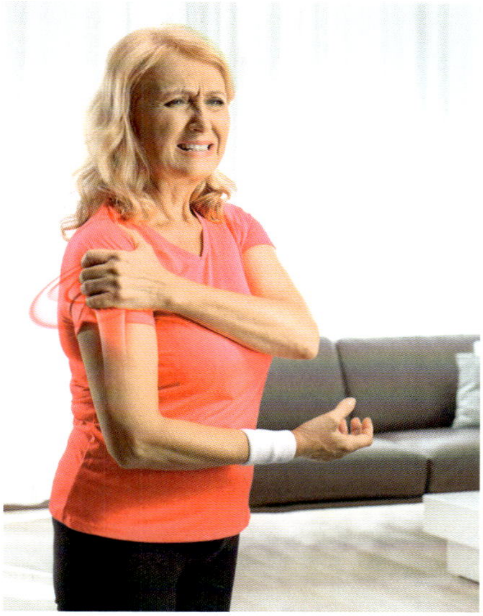

Gelenkschmerzen hinzu. Das kann oftmals dazu führen, dass wir uns weniger bewegen, was leider wiederum den Abbau von Muskulatur und Knochen begünstigt. Beides wollen wir aber unbedingt erhalten, sind sie doch extrem wichtige Pfeiler für gesundes Altern.

Auch bei diesen Veränderungen hat – nicht überraschend – Östrogen (E2) seine „Hände" im Spiel. Fehlt es, werden Muskeln und Gelenke weniger gut durchblutet. Die Kollagenproduktion nimmt ab, was dazu führt, dass der Gelenkknorpel dünner wird und wir weniger Gelenkflüssigkeit bilden.[130] Schmerzen bei Bewegungen sind die Folge, wie wenn ein Türscharnier quietscht, weil Öl fehlt. Ein niedriger Testosteronspiegel macht es darüber hinaus vielen Frauen schwer, Muskelmasse zu erhalten oder aufzubauen. Eine verringerte Freisetzung von Endorphinen, die normalerweise für Glücksgefühle sorgen, führt dazu, dass wir empfindlicher auf Schmerzen reagieren. Alle der genannten Veränderungen sind mit entzündlichen Prozessen verbunden. Daher ist es in und nach den Wechseljahren von besonderer Bedeutung, antientzündliche Verhaltensweisen zu etablieren und das Training entsprechend anzupassen.

Schilddrüse

In Phasen hormonellen Umschwungs, wie z. B. einer Schwangerschaft oder eben auch in den Wechseljahren, leiden Frauen auffallend häufig unter Schilddrüsenerkrankungen. Eine von vier Frauen in der Perimenopause (also den Wechseljahren) leidet unter einer Schilddrüsenunterfunktion. Die Symptome ähneln den Wechseljahresbeschwerden, erfordern aber eine andere Herangehensweise. Beispielsweise können Gewichtszunahme, Müdigkeit, Nervosität und Ängstlichkeit sowohl Symptome der Wechseljahre als auch einer Fehlfunktion der Schilddrüse sein. Daher ist es empfehlenswert, die Schilddrüse auf ihre Funktion hin überprüfen zu lassen (mehr dazu ab Seite 50). Die empfohlenen Laborwerte, um ein gutes Bild von der Funktion der Schilddrüse zu bekommen, beschreibe ich ab Seite 89.

Aber die Zusammenhänge gehen über die schwierige Zuordnung der Symptome hinaus, denn eine ordnungsgemäße Funktion der Schilddrüse hängt von den Hormonen Progesteron, Östrogen und Cortisol ab (siehe dazu Seite 41). Die Hormone der Schilddrüse T3 und T4 regulieren Funktionen, wie den Stoffwechsel, die Temperatur, die Herzfrequenz und das Energielevel.

Hohe **Östrogenspiegel** können beispielsweise die Konzentration eines Proteins (TBG) erhöhen, das Schilddrüsenhormone bindet, sodass sie nicht wirksam sein können.[131] Das kann zu Symptomen einer Schilddrüsenunterfunktion führen, wie z. B. Erschöpfung, Gewichtszunahme oder Stimmungsschwankungen, obwohl die Laborwerte für die Schilddrüse völlig normal aussehen können.

Ein optimaler **Progesteronspiegel** ist ebenso essenziell für eine optimale Schilddrüsenfunktion. Ist zu wenig Progesteron vorhanden, erfolgt die Umwandlung von inaktivem T4 in das aktive T3 langsamer, sodass weniger wirksame Schilddrüsenhormone im Blut unterwegs sind. Progesteron ist auch hilfreich, um die oben beschriebenen Effekte von Östrogen zu kompensieren.[132]

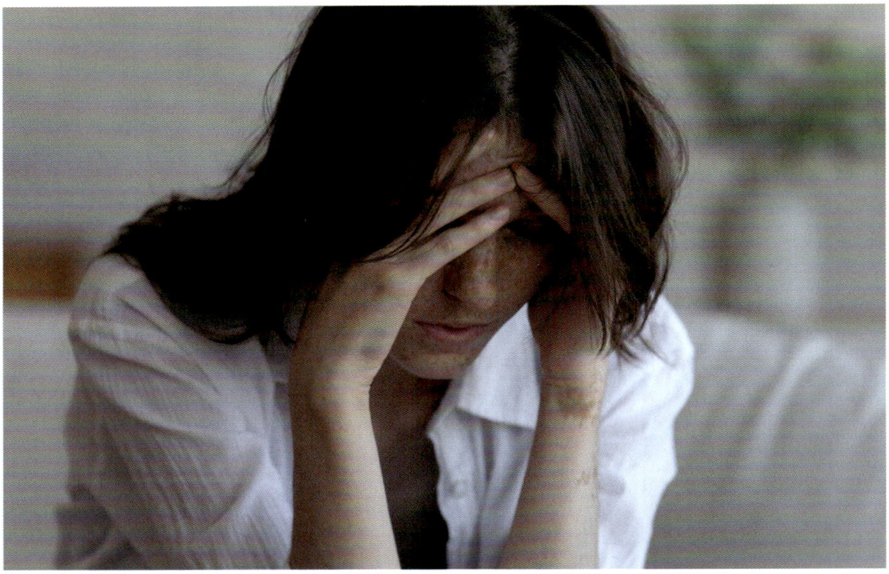

Hohe Spiegel des Hormons **Cortisol**, wenn wir viel Stress erleben, stört die Feedbackschleife zwischen Gehirn (Hypothalamus und Hypophyse) und der Schilddrüse. Das kann die Balance der Schilddrüsenhormone stören und Symptome einer Schilddrüsenunterfunktion bewirken.[133]

Eine Dysbalance dieser Hormone kann sich in einer unregelmäßigen Periode (vor der Menopause), Gewichtsschwankungen, Stimmungsschwankungen, Ängstlichkeit oder Depressionen, Erschöpfung und Energiemangel äußern.[134]

Mikrobiom

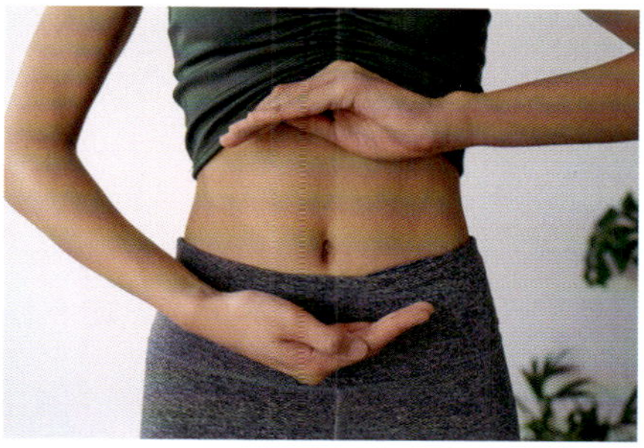

Unsere Darmflora, auch als Mikrobiom bezeichnet, hängt eng mit unserer körperlichen Gesundheit, der Funktion des Immunsystems und dem mentalen Wohlbefinden zusammen. Die im Darm lebenden 100 Billionen Bakterien, Viren und Pilze sind keine „Schmarotzer", sondern erfüllen feste Aufgaben. Wenn wir uns diese riesige Anzahl an Mikroorganismen in unserem Körper anschauen, stellen wir fest, dass wir eigentlich zu 90 Prozent Bakterie und nur zu zehn Prozent Mensch sind.

Das Mikrobiom wird auch als unser „zweites Gehirn" bezeichnet, weil es intensiv mit dem Gehirn kommuniziert. Die Gesundheit unserer Darmflora beeinflusst sogar unser Denken und Handeln, das klingt tatsächlich unglaublich. Im Darm werden mehr als 20 Hormone produziert, darunter Hormone für Hunger (Ghrelin), Sättigung (GLP-1, PYY), Appetit (CCK), Schilddrüse (T3), Stressreaktion (Cortisol) und Schlaf (Melatonin).[135,136,137,138,139] Heißhunger, die Funktion der Schilddrüse, das Ausmaß an Stress, die Stimmung und unsere Schlafqualität hängen also auch mit unserer Darmgesundheit zusammen.

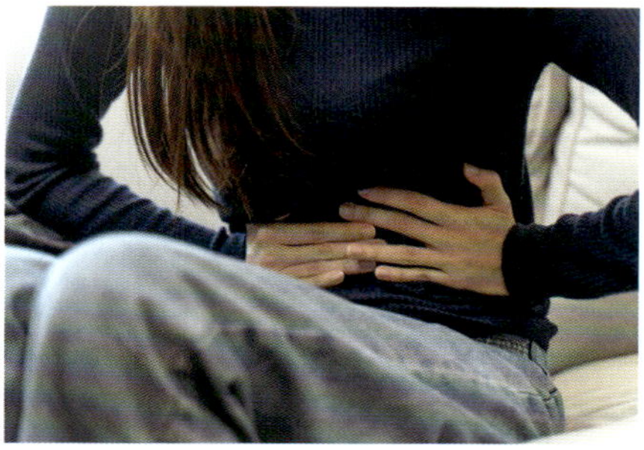

Andersherum reagiert unser Mikrobiom sehr empfindlich auf Einflüsse von außen, wie z. B. Stress, Schichtarbeit, unregelmäßige Nahrungsaufnahme, aber auch eine ungesunde Ernährung (mehr dazu in Kapitel 5), sowie Toxine wie Alkohol und Nikotin. Mögliche Folgen sind Schäden in der Darmwand. Wir kennen das als „durchlässige Darmbarriere" (engl. „leaky gut"). Entzündliche Prozesse, ein überaktives Immunsystem, Autoimmunerkrankungen, ein gesteigertes Diabetesrisiko, aber auch Depressionen können Folgen davon sein.

Die Wechseljahre und insbesondere die Menopause bringen durch den Mangel an Östrogen unser Mikrobiom in eine Schieflage, die auch als Dysbiose bezeichnet wird. Hilfreiche Bakterien, die Östrogen in ihrem Umfeld brauchen, haben es schwer; Bakterien, die Entzündungen fördern, können sich ohne Östrogen hingegen leichter ansiedeln. Das sorgt dafür, dass die Darmschleimhaut weniger Schutz bieten kann und die Darmbarriere durchlässiger wird. Gelangen nun entzündungsfördernde Stoffe (z. B. Lipopolysaccharide, LPS) in unseren Blutkreislauf, können Entzündungen im ganzen Körper die Folge sein, beispielsweise in unseren Arterien. Das Immunsystem reagiert alarmiert auf Nahrungspartikel und Toxine, die eigentlich innerhalb des Darms bleiben sollten, durch die beschädigte Darmwand aber in den Körper gelangen können. Ein dauerhaft aktiviertes Immunsystem wiederum fördert das Auftreten von Autoimmunerkrankungen.[140]

Auch unser Nervensystem im Darm (Enterisches Nervensystem, ENS) reagiert überaus sensibel auf den Mangel an Östrogen. In Kombination mit einer Abnahme der Stärke unserer Magensäure – ebenfalls bedingt durch den Östrogenmangel – können wir unter Reflux, Verdauungsstörungen oder Sodbrennen leiden.[141]

All diese Zusammenhänge sorgen dafür, dass wir uns in der Peri- und auch Postmenopause mehr um unsere Darmgesundheit kümmern müssen, einfach weil sich die Rahmenbedingungen im Vergleich zu früher (vor den Wechseljahren) verändert haben und wir mehr tun müssen, um ein gesundes Mikrobiom zu erhalten. Stressreduktion (Kapitel 4), Ernährung (Kapitel 5) und Training (Kapitel 6) sind dafür von zentraler Bedeutung.

Immunsystem

Unser Immunsystem ist dafür da, uns vor Eindringlingen wie Viren oder Bakterien zu schützen, aber auch, um veränderte Zellen unschädlich zu machen. Bei Verletzungen oder Entzündungen werden chemische Stoffe freigesetzt, die Eindringlinge oder Krebszellen einkreisen, abbremsen oder sogar auffressen, auch im Gehirn. Ist die Mission abgeschlossen, ruft das Immunsystem seine Kämpfer zurück. Alles beruhigt sich und kehrt zum Normalzustand zurück.

Gerade in den Wechseljahren verändert sich die Funktionsweise des Immunsystems, denn Immunzellen besitzen Östrogenrezeptoren. Das Vorhandensein von Östrogen sorgt dafür, dass das Immunsystem besser arbeiten kann und nicht überreagiert.[142]

Fehlt Östrogen, gelingt es dem Körper manchmal nicht, die Immunreaktion wieder abzuschalten. Daraus resultieren chronische Entzündungen wie ein schwelender Waldbrand.

Während zeitlich begrenzte Entzündungen normalerweise lebenswichtig sind, um Verletzungen zu heilen oder Grippeviren unschädlich zu machen, sind diese dauerhaften (chronischen) Entzündungen problematisch. Sie können Erkrankungen fördern, wie z. B. rheumatoide Arthritis oder andere Autoimmunerkrankungen. Im Gehirn steigern sie das Risiko für Alzheimer. Leider sind diese Autoimmunerkrankungen bei Frauen deutlich häufiger als bei Männern, 75 Prozent der Patienten sind weiblich.[143]

Was wir tun können, ist, entzündungsfördernde Verhaltensweisen zu meiden (z. B. Stress, Toxine etc.) und Gewohnheiten zu etablieren, die antientzündlich sind. Mehr zu diesen Verhaltensweisen lernst du ab Kapitel 4. Essenziell ist es darüber hinaus auch, Entzündungen im Mund und an den Zähnen zu behandeln, deren Bedeutung für entzündliche Prozesse in Gehirn und Körper immer deutlicher wird.[144]

Haut und Schleimhäute

Hormonelle Fluktuationen sorgen auch für Veränderungen an Haut und Schleimhäuten. Das betrifft sowohl die Haut im Gesicht als auch am Körper und die Schleimhäute der Augen, im Genitalbereich und die Blase.

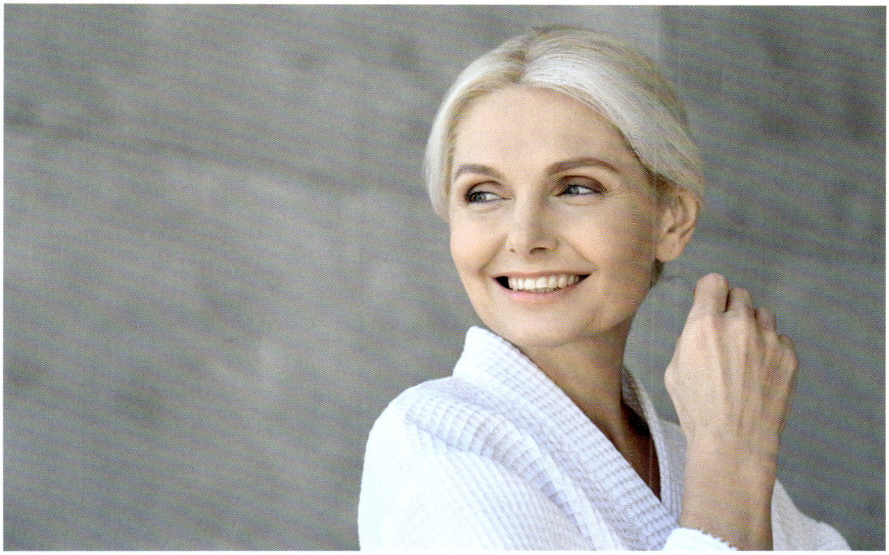

Diese Strukturen leiden besonders unter dem Östrogenmangel und der reduzierten Kollagenproduktion nach der Menopause, wodurch die Haut an Straffheit verliert. Aber auch die Durchblutung dieser Strukturen ist spürbar reduziert, weil die Östrogenrezeptoren nicht bedient werden.[145]

Was wir äußerlich sehen und spüren, sind die Auswirkungen davon:

- blasse Lippen
- die Haut ist weniger elastisch
- das Gesicht wird viereckiger, weil sich die Fettverteilung verändert hat, die dem Gesicht bisher die jugendlich ovale Form gegeben hat
- die Haut wird trockener
- es bilden sich Fältchen
- es kann zu Juckreiz kommen (auch im Intimbereich)
- aber auch Akne kann plötzlich wieder auftreten

Ich möchte an dieser Stelle weniger auf die vielleicht unliebsamen äußerlichen Veränderungen hinweisen oder dazu ermuntern, diese um jeden Preis zu vermeiden, sondern die Hintergründe und Mechanismen deutlich machen. Mir ist klar, dass sichtbares Altern in einer Gesellschaft, die Jugend glorifiziert, nicht immer einfach ist. In Kapitel 3 möchte ich dazu einige Inspirationen und Denkanstöße liefern.

Im Genitalbereich merken wir die Folgen der Veränderung unserer Schleimhäute oftmals als Blasenentzündungen, Schmerzen beim Sex, Juckreiz, Empfindlichkeit beim Sitzen oder Tragen von Unterwäsche. Während etwa 80 Prozent der Frauen diese Beschwerden erleben, erhalten nur etwa acht Prozent dafür eine entsprechende Behandlung.[146]

Die besten Strategien, um die Qualität von Haut und Schleimhaut auch nach den Wechseljahren zu verbessern, findest du in Kapitel 9.

Mentale Gesundheit

Unser Gehirn reagiert im hormonellen Durcheinander der Wechseljahre besonders sensibel auf Lebensstil und Umweltstressoren wie Toxine, Stress oder Schlafmangel. Obwohl viele Frauen in den Wechseljahren zum ersten Mal unter depressiven Symptomen leiden, sind die Hormone nicht die einzigen Auslöser. Diese Lebensphase ist darüber hinaus für viele Frauen eine besondere Herausforderung. Neben den eigenen körperlichen Veränderungen, dem schlechten Schlaf und einer größeren Empfindlichkeit für Stress, sind auch ein verantwortungsvoller Job, pubertierende Jugendliche zu Hause und Eltern, die älter und bedürftiger werden, sehr typische Rahmenbedingungen in der Lebensmitte.

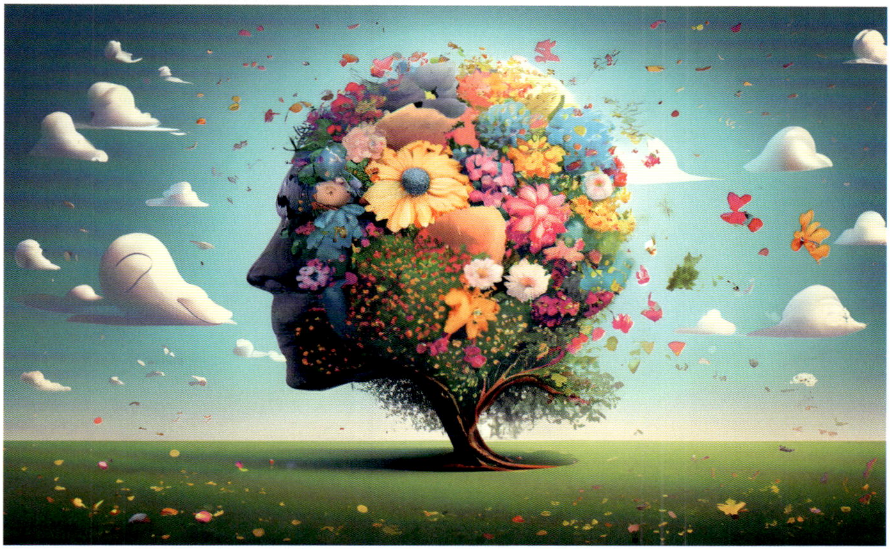

Diese Herausforderungen addieren sich und verlangen geradezu danach, Selbstfürsorge in das eigene Leben zu integrieren, auch wenn es bisher vielleicht ohne ging. Unser Körper, die Rahmenbedingungen und auch unsere Psyche zwingen uns praktisch dazu, uns mehr um uns selbst zu kümmern, um nicht völlig aus der Balance zu geraten. Vielleicht ist das in diesem Augenblick erst einmal nicht willkommen, müssen wir dafür doch Gewohnheiten verändern, was unbequem ist. Rückwirkend ist es aber oft ein wichtiger Schritt für unser Wohlbefinden, den wir sonst nicht gemacht hätten.

Vielleicht kann das heißen, sich häufiger nicht danach zu richten, was andere denken (könnten), sondern zu tun, was dich glücklich und zufrieden macht, egal, wie alt oder jung du bist. Zahlreiche Anregungen dazu gibt es in Kapitel 3.

Wechseljahre und langfristige Gesundheit

In vielen Bereichen habe ich auf den vorigen Seiten angesprochen, wie die Veränderungen der Wechseljahre unsere Gesundheit und unser Befinden beeinflussen können. Ein gemeinsamer Nenner davon ist, dass viele Dinge, die wir in unserem Leben bisher „ungestraft" tun konnten, nun das Fass zum Überlaufen bringen können, z. B. Schlafmangel, schlechte Ernährung, Alkohol, Stress oder Bewegungsmangel.

Auch, wenn das vielleicht deprimierend klingen mag, ist das unsere Chance und Motivation, bewusst mehr dafür zu tun, dass wir gesund älter werden können. Denn nur dann können wir Reisen, Zeit mit der Familie verbringen, unserem Hobby nachgehen oder uns sozial engagieren, wenn uns das wichtig ist.

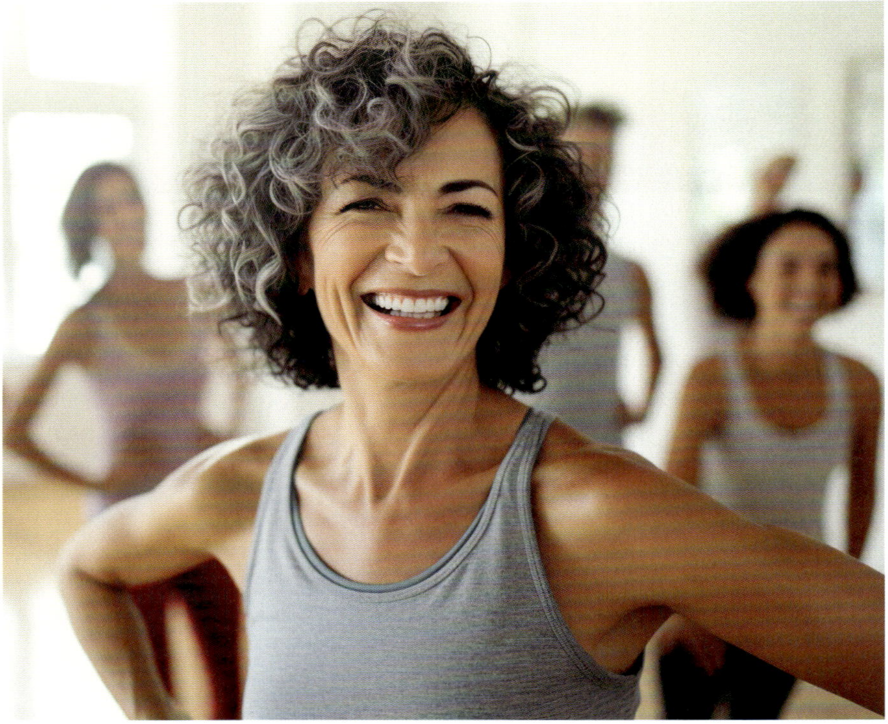

Ich finde es gut, wenn wir diese Zeit als Chance für einen neuen Start in ein gesundheitsbewussteres Leben nutzen können. Schließlich sind wir selbst - und auch unsere Familien - die Nutznießer davon.

Endokrine Disruptoren

Bisher haben wir viel über hormonelle Veränderungen in unserem Inneren gesprochen und wie sich diese Veränderungen äußern. In diesem Kapitel möchte ich Saboteure unseres Hormonsystems von **außen** vorstellen. Das sind sogenannte endokrine Disruptoren (EDCs), also hormonstörende Stoffe, die selbst in enorm kleinen Konzentrationen große Schäden verursachen können. Aus diesem Grund werden sie auch als „Tarnkappen-Chemikalien" bezeichnet.[147] Dazu gehören beispielsweise Lebensmittelverpackungen aus Plastik, Kleidung, Kosmetika, Reinigungsmittel und Umweltgifte.

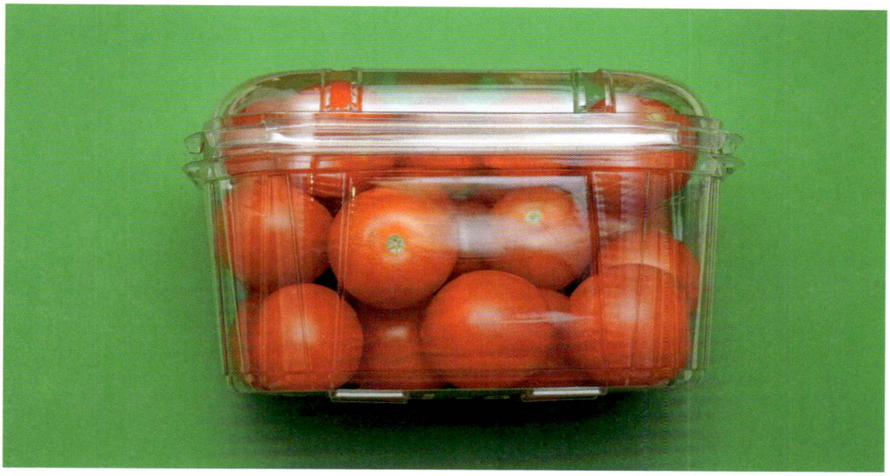

Sie stören das hormonelle Gleichgewicht, weil sie an Hormonrezeptoren andocken können, dort aber entweder:

- eine *andere* Wirkung entfalten,
- die gleiche Wirkung entfalten, obwohl sie im Moment gar nicht gewünscht ist,
- den Rezeptor *besetzten* und damit die Wirkung des Hormons verhindern,
- oder auf Proteine wirken, die Hormone an bestimmte Zellen oder Gewebe „überliefern" sollen.

Sie haben sogar das Potenzial, nicht nur unser eigenes Erbgut zu verändern, sondern auch das unserer Kinder und Enkel.[148] 90 Prozent der Bevölkerung in den westlichen Industrieländern sind inzwischen mit hormonaktiven Substanzen belastet. Die Weltgesundheitsorganisation (WHO) schätzt diese Stoffe als „globale Bedrohung" ein.[149]

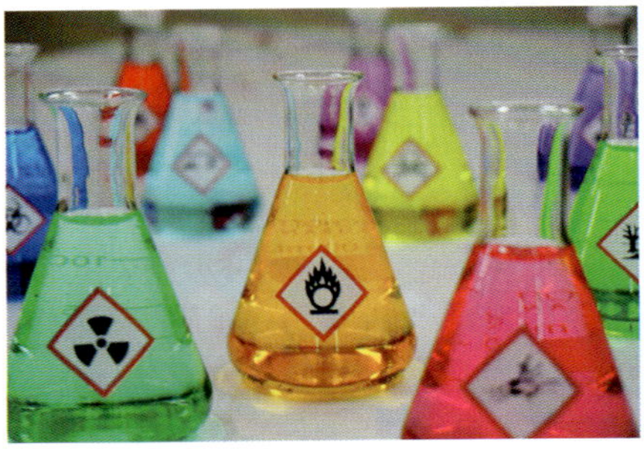

Sie greifen in unser Hormonsystem ein und können nicht nur die Fruchtbarkeit negativ beeinflussen, zu Entwicklungsstörungen im Mutterleib führen, sondern auch hormonell bedingte Krankheiten fördern wie z. B. Brustkrebs.[150] Möglicherweise sind sie auch eine Ursache für den weltweiten Anstieg von Diabetes, Übergewicht und Schilddrüsenerkrankungen.[151] Sie fördern darüber hinaus aber auch entzündliche Prozesse und sind scheinbar auch eine Ursache für Endometriose.[152]

Als hätten wir in den Wechseljahren nicht schon genug mit unseren Hormonen, deren Schwankungen und unseren Symptomen zu tun.

Die schlimmsten Verdächtigen unter den endokrinen Disruptoren sind folgende 6 Kategorien von Chemikalien,[153] eine vollständige Liste gibt es auch unter edlists.org.[154] Um es etwas leichter nachvollziehbar zu machen, nenne ich auch noch die häufigsten Produktkategorien, in denen sie vorkommen.

- **Plastik und BPA:** Lebensmittelverpackungen, Trinkdosen, Tetrapacks, Thermo-Kassenbons, Mikroplastik in Kosmetik
- **Aluminium** z. B. in Deos
- **DDT** (Dichlordiphenyltrichlorethan): Ein inzwischen verbotenes Pestizid, das immer noch in der Umwelt vorhanden ist.
- **Insektizide und Pestizide:** Obst und Gemüse aus konventionellem Anbau und alle Produkte, die daraus hergestellt werden.
- **Glyphosat:** Potenziell in Obst, Gemüse und Getreideprodukten, die nicht „bio“ sind, vor allem aber in Produkten, die Soja enthalten, das konventionell angebaut und eventuell mit Glyphosat behandelt wurde (sogenanntes GT-Soja = Glyphosat tolerant).[155]
- **Phthalate** (Weichmacher in Plastik): Sie wirken lebertoxisch, vermutlich kann das Übergewicht und Diabetes triggern, wir finden sie in Plastikprodukten (Vinylböden, Polsterung, Radiergummies, Plastikordner, Beißringen und Kinderspielzeug, Duschvorhängen, Klebstoffen), aber auch in Kosmetika, wie Shampoos, Seifen, Haarspray oder Nagellack.[156]

Um diese „Tarnkappen-Chemikalien" zu meiden, müssen wir schon einige Anstrengungen im Alltag unternehmen, aber wir müssen nicht gleich alles auf einmal verändern, sondern können schrittweise bessere Entscheidungen treffen, wenn wir neue Produkte kaufen.

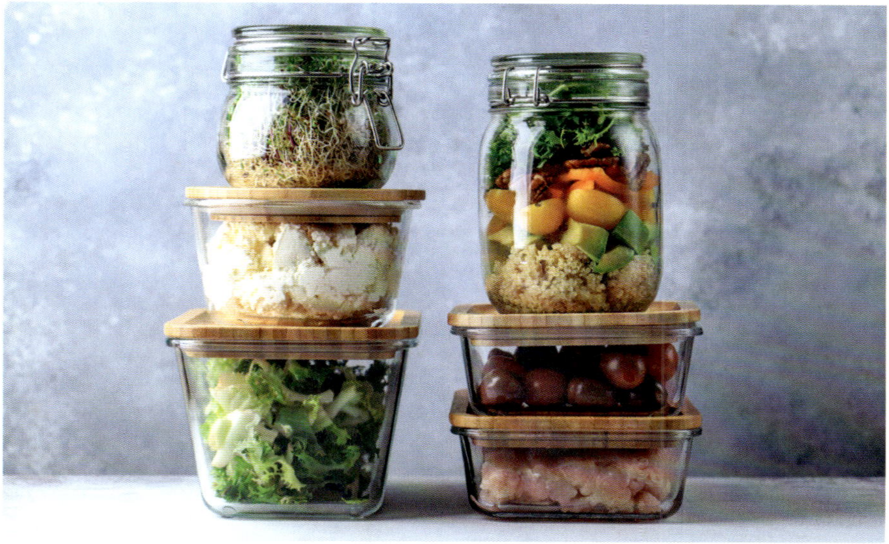

Hier die 10 besten Tipps:

- **Naturkosmetik** wählen, am besten in Glasverpackungen (z. B. Junglück).
- **Aluminiumfreie** Deos wählen.
- Lebensmittel nur in **Glas verpacken.**
- Essen nicht in **Plastik aufwärmen**.
- **Wasser** nicht aus Plastikflaschen trinken, stattdessen Glas- oder Edelstahlflaschen nutzen.
- **Konserven- und** Trinkdosen meiden.
- **Obst und Gemüse** häufiger „bio" kaufen, vor allem Produkte, die man nicht gut abwaschen kann.
- **Waschpulver und Reinigungsmittel** wählen, die „bio" sind oder auf natürlichen Reinigungsmitteln basieren.
- Häufiger **Kleidung** aus **Naturmaterialien** kaufen (Baumwolle, Leinen, Seide).
- **Kassenbons** möglichst selten anfassen und danach am besten die Hände waschen.
- **Apps wie z. B. Yuka**,[157] aber auch Zeitschriften wie **Ökotest** können helfen, bessere Produkte Lebensmittel und Kosmetikprodukte zu finden.

Sinnvolle Laborparameter

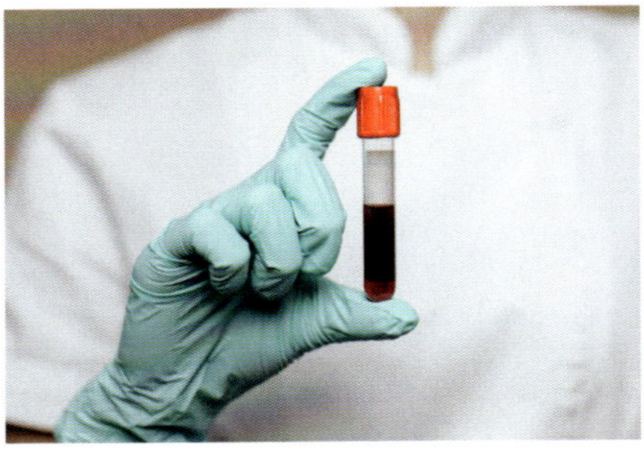

Zur Bestimmung der Wechseljahre sind normalerweise keine Labortests notwendig, denn die Symptome (siehe Kapitel 1) sind sehr aussagekräftig. Auch wenn die Eierstöcke entfernt wurden, ist keine weitere Diagnostik notwendig, denn diese Operation leitet umgehend die Menopause ein.

Eine Ausnahme ist es, wenn diese Symptome besonders zeitig auftauchen (vor dem 40. Lebensjahr) und der Verdacht für vorzeitige Wechseljahre besteht.

Vorzeitige Menopause bestimmen

Parameter, die auf eine vorzeitige Menopause hinweisen:[158,159]

- **FSH und LH in der Postmenopause:**
  - FSH > 25 IU/L
  - LH > 30 U/L
- **Östradiol und Progesteron:** niedrig (muss vielleicht im nächsten Zyklus erneut gemessen werden)
- **AMH = Anti-Müller-Hormon:** Gilt als Indikator für die Eizellreserven der Eierstöcke, falls LH und FSH noch grenzwertig sind, ein Kinderwunsch besteht oder die Frage im Raum steht, ob eine Verhütung noch notwendig ist – ein Wert von weniger als 0,1 ng/ml deutet auf Wechseljahre bzw. Menopause hin (ein sehr hoher Wert von 5,0 bis 15,0 ng/ml kann ein Hinweis auf PCOS sein, Polyzystisches Ovarialsyndrom).[160]
- **Dexa-Scan:** vor allem bei Familienanamnese in Bezug auf Osteoporose
- ggf. **Diabetes- und Schilddrüsen-Tests**, um andere Erkrankungen auszuschließen.
  - Diabetes: Nüchtern-Glukose, Insulinspiegel und der daraus berechneter HOMA-Index zeigt eine Insulinresistenz bzw. Prädiabetes an (Berechnung: Nüchtern-Insulin in µU/ml multipliziert mit dem Nüchternblutzucker in mg/dl geteilt durch 405 = optimal kleiner als 2,0 bis 2,5).[161]
  - Schilddrüsenfunktion (siehe nächster Abschnitt)

Schilddrüsenfunktion

In der Praxis wird häufig nur der TSH gemessen, um die Schilddrüsenfunktion zu bestimmen, so wird das auch durch die Richtlinien für Ärzte festgelegt. Aber dieser misst nur, was das Gehirn an die Schilddrüse in Auftrag gibt, aber nicht, was die Schilddrüse wirklich macht. Daher ist es empfehlenswert, die freien Schilddrüsenhormone mitzubestimmen. Zum Ausschluss einer Autoimmunerkrankung der Schilddrüse, z. B. Hashimoto, sollten auch noch einige Antikörper gemessen werden.

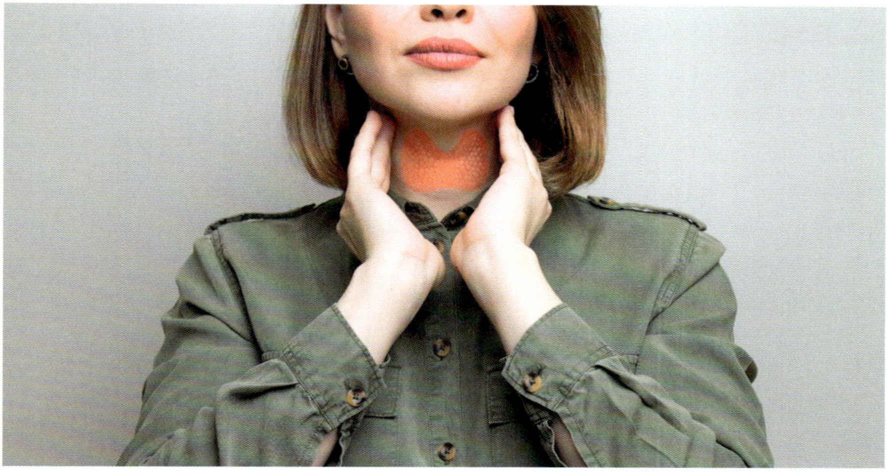

Die folgenden optimale Zielwerte sind aus dem Buch Nährstofftherapie-Praxisleitfaden von Dr. Helena Orfanos-Boeckel entnommen, das du auch in der Leseliste am Ende des Buches findest:[162]

- **TSH:** Bei Gesunden, ohne Einnahme von Schilddrüsentabletten, ist < 2,5 μIU/l in Ordnung.
- **fT3 (freies Schilddrüsenhormon T3):** je nach Befinden mindestens > 3,0 pg/ml, gern auch > 3,5 pg/ml (bei Einnahme von Schilddrüsenhormonen: vor dem Labortest keine Einnahme)
- **fT4 (freies Schilddrüsenhormon T4):** 1,4 ng/ml (bei Einnahme von Schilddrüsenhormonen: vor dem Labortest keine Einnahme)
- **Antikörper:**
  - TPO-AK (Schilddrüsenantikörper): negativ
  - TRAK (TSH Rezeptor Antikörper, Morbus Basedow): negativ
  - TAK (Schilddrüsenantikörper): negativ

Kapitel 3:
Die Wechseljahre als Chance

Nachdem wir uns bisher mit den Ursachen und Auswirkungen der enormen hormonellen, körperlichen und psychischen Veränderungen im Rahmen der Wechseljahre beschäftigt haben, wird es nun Zeit, nach vorne zu blicken. Es ist keineswegs alles schlecht an dieser Zeit, auch wenn das im Moment noch so klingen mag. Aber wie oft erkennen wir im Leben erst rückblickend, dass sich aus herausfordernden Situationen oder Krisen ganz wunderbare neue Dinge oder Chancen ergeben haben, die wir sonst nie wahrgenommen hätten. Sei es ein neuer Job, eine neue Partnerschaft, Freundschaften oder andere Bereicherungen unseres Lebens. Die Wechseljahre können genau diese Chance mit sich bringen, dass wir innehalten und mit klarem Blick bewusste Entscheidungen für unsere zweite Lebenshälfte treffen können.

Bevor wir damit beginnen, möchte ich deine Aufmerksamkeit jedoch noch auf ein Thema lenken, das bei vielen Frauen für eine negative Sichtweise der Wechseljahre sorgt: Die gesellschaftliche Doppelmoral des Alterns.

Doppelmoral und Älterwerden

Wir alle sind damit aufgewachsen, dass Männer mit dem Alter besser werden wie ein guter Wein. Denk an George Clooney (62), Tom Cruise (61) oder den James Bond Darsteller Pierce Brosnan (70). Sie gelten als gereift, interessant, bekommen Rollen als Actionhelden und können natürlich noch Verführer der deutlich jüngeren Frauen im Film sein, auch mit grauen Haaren. Im Beruf wird – weil ja nicht alle Männer Filmstars sind – ihre Erfahrung geschätzt, Falten hingegen spielen keine Rolle.

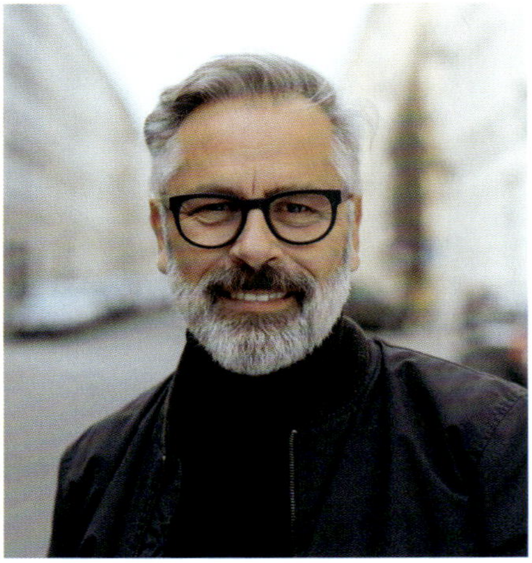

Gleichaltrige Frauen werden hingegen nur selten als attraktiv dargestellt. Bei ihnen dominiert die Darstellung als „Mängelwesen", nicht *mehr* jugendlich, nicht *mehr* fruchtbar, nicht *mehr* attraktiv. Wie oft habe ich schon Berichte über prominente ältere Frauen gelesen und die Formulierung gehört „sie war wirklich einmal eine schöne Frau". Das macht mich echt ärgerlich. Was mich daran stört? Erstens würde das niemand über einen Mann sagen, zweitens ist Jugendlichkeit nicht das, was diese Frau ausgemacht hat, und drittens greift die Gleichsetzung von Jugendlichkeit und Schönheit viel zu kurz. Sie ist ein wunderbares Manipulationsinstrument der Marktwirtschaft, aber dazu kommen wir noch.

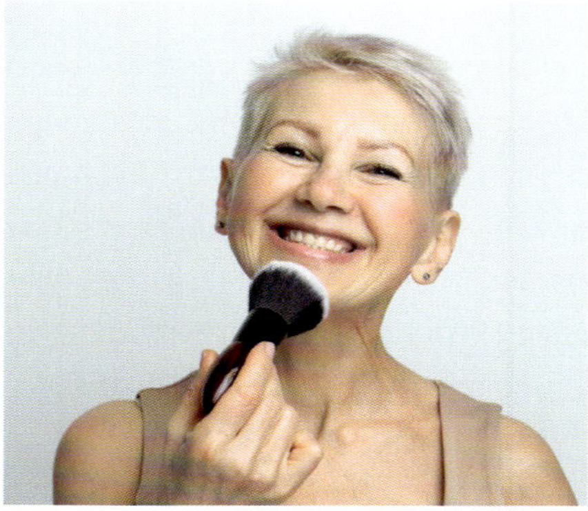

Auch unterliegt diese öffentliche Sichtweise einer Frau ab etwa 50 einem doppelten Standard. Eigentlich kann sie es gar nicht richtig machen. Bekommt sie graue Haare und gibt sich nicht auffallend Mühe, jünger zu erscheinen, gilt sie als alt. Die öffentliche Wahrnehmung: Warum kümmert sie sich gar nicht um ihr Aussehen? Färbt sie sich hingegen die Haare, schminkt sich und nutzt vielleicht Botox oder Filler (das steht jeder Frau frei), strengt sie sich anscheinend „zu sehr" an, um nicht älter zu werden. Die öffentliche Sichtweise etikettiert das schnell als „sie hat wohl Angst davor, älter zu werden".

Ich habe dazu passend ein Zitat der Journalistin Ulrike Draesner gefunden, welches das wirklich gut auf den Punkt bringt:[163]

> ***Eine Frau darf nicht alt sein, aber ist sie älter, darf sie erst recht nicht jung wirken. Sie soll nicht anders aussehen, als das Altersklischee „Neutrum" es vorsieht, und eines soll sie allemal nicht: auf „wirkliche", heterogene, individuelle Weise in ihrem Alter sein.***
>
> **(Draesner 2023)**

Gesellschaftlich ist es noch immer weit verbreitet, Frauen zu raten, sich doch „altersangemessen" zu kleiden. Bloß keine langen Haare, nicht zu auffällig, das gehört sich nicht. Nach den Wechseljahren scheinen Frauen in der öffentlichen Wahrnehmung praktisch zu verschwinden. Kennst du das auch?

Wechseljahre im Rampenlicht

Aber zum Glück tut sich etwas! Selbstbewusstes Altern und auch das Thema Wechseljahre werden tauglicher für das Rampenlicht. Es wird darüber gesprochen, geschrieben, gepodcastet, es gibt Portale für Selbsthilfe und Unterstützung, erste Onlinekurse (wie beispielsweise „meinHormonkurs.de" mit mir) und Beratung. Eine besondere Leseempfehlung für alle Frauen, die Humor mögen (super auch als Hörbuch), ist „Die gereizte Frau" von Miriam Stein.[164] Das Buch ist ein schöner Einstieg in das Thema und wunderbar humorvoll verpackt. Mehr als 10 beste Leseempfehlungen gibt es am Ende des Buches auf Seite 405.

In Großbritannien soll „The Change" (so werden die Wechseljahre dort genannt) zum Schulunterricht gehören, angehende Mediziner werden es im Grundstudium lernen und das Unterhaus setzt sich zusammen, um zu beraten, wie man das Stigma für Wechseljahre und Menopause reduzieren kann. Arbeitgeber beginnen darüber nachzudenken, Arbeitsplätze wechseljahresfreundlicher zu gestalten. Dabei geht es nicht nur darum, Frauen Ventilatoren gegen Hitzewallungen zur Verfügung zu stellen, sondern flexiblere Arbeitszeiten, Beratung oder zusätzliche Krankheitstage.

In Deutschland konnte ich im Moment nur ein zentrales Projekt des IFAF Berlin (Institut für angewandte Forschung Berlin) finden, das sich „MenoSupport" nennt. Es geht dabei um die Entwicklung innovativer BGM-Maßnahmen für die Frauen in der Menopause, also Maßnahmen in Betrieben und Firmen. Erste Ergebnisse vom Dezember 2023, die sich mit der Häufigkeit von Beschwerden, der gefühlten Unterstützung des Arbeitsgebers und durch Symptome bedingte berufliche Entscheidungen beschäftigen, gibt es zum Download auf der Seite des IFAF.[165] Diese erste Befragung zum Thema Wechseljahre am Arbeitsplatz soll der Ausgangspunkt für die Entwicklung von Maßnahmen sein. Ich bin gespannt, wie schnell Maßnahmen zur Unterstützung von Frauen in Wechseljahren und Menopause im Arbeitsleben umgesetzt werden.

Und nun, wo dieser Schleier der Unsichtbarkeit von Frauen über 50 langsam gelüftet wird, passiert etwas wirklich Schönes: Es kommen positive Beispiele für weibliches Altern zum Vorschein, mit Lebenserfahrung und Humor, aber auch Falten und grauen Haaren! Immerhin sind wir keine kleine Gruppe, allein 9 Millionen Frauen in Deutschland sind im Moment zwischen 40 und 55 Jahre alt und in den Wechseljahren. Diese gesteigerte Sichtbarkeit heißt nicht, dass wir im pinkfarbenen

Schlauchkleid und mit High Heels unterwegs sein müssen, aber wir dürfen **wählen**, was zu uns passt und womit wir uns wohlfühlen. Wir dürfen selbstbewusst sein und müssen uns nicht mehr verstecken.

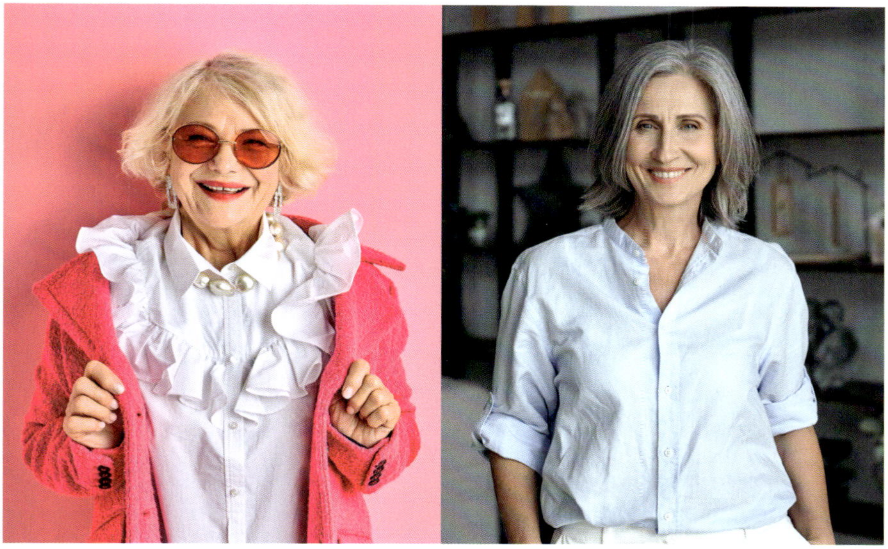

Irgendwie klingt es aus heutiger Sicht für mich völlig unglaublich, dass irgendjemand verlangen könnte, wir müssten uns zurückziehen, weil wir die Lebensmitte erreicht (oder überschritten) haben. Da drängt sich mir ein Gedanke auf: Stammt diese Erwartung vielleicht aus einer männlich geprägten gesellschaftlichen Sichtweise und der Angst vor Frauen, die sich nun plötzlich (in der Lebensmitte) trauen zu sagen, was sie denken, weil sie nicht mehr jedem gefallen müssen?

Unsere Glaubenssätze

Vielleicht wunderst du dich, dass ich an dieser Stelle beginne, das Thema Glaubenssätze anzusprechen. Aber das ist in diesem Zusammenhang wichtiger als du vielleicht im Moment denkst.

Die Art und Weise, wie wir über die Wechseljahre, Menopause oder das Älterwerden denken, ist von großer Bedeutung dafür, wie wir in unsere zweite Lebenshälfte starten. Oft machen wir uns darüber überhaupt keine Gedanken, sondern nehmen diese Glaubenssätze als selbstverständlich – oder schlimmer noch – als unreflektierte Wahrheit hin.

Warum ist das wichtig? Unsere Glaubenssätze beeinflussen, was wir denken, wie wir uns fühlen und wie wir, basierend auf diesem Denken und unserem Befinden, handeln. Ein Beispiel: Wenn wir denken, dass es eine Katastrophe ist, Falten zu bekommen, weil wir diese als sichtbaren Beweis dafür bewerten, dass wir unattraktiv werden und das Leben bald vorbei ist, geht es uns damit nicht nur schlecht, sondern wir handeln auch anders. Vielleicht begutachten wir uns jeden Morgen verzweifelt im Spiegel und suchen nach weiteren sichtbaren Zeichen für unsere Theorie. Wir beginnen nach Facelifts zu recherchieren, wollen uns nicht mehr fotografieren lassen und erwarten, dass andere Menschen unsere Falten sehen und uns deswegen weniger mögen. Diese Glaubenssätze beeinflussen also, wie wir uns verhalten und welche Entscheidungen wir treffen, weil sie uns nicht bewusst sind und wir sie nicht hinterfragen.

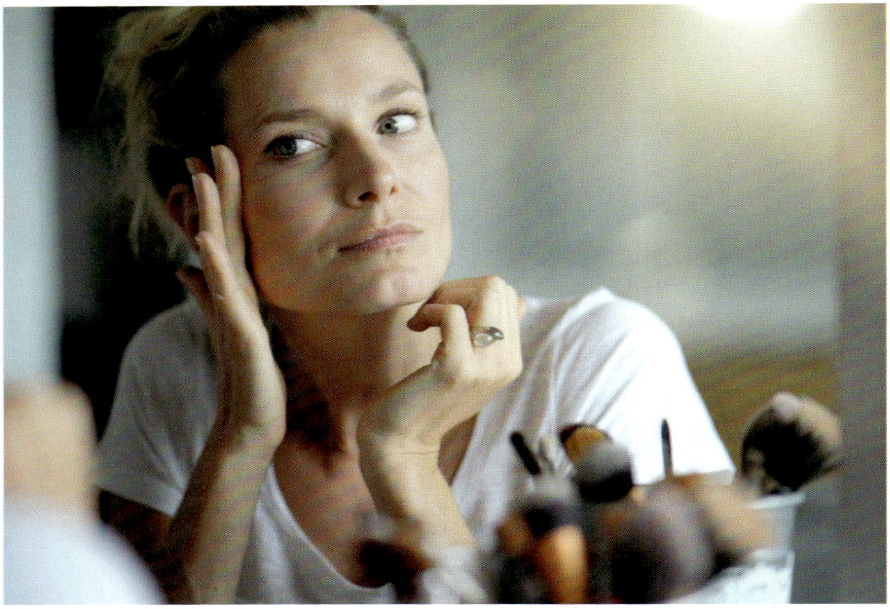

Deswegen möchte ich dich gerne dazu motivieren, dir deine unbewussten Glaubenssätze einmal ganz bewusst anzuschauen. Vielleicht findest du auch realistische und positivere Sichtweisen, die du dir bewusst aneignen kannst. Dabei geht es nicht darum zu sagen, „alt und faltig zu werden ist toll". Aber vielleicht gibt es einzelne Aspekte, die du mehr wertschätzen kannst, zum Beispiel die gewonnene Lebenserfahrung, Gelassenheit im Umgang mit vielen Situationen oder auch nicht mehr durch PMS geplagt zu sein.

Eine weitere spannende Frage ist es auch, welche Frauen aus deinem Umfeld du inspirierend findest, das müssen ja keine Promis sein. Wer lebt das Altern in einer selbstbewussten, entspannten, humorvollen und zufriedenen Art und Weise, die du gut oder sogar bewundernswert findest? Wie sollen wir wissen, wie dieser Lebensabschnitt aussehen kann, wenn wir nicht bewusst nach Inspiration und Vorbildern schauen?

Hier ein paar Fragen, die dir dabei helfen können, deine Sichtweise zu reflektieren. Im PDF-Download auf Seite 38 findest du einen kompletten Fragebogen zum Ausdrucken und Ausfüllen. Dabei gibt es kein Richtig oder Falsch, sondern es geht erst einmal um das Bewusstsein, welches Programm unbemerkt deine Wahrnehmung leitet.

- Was sind meine Glaubenssätze zum Älterwerden und zu den Wechseljahren?
- Von wem oder woher habe ich diese Glaubenssätze gelernt oder übernommen?
- Welche positivere Sichtweise könnte ich mir stattdessen aneignen?
- Welche Frau/Frauen in meinem Umfeld empfinde ich als inspirierendes Vorbild, die das Älterwerden bewundernswert meistert/meistern?
- Was finde ich an ihr toll?
- Was könnte ich mir von ihr abschauen?

Andere Kulturen – andere Sichtweisen

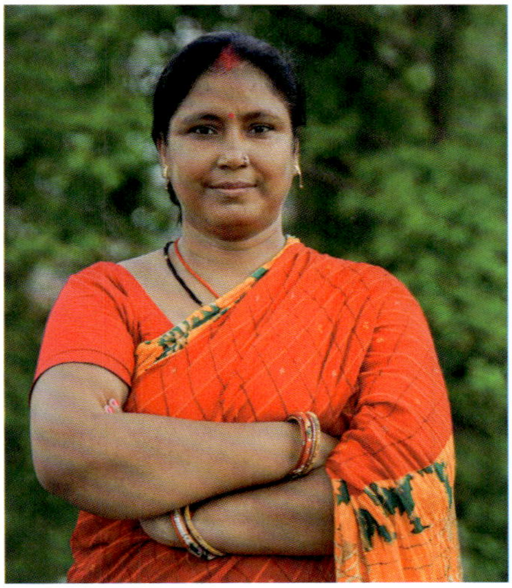

Manchmal fällt es uns leichter, uns von verstaubten oder überlieferten Sichtweisen zu lösen, wenn uns bewusst wird, dass unsere Perspektive keineswegs universell ist. So wie die Tischsitten, die wir als Kind gelernt haben. Unsere vermeintlich guten Tischsitten sind – wie wir in unserer Zeit in Asien gelernt haben – in weiten Teilen der Welt ein Anzeichen dafür, dass wir keinerlei Erziehung genossen haben. Das bringe ich nur als Beispiel, um zu zeigen, dass auch unsere persönliche Sichtweise auf die Lebensmitte von

Frauen über Generationen überliefert, durch Medien geformt, aber nie hinterfragt wurde. Bis jetzt!

Ich möchte meine Inspiration hier auf ein Beispiel beschränken, auch wenn es noch viele weitere in der kulturellen Vielfalt auf unserem Planeten gegeben hätte. Lasst uns einen Blick nach **Indien** werfen. Auch wenn es in Indien sicherlich Aspekte des Frauenbildes und des Umgangs mit z. B. dem Tabuthema Menstruation gibt, die wir diskutieren könnten, ist die Menopause keineswegs negativ belegt. Befreit sie doch Frauen auch von den monatlichen Problemen im Umgang mit ihrer Periode und bietet damit den Eintritt in eine „sorgenfreie" Lebensphase.[166] Ja, so wird das tatsächlich von Frauen selbst formuliert.

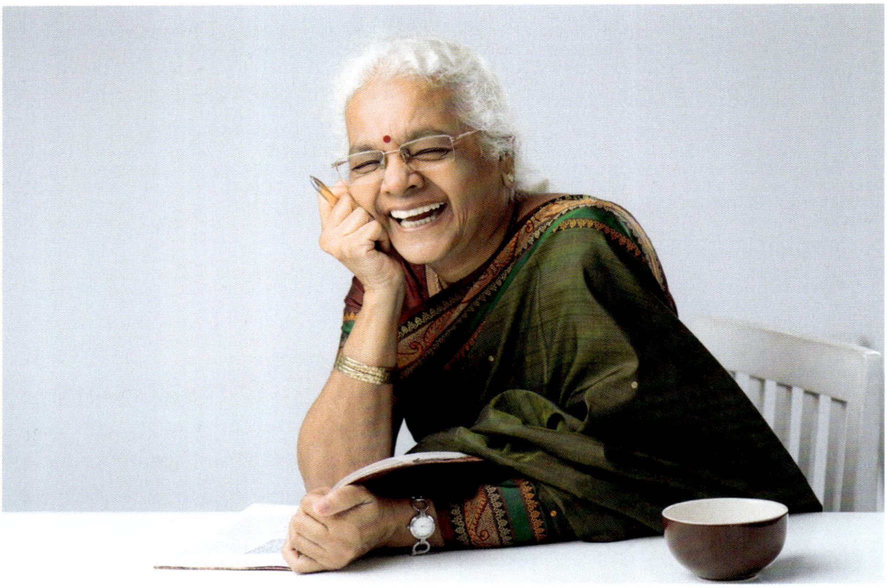

In der indischen Kultur haben Frauen nach der Menopause oft ihre „gesellschaftlichen Pflichten" erfüllt, indem sie Kinder bekommen und einen Haushalt aufgebaut haben. Doch mit dem Eintritt in diese neue Lebensphase dürfen sie sich nun ihrer spirituellen Weiterentwicklung widmen und uneingeschränkt Zeremonien, Tempel und Events besuchen. Sie nehmen als „ältere Frau" eher die Rolle einer Beraterin ein und genießen ein höheres Ansehen und einen höheren sozialen Status.[167] Im Gegensatz dazu wird die Menopause in der westlichen Welt eher als der Verlust von etwas, wie z. B. Fruchtbarkeit, Jugendlichkeit oder Schönheit, gesehen und damit völlig anders wahrgenommen.

Einen weiteren spannenden Aspekt der ayurvedischen Medizin (traditionelle indische Medizin) im Zusammenhang mit den Wechseljahren möchte ich gerne noch mit dir teilen. Wichtig zu wissen ist, dass in der ayurvedischen Medizin Menschen in verschiedene Konstitutionen (Vata, Pitta, Kapha) eingeteilt werden, denen jeweils verschiedene Charakteristika zugeschrieben werden. Eine Frau in ihren reproduktiven Jahren wird oft als „Pitta" betrachtet, was für Feuer, Energie, Aktivität und Tatenkraft steht. Mit dem Einsetzen der Wechseljahre tritt jedoch eine neue Phase ein, in der die Konstitution als „Vata" angesehen wird. Vata repräsentiert Luft, Flexibilität, Kreativität und Selbstwerdung.[168,169]

Das Leiden, das mit den Wechseljahren selbst oder der Menopause verbunden ist, hängt offenbar auch eng mit der Interpretation dieser Zeit zusammen. In unserer Gesellschaft werden Jugendlichkeit und Fruchtbarkeit enorm hoch bewertet und gefeiert. Werden die Wechseljahre und das Älterwerden als Verlust dieser Werte erlebt, leiden Frauen mehr. In anderen Kulturen, in denen diese Lebensphase mit einem Gewinn von etwas, beispielsweise Weisheit oder Status assoziiert ist, leiden Frauen weniger. Sie können auch die mit dem Wechsel verbundenen Beschwerden leichter relativieren, weil diese nur vorübergehend sind, das Ergebnis (Status, Freiheit) aber positiv ist.

Mit diesen Beispielen möchte ich zeigen, dass die Wechseljahre nicht nur das Ende einer Phase, sondern auch den Beginn einer neuen, selbstbestimmten und kreativen Lebensphase markieren können. Jede Frau hat es auch selbst in der Hand, welche Interpretation sie für sich selbst übernehmen und welchen Aspekten dieser Lebensphase sie mehr Bedeutung einräumen möchte.

Unser Schiff auf hoher See im Sturm

Über die Symptome hinaus passieren in den Wechseljahren auch im sozialen und psychischen Bereich zahlreiche Veränderungen. Sie sind – vielleicht inzwischen wenig überraschend – ebenfalls nicht unabhängig von den hormonellen Veränderungen.

Viele Frauen haben in ihrem bisherigen Leben zahlreiche Rollen innegehabt und diese im besten Fall mit viel Zufriedenheit erfüllt. Einige dieser Rollen sind Tochter, Schwester, Freundin, Berufstätige, Gastgeberin, Sportlerin, Mutter, Partnerin, Ehefrau, Schwiegertochter oder Elternsprecherin. All diese Rollen sind jedoch immer auch mit einem großen Maß an Fremdbestimmung verbunden. Diese externen

Anforderungen legen fest, was wir wann und wie tun sollen. Bei dieser Vielzahl an Anforderungen stellen die meisten Frauen – ungefragt – die eigenen Bedürfnisse zurück. Nicht selten bleibt für die eigenen Wünsche und Prioritäten weder Zeit noch Kraft übrig.

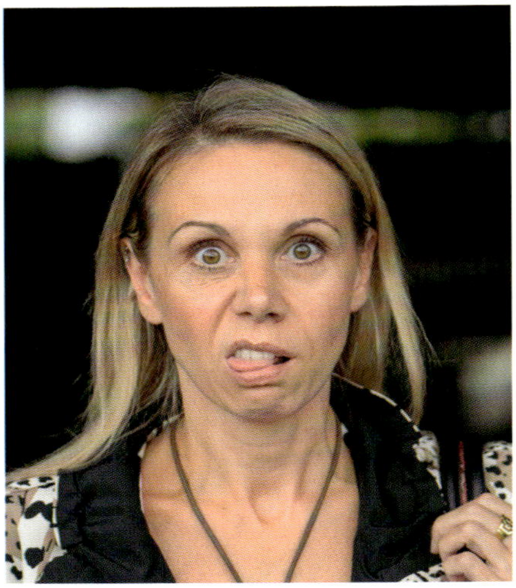

Viele Jahre funktioniert das scheinbar, ohne dass wir groß darüber nachdenken, doch plötzlich verändert sich das. Wir sind es auf einmal leid, uns nur um andere zu kümmern. Wir reagieren zunehmend genervt, dass sich alle darauf verlassen, dass wir das schon *irgendwie* regeln werden, sei es die Organisation des Kindergeburtstages, der Betriebsausflug oder die Geschenke zum Geburtstag der Schwiegereltern. Es erscheint, als wäre plötzlich das Maß voll und wir können uns das nicht erklären.

Zeitgleich bemerken wir die ersten **Falten** und grauen Haare, manchmal nervt der Mann (mehr als sonst), wir reagieren auf Kleinigkeiten völlig überzogen (das merken wir später meistens auch), wir schlafen schlecht, die Hose kneift und die Periode wird unvorhersehbar.

Als hätten wir mit alldem nicht schon genug am Hals, **pubertieren** häufig genau in dieser Zeit auch noch die Jugendlichen im Haus, mit knallenden Türen und gelangweiltem Blick. Diese zeitlichen hormonellen Umbruchphasen bei Jugendlichen und Mutter bringen beide Seiten an ihre Kapazitätsgrenzen. Manchmal hilft schon der Gedanke ein wenig, dass das nur *vorübergehend* ist und auch wieder besser wird. Wenn du schon zeitiger Kinder bekommen hast, ziehen diese vielleicht auch schon ihrer eigenen Wege und du stehst vor der Herausforderung, mit dem „leeren Nest" klarzukommen.

Hast du keine **Kinder**, konfrontiert die Lebensmitte dich damit, dass die Zeit, eigene Kinder zu bekommen, bald vorbei ist und du möglicherweise nie eigene Kinder haben wirst. Das kann mit viel **Trauer**, Wut und Neid, aber auch dem Gefühl der Leere verbunden sein und vielleicht auch Hilfe zur Bewältigung erfordern.[170]

Zur selben Zeit sind wir im Job die Frau mit **Berufserfahrung**, oft haben wir viel Verantwortung, man drückt uns gern „schwierige Fälle" in die Hand und fragt uns um Rat. Und das alles, wenn wir oftmals unter Schlafstörungen, Erschöpfung, Müdigkeit und vermehrten Kopfschmerzen leiden.

Auch unsere eigenen **Eltern** (wenn sie noch leben) werden älter und brauchen mehr Unterstützung, obwohl wir bereits komplett ausgelastet sind und kaum noch Reserven haben. Nicht selten geht es um dauerhafte Pflege, Arztbesuche, Fahrdienste, Kommunikation mit Behörden und mehr. Nicht selten ist diese Situation auch mit dem schlechten Gewissen verbunden, nicht genug zu tun. Es ist wichtig, in dieser Situation im Hinterkopf zu behalten, dass gesellschaftliche Erwartungen oft erheblich zu unserem **Stress** der Mehrfachbelastung in dieser Zeit beitragen: Denn das schlechte Gewissen wird fast nur Frauen gemacht. Die Erwartung, sich zu kümmern, gilt weit mehr für Töchter und Schwiegertöchter als für Söhne und Schwiegersöhne.

All diese parallelen Veränderungen bei uns selbst und in unserem Umfeld stellen uns vor erhebliche Herausforderungen. Aus diesem Grund werden wir gleich im nächsten Kapitel damit beginnen, uns dem Thema Stress und dem Umgang damit zu widmen. Mir ist es wichtig, dass du praktische und hilfreiche Werkzeuge an der Hand hast, um diese Zeit bestmöglich zu meistern (mehr dazu ab Seite 125).

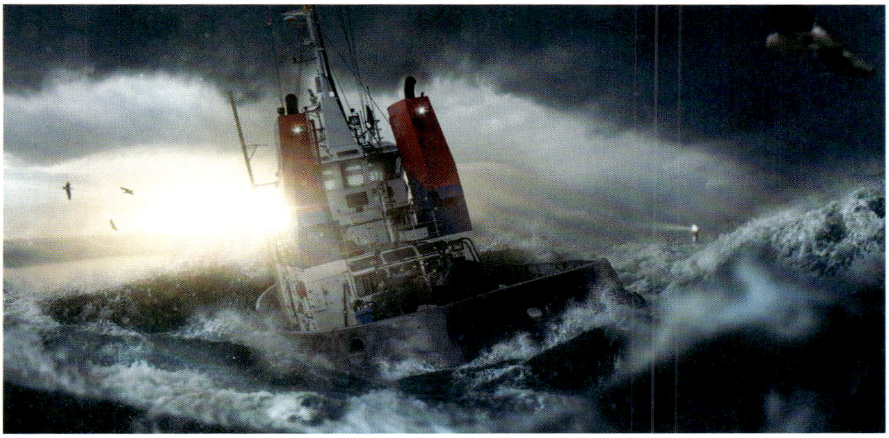

Alles in allem fühlt sich diese Zeit oft an, als wären wir mit unserem Schiff auf hoher See in einen Sturm geraten. Ich borge mir dieses Bild von der Journalistin Silke Burmester, weil ich es so passend finde.[171] Wir haben das Gefühl, den festen Boden unter unseren Füßen zu verlieren, nichts bleibt mehr an seinem Platz. Die geschätzte

Stabilität und Verlässlichkeit der Rahmenbedingungen lösen sich plötzlich in Luft auf. Aber das, was oft eine Krise auslöst, weil wir mit unvorhersehbaren Veränderungen umgehen müssen, ist gleichzeitig auch immer eine wunderbare Chance auf Neuausrichtung. Oft ist uns das in diesen Momenten aber leider nicht bewusst und wir erkennen es erst rückblickend.

Im Leben benötigen die meisten Menschen äußere Anreize, um aus ihrem täglichen Trott herauszukommen. Erst, wenn scheinbar *nichts* mehr geht, suchen wir nach neuen Lösungen. Bevor dieser Punkt erreicht ist, versuchen wir krampfhaft, alles am Laufen zu halten, denn für große Veränderungen fehlt uns die Kraft und oft machen sie auch Angst. Dieser unausgeglichene und anstrengende Zustand kann mit schlaflosen Nächten, Grübeln und Tränen einhergehen und führt nicht selten auch zu Konflikten. Alles gerät ins Wanken und wir haben Angst, alles zu verlieren. Der Gedanke, dass es Lösungen geben wird und die Zukunft häufig viel Positives mit sich bringt, ist in diesen Momenten oft nicht auf unserem Radar. Zu unruhig ist der Wellengang, um daran zu denken, dass nach dem Sturm wieder schönes Wetter kommt.

Aber wenn wir tief in unserem Inneren wissen, dass die Lebensmitte eine von der Natur eingebaute Gelegenheit für Innehalten und einen neuen Anfang ist, sind wir in diesen Momenten hoffentlich etwas weniger verzweifelt. Dann wissen wir, **dass** es weitergehen wird, dass es Lösungen geben wird, auch wenn wir diese noch nicht kennen. Mit diesen Zeilen wünsche ich mir, bei dir diesen Gedanken der Zuversicht pflanzen zu können!

Es ist ähnlich wie bei einer kleinen Pflanze, für die es ringsum völlig dunkel ist, bevor sie das Tageslicht sieht und sich zum Licht strecken kann, in einen völlig neuen Lebensabschnitt.

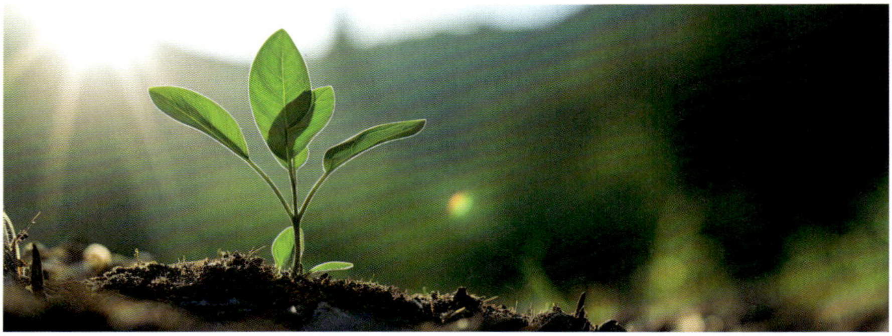

Was haben die Hormone damit zu tun?

Bei all diesen Veränderungen in unserem Leben mischen die Hormone kräftig mit. Was meine ich damit?

Allein unser Charakter ist stark durch Hormone beeinflusst, mehr, als wir glauben. Hormone steuern nicht nur unsere körperlichen Funktionen, sondern auch, wie wir die Welt sehen – von rosarot, wenn wir verliebt sind, bis hin zu tiefschwarz, wenn wir traurig sind. Sie beeinflussen auch unser Handeln, ob energisch oder zögerlich, ob wir uns eher einigeln möchten oder soziale Kontakte suchen. Zwischen diesen Gegensätzen spüren viele Frauen oft deutliche Unterschiede zwischen der ersten und der zweiten Hälfte des Menstruationszyklus.

Ein wichtiges Hormon, das dafür eine Rolle spielt, ist das Östrogen. Es fördert das Bedürfnis, andere zu umsorgen und zu bemuttern. Doch das sinkende Östrogen in und nach den Wechseljahren entzieht uns praktisch die Grundlage für dieses Bemuttern – wir haben einfach keine Lust mehr darauf und reagieren genervt.[172]

Wenn uns jemand fragt, ob wir „hormonell" sind, weil wir nicht mehr so „fügsam" sind wie früher, können wir das jetzt deutlich verneinen: Wir sind eben **nicht mehr** „hormonell". Deswegen reagieren wir jetzt manchmal anders, als unser Umfeld das von uns kennt. Statt „Ja klar, das übernehme ich auch noch", kommt jetzt eher ein „Stopp! Jetzt bin ich mal dran.".[173]

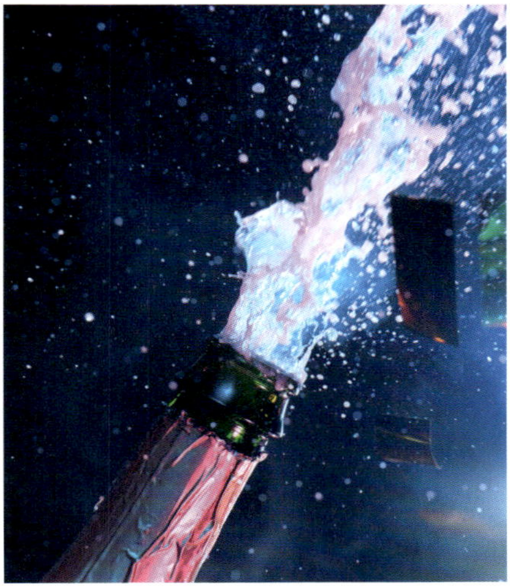

Nicht mehr hormonell zu sein, sorgt aber auch dafür, schneller wütend zu werden, weil wir einfach weniger versuchen, es allen recht zu machen. Die starken Schwankungen der Hormone vor der Menopause können jedoch oft auch mit unberechenbaren und wechselnden Stimmungen einhergehen. Aus dem Buch „Die gereizte Frau" von Miriam Stein stammt dazu das passende Zitat: „Ich fühle mich wie eine verschlossene Sektflasche, die jemand kräftig geschüttelt hat". Kommt dir das bekannt vor?

Diese Energie, die plötzlich da ist, mag uns manchmal erschrecken, kann aber wunderbar als Motor und Motivation für Veränderung genutzt werden. So wichtig das auch ist, sollten wir jedoch mit einer kleinen Gehirnwindung auch manchmal daran denken, dass auch unsere Umgebung das irgendwie verkraften muss. Kommunikation kann (nicht nur dabei) eine gute Idee sein. Schließlich kann niemand wissen, wie es in uns aussieht. Partner und Kinder einzubeziehen, zu schildern, wie es uns gerade geht, und gemeinsam nach Lösungen zu suchen ist wichtig, wenn wir unsere Lieben nicht komplett verschrecken wollen und uns Unterstützung wünschen.

Die Chance, einen neuen Weg zu gehen

Inmitten der geschüttelten Sektflaschen und des Sturms auf hoher See, hat diese Situation auch jede Menge Chancen zu bieten, auch wenn das auf den ersten Blick nicht so erscheint. Denn wir können mit unserem Schiff den Kurs ändern und einen neuen Weg einschlagen.

Die Zeit unserer Lebensmitte ist hervorragend für eine **Kurskorrektur** geeignet. Denn die Natur hat es clever eingerichtet, dass wir in dieser Zeit das Bedürfnis haben, Energie für uns zu behalten und nicht mehr pausenlos zu teilen.[174]

In dieser Zeit dürfen wir Frauen unsere Hülle wie eine Raupe abwerfen und neu als Schmetterling losfliegen.[175] Es ist die perfekte Gelegenheit, darüber nachzudenken, wie wir die nächsten Jahre leben und verbringen möchten, und, was uns wirklich wichtig ist.

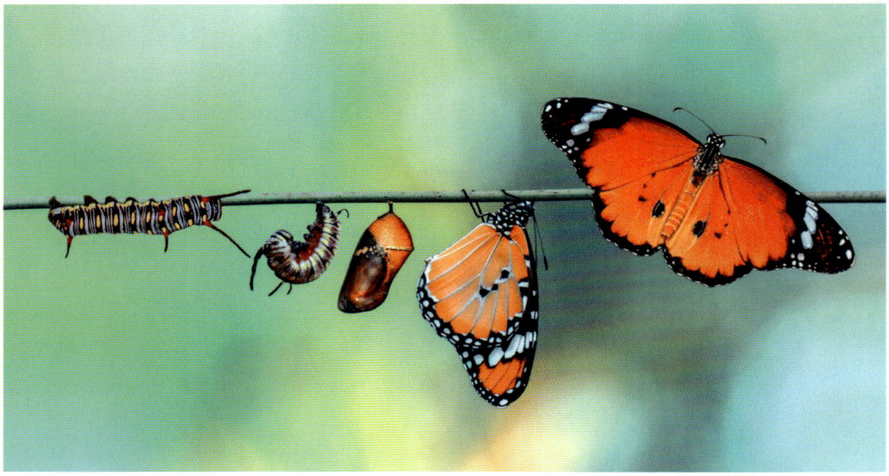

Die Lebensentwürfe, die wir im jungen Erwachsenenalter geschaffen und umgesetzt haben, waren für die erste Lebenshälfte gedacht. Dazu gehörte vielleicht die Familie, eine Karriere oder ein eigenes Haus. Jetzt ist es an der Zeit für neue Entwürfe, die passend für unsere zweite Lebenshälfte sind.

Diese Zeit ist eine Ermutigung, Dinge beizubehalten, die uns wichtig sind, und gleichzeitig das über Bord zu werfen, was überflüssig ist und uns zu viel Energie kostet. Es ist eine Zeit des Wandels und der Selbstentfaltung, in der wir die Chance haben, unser Leben nach unseren eigenen Vorstellungen zu gestalten. Genau dafür brauchen wir vorher oft einen Sturm, eine Krise oder das Gefühl, dass es so nicht mehr weitergehen kann.

Die Lebensmitte bietet für diese Neusortierung perfekte Voraussetzungen: Wir machen uns weniger Sorgen darüber, was andere von uns denken, da das Östrogen abnimmt. Mit zunehmender Lebenserfahrung können wir unsere Stärken besser einordnen. Diese neue Klarheit hilft uns, Entscheidungen zu treffen und uns von altem Ballast zu trennen.

Die Voraussetzung dafür ist eine Reflexion dessen, was ist, und unserer eigenen Prioritäten. Denn es passiert nicht von allein, dass wir plötzlich wissen, wie wir leben möchten und was uns wichtig ist.

Um dich dabei zu unterstützen, möchte ich einen kleinen Leitfaden bereitstellen. Beim Download der PDF (QR-Code auf Seite 38) findest du die folgenden Fragen in einer Art Fragebogen mit ausreichend Platz für die Beantwortung. Die Fragen können bei der Neuausrichtung helfen oder zumindest Gedankenanstöße bieten.

Bevor wir damit beginnen, möchte ich noch auf eine weitere positive Entwicklung dieser Zeit eingehen, die ich bei vielen Frauen beobachte, die sich neugierig mit dem Thema Wechseljahre beschäftigen: eine gewisse **Solidarisierung**. Vielleicht hat das auch damit zu tun, dass wir plötzlich nichts mehr beweisen müssen.[176] Wir müssen nicht mehr im Berufsleben Fuß fassen und Familienplanung spielt keine Rolle mehr. Wir können Wissen und Erfahrungen teilen, und auf einmal stellen wir fest: „Ach schau mal, du erlebst das auch gerade!" Egal, ob es Hitzewallungen sind oder das vergessene Passwort. Ich habe schon von vielen Frauen aus meinem Onlinekurs (www.meinhormonkurs.de) gehört, dass Wissen um die Veränderungen in den Wechseljahren Anlass für Gespräche mit den Freundinnen oder Schwestern war, die vorher noch nie stattgefunden haben. Ich denke, dass dieser Austausch wichtig ist, denn auch die Zweifel, die schlaflosen Nächte und die Fragen nach der Neuausrichtung lassen sich in einer Gemeinschaft definitiv besser bewältigen und zeigen, dass wir damit nicht allein sind.

Was du für dich tun kannst

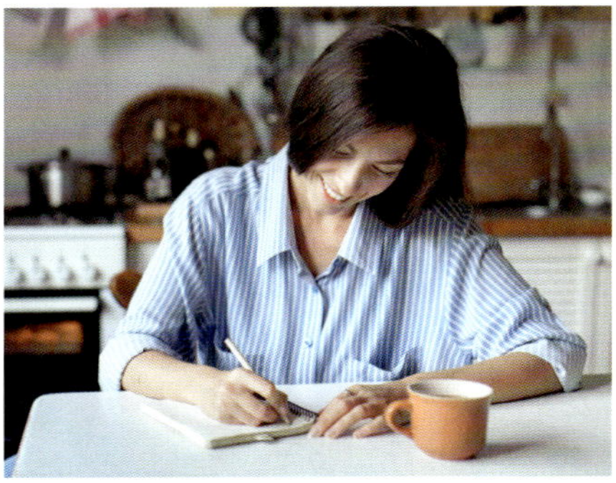

Ich möchte dir auf den folgenden Seiten einige Bereiche vorstellen, die für die Gestaltung der zweiten Lebenshälfte von Bedeutung sind. Einige sollen eine Inspiration dazu sein, dir Gedanken zu machen. Andere sind eher praktischer Natur. Dabei werden wir aber immer wieder dahin kommen, alte gesellschaftliche Konzepte zu hinterfragen. Ich möchte dich auf jeden Fall ermuntern, diese Reflexion auch schriftlich zu machen und dir dafür Zeit zu nehmen. Antworten auf einige der Fragen brauchen vielleicht auch einige Tage oder Wochen und müssen wachsen. Also hab ein bisschen Geduld. Ich denke aber, dass es hilfreich ist, dass wir unser Leben nicht dem Zufall überlassen, denn es gibt noch genügend Dinge, die wir nicht beeinflussen können.

Wer bin ich und wer will ich sein?

Wir beginnen mit einem Blick in den Spiegel. Dabei geht es nicht um Falten, sondern um den aktuellen Ist-Zustand, der das Ergebnis der ersten Lebenshälfte ist. Dieses Ergebnis ist die Folge von bewussten Entscheidungen, wie zum Beispiel Ausbildung und vielleicht auch einer Eheschließung (Partnerschaft), vielleicht von scheinbaren Zufällen oder Chancen, Dingen, die uns passiert sind, oder Konsequenzen von Entscheidungen, die wir nicht getroffen haben. Letztendlich meine ich damit Entscheidungen oder Vorkommnisse, die unser Leben in eine bestimmte Richtung gelenkt haben.

All das macht aus, wer du jetzt bist und wie dein Leben im Moment aussieht. Das sollten wir einmal genauer anschauen, aber immer mit einem liebevollen, mitfühlenden Blick. Denn du hast zu jedem Zeitpunkt versucht, die besten Entscheidungen zu treffen, basierend auf dem, was du wusstest. Auch wenn du heute einige

Entscheidungen vielleicht anders treffen würdest, weil du dazugelernt hast. Irgendwie wäre es auch schlimm, wenn du nichts dazugelernt hättest.

Nur wenn wir diesen Blick in den Spiegel wagen, können wir auch entscheiden, was wir davon beibehalten wollen und wo wir uns gerne weiterentwickeln oder eine Kurskorrektur vornehmen möchten.

Wer bin ich?

Die folgenden Fragen können dir helfen herauszufinden, wer du jetzt im Moment gerade bist und welche Erfahrungen dich geformt haben.

1. *Wer bin ich, wenn ich nicht mehr jung und fruchtbar bin?* Was bleibt von mir übrig und was kann ich neu gestalten? Wie zentral ist jung zu sein für mein Selbstverständnis bisher gewesen?
2. *Wer bin ich, neben meiner Rolle als Ehefrau und Mutter?* Oder setze hier deine Hauptrollen der vergangenen Jahre ein, Partnerin, Unternehmerin oder Sportlerin.
3. *Worin bin ich wirklich gut?* Oft ist uns das gar nicht so bewusst, weil unsere Fähigkeiten gewachsen sind.
4. *Was sind meine Stärken?* Was hat mir bisher im Leben geholfen, Herausforderungen zu meistern? Nicht immer sind das Stärken, die offensichtlich erscheinen. Vielleicht haben wir für diese Fähigkeit auch schon viel Kritik einstecken müssen und doch hat sie sich in unserem Leben als Stärke erwiesen.
5. *Was mag ich an mir besonders?* Dabei können Äußeres oder Charaktereigenschaften oder beides genannt werden. Manchmal tun wir uns schwer damit, weil wir das nie gelernt haben und das Gefühl haben, uns nicht selbst loben zu dürfen.
6. *Was habe ich in meinem Leben bereits bewältigt?* Diese Aufgabe ist enorm wichtig und wird oft unterschätzt. Sie macht uns bewusst, dass wir schon vieles erfolgreich geschafft haben, mehr als wir denken. Das kann uns die notwendige Zuversicht geben, auch kommende Herausforderungen zu meistern.
7. *Worauf reagiere ich im Moment besonders heftig?* Was oder wer triggert mich? Was sagt das über mich, meine Grenzen oder auch unausgesprochene Bedürfnisse aus?
8. *Welche „wunden Punkte" werden dabei getroffen?* Was höre ich häufig zwischen den Zeilen, das meistens weder ausgesprochen noch so gemeint war?

Zum letzten Punkt gibt es ein bekanntes Beispiel von Friedemann Schulz von Thun aus dem sogenannten Kommunikationsquadrat.[177] In diesem Modell wird verdeutlicht, dass wir mit einer Aussage verschiedene Botschaften senden und bei gehörten Aussagen verschiedene Ebenen von Botschaften empfangen können. Um es für diesen Zweck hier kurz zu machen: Fährt ein Pärchen im Auto auf eine rote Ampel zu. Er fährt. Sie sagt: „Die Ampel da vorne ist rot." Er antwortet: „Fährst du oder fahre ich?"

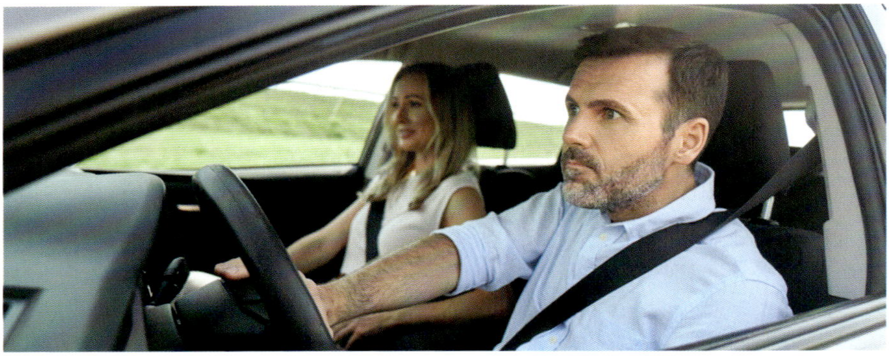

Viele Frauen, die dieses Beispiel hören, schmunzeln. Aber was ist eigentlich passiert? Hätte der Mann auf der Sachebene reagiert, hätte er a) „Danke, habe ich gesehen." oder b) „Oh, das hätte ich beinahe übersehen." erwidern können. Er hat stattdessen auf die nicht ausgesprochene, aber von ihm wahrgenommene Unterstellung auf der Beziehungsebene reagiert: „Ich traue dir nicht zu, dass du gut Autofahren kannst." Und damit sind wir blitzschnell in einer Argumentation gefangen und wundern uns rückwirkend, wie die Situation so schnell eskalieren konnte.

Wer das Gefühl hat, dass sich viele Kommunikationssituationen im Alltag nach diesem Muster entwickeln, dem seien die vier Bücher „Miteinander Reden" wärmstens empfohlen.[178]

Wer will ich sein?

Um neue Entscheidungen zu treffen und Prioritäten zu setzen, brauchen wir eine Zukunftsvision. Weil das oft schwer ist, können die folgenden Fragen einzelne Aspekte dessen, wie du in Zukunft gerne sein möchtest und was dir wichtig bleibt, hervorheben.[179] Du findest diese Fragen ebenfalls im PDF-Download auf der folgenden Seite zum Ausdrucken und Ausfüllen.

1. *Wer möchte ich sein und wer möchte ich nicht mehr sein?* Vielleicht bin ich gerne diejenige, die man um Rat fragt, aber möchte nicht mehr die Frau im Büro sein, die alle Kollegen mit Kaffee versorgt.
2. *Wie möchte ich mich (wieder) fühlen?* Beispielsweise ausgeglichen und gelassen, mit mehr Energie.
3. *Was brauche ich, damit es mir gut geht?* Z. B. Ruhe und Bewegung, ein Telefonat mit einer Freundin, mehr Zeit für mich selbst.
4. *Was brauche ich mehr oder weniger in meinem Leben?* Z. B. Mehr Zeit mit meinem Partner oder weniger Gerümpel in der Wohnung (ausmisten kann befreiend sein).
5. *Wovon kann und sollte ich mich lösen oder verabschieden?* Z. B. dauerhaft die Erwartungen anderer zu erfüllen, die Rolle der Übermutter, bestimmten „Freundschaften", die mir nicht guttun.
6. *Welche Hauptrolle passt jetzt nicht mehr zu mir?* Z. B. die Rolle als Mutter oder Familienmanagerin.
7. *Wo sollte ich lernen, mich stärker abzugrenzen?* Z. B. kann Wut ein wunderbares Signal sein, mir mehr Zeit für mich selbst zu nehmen? Andere tun das auch. Vielleicht ärgert mich das, weil ich mir das selbst nicht zugestehe.
8. *Welchen Wunsch möchte ich mir unbedingt in der zweiten Lebenshälfte erfüllen?* Z. B. mehr zu reisen, den Job zu wechseln oder nicht mehr ständig gehetzt zu sein.
9. *Wohin soll die Reise gehen?* Z. B. gesund und zufrieden älter werden, fit bleiben und Lebenserfahrung weitergeben.
10. *Was möchte ich noch lernen?* Eine neue Sprache oder Sportart, Schach spielen, Sushi machen und vieles mehr.

Nimm dir Zeit für die Beantwortung dieser Fragen; sie brauchen Gelegenheit, um zu reifen. Denke daran, hier geht es nicht um *„richtige"* Antworten, sondern darum, was für dein Leben im Moment stimmig ist. Es kann auch passieren, dass du einige Antworten später korrigieren wirst, weil du dich weiter mit diesem Thema beschäftigst.

Hier geht es zum **Download**

Entdecke deine Prioritäten

In diesem Abschnitt geht es darum, bewusst zu erkennen, was deine Prioritäten sind, also was dir wichtig ist. Nur, wenn uns diese klar sind, gelingt es uns im Alltag überhaupt, bestimmte Entscheidungen damit in Übereinstimmung zu bringen.

Wir schauen dabei auf die Bereiche im Leben, die dich zufrieden, glücklich und erfüllt sein lassen und die in jedem Fall in Zukunft Teil deines Lebens sein oder bleiben sollen. Dazu können Dinge gehören, die du jetzt schon liebst, wie zum Beispiel Hobbies, Zeit in der Natur zu verbringen oder auch etwas Neues zu lernen. Aber auch Menschen, die dir besonders wichtig sind, spielen dabei eine Rolle. Die Fragen werden dir helfen, diese Prioritäten zu identifizieren. Die Ergebnisse sind absolut individuell für dein Leben, so wie es jetzt im Moment aussieht.

Mir ist klar, dass du viele Verpflichtungen in deinem Alltag hast und nicht wirklich frei entscheiden kannst, dich nur mit deinen Prioritäten zu beschäftigen. Aber eine kleine Geschichte, kann dir helfen, die Bedeutung der Prioritätensetzung bewusst einzuordnen.[180]

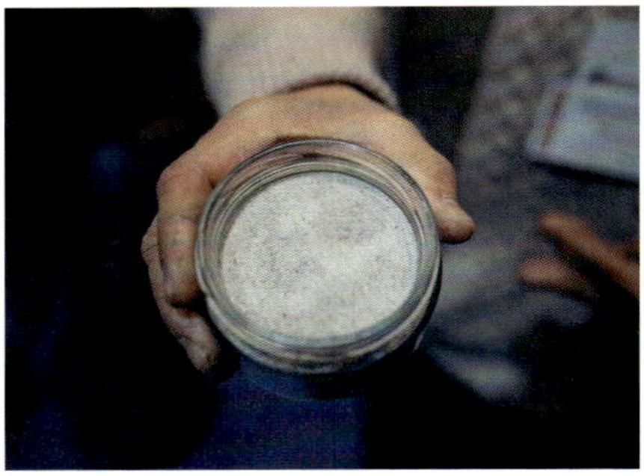

Es war einmal ein Philosophieprofessor, der vor seinen Studenten stand und ein großes, leeres Glas in der Hand hielt. Er begann das Glas mit Steinen zu füllen, bis offenbar kein Platz mehr übrig war. Die Studenten bestätigen ihm, dass das Glas voll war. Doch dann fügte er kleine Kieselsteine hinzu, die sich zwischen den größeren Steinen verteilten und die Lücken füllten. Wieder fragte er, ob das Glas voll sei, und wieder antworteten sie, dass es voll sei. Doch der Professor war noch nicht fertig. Er nahm nun feinen Sand und ließ ihn langsam über die Kieselsteine rieseln, bis auch der letzte Zwischenraum ausgefüllt war. Nun war das Glas wirklich voll.

Das Glas steht für Zeit und Energie, die du zur Verfügung hast. Die Steine entsprechen den wichtigsten Bereichen und Aufgaben im Leben (deinen Prioritäten), wie zum Beispiel Zeit mit der Familie zu verbringen oder die Gesundheit zu erhalten. Die Kieselsteine stehen für die wichtigen Dinge im Leben, auf die wir aber auch verzichten könnten. Sie geben dem Leben einen Mehrwert, sind aber nicht zwingend und unterliegen einem ständigen Wandel, wie zum Beispiel Hobbies. Der Sand steht für die restlichen Dinge, mit denen wir unser Leben füllen, wie Fernsehen, soziale Medien oder Besorgungen bis hin zu materiellem Besitz. Diese Dinge haben für das Leben als Ganzes betrachtet keine besondere Bedeutung, können aber viel Zeit und Energie „fressen".

Wenn wir nun unser Glas zuerst mit Sand (all den unwichtigen Dingen) füllen, ist kein Platz mehr für die wichtigen Dinge in unserem Leben, die für Erfüllung und Zufriedenheit sorgen. Deswegen brauchen wir Prioritäten. Sind die großen Steine (Prioritäten) bereits im Glas, ist das Aufschieben der weniger wichtigen Aufgaben kein Problem, denn Kieselsteine und Sand finden ihren Platz immer noch im Glas. Umgekehrt ist das leider nicht der Fall.

Das Ergebnis dieser Arbeit, Prioritäten zu identifizieren, lohnt sich. Denn es hilft dir, ganz klar den Kurs für die zweite Lebenshälfte zu bestimmen, dir darüber absolut im Klaren zu sein, was dir wichtig ist, was dir guttut und was unbedingt zuerst in dein Glas muss.[181] Das ist ein wunderbares Rezept, um mit den heutigen Erfahrungen, Wünschen und Träumen in eine erfüllte zweite Lebenshälfte zu starten.

Fünf Fragen, die du auch im PDF-Download (QR-Code auf Seite 38) findest, können dir helfen, die Prioritäten zu identifizieren:

1. Wer sind die wichtigsten Menschen in meinem Leben?
2. Bei welchen Dingen oder Themen bin ich besonders leidenschaftlich?
3. Welche Art von Arbeit oder Freizeitaktivität begeistert mich besonders? (z. B. Musik machen, ehrenamtliches Engagement, Zeichnen, Reisen, Sprachen lernen)
4. Was bin ich wirklich gerne für andere Menschen? Worauf können sie sich bei mir verlassen (z. B. Freund, Mentor, seelische Unterstützung)?
5. Wie möchte ich gerne meine Zeit verbringen?

Aus diesen Fragen entwickle deine **Top-10-Prioritäten** und reduziere sie anschließend auf deine Top 5 und zuletzt auf deine Top 3.

Dabei geht es nicht darum, Dinge im Alltag nicht mehr zu tun, die es nicht in deine Top 3 geschafft haben, sondern es geht darum, dir deiner **Top-Prioritäten** völlig sicher zu sein, wenn du Entscheidungen treffen musst. Im Alltag müssen wir häufig verschiedene Prioritäten gegeneinander abwägen. Kommen die Dinge dauerhaft zu kurz, die uns besonders wichtig sind, sind wir weniger glücklich und zufrieden.

Körperfixierung hinterfragen

Auf der Reise in die zweite Lebenshälfte ist es mir besonders wichtig, dich für die gesellschaftliche Fixierung auf den Körper und den Jugendwahn zu sensibilisieren.

Unsere Identität als Frau wird nicht durch Cellulite oder vermeintlich nicht perfekte Körperpartien bestimmt, sondern durch die für jede Frau einzigartige Mischung aus Stärken, Fähigkeiten, den besonderen Humor, die Beziehungen zu anderen Menschen, die persönliche Geschichte und auch die Vorlieben oder „Macken".

Der Kult um die „perfekte" Figur ist ein Werkzeug der Marktwirtschaft, das darauf abzielt, uns unzufrieden zu machen. Werbung versucht, uns die vermeintlichen Schwächen vorzuhalten, um uns zum Konsumieren zu bewegen. Dabei wird mit Photoshop, KI (künstlicher Intelligenz) und jugendlichen Models getrickst, was das Zeug hält. Die sich daraus ergebenden Schönheitsideale sind absolut unrealistisch und auch von den hochbezahlten Top-Models nicht zu erreichen. Eine zufriedene Frau wäre für die Marktwirtschaft eine Katastrophe, denn sie ist schwer mit Marketing zu erreichen, weil sie nicht das Gefühl hätte, irgendein Makel kompensieren zu müssen, um sich gut zu fühlen.

Mit den folgenden Bildern könnte man manch einer Frau **alles** verkaufen: vom Lockenstab, über Bodylotion, Unterwäsche, Abnehmprogramme, Cremes gegen Cellulite, Schuhe, Lippenstifte, Behandlungen gegen Poren, Makeup, Lippen-Filler, Botox bis hin zu Facelifts.

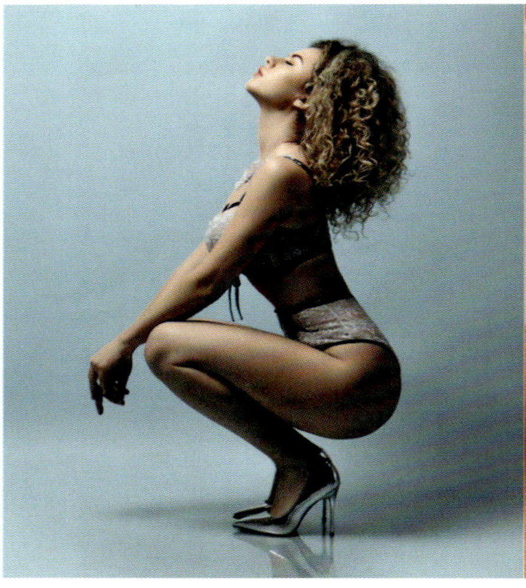
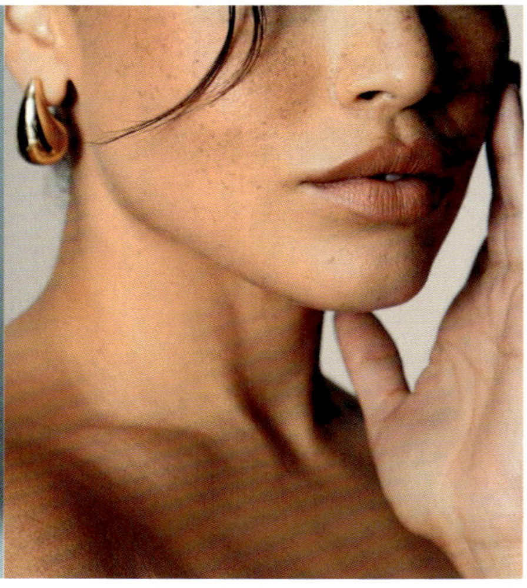

Versteh mich nicht falsch: Natürlich sollen wir uns selbst pflegen und gesund erhalten, um uns wohlzufühlen – das ist wichtig. Aber unser Wert als Frau ist nicht an einen jugendlichen, schlanken oder faltenfreien Körper oder eine makellose Haut gekoppelt, auch wenn es genau das ist, was wir glauben sollen.

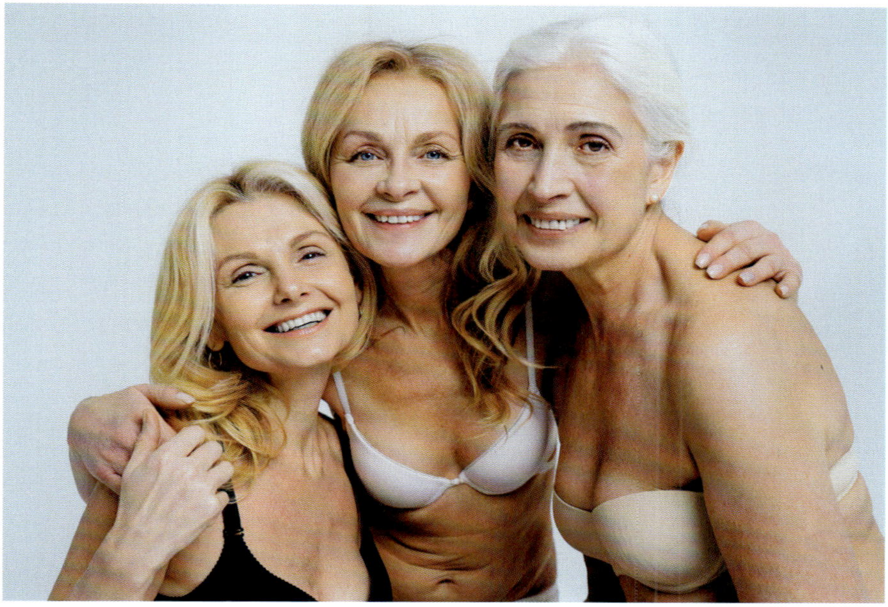

Äußeres und inneres Älterwerden

Ich denke, es ist wichtig, dass wir das Älterwerden normalisieren. Falten gehören dazu, genauso wie das ein oder andere Pölsterchen hier und da. Es ist utopisch zu glauben, dass wir mit 60 noch genauso aussehen wie mit 25, und das müssen wir auch gar nicht.

Aber wir sollten uns bewusst machen, dass unser äußeres Alter auch ein Zeichen dafür ist, wie gut unsere inneren Strukturen altern und funktionieren, oder eben auch nicht. Unser äußeres Erscheinungsbild spiegelt somit auch unsere innere Gesundheit wider. Deshalb ist es wichtig, langfristig für unsere Gesundheit zu sorgen.

In einer dänischen Studie mit identischen Zwillingen konnte beispielsweise festgestellt werden, dass die jünger Aussehenden der Zwillinge in der Regel auch länger lebten. Das legt nahe, dass inneres Alter und äußere Erscheinung miteinander im Zusammenhang stehen.[182]

Rein kosmetische Maßnahmen können nichts an den inneren Prozessen ändern, die unser Altern beeinflussen. Ein Facelift macht uns innerlich keine Minute jünger oder gesünder, selbst wenn wir äußerlich gestrafft sind. Aber die Lebensstilfaktoren, die wir selbst beeinflussen können, haben einen großen Einfluss auf unser äußeres Erscheinungsbild, unsere Gesundheit und die Alterung der inneren (nicht sichtbaren) Strukturen, die aber für den Ablauf aller lebensnotwendigen Prozesse im Körper sorgen und sie sorgen auch dafür, dass wir äußerlich nicht schneller altern, sondern frisch und lebendig aussehen.

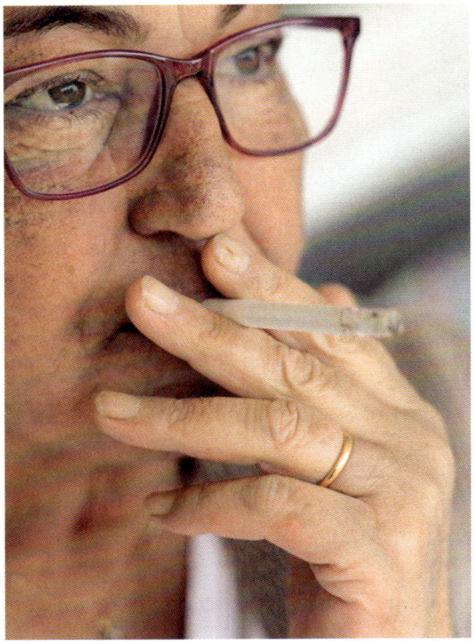

Die schlimmsten Faktoren, die uns (innerlich und äußerlich) vorzeitig altern lassen, sind Lebensstilfaktoren, die wir selbst in der Hand haben: Rauchen (siehe Seite 303), übermäßige Sonnenexposition (siehe Seite 356), ein hoher Zucker- und Alkoholkonsum (siehe Seite 153) sowie Bewegungsmangel (siehe Seite 198). Diese Faktoren schauen wir uns in den folgenden Kapiteln genauer an.

Keine Creme dieser Welt kann etwas daran ändern, dass wir durch diese Faktoren vorzeitig altern, was mit dysfunktionalen Strukturen und einem erhöhten Risiko für Krankheiten verbunden sein kann.

Selfcare und Selbstfürsorge

Auch wenn ich bestimmte Werbung kritisch sehe, finde ich Selbstpflege und Selbstfürsorge wichtig, damit es uns gut geht. Wir sollten uns selbst genug wertschätzen, um gut für uns zu sorgen. Das spiegelt sich auch in unserer Ausstrahlung wider. Unsere äußere Erscheinung ist jedoch nicht alles. Der teuerste Haarschnitt kann nicht kompensieren, wenn wir mit unserem Leben unzufrieden sind. Wir sind es dann immer noch, nur eben mit einem teuren Haarschnitt.

Dennoch möchte ich einige Aspekte ansprechen, die unser Äußeres betreffen und die ich für Frauen in der zweiten Lebenshälfte wichtig finde. Sie können eine gute

Ergänzung zur „Basisarbeit" sein, also unseren Reflexionen, wie wir die zweite Hälfte unseres Lebens verbringen wollen, was und wer uns wichtig ist.

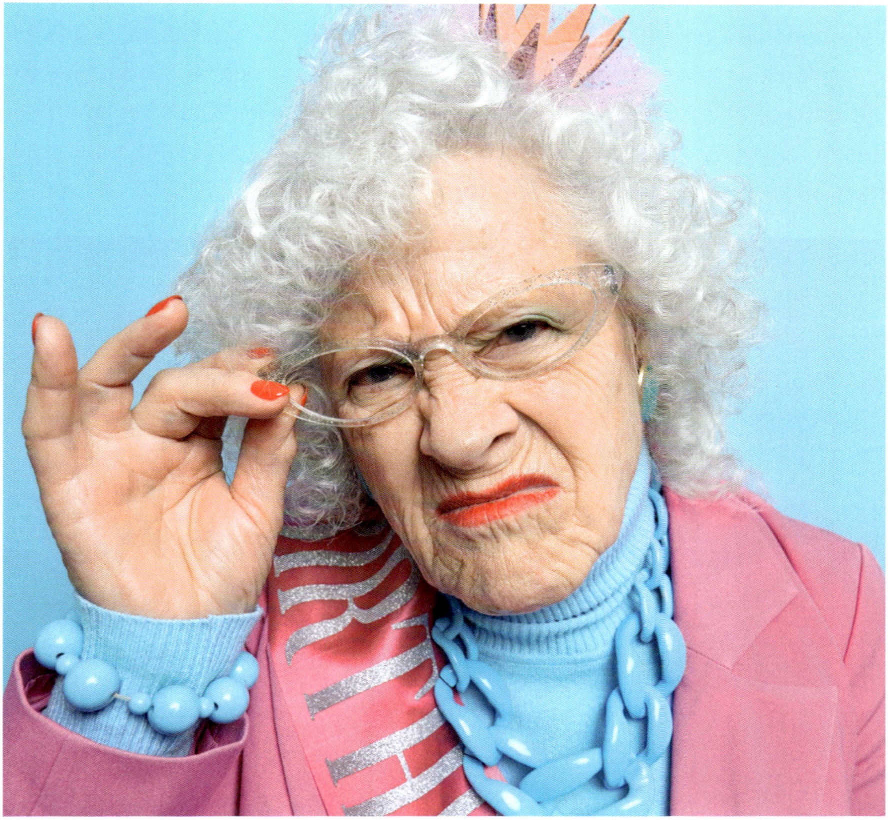

Farben: Mit zunehmendem Alter verändert sich unser Hautton und unsere Lippenfarbe, z. B. durch die verringerte Durchblutung. Das kann dazu führen, dass uns bestimmte Farben nicht mehr so gut stehen wie früher, sie lassen uns manchmal hart und streng aussehen. Eine Farb- oder Typberatung könnte daher eine gute Idee sein, um herauszufinden, welche Farben uns nun besser stehen und dafür sorgen, dass wir uns in unserer Haut wohlfühlen.

Haare: Auch Haarschnitt und Haarfarbe können angepasst werden, da sich die Beschaffenheit und Farbe unserer Haare, aber auch die Gesichtsform verändern. Wir können die Haare färben oder uns Strähnchen machen lassen, aber auch so richtig tolle graue Haare können klasse aussehen. Es kann auch helfen, sich ab und zu ein wenig zu schminken, wenn man das mag, um sich frischer zu fühlen.

Kleidung: Ja, in den Wechseljahren verändert sich oft unsere Körperform. Dennoch sollten wir Wert darauflegen, gutsitzende Kleidung zu tragen, anstatt uns jeden Tag in zu enge Kleidung zu zwängen. Gutaussehende Kleidung ist unabhängig von unserer Konfektionsgröße. Manchmal glauben wir, dass wir „aufgeben", wenn wir uns eine Hose in einer größeren Größe kaufen. Auf der anderen Seite fühlen wir uns unwohl, wenn Hose oder BH bei jeder Bewegung kneifen. Dann beginnt unser Gehirn nach Kompensationsstrategien zu suchen, damit es uns wieder besser geht. Der Griff zu Süßigkeiten, Snacks oder Alkohol ist damit schon fast programmiert.

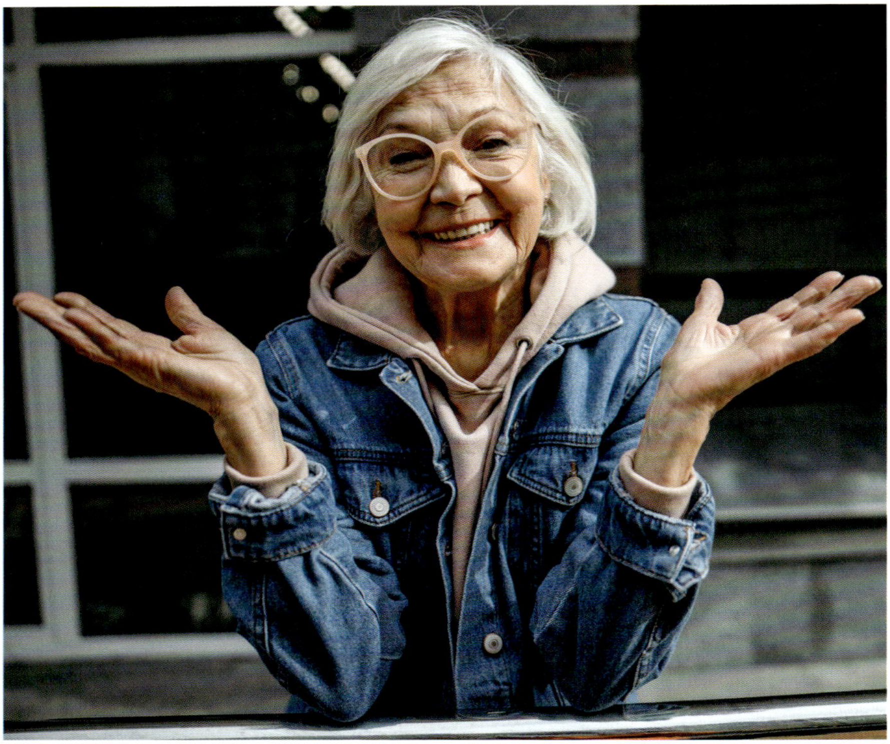

Es gibt keine festen Regeln dafür, wie wir uns „altersgemäß" kleiden sollten. Wir dürfen bunte Haare haben, knallige Farben tragen, klassisch, natürlich, dezent. Jede Frau sollte das tragen dürfen, worin sie sich wohlfühlt. Aber wenn wir unseren Typ optisch vorteilhaft betonen möchten, ist das eben mit 60 oftmals anders als mit 30. Wenn wir uns in unserer Haut wohlfühlen und uns wertschätzen, strahlen wir das nicht nur aus, sondern wir treffen auch gesündere Entscheidungen im Alltag, die sich positiv auf unser Wohlbefinden auswirken.

Glücklicher nach der Menopause?

In dem Buch „The Menopause Brain" hat die Neurowissenschaftlerin Dr. Lisa Mosconi über die Lebenszufriedenheit von Frauen im Verlauf des Lebens geforscht. Die Ergebnisse aus dieser Studie machen Mut, weswegen ich sie gerne mit dir teilen möchte.

Beobachtet wurde dabei, dass die Lebenszufriedenheit in den Jahren vor der Menopause tatsächlich abnimmt. Wir haben bereits über viele Gründe gesprochen, die ursächlich dafür sein können und du kannst aus deiner eigenen Erfahrung bestimmt ergänzen: Wechselnde Symptome, schlechter Schlaf, Erschöpfung, Gewichtszunahme, pubertierende Jugendliche, Verantwortung im Job und pflegebedürftige Eltern sind nur einige der möglichen Ursachen.

Im Verlauf der fünf Jahre, die auf die Menopause folgen, steigt die empfundene Lebensqualität jedoch bereits wieder auf das Ausgangsniveau, also auf das Maß an Lebensfreude, von dem Frauen **vor** den Wechseljahren berichtet hatten. Aber es wird noch besser: Zehn Jahre nach der Menopause sagen zahlreiche Frauen, dass sie glücklicher, selbstbewusster, gelassener und zufriedener sind als **jemals** in ihrem Leben davor.

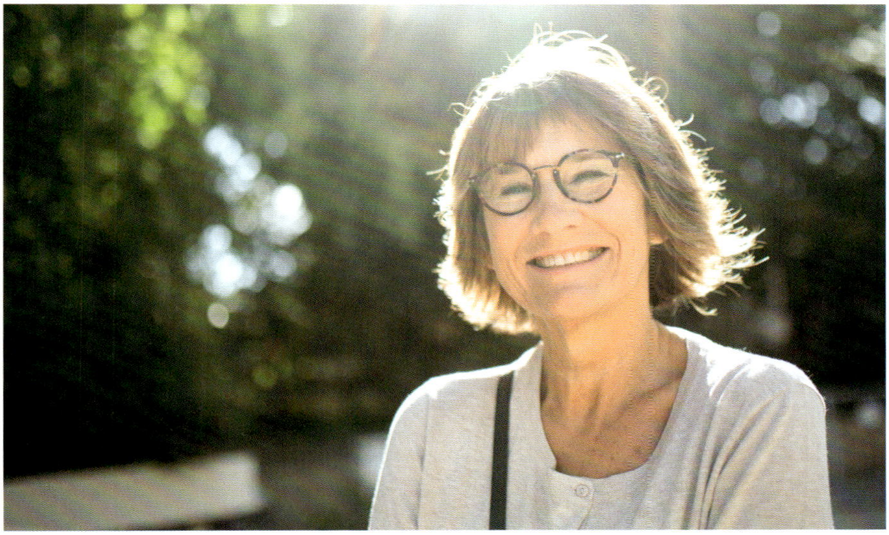

Wenn du im Moment nicht so besonders zufrieden bist mit deinem Leben, kann ich dir mit diesem Wissen hoffentlich Mut machen. Es wird alles wieder besser, sogar vermutlich **sehr viel besser!**

Eine Zukunftsvision

Die zu Beginn des dritten Kapitels genannte Doppelmoral des Älterwerdens, möchte ich zum Anlass nehmen, diesen Teil mit einer „Zukunftsvision" zu beenden.

In unserer Gesellschaft werden marktwirtschaftliche Werte wie Schnelligkeit, Wettbewerb und Leistung oft höher angesehen als Werte wie Rücksichtnahme, Freundlichkeit und Nachhaltigkeit. Letztere werden oft als „weibliche Werte" betrachtet, während erstere als „männliche Werte" gelten.

Meiner Meinung nach ist es an der Zeit zu erkennen, dass beide Gruppen von Werten zusammengehören. Keine der Wertegruppen ist besser oder schlechter als die andere. Wir alle haben sowohl die leistungsorientierte als auch die fürsorgliche Energie in uns, und beide müssen gleichermaßen zum Zuge kommen und geschätzt werden.

Ohne Werte der Leistung würden wir uns als Gesellschaft nicht entwickeln und hätten nicht das Bestreben, uns zu verbessern. Ohne Werte der Fürsorge bleiben zwischenmenschliche Beziehungen auf der Strecke, und Menschen, die unsere Fürsorge benötigen, wie Kinder, Kranke und Ältere, werden vernachlässigt. Entscheidungen werden dann oft nur auf der Grundlage von Wirtschaftlichkeit und der Demonstration von Stärke getroffen.

Dies führt zu einer Welt mit Konflikten, Umweltzerstörung und einer mangelnden Wertschätzung für Fürsorgebereiche wie Kindererziehung, Bildung und Gesundheitsversorgung.

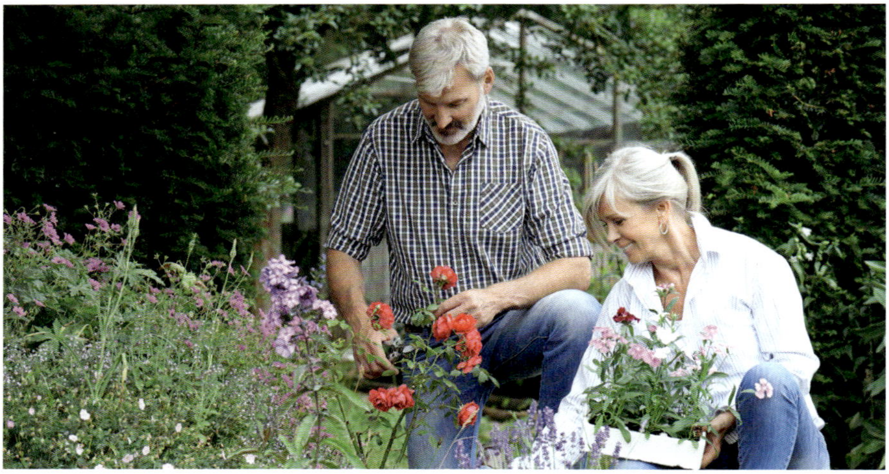

Ich wünsche mir für die Zukunft, dass es sowohl Frauen als auch Männern besser gelingt, beide Anteile zu ihrem Recht kommen zu lassen und, dass in der Erziehung bei Jungen und Mädchen beide Energien gleichermaßen wertgeschätzt und gefördert werden.

Ich denke, dass es erst dann gelingen kann, Dinge, die Menschen in ihrem Leben erschaffen haben, gleichermaßen als wertvoll zu betrachten, ob es sich dabei um Job, Familie, Fürsorge, Freundschaften, Kunst, körperliche Leistung, Handwerk oder Wissenschaft handelt. Meines Erachtens kann das den Weg dafür ebnen, normales Älterwerden und gewonnene Lebenserfahrung – inklusive Falten – bei Männern **und** Frauen als eine normale Lebensphase zu sehen, anstatt sie auf den Verlust von Jugendlichkeit zu reduzieren.

> *Frauen, hört auf, euch um euer Aussehen zu sorgen. Was euch außergewöhnlich macht, das ist eure Stärke.*
>
> *Meryl Streep*

Teil II
Lebensstil

Im zweiten Teil des Buches beginnen wir mit all den spannenden Strategien, die wichtig sind für eine gesunde zweite Lebenshälfte und den souveränen Umgang mit belastenden Symptomen. Es wird in den folgenden Kapiteln viele Werkzeuge geben, mit denen du selbst aktiv werden und das Ruder für deine Reise in die eigene Hand nehmen kannst. Ich denke, es gibt nicht viel, was schlimmer ist als das Gefühl, einer Situation machtlos ausgeliefert zu sein und keinerlei Kontrolle zu haben. Aber genau das ist bei den Wechseljahren zum Glück nicht der Fall. Nur, weil dieses Wissen noch nicht bekannt ist, heißt das nicht, dass Frauen in dieser Zeit leiden oder alles irgendwie einfach „aushalten" müssen. Es ist meine zentrale Motivation für das Schreiben dieses Buches gewesen, dass ich vielen Frauen dieses Wissen zugänglich machen möchte, weil es sicherlich noch 10 bis 15 Jahre dauert, bis es zum Allgemeinwissen gehört.

Um die Wichtigkeit der folgenden Kapitel über Stress, Ernährung, Training und Schlaf in den gesamten Kontext einzuordnen, möchte ich ein Bild von der Medizinerin Felice Gersh „borgen", die sich sehr für das Thema Frauengesundheit und Menopause einsetzt.[183] Sie prägt für ein gesundes Leben das Bild eines 1000-Teile-Puzzles. Jedes Teil hat seine Funktion und seinen Platz. Die inneren 400 Teile, also den Kern des Puzzles, machen unsere Hormone aus. Die äußeren 600 Teile sind all die anderen Dinge, die unsere Gesundheit beeinflussen, vorrangig unser Lebensstil.

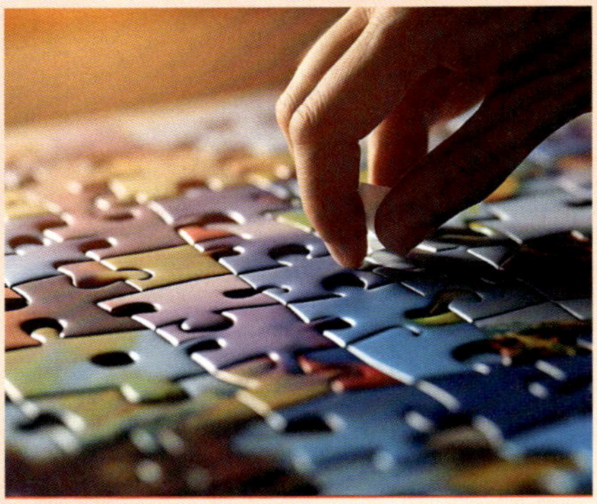

Im Moment ist dir – wenn du die ersten beiden Kapitel bereits gelesen hast – auf jeden Fall klar, dass sich in Richtung unserer Lebensmitte an den zentralen 400 Teilen, also den Hormonen, sehr viel verändert. Hier und da geht ein Teil verloren. Um aber das ganze Bild erkennen zu können, sind die 600 äußeren Teile des Puzzlerahmens enorm wichtig. Wenn wir dort die Vollständigkeit des Puzzles erhalten können, geht es uns besser als wenn auch zahlreiche Teile des Rahmens verloren gehen. Gemeint sind damit all die Entscheidungen über unseren Lebensstil, die wir jeden Tag erneut treffen: im Umgang mit Stress, unserer Ernährung, Training, Schlaf, der inneren Uhr und nicht zuletzt auch im Umgang mit Genussmitteln.

Kapitel 4:

Das A und O – der Umgang mit Stress

Stress und unser Umgang damit, ist das erste Puzzleteil des Lebensstils, mit dem ich beginnen möchte. Unser Umgang mit Stress und die Reaktion darauf hat einen immensen Einfluss auf unsere Gesundheit, den Schlaf, die Ernährung, die Verdauung, die Stimmung, unsere Energie, die Balance der Hormone und damit auch die Stärke der Symptome in den Wechseljahren. Aus diesem Grund stelle ich dieses Kapitel noch vor die Ernährung, die im nächsten Kapitel ab Seite 153 folgt. Denn wenn wir das Thema Stress nicht adressieren, wird auch eine Ernährungsumstellung oder ein optimales Trainingsprogramm einerseits nur begrenzten Erfolg haben, andererseits oft auch nicht gut umsetzbar sein, weil uns Energie fehlt und wir nicht gut regenerieren.

Was ist Stress?

Stress ist eine Veränderung der Funktionen von Gehirn und Körper mit dem Ziel, in kürzester Zeit viel Energie zu mobilisieren, die wir nutzen können, um unser Überleben zu sichern. Diese Ausnahmesituation wird durch die automatische Reaktion unseres autonomen Nervensystems innerhalb von Millisekunden ausgelöst, wenn eine Gefahr droht.[184]

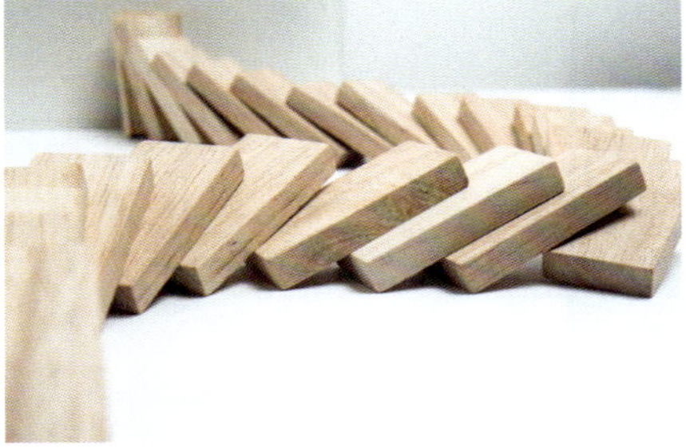

Das Gehirn gibt dabei die Information an das Nervensystem weiter, das prompt reagiert und weitere Prozesse in Gang setzt, auf die wir gleich zu sprechen kommen. Vergleichbar ist das mit einer Reihe Dominosteinen: Der erste umfallende Stein sorgt dafür, dass alle anderen Steine die Balance verlieren.

Die Fähigkeit in dieser Art und Weise automatisch auf Stress reagieren zu können, ist absolut universell und sowohl bei Menschen und Tieren angelegt.

Stressauslöser können sowohl intern als auch extern sein, wie zum Beispiel virale oder bakterielle Infekte, Verletzungen, soziale Konfliktsituationen oder zu glauben (!), dass eine Situation bedrohlich ist. Die Reaktion ist also nicht nur darauf ausgelegt, um gegen einen Säbelzahntiger kämpfen zu können, sondern weit universeller.[185] Gehirn und Körper setzen also alle Ressourcen frei, um unser Überleben in dieser Situation sicherzustellen. Nachdem eine Situation gelöst oder überstanden ist, kehren alle Funktionen auf ihr normales Level zurück, es sei denn, es handelt sich um Dauerstress.

Was passiert bei Stress?

Die Basis von Stress ist die Art und Weise, wie unser **Nervensystem** aktiviert wird. Alles weitere, wie körperliche Reaktionen, das Gefühl von Stress oder Entspannung sowie unser Denken und Handeln sind Folgen davon, wie unser Nervensystem reagiert hat und welche Hormone bzw. Neurotransmitter daraufhin Körper und Gehirn fluten.

Die folgenden beiden Bilder sollen illustrieren, was die zwei Hauptzweige unseres autonomen Nervensystems bewirken, der Parasympathikus und der Sympathikus.

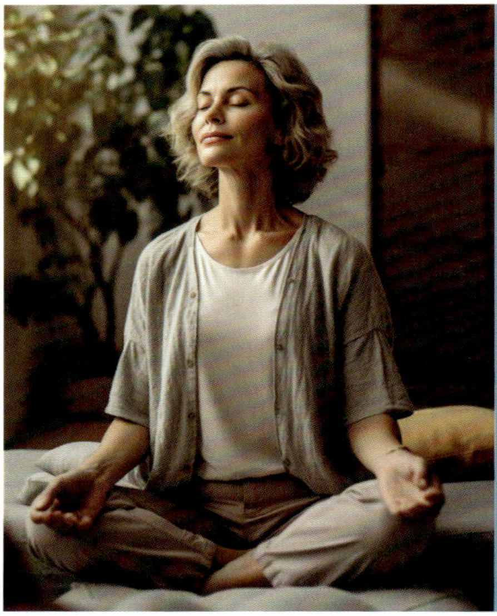

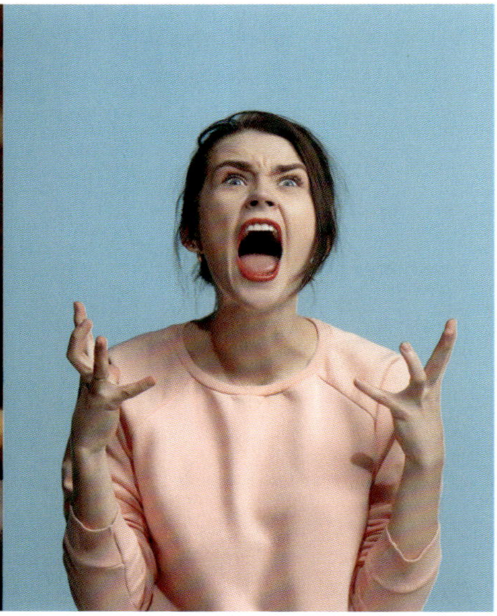

Auf der linken Seite sehen wir die entspannte Frau, die exemplarisch für das steht, was der **parasympathische** Teil des Nervensystems macht: Dazu gehört eine entspannte Muskulatur, ein weicher Blick oder geschlossene Augen, die Bereitschaft zur Regeneration und Heilung. Dieser Zustand ist auch Voraussetzung für einen erholsamen Schlaf. Für das gedankliche Abspeichern können wir den Parasympathikus mit **Erholung** gleichsetzen.

Die Frau auf der rechten Seite ist sichtbar angespannt, absolut fokussiert auf das Gegenüber und bereit, körperlich aktiv zu werden, Leistung zu erbringen oder sogar anzugreifen. Das ist typisch für eine starke Aktivierung des **sympathischen** Teils des Nervensystems. Die Wirkung des Sympathikus können wir uns als verschiedene Ausprägungen von **Aktivierung** merken. Übrigens hat der Sympathikus nichts mit Sympathie zu tun, es ist allerdings etwas verwirrend, dass beide Worte so ähnlich sind.

Nun können wir zum Glück erst einmal aufatmen: Wir müssen unseren Alltag nicht in diesen beiden Extremzuständen verbringen. Das wäre für uns selbst und alle Mitmenschen ganz schön anstrengend. Vorstellen können wir uns die Aktivierung beider Zweige des Nervensystems eher wie ein **Kontinuum**, vielleicht sogar einen Schieberegler, mit dem wir die „Lautstärke" variieren können: leise = Erholung, laut = Aktivierung. Unser Befinden wird durch die unterschiedliche Aktivierung von Parasympathikus (links) und Sympathikus (rechts) bestimmt.

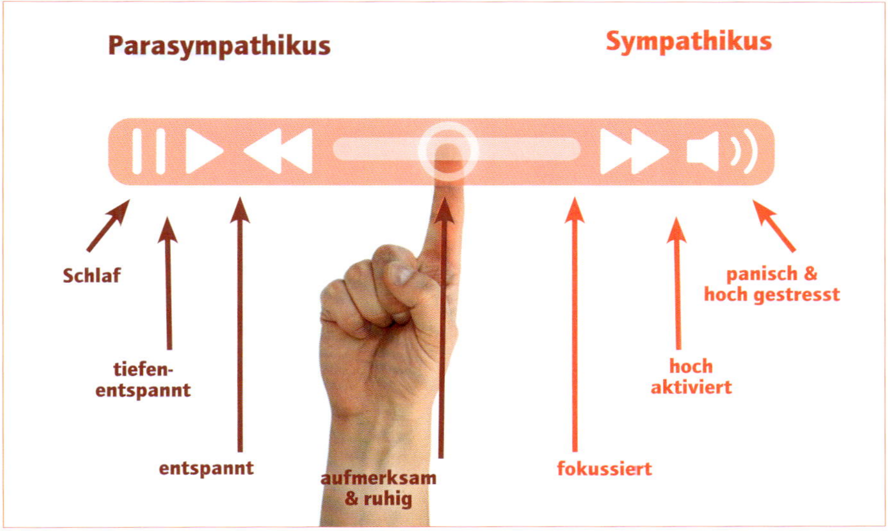

Grafik 8: Das Kontinuum von Sympathikus und Parasympathikus mit Graden der An- und Entspannung

Wenn der **Sympathikus** stark aktiviert ist, fühlen wir uns panisch und hoch gestresst. Dieser Zustand ist mit dem höchsten Stresslevel gleichzusetzen. Auf der anderen Seite, wenn der **Parasympathikus** besonders aktiv ist, sind wir absolut entspannt oder wir schlafen.

Lass uns die verschiedenen „Zustände" einmal der Reihe nach anschauen: Genau in der **Mitte**, zwischen diesen beiden Polen, liegt der Zustand, in dem wir aufmerksam und ruhig sind. Von diesem balancierten Zustand aus, sind wir bei leichter Aktivierung des Sympathikus fokussiert, ein erwünschter Zustand für viele Anforderungen, die wir im Alltag zu erfüllen haben (z. B. Arbeit oder Lernen). Bei mehr sympathischer Aktivierung sind wir hochaktiviert, z. B. ein Sportler vor Wettkampfbeginn oder wir bei einer Präsentation vor Fachpublikum. Je nachdem, wie wir diesen Zustand interpretieren (dazu später mehr), können wir uns in dieser Situation ganz schön gestresst fühlen.

Wenn wir uns von der Mitte aus mehr in Richtung parasympathischer Aktivierung bewegen, sind wir entspannt oder sogar tiefenentspannt.

Alle genannten Zustände – vielleicht abgesehen von Panik – sind wunderbar, wenn es der passende Zustand zu den Anforderungen von außen ist. Stress entsteht auch dann, wenn unser Zustand nicht zu den Rahmenbedingungen passt, z. B. wenn wir hochaktiviert sind, aber eigentlich schlafen wollen.

Aber die Aktivierung des autonomen Nervensystems ist noch nicht alles. Denke zurück an die Dominosteine. Die Prozesse, die in Gang gesetzt werden, sind auch die Ausschüttung von spezifischen **Hormonen und Neurotransmittern**. Sie beeinflussen eine Vielzahl von körperlichen Funktionen, aber auch unsere Gefühle, Gedanken und Handlungen.

Hormone und Neurotransmitter für Stress und Erholung

Die drei wichtigsten Spieler auf beiden Seiten möchte ich gerne vorstellen, weil das später für dich hilfreich ist, um die Wirkung von Alltagsstrategien besser einzuordnen, die den Umgang mit Stress erleichtern können.

Beginnen wir mit den drei Hauptspielern auf der Aktivierungsseite:

- **Cortisol:** Dieses Hormon hatten wir schon in Kapitel 1 kennengelernt. Es ist lebenswichtig und wird von den Nebennieren ausgeschüttet. Sobald es ausgeschüttet wird, erwartet das Gehirn, dass gleich viel Energie benötigt wird.[186] Cortisol sorgt für die Aktivierung zahlreicher körperlicher Systeme und eine schnelle Energiebereitstellung. Es ist Teil unserer Stressreaktion, aber auch im Alltag absolut lebensnotwendig. Im optimalen Fall wird es morgens ausgeschüttet, das hilft für die notwendige Aktivierung am Morgen. Abends sollte es niedrig sein, um den Weg für Schlaf und Erholung zu ebnen (mehr dazu auf Seite 48).
- **Adrenalin und Epinephrin:** Adrenalin wird in den Nebennieren gebildet, Epinephrin im Gehirn, beide sind baugleich und unterscheiden sich nur durch den „Produktionsort". Sie sorgen für Energie, um schnell zu reagieren, besonders in Gefahrensituationen. Sie werden innerhalb von Millisekunden freigesetzt und aktivieren uns schlagartig. Vielleicht hast du das Ergebnis dieser Aktivierung schon einmal selbst erlebt, wenn du durch einen lauten Knall oder etwas Ähnliches wahnsinnig erschrocken bist. Die Ausschüttung von Adrenalin spüren wir im ganzen Körper.
- **Dopamin:** Das ist der Neurotransmitter, der für Motivation sorgt und uns antreibt, etwas zu erreichen, das wir noch nicht haben und das außerhalb unseres Körpers liegt. Erfolg, Zucker, eine neue Handtasche oder auch Drogen sind Beispiele dafür. Dopamin entscheidet also nicht, ob etwas gut für uns ist, sorgt aber dafür, dass wir Dinge wiederholen, die sich gut anfühlen. Es bringt uns also bildlich gesprochen in eine Vorwärtsbewegung. Ursprünglich hat das Verhaltensweisen wahrscheinlicher gemacht, die unser Überleben sichern: Essen, Trinken und Sex. Dopamin ist nicht, wie fälschlicherweise oft behauptet wird, mit dem Gefühl der Belohnung verbunden, sondern sorgt dafür, dass wir MEHR von etwas wollen.[187] Dopamin ist wunderbar, wenn wir Leistung erbringen wollen, schnelle Entscheidungen treffen müssen, wenn wir uns ein Ziel setzen oder wenn wir etwas erreichen wollen. Die Suche nach Dopamin kann jedoch auch dazu führen, dass wir am Ende ausgelaugt sind.

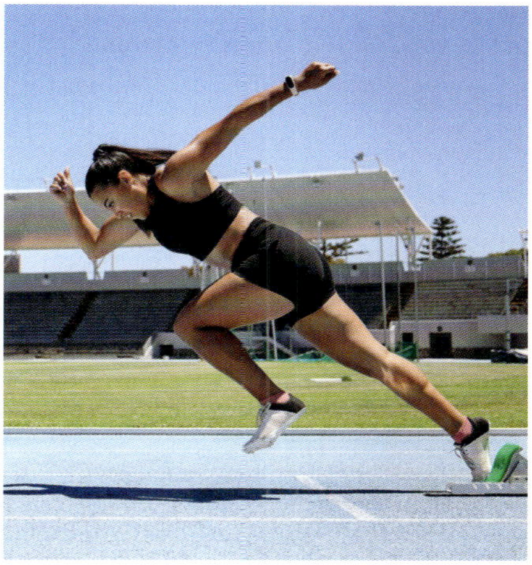

Schauen wir uns nun an, welche Hormone und Neurotransmitter mit der Aktivierung des **parasympathischen** Teils des Nervensystems, also mit **Erholung und Entspannung**, verbunden sind:

- **Melatonin:** Es gilt als das „Hormon der Dunkelheit", auch wenn es eigentlich ein Neurotransmitter ist, der aus Serotonin hergestellt wird. Es steuert den Schlaf- und Wachrhythmus und wird praktisch nur nachts produziert. Darüber hinaus hat es aber zahlreiche wichtige, z. B. antioxidative Wirkungen.
- **Serotonin:** Dieser Neurotransmitter sorgt für das Gefühl der Zufriedenheit mit dem, was wir *haben*, z. B. wenn wir einen wunderbaren Sonnenuntergang am Strand erleben und absolut zufrieden sind. Damit kann man Serotonin gut als Gegenspieler für Dopamin betrachten, das dafür sorgt, dass wir mehr von etwas haben möchten, das wir noch nicht haben.
- **Oxytocin:** Als „Kuschelhormon" ist Oxytocin relativ bekannt. Es fördert die Verbundenheit in sozialen Beziehungen und Partnerschaften. Darüber hinaus ist es wichtig für die Bindung von Mutter und Kind und die Milchproduktion, was aber hier eher keine Rolle spielt.

Wenn wir uns diese gemeinsamen Charakteristika dieser Botenstoffe anschauen, unterstützen Cortisol, Adrenalin, Epinephrin und Dopamin, dass wir aktiv sind und Leistung erbringen können. Melatonin, Serotonin und Oxytocin tragen hingegen eher zu einem Gefühl von Wohlbefinden, Zugehörigkeit, Entspannung und Zufriedenheit bei.

Ich denke, schon beim Lesen bekommst du ein Gefühl dafür, dass sich unser Alltag oft deutlich mehr auf der aktivierenden, leistungsbezogenen Seite abspielt, Wohlbefinden und Entspannung tendenziell aber oftmals zu kurz kommen und das ist für unser Gefühl, gestresst zu sein, von zentraler Bedeutung.

Wenn die Wippe klemmt: Folgen von Dauerstress

Nun haben die Zustände des autonomen Nervensystems alle ihre Berechtigung und wir brauchen sie. Entscheidend dafür, dass wir gesund sind und mit Stress umgehen können, ist es aber, dass wir in der Lage sind, zwischen den einzelnen Zuständen regelmäßig zu *wechseln*. Vorstellen können wir uns das wie eine Wippe. Mal dominiert der Sympathikus, dann sind wir aktiviert und fokussiert. Mal dominiert der

Parasympathikus, dann sind wir entspannt. Auf eine Anspannung darf wieder eine Entspannung folgen und auf Entspannung hin wieder Aktivierung. Am besten sollten diese Zustände mehrfach täglich wechseln, damit das „Gelenk" der Wippe nicht „rostet".

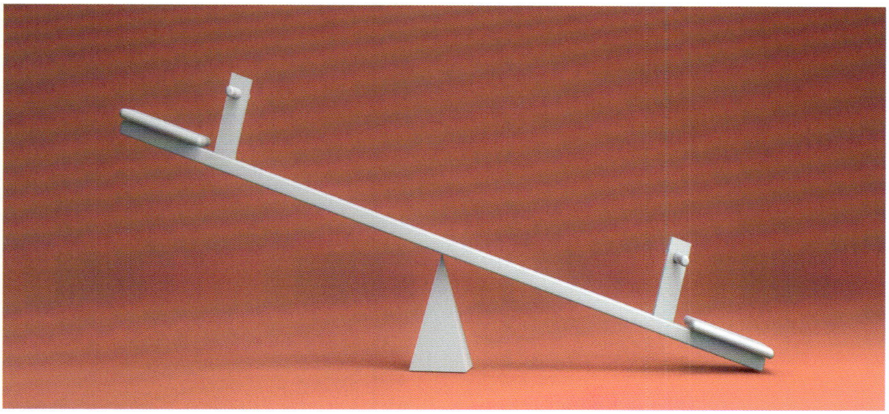

Nun läuft aber in unserem Alltag viel darauf hinaus, dass wir den Sympathikus, bewusst oder unbewusst, immer wieder aktivieren. Entspannung kommt dabei häufig zu kurz. In der Folge „verklemmt" die Wippe mit hochaktiviertem Sympathikus. Wir sind also dauerhaft hoch aktiviert oder gestresst und können nicht mehr entspannen. Hier geht es nicht darum, dass wir Stress vermeiden sollten, aber dieser Stoffwechselzustand ist nur für kurze Zeiträume gedacht und nicht für die Dauer, sonst zahlen wir dafür einen Preis.

Welche Folgen hat es, wenn wir dauerhaft gestresst sind?

- Fokus auf den Stressor: gedanklich nicht loslassen zu können, sich an Problemen festbeißen, anstatt Lösungen zu suchen
- Instinktgesteuerte Entscheidungen: oft weniger durchdacht
- Impulsives Verhalten: Stichwort „Naschen" oder „Reizbarkeit"
- Aktivierung und Anspannung: ständig auf dem Sprung, Muskelanspannung, Kopfschmerzen, ungünstiges Atemmuster, hoher Kaffeekonsum, Bluthochdruck
- Erhöhter Blutzuckerspiegel und Insulinspiegel: Heißhunger, Fetteinlagerung, Prädiabetes
- Nervosität und Ängste: macht Bewältigung des Alltags zu einer großen Herausforderung
- Schlafstörungen: fehlende Erholung und Regeneration

Darüber hinaus ergeben sich aber weitere Konsequenzen aus einem dauerhaft gestressten Zustand: Es kommen die Funktionen zu kurz, für die wir einen entspannten, parasympathischen Zustand brauchen. Da sie in der Regel nicht akut überlebenswichtig sind, bevorzugt der Körper alles, was mit Aktivierung zu tun hat, um unser Überleben zu sichern. Wenn sie aber dauerhaft nicht oder nicht optimal stattfinden, können wir plötzlich unter allerlei Folgen und Beschwerden leiden. Folgende Funktionen sind an die Aktivierung des Parasympathikus gebunden, also daran, dass wir uns erholen und gut schlafen können. Exemplarisch ergeben sich einige Probleme, wenn diese Prozesse nicht (gut) stattfinden:

- Erholung und Heilung pausieren: Schäden, die im Alltag entstanden sind (das ist normal), können nicht repariert werden, z. B. Zellen, Gewebe etc.
- Reduzierte Verdauung und Entgiftung: gestörtes Mikrobiom, entzündliche Prozesse, metabolische Erkrankungen[188]
- Blockierte Fettverbrennung: Wenn wir dauerhaft im Stressmodus sind, bleibt die Fettverbrennung „liegen", sie ist keine Priorität.
- Gestörter Schlaf: Gereiztheit, Heißhunger, mehr Wechseljahresbeschwerden, mehr Stress
- Humor und Genuss kommen zu kurz: beeinträchtigt Lebensqualität, vielleicht suchen wir Ersatz, z. B. in Alkohol
- Gute Problemlösungen sind fast unmöglich: kurzsichtigere, weniger durchdachte Entscheidungen
- Kreativität kommt zu kurz: Wir verlieren Spaß an kreativen Hobbies oder Aufgaben, finden keine neuen Lösungen.
- Hormonbalance ist gestört: Cortisol wird priorisiert hergestellt und raubt die Basis für andere Hormone (siehe Pregnenolon-Diebstahl auf Seite 135).

Wenn wir über lange Zeit in einem aktivierten, angespannten und gestressten Zustand verbringen und nicht mehr in der Lage sind abzuschalten, zu entspannen und uns zu erholen, geht es uns bald nicht mehr gut. Dann fühlen wir uns schlapp und ausgelaugt und können nicht mehr schlafen. Wir fühlen uns schneller überfordert und wissen nicht, wie wir den Alltag bewältigen sollen.

In solchen Momenten greifen wir oft zu externen Mitteln, um den Tag zu überstehen. Sei es, um morgens wach zu werden, tagsüber die Müdigkeit zu bekämpfen (z. B. mit viel Kaffee) oder abends zu entspannen (z. B. Alkohol oder Schlafmittel). Oder wir nutzen andere externe Helfer, um uns abzulenken (soziale Medien,

Alkohol) oder Glücksgefühle zu verschaffen, die im Alltag fehlen (Onlineshopping, Naschen). Doch diese externen Mittel lösen das eigentliche Problem nicht und irgendwie wissen wir das auch, kennen nur keinen anderen Ausweg und haben keine Energie für grundlegende Veränderungen.

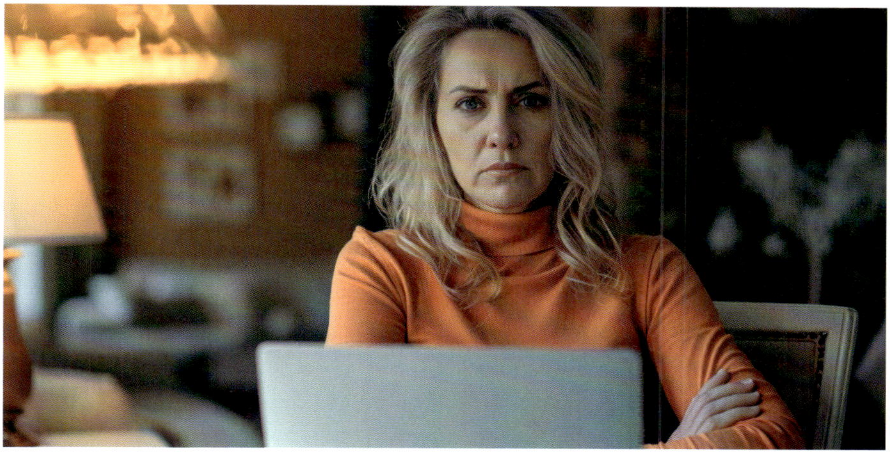

Was stresst uns?

Was individuell Stress auslöst, und zu einer Aktivierung des Sympathikus führt, ist sicherlich unterschiedlich für jede Frau. Du hast wahrscheinlich eine Liste verschiedener Dinge, die dich stressen, bei anderen Frauen stehen sicherlich andere Auslöser auf dieser Liste: zu viele Verpflichtungen, Kollegen, soziale Konflikte, Haushalt und Job, die Pflege der Eltern, finanzielle Probleme, Unzufriedenheit im Job oder/ und der Beziehung, pubertierende Jugendliche zu Hause etc.

Oft werden sogar mehrere dieser Stressoren eine Rolle spielen. Aber weißt du, was unser größter Stressor ist? Das ist nicht der Job und auch nicht der Haushalt. Es sind unsere Gedanken! Sie führen zur Aktivierung des Sympathikus, auch wenn keine reale Gefahr droht. Dafür ist es ausreichend, dass wir eine Situation als stressig oder bedrohlich interpretieren oder an Szenarien zu denken, die passieren könnten. Allein das kann Stress in uns auslösen.

Ich denke, du kennst das: Dir kommt ein Gedanke, den du nicht loslassen kannst, an etwas, das schon passiert ist, also in der Vergangenheit liegt und nicht zu ändern ist. Oder an etwas, das vielleicht passieren **könnte**, realistisch gesehen – also vermutlich – aber nicht passieren wird. Die Folgen sind Herzrasen und Beklemmung, an Schlaf ist nicht zu denken, die Gedanken kreisen und irgendwie wird das gedankliche Drama immer schlimmer, während wir doch eigentlich nichts mehr wollen, als endlich wieder einzuschlafen.

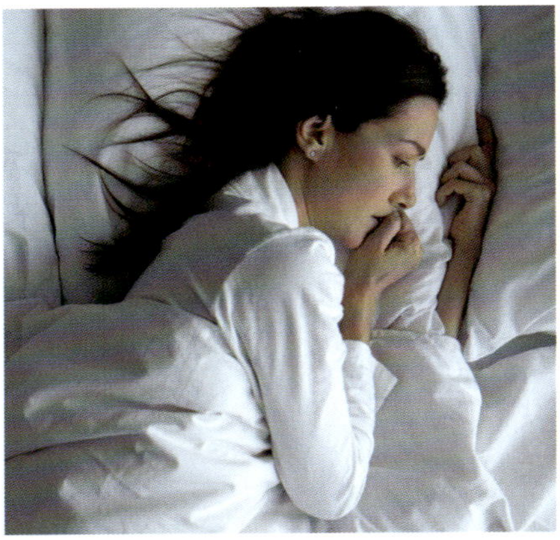

Das Gehirn malt sich alle möglichen und unmöglichen Szenarien aus mit dem Ziel, Unsicherheit zu reduzieren und damit unser Überleben zu sichern. Unser Gehirn kann aber nicht entscheiden, ob eine Gefahr real ist oder wir nur daran denken. Und so erzeugen diese Gedanken weiteren Stress. Nachts ist das Ganze noch schlimmer, denn unsere hormonelle Situation in der Nacht lässt alles viel dunkler, trauriger und trostloser erscheinen. Wenn wir das wissen, können wir an dem Bewusstsein arbeiten, dramatisch wirkende Gedanken und Szenarien nachts nicht so ernst zu nehmen und zur Seite zu schieben. Sobald es draußen wieder hell wird, sind die meisten Dinge nur noch halb so schlimm. Techniken, wie man das erreichen kann, folgen noch (siehe Seite 143).

Darüber hinaus gibt es aber auch noch zahlreiche Dinge im Alltag, die wir oft unbewusst tun, die aber die Aktivierung des Sympathikus fördern und damit verhindern, dass der Parasympathikus (Erholung) zum Zug kommen kann.

Welche Faktoren aus unserem Alltag steigern unbewusst unseren Stress noch weiter?

- Zu viel Kaffee und Alkoholkonsum: fördern Ausschüttung von Cortisol und behindern den Schlaf (Kapitel 5).
- Fast Food und Zucker (aber auch Diät): fördert Stress, weil zu viele Toxine, aber zu wenige Baustoffe und Nährstoffe vorhanden sind; Darm, Immunsystem und andere Systeme arbeiten nicht mehr optimal (mehr dazu in Kapitel 5).
- Fehlendes Tageslicht: bringt die innere Uhr durcheinander und damit die Zeiten für Hormonproduktion, Reparaturen, Schlaf etc. (Kapitel 6).
- Bildschirme abends und nachts: verzögern die Produktion von Melatonin und behindern den Schlaf, Fokus der Augen auf den Bildschirm fördert die Aktivierung des Sympathikus (Kapitel 6).

- Mangelnde Bewegung (aber auch: zu hartes Training): Bewegung erzeugt Endorphine, verbessert Stimmung und Widerstandskraft, die fehlen, wenn wir uns nicht bewegen. Zu viel Training sorgt aber für dauerhafte Cortisol- und Adrenalinausschüttung, sodass wir uns oft nicht mehr gut erholen können (Kapitel 6).
- Negative Selbstgespräche: machen jede Situation schlimmer, wir übernehmen diese Interpretationen als unsere eigene Wahrheit („Ich kann das sowieso nicht.") (siehe Seite 387)
- Perfektionismus: Nichts ist gut genug und wir sind nie zufrieden mit dem, was wir (oder andere) erreicht haben – ein absolut perfektes Rezept für Stress.
- Problemfokussierung, statt Lösungsorientierung: Damit sind wir ein Opfer der Situation und kreisen um das Problem, wenn uns der Fokuswechsel auf die Lösungssuche nicht gelingt.

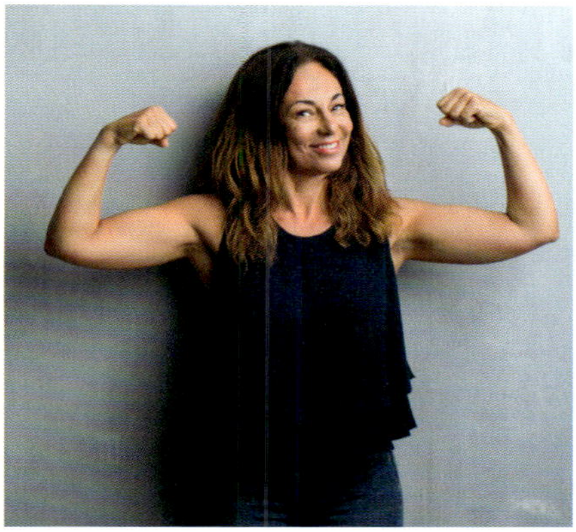

Dies sind nur einige Beispiele für selbstgemachten Stress. Einige Faktoren tauchen in späteren Kapiteln noch einmal auf. Für andere Faktoren folgen in diesem Kapitel noch gezielte Lösungsansätze.

Vielleicht wunderst du dich, warum ich diese Faktoren als Stressverursacher anspreche. Sie sind aus dem Grund so wichtig, weil wir sie *beeinflussen* können. Ob unsere Kinder gerade pubertieren oder im Job ein anstrengendes Projekt ansteht, darauf haben wir keinen Einfluss. Wenn es uns aber gelingt, den *selbstgemachten* Stress zu reduzieren, haben wir mehr Ressourcen (sprich Energie, Kraft, Nerven, Ruhe), um mit den übrigen Herausforderungen souveräner umzugehen.

Was ist in den Wechseljahren anders?

Die Auswirkungen von Dauerstress sind dir – denke ich – inzwischen weitgehend klar. Aber warum ist das Thema in den Wechseljahren und auch danach so besonders wichtig?

Mit den Wechseljahren geht oft einher, dass Frauen weniger gut mit Stress umgehen können, als hätten sie plötzlich ihre Widerstandskraft verloren. Wir fühlen uns manchmal dünnhäutig wie ein Ei ohne Schale. Dafür gibt es mehrere Gründe, die wichtigsten sechs möchte ich hier kurz vorstellen, um die Komplexität der Zusammenhänge zu illustrieren.[189]

1. Unsere geringere Resistenz für Stress hängt essenziell mit dem **niedrigeren Progesteronspiegel** zusammen, der schon ab Mitte/Ende 30 langsam sinken kann. Das Ergebnis ist oft mehr Ängstlichkeit, Depressionen und Schlaflosigkeit, denn nun fehlt die beruhigende Wirkung des Progesterons.
2. Selbst wenn wir (noch) ausreichend Progesteron produzieren, kann **Cortisol** die **Rezeptoren** für **Progesteron** blockieren. Die Folgen sind die gleichen, wie als wenn wir zu wenig Progesteron haben: vermehrte Ängstlichkeit, Unruhe, Schlafstörungen und Stressanfälligkeit.
3. Darüber hinaus können bei viel Stress **Hitzewallungen** auftreten – eigentlich ein Symptom für zu wenig Östrogen (deshalb oft erst später in der Perimenopause). Aber wenn wir gestresst sind und der Cortisolspiegel hoch ist, reagiert das Gehirn weniger gut auf unser (noch) vorhandenes Östrogen. Selbst bei normalem Östrogenspiegel können wir dann Östrogenmangelsymptome haben, weil dieses Östrogen nicht wirken kann.
4. Ein weiterer wichtiger Faktor ist der sogenannte **Pregnenolon-Diebstahl**.[190] Er erklärt, warum Stress in den Wechseljahren die Achterbahn der hormonellen Veränderungen nachhaltig und ungünstig beeinflussen kann. Viele unserer sogenannten Steroidhormone (z. B. Östrogen, Progesteron und auch Testosteron), aber auch Cortisol werden aus dem gleichen Vorhormon, Pregnenolon hergestellt. Pregnenolon gilt als die „Mutter aller Hormone" und wird aus Cholesterin hergestellt. Cortisol ist absolut überlebenswichtig. Wird es im Körper viel benötigt, beispielsweise wenn wir viel Stress haben, stellt der Körper sicher, dass es ausreichend produziert wird. Da aber die Menge des Vorläufers Pregnenolon limitiert ist, priorisiert unser Körper die Produktion von Cortisol. In der Folge werden oftmals nicht genug Östrogen, Testosteron, DHEA und auch Progesteron hergestellt und unsere hormonellen Dysbalancen verstärken sich weiter.

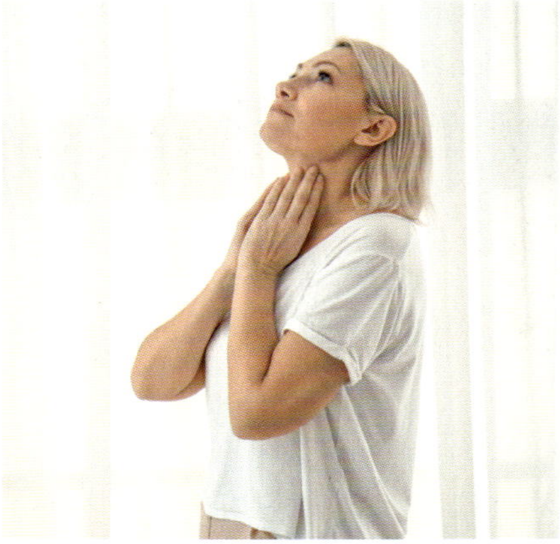

5. Und auch die **Schilddrüsenfunktion** hängt mit unserem Stresslevel zusammen. Das ist nicht besonders überraschend, denn alle Hormone beeinflussen sich gegenseitig. Ist der Cortisolspiegel zu hoch, kann sich eine Resistenz der Zellen für Schilddrüsenhormone entwickeln. Diese Zellen reagieren dann nicht wie gewohnt auf die Informationen der Schilddrüsenhormone. In der Folge haben wir im Labortest möglicherweise normale Schilddrüsenwerte, aber dennoch Symptome einer Unterfunktion.[191] Wenn Cortisol dauerhaft hoch ist, weil wir gestresst sind, muss unser Körper immer mehr Schilddrüsenhormone für den gleichen Effekt produzieren.
6. Zu guter Letzt steigt bei Stress unser **Blutzuckerspiegel**, da die Leber ihre Speicher ins Blut leert, um schnell Energie für den vermeintlichen Notfall bereitzustellen. In der Folge steigt auch der Insulinspiegel, um den Zucker zu den Zellen zu transportieren. Ein hoher Blutzuckerspiegel fördert Entzündungen im Körper und die Verzuckerung von Zellen und Nerven. Ein hoher Insulinspiegel signalisiert dem Körper, **Fett zu speichern**, vor allem am Bauch und zwischen den Organen, was gesundheitliche Probleme verursachen kann. Beides fördert darüber hinaus auch den unliebsamen Heißhunger. Unter Stress nutzt der Körper auch unsere Proteinspeicher zur Energiegewinnung, das führt zu einem **Muskelabbau**, insbesondere an Po und Oberschenkeln. Das typische Erscheinungsbild ist dann der dicke Bauch, der fehlende Po und die dünnen Beine und Arme. Wie wichtig unsere Muskeln für unsere Gesundheit in und nach den Wechseljahren sind, darüber werden wir noch im Kapitel 6 ab Seite 198 sprechen.

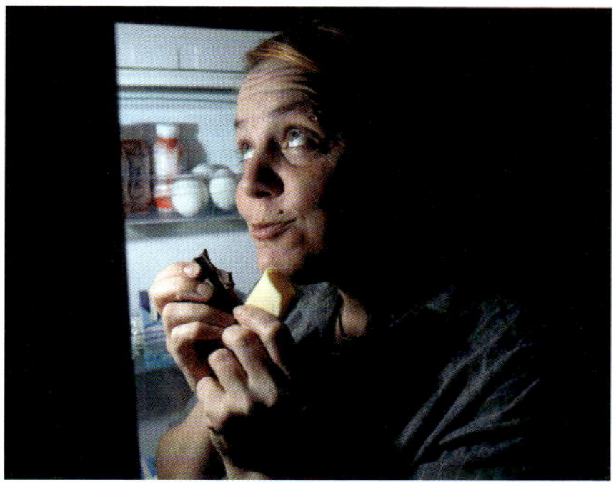

Dauerstress führt also dazu, dass Hormone nicht wirken können oder weniger produziert werden, was zahlreiche Beschwerden und Symptome zur Folge haben kann oder sie verstärkt. Der Versuch, diese Beschwerden zu lindern, ohne die Ursache zu beheben, gleicht dem Versuch, bei einer überlaufenden Badewanne dauerhaft den Fußboden aufzuwischen, anstatt einfach den Wasserhahn zuzudrehen. Das Fazit an dieser Stelle ist einleuchtend: Der gesunde Umgang mit Stress und die ursächliche Reduzierung von Dauerstress sind die **Schlüssel zum „Königreich der Hormonbalance“**,[192] die in den Wechseljahren sowieso unsere zentrale Herausforderung ist.

Positive Effekte von Stress

Auch wenn du bisher vielleicht den Eindruck gewonnen hast, dass Stress äußerst schädlich ist, betrifft das nur den Dauerstress, der Wochen oder Monate dauert. Kurzfristiger Stress ist tatsächlich eher positiv. Er schärft den Fokus, verbessert die körperliche und geistige Leistungsfähigkeit und kann sogar vor einigen Arten von Krebs schützen.[193] Positiver Stress kann uns stärker, besser und widerstandsfähiger machen, uns förmlich beflügeln.

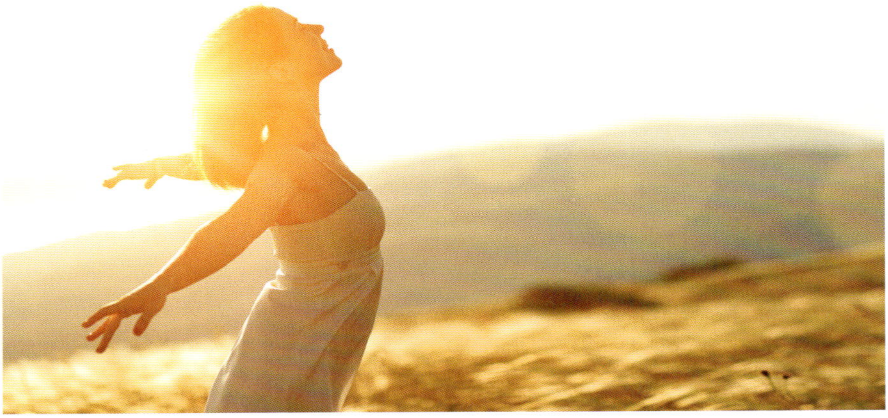

Doch selbst bei dem tollsten Herzensprojekt, ist es zentral, dass wir zwischen Anspannung und Entspannung wechseln können. Wir müssen abends abschalten und nachts tief und erholsam schlafen können, sonst kann selbst der „positive" Stress, auf längere Sicht schädlich sein.

Mit diesem Verständnis der Stressmechanismen, der Rolle unseres Nervensystems und der negativen Folgen einer dauerhaften Aktivierung des Sympathikus, können wir die Bedeutung der Hormone und ihre gegenseitige Beeinflussung besser verstehen. Unsere Sensibilität für Stress und die Neigung, gestresst zu sein, sind in den Wechseljahren ohnehin höher. Daher ist es entscheidend, Stress zu reduzieren und den Parasympathikus bewusst und vor allem regelmäßig zu aktivieren, um die Hormonbalance, den Schlaf, das Abnehmen oder das Training zu optimieren und die Lebensqualität zu verbessern oder zu erhalten.

Die besten Strategien im Umgang mit Stress

Genau aus diesem Grund möchte ich nun einige Strategien vorstellen, die hilfreich sind, um unseren Umgang mit Stress positiv zu verändern.

Dabei beginnt tatsächlich alles, mit unserer Einstellung zum Thema Stress, auch – oder gerade weil – wir diese praktisch nie einer Prüfung unterziehen.

Unsere Einstellung zu Stress

Was Stress mit uns macht, also wie er auf uns wirkt, wird stark davon beeinflusst, wie wir Stress bewerten und welche generelle Einstellung wir dazu haben. Ob wir **glauben**, dass Stress uns krank macht oder ob wir **glauben**, dass Stress uns dazu bringt, uns weiterzuentwickeln und leistungsfähig zu sein, verändert, wie wir auf herausfordernde Situationen reagieren. Diese grundlegende Einstellung ist wie ein Filter, durch den wir Situationen unterschiedlich wahrnehmen, beispielsweise als negativen Stress oder Herausforderung. In der Folge verändert das auch, wie Gehirn und Körper auf der physiologischen Ebene reagieren und somit, wie stark wir gestresst sind. Die Kraft unserer Gedanken sollten wir nie unterschätzen.

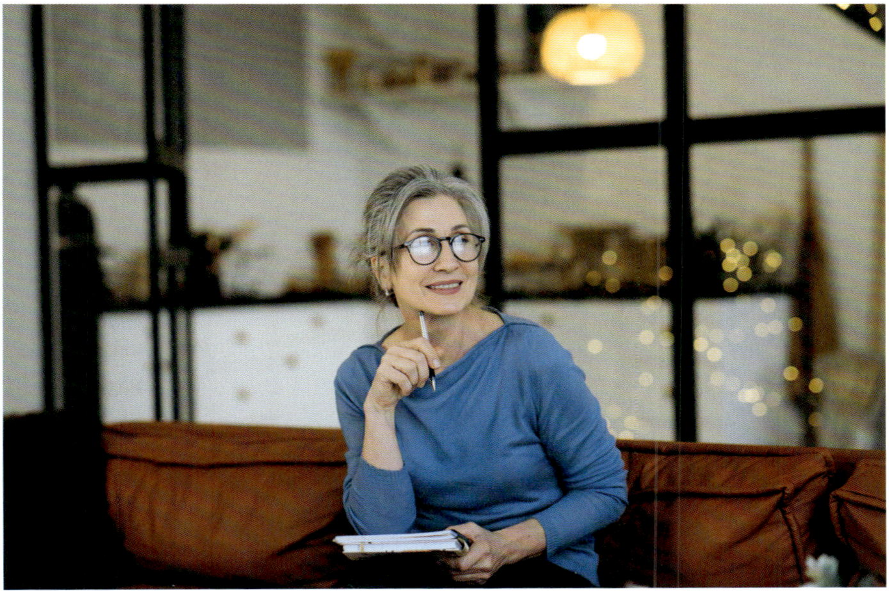

In einer Studie zum Thema Glaubenseffekte sahen Teilnehmer entweder einen Film über die negativen Seiten von Stress, wie schädlich er ist, oder einen über die positiven Seiten, wie leistungsfördernd er sein kann. Beide Darstellungen sind wahr, denn die Wirkung von Stress hat viele Dimensionen. Einerseits konnte gezeigt werden, dass die Gruppe recht schnell die Einstellungen des gezeigten Films übernahm, also dass Stress krank macht oder leistungsfördernd wirkt. Andererseits konnte aber auch belegt werden, dass die Gruppe, die den positiven Film sah, später weniger gestresst war (gemessen anhand des Cortisolspiegels) und darüber hinaus berichtete, bei der Arbeit bessere Leistungen zu erbringen.[194] Die Studie zeigt also, dass wir unsere Einstellung zu Stress verändern können und sich dies auch positiv darauf auswirkt, wie gestresst wir in der Folge dieser Einstellung sind.

Soforthilfe bei akutem Stress

Soforthilfe bei akutem Stress ist äußerst hilfreich, um schnell wieder Zugriff auf die Funktionen unseres Gehirns zu bekommen, das heißt besonnen reagieren und handeln zu können. Das ist ein bisschen, wie wenn uns jemand in der Not einen Rettungsring reicht.

Strategie 1: Panoramablick

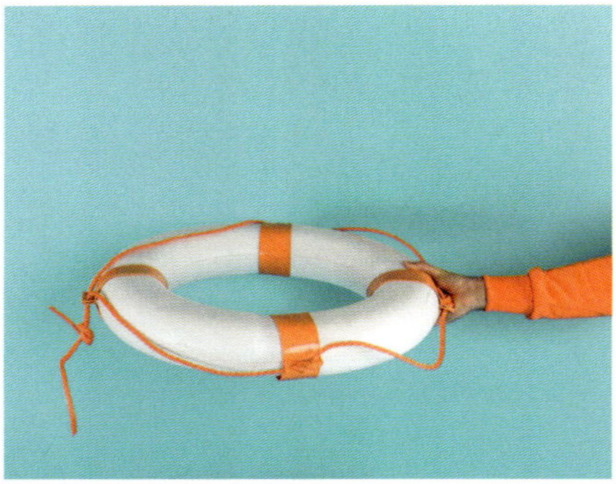

Am besten gelingt dies, indem wir unseren Körper nutzen, um unseren Geist zu beruhigen. Es ist kaum möglich, den Geist direkt mit dem Geist zu beruhigen, indem wir uns selbst sagen: „Beruhige dich jetzt einfach." Das klappt meistens nicht, wie du sicherlich schon festgestellt hast. Stattdessen können wir den Zustand unseres **Körpers** verändern, um unseren Geist zu beruhigen, indem wir unseren Fokus ändern.[195] Das klingt simpel und ist es tatsächlich auch, perfekt also, wenn wir gerade super gestresst sind.

Warum funktioniert das? Typischerweise sind wir bei Stress komplett auf den Auslöser des Stresses fokussiert, was als Tunnelblick bekannt ist. Indem wir diesen Fokus ändern und zu einem **Panoramablick** wechseln, können wir den Stress reduzieren.

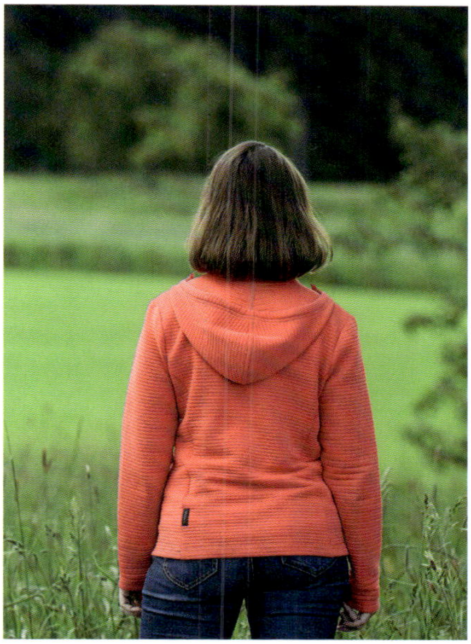

Die Augen sind die einzigen sichtbaren Teile unseres Gehirns und untrennbar mit dem Nervensystem verbunden, sodass eine Intervention über die Augen direkt auf das Nervensystem zurückwirken kann. Damit wirkt der Panoramablick sofort entspannend auf unser Gehirn, selbst wenn der Körper noch Adrenalin ausgesetzt, also aktiviert ist.

Wie es geht? Stell dir vor du würdest deinen Blick weiten, als hättest du eine Landschaft vor dir oder würdest an einem Aussichtspunkt stehen. Dies hilft in allen Stresssituationen im Alltag und macht uns widerstandsfähiger.

Strategie 2: Atmung

Atmen – klingt simpel, denn wir machen es ja sowieso den ganzen Tag. Aber eine gezielte Atemtechnik kann bei Stress augenblicklich Erleichterung bringen.

Ich möchte hier eine besondere Atemform vorstellen, die hervorragend als Akut-Strategie geeignet ist, also wenn du gerade super gestresst bist. Du musst nicht einmal die stressende Situation verlassen und auch nicht bis zum Feierabend warten.

Der physiologische Seufzer ist die schnellste, im Moment bekannte, Art und Weise sich zu entspannen. Aber diese Entdeckung ist keineswegs neu, sondern stammt aus den 1930er-Jahren.[196]

Wir machen diesen physiologischen Seufzer automatisch im Tiefschlaf, wenn wir zu viel Kohlendioxid im Blut aufgebaut haben, wenn wir Platzangst haben oder heftig geweint haben.

Wie funktioniert der physiologische Seufzer? Zuerst atmest du zweimal tief durch die Nase ein, wobei der erste Atemzug länger ist als der zweite. Danach atmest du lang einmal durch den Mund aus. Ein bis drei Durchgänge reichen in der Regel aus, um eine sofortige Entspannung zu spüren.

Warum funktioniert das? Die zweite Einatmung ist der Schlüssel, denn sie entfaltet die Lungenbläschen und ermöglicht eine größere Aufnahme von Sauerstoff und verbessert die Ausatmung von Kohlendioxid, was zu einer sofortigen Stressreduktion führt.

Wer mehr möchte: Diese Atemform ist auch als regelmäßiges Training zur Stressreduktion geeignet. Man kann sie dazu täglich 1 bis 5 Minuten üben und langsam steigern. Wenn dir dabei schwindelig wird, liegt es am vielen Sauerstoff. Dann atme einfach einige Male „normal", bevor du zum physiologischen Seufzer zurückkehrst.

In einer aktuellen Studie aus 2023 wurden langanhaltende positive Effekte auf Stressreduktion, Stimmung und Herzratenvariabilität nachgewiesen, wenn Teilnehmer diese Atemform regelmäßig über mehrere Minuten täglich praktiziert haben.[197]

Wichtig: Diese und auch andere Atemübungen solltest du NIE beim Autofahren oder in der Nähe von Wasser (beim Schwimmen, Baden, in der Badewanne etc.) durchführen. Bei solchen „Experimenten" sind schon Menschen ertrunken!

Strategie 3: Abstand

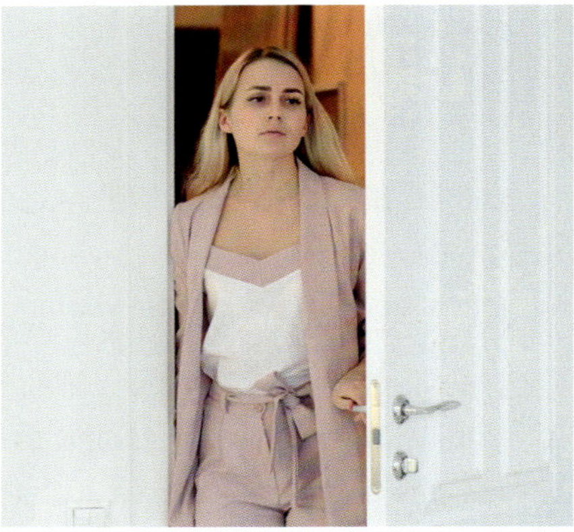

Es kann enorm hilfreich sein, eine Situation zu verlassen, die dich akut sehr stresst, um vorübergehend Abstand zu gewinnen. Natürlich nur, wenn das möglich ist, ohne dich und andere zu gefährden.

Gegebenenfalls kannst du dein Gegenüber um eine Pause bitten, um nach einer Konfliktsituation, bewusst den Raum verlassen zu können.

Abstand zu gewinnen, bringt oft unser klares Denken schneller zurück, als wenn wir in der Situation verbleiben. Ein Spaziergang oder Treppensteigen können zusätzlich helfen, Stress zu reduzieren. Sie geben dem Körper die Möglichkeit, „Stresshormone" in Bewegung zu kanalisieren. Diese Bewegung kann gerne mit dem physiologischen Seufzer und einem Panoramablick kombiniert werden. Konzentriere dich dabei bewusst auf diese Atmung, auf das, was du sehen kannst oder die Bewegung, um erst einmal aus dem Gedankenkarussell aussteigen zu können. Wir können uns nicht gleichzeitig auf die Gedanken zur stressenden Situation konzentrieren und bewusst unsere Atmung und Bewegung wahrnehmen.

Wenn du nach einigen Minuten wieder etwas zur Ruhe gekommen bist, fällt es dir vermutlich auch leichter, die Situation mit etwas Abstand zu analysieren. Aufregung und starke Emotionen „trüben" unseren Blick.

Stress zu reduzieren, hört natürlich nicht bei Notfallstrategien auf, auch wenn sie wirklich hilfreich sind, um schneller wieder besonnen reagieren zu können.

Glaube nicht alles, was du denkst

Der grundlegende Umgang mit Stress, erfordert auch, dass wir ganz bewusst – mit einem kühlen Kopf – über Situationen nachdenken. Das ist häufig Voraussetzung, um Ursachen zu erkennen und Lösungen zu suchen (und zu finden). Tun wir das nicht, können wir nur immer wieder auf die Situation reagieren, wenn sie dann da sind. Verändern können wir unsere Herangehensweise damit meistens nicht.

In der PDF auf Seite 38 findest du eine Anleitung, um diese Denkprozesse für deine eigenen größten Herausforderungen selbst Schritt für Schritt durchzugehen.

Wenn wir beginnen möchten, Situationen zu analysieren, müssen wir unbedingt einen zentralen Satz verinnerlicht haben: **Glaube nicht alles, was du denkst!** Das klingt erst einmal merkwürdig, wenn man das noch nie gehört hat. Lass mich erklären, warum das so wichtig ist:

Wir neigen dazu, unsere Gedanken als eine ultimative Wahrheit zu behandeln. Wir denken es, also ist es wahr. Aber unsere Gedanken basieren oftmals einfach nur auf Denkgewohnheiten, also Gedanken, die wir schon häufig gedacht haben. Diese Gewohnheiten formen einen typischen „Grundton", den unsere Gedanken haben, z. B. sorgenvoll, zynisch oder optimistisch.[198] Diese Gedanken und der daraus entstehende Grundton beeinflussen, wie unser Körper reagiert, wie wir uns fühlen und wie wir handeln. Ein negatives Bauchgefühl, angespannte Muskulatur oder ein schneller Herzschlag können Reaktionen auf negative Gedanken sein. Wir fühlen uns ganz anders, wenn wir viele sorgenvolle Gedanken denken, als wenn wir eher optimistische Gedanken haben. Dieses „Milieu", das wir unbewusst damit kreieren, hat eine enorme Tragweite für unser Leben. Es verändert, wie wir uns selbst sehen, die Umwelt und auch andere Menschen.[199]

Hier zwei einfache Beispiele:

- Gedanke 1: Ich weiß, dass ich diesen Test (das Projekt) nicht schaffen werde.
- Gedanke 2: Ich fange rechtzeitig an zu lernen und mache es so gut wie ich kann. Ich habe in meinem Leben schon viele Tests bestanden.

Was meinst du, wie beide Gedanken beeinflussen, wie diese Person im Alltag handelt und sich fühlt? Die erste Person wird sich nicht anstrengen, weil sie ja schon „weiß", dass die Bemühungen sich nicht lohnen. Das kann dazu führen, dass sie sich deprimiert fühlt und den Test vermutlich wirklich nicht schafft, was wiederum ihre ursprüngliche Annahme bestätigt und verstärkt.[200]

Die zweite Person hat die Chance in Aktion zu kommen, sie weiß, dass es eine Herausforderung wird und dass sie etwas dafür tun muss. Sie weiß aber auch, dass sie

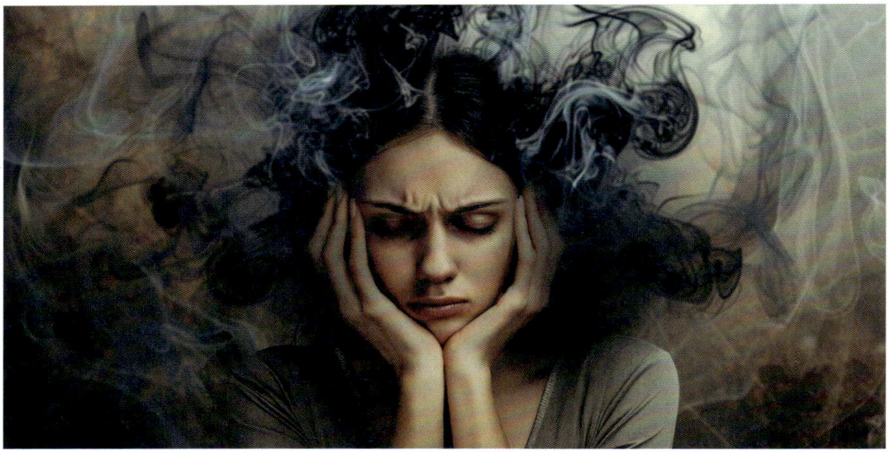

schon viele Herausforderungen gemeistert hat und einfach ihr Bestes geben wird.

Viele unserer automatischen Gedanken sind aufgrund von Botschaften entstanden, die wir im Laufe unseres Lebens gehört und in unser Selbstbild übernommen haben. Sie können aber auch auf Erlebnissen basieren, die wir für uns interpretiert haben, damit sie einen Sinn ergeben.

Das, was wir häufig denken, denkt unser Gehirn praktisch irgendwann von allein, ohne unser Zutun. Dazu gehören Sorgen oder negative Selbstgespräche.

Hier einige Beispiele:

- Dafür habe ich kein Talent.
- Ich bin nicht intelligent genug.
- Bei mir geht immer alles schief.
- Ich halte sowieso nie etwas durch.
- Ich werde nie so erfolgreich sein wie mein Bruder, meine Schwester ...
- Ich habe das (schon wieder) nicht geschafft, ich bin ein Versager.
- Du bist nie pünktlich, weil ich dir egal bin.
- Du bist schuld.

Diese Gedanken sind aber keine Wahrheit! Sie sind deine Wahrnehmung oder Interpretation und sie betreffen nicht nur dich, sondern auch deine Beziehungen zu den Menschen in deinem Umfeld, wie du an den letzten zwei Punkten erkennen kannst. Daraus resultiert der Hinweis: Glaube nicht alles, was du denkst.

Viel zu selten fordern wir unsere eigenen Sichtweisen heraus, weil wir sie als Wahrheit einordnen. Was du aber tun kannst ist, diese Gedanken bewusst auf ihren Wahrheitsgehalt hin zu hinterfragen und ihnen damit die Macht über dich zu nehmen:[201]

- Ist das wirklich wahr?
- Kann ich mir wirklich absolut sicher sein, dass das wahr ist?
- Wie beeinflusst mich dieser Gedanke, wie fühle ich mich und wie handele ich, wenn ich das glaube?
- Wie würde ich mich fühlen und handeln, wenn ich wüsste, dass das *nicht* wahr ist?

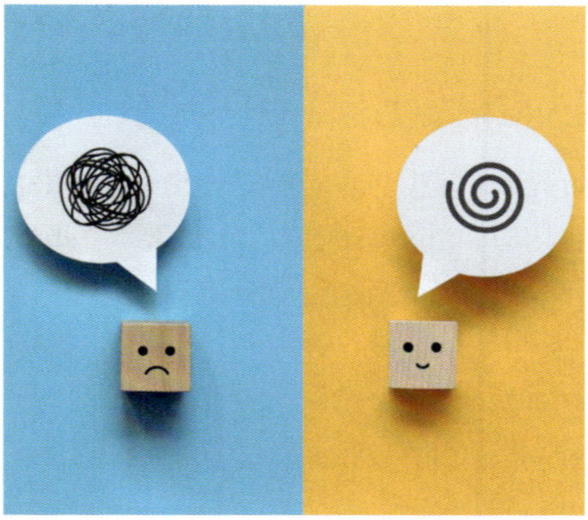

Wenn wir diese automatischen Gedanken einer regelmäßigen Prüfung unterziehen, können wir sie tatsächlich verändern und damit auch beeinflussen, wie wir uns fühlen und wie wir handeln. Diese Gedanken können nur Macht über uns haben, wenn wir sie unreflektiert als Wahrheit hinnehmen. Es kann oftmals auch hilfreich sein, diese negativen Gedanken aufzuschreiben, das macht sie etwas greifbarer.

Wir können auch die Gelegenheit nutzen, diesen negativen Gedanken etwas Positives und Hilfreiches entgegenzusetzen. Einen negativen Gedanken nicht mehr zu denken, klappt nicht, diesen aber zu korrigieren und stattdessen bewusst neue Gedanken in dein Denken hineinzubringen, das funktioniert. Ziel ist es dabei, hilfreiche und realistische Formulierungen zu finden, die nicht auf Schwarz-Weiß-Denken oder dem Negativ-Fokus basieren.

Hier einige Beispiele:

Negativer Gedanke	Positiver, hilfreicher neuer Gedanke
Das ist eine Katastrophe.	Ich werde eine Lösung finden.
Das werde ich nie schaffen.	Ich kann um Hilfe bitten.
Ich muss das tun.	Es ist meine Entscheidung.
Das wird mich völlig fertig machen.	Ich bin widerstandsfähig. Oder: Ich habe auch schon XYZ gemeistert.

Nimm dir hin und wieder Zeit, hinterfrage deine automatischen Gedanken und überlege, ob dir diese schaden oder gut für dich sind.

Alternativ kann es auch hilfreich sein, sich mögliche positive Ergebnisse einer Situation vorzustellen, anstatt sich auf negative Konsequenzen zu konzentrieren, die vermutlich nie eintreten. Ob diese positiven Ergebnisse als Wörter gedacht werden oder du dir stattdessen ein positives Bild in deinem Geist vorstellst, scheint keinen Unterschied zu machen. Aber es reduziert schon nach einer Woche die Anzahl der Sorgen.[202]

Ursachen erkennen und Lösungen finden

In unserem Alltag tauchen häufig wiederkehrende Situationen auf, die uns belasten und Stress verursachen. Um diese Herausforderungen gezielt anzugehen, kann es hilfreich sein, einige ruhige Minuten zu nutzen, um sie zu strukturieren. Ohne diese Vorarbeit bleibt oft alles beim Alten. Nimm dir einen Zettel und Stift, koche einen leckeren Tee oder Kaffee und mach dir deine Situation rundum angenehm. Ich möchte dich im Folgenden anhand eines Beispiels durch die sieben Fragen führen, die helfen können, die Situation klarer zu sehen. Diesen Prozess kannst du auf deine Herausforderungen anwenden.

1. **Problem identifizieren:** z. B.: „Immer bin ich im Haushalt mit allen Aufgaben alleine, keiner hilft."
2. **Was passiert konkret?** Beschreibe, was passiert, ohne Emotionen und Interpretationen einzubeziehen, zum Beispiel: „Ich kaufe ein, mache die Wäsche, putze die Wohnung und bringe den Müll weg, niemand fragt, ob er mir helfen kann."
3. **Warum möchtest du etwas ändern?** Z. B. Weil ich permanent erschöpft bin, Vollzeit arbeite und die Zeit, in der die anderen Freizeit haben, mit Hausarbeit verbringe.
4. **Gibt es Ausnahmen, wo es besser läuft?** Z. B. „Manchmal hängt mein Mann die Wäsche auf und der Sohn bringt den Müll raus, alle zwölf Wochen kommt eine Putzfrau."
5. **Warum ist mir das wichtig?** „Ich möchte, dass unsere Wohnung sauber und wohnlich aussieht und sich nicht zu viel Arbeit ansammelt, weil sie niemand erledigt."
6. **Was ist mein Eigenanteil an dieser Situation?** Z. B. „Ich erwarte, dass andere die Arbeit sehen und Hilfe anbieten. Wenn jemand hilft, kritisiere ich oft, wie es gemacht wird, weil es „nicht richtig" ist. Wenn ich sehe, dass jemand sich ungeschickt anstellt, mache ich es lieber selbst. Ich bin gestresst, weil ich will, dass alles perfekt aussieht."
7. **Was würde mir wirklich helfen?** Z. B. Wenn mein Mann beim Wocheneinkauf helfen würde oder die Lebensmittel geliefert würden, wenn die Putzkraft einmal im Monat da wäre, wenn ich konkret um Hilfe bitten würde.

Diese Fragen helfen dir auch zu erkennen, wo du in gewissem Maße dazu beiträgst, dass eine Situation immer wieder auftaucht. Hier geht es nicht um „Schuld", aber in der Regel haben beide Seiten in einer Situation einen Anteil daran, wenn sie sich in gleicher Art und Weise immer wiederholt.

Und dann kann es – sollte es – an die Umsetzung gehen.

Eine erste Überlegung sollte sicherlich sein, wo du selbst eine Veränderung herbeiführen kannst. Das kann die Einstellung sein (muss denn alles immer perfekt sein?) oder auch zu lernen, andere konkret um Hilfe zu bitten. Schließlich ist es EUER Haushalt und vermutlich eher nicht dein Hobby.

Danach ist es gut, Verbündete zu suchen. Was solltest du mit deinem Partner und der Familie besprechen? Oftmals ist es gut, den Partner vorher mit ins Boot zu holen und unter vier Augen dein Befinden und das Anliegen zu schildern, damit er dich unterstützen kann. „Ich brauche deine Hilfe" kann ein guter Ansatzpunkt sein.

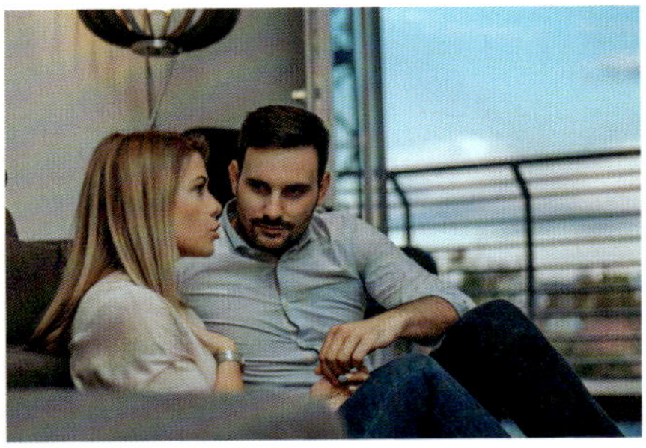

Vermeide Vorwürfe, sowohl im Gespräch mit dem Partner als auch der Familie. Sie erzeugen - verständlicherweise - Gegenwehr und lenken davon ab, dass du eigentlich an einer Lösung interessiert bist. Schildere deine Situation, vielleicht die Veränderung durch die Wechseljahre, Schlafstörungen, Erschöpfung usw. Auch in einer Familie kann niemand hellsehen. Sie merken vielleicht, dass du stärker genervt bist als früher und wundern sich oder ziehen sich zurück, um deinem „Zorn" zu entgehen. Bitte konkret und sachlich um Unterstützung, vielleicht lassen sich auf freiwilliger Basis schon einige Aufgaben verteilen. Lass dich nicht dadurch abschrecken, dass vermutlich nicht alle gleich „Hurra" schreien. Es ist immer unbequem, mehr Pflichten zu übernehmen, weil es bisher offenbar ja auch anders ging.

Wichtig ist die gedankliche Frage „Wie könnte eine Lösung aussehen?", anstatt sich mit einem Satz wie „Das geht sowieso nicht." gleich zu blockieren. Oft ist schon eine kleine Erleichterung eine Besserung und schrittweise können zusätzliche Strategien darauf aufgebaut werden.

Credo: Konzentriere dich auf das, was veränderbar ist!

Entspannung trainieren

Um Stress zu reduzieren, müssen wir ganz bewusst die Aktivierung des Parasympathikus trainieren. Denkt an den Schieberegler oder die Wippe (siehe Seite 126). Wir Menschen sind von unserer neurologischen „Verdrahtung" leichter in Stress zu versetzen, das hat unser Überleben gesichert.[203] Entspannung müssen wir damit bewusster und gezielter üben. Das verhindert die Addition von Stress über Tage und Wochen und trainiert unsere Fähigkeit, zwischen Anspannung und Entspannung zu wechseln.

Aber genau das - also die Entspannung - kommt in unserem Alltag oft zu kurz. Wir sind am Tun, Denken und Planen. Dabei vergessen wir (oder wissen es nicht), wie wichtig es ist, regelmäßig das Tempo rauszunehmen, Freiräume zu schaffen und

Pausen zu machen, in denen der Schwerpunkt nicht darauf liegt, den Anforderungen anderer zu entsprechen.

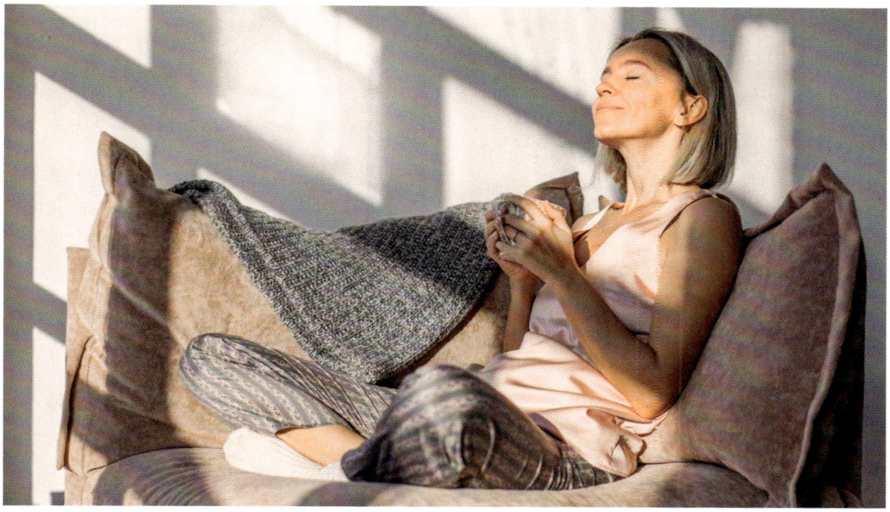

Alles, was uns hilft, Tempo rauszunehmen und den Parasympathikus zu aktivieren, hat hier seinen Platz. Das könnte sein:

- **Natur erleben:** z. B. mit einem Spaziergang oder Zeit im Garten
- **Nichts tun:** Einfach einen Tee trinken und die Ruhe genießen.
- **Zufriedenheit fördern:** Ein Buch lesen, was die Serotoninproduktion anregt und schöne neue Gedanken in dein Gehirn bringen kann.
- **Gelegenheit zum Lachen:** Witze suchen, lustige Filme sehen.
- **Sich verbunden fühlen:** Zeit mit Menschen verbringen, die dir guttun (aktiviert das Bindungshormon Oxytocin).
- **Sich wohltuend bewegen:** Yoga, Gymnastik, Tai-Chi
- **Entspannen:** Schlaf, Massage, gezielte Atemübungen
- **In Tätigkeiten versinken:** Kreativ sein, z. B. durch Malen oder Schreiben, Musizieren oder Basteln.

Wenn es dir schwerfällt, Dinge zu finden, bei denen du die Zeit vergessen kannst, kann ich dir einen Tipp geben: Vielleicht gibt es etwas, das du als Kind oder Jugendliche gerne gemacht hast, bei dem du schon damals immer die Zeit vergessen hast. Manchmal kann das ein Hinweis für etwas sein, das dich ausmacht, wie malen oder schreiben.

Hier sind noch zwei weitere Ideen, die ich besonders hervorheben möchte, weil sie uns nachweislich besonders guttun und Entspannung fördern:

Grounding

Es ist wichtig, wieder richtig mit Händen und Füßen in Kontakt mit der Erde zu kommen. Das bedeutet zum Beispiel, barfuß auf der Wiese zu gehen, im Wald oder im Garten – jedoch nicht auf Asphalt oder Beton. Auch Gartenarbeit ist für den Kontakt mit der Erde wunderbar. In unserem heutigen Alltag haben wir uns weit von dieser Verbundenheit mit der Erde entfernt, wir tragen Gummisohlen, gehen auf Asphaltboden, dekorieren mit Kunstpflanzen und nutzen künstliche Lichtquellen. Grounding und Gärtnern sind simpel, bringen uns in Kontakt mit der Natur, reduzieren sofort unseren Stress und lindern nachweislich Entzündungen.[204]

Atmung

Unsere Atmung zeigt an, ob wir gestresst oder entspannt sind. Über die Beeinflussung unserer Atmung können wir aber auch direkt Einfluss auf unseren Zustand nehmen und Anspannung oder eben auch Entspannung fördern. Die Atmung ist gleichzeitig ein **Symptom** für unseren Zustand und ein **Werkzeug**, um diesen zu verändern. Wichtig für eine gezielte Entspannung ist es, nicht einfach nur tief zu atmen, wie oft empfohlen wird. Das kann Stress sogar verstärken. Entspannung erzielen wir mit der Betonung der **Aus**atmung. Wenn wir uns entspannen wollen, müssen wir die Ausatmung bewusst verlängern.[205] Diese Technik ist auch ein hervorragendes Werkzeug für die Nacht, wenn die Sorgen kreisen.

Wie es geht? Setze dich bequem hin und schließe deine Augen, konzentriere dich auf die Atmung, versuche sie bewusst wahrzunehmen. Lege dazu gerne deine Hände auf den Bauch oder eine Hand auf den Bauch und die andere auf den Brustkorb. Dann spürst du die Atmung besser. Mit der Einatmung nimm wahr, wie sich der Bauch leicht nach vorne schiebt und mit der Ausatmung spüre, wie sich der Bauch etwas nach innen zieht. Atme, wenn das möglich ist, durch die Nase ein und aus. Verlängere dann schrittweise die Ausatmung. Wenn du beispielsweise drei Sekunden einatmest, kannst du versuchen, ohne Anstrengung für vier, fünf oder sechs Sekunden auszuatmen. Immer wenn du den Fokus verlierst und das bemerkst, komme zur Atmung zurück.

Übrigens: Es ist komplett normal, mehrfach den Fokus zu verlieren. Das zu bemerken und die Aufmerksamkeit danach wieder bewusst auf die Atmung zu lenken, ist Teil des Trainings und verbessert deine Achtsamkeit.

Entspannung trainieren – die Strategie für deinen Alltag

Auf den vorherigen Seiten haben wir einige Dinge besprochen, wie du Entspannung in deinen Alltag integrieren kannst. Jetzt möchte ich dir noch ein Werkzeug vorschlagen, das dir helfen kann, die Entspannung organisatorisch umzusetzen. Die simple Strategie nennt sich „15 Minuten für mich"[206]. Dabei reservierst du täglich 15 Minuten nur für dich selbst. Diese kurze, aber wirkungsvolle Intervention kann eine wertvolle Auszeit sein.

Wie diese Auszeit aussehen kann, haben wir bereits besprochen: Verbringe die Zeit mit etwas, das dir richtig Spaß macht und guttut, in der Natur, lesend, mit einem Tee auf dem Balkon oder kreativ.

Es gibt jedoch drei Bedingungen für diese Auszeit:

- Du bist allein.
- Du verzichtest auf Smartphone, Fernseher und Ähnliches.
- Du fühlst dich nicht schuldig.

Gerade der letzte Punkt ist meiner Erfahrung nach für Frauen eine echte Herausforderung. Sie sind so daran gewöhnt, sich immer selbst zurückzunehmen, dass sie sich häufig absolut egoistisch fühlen, diese Auszeit zu priorisieren. Probiere es aus, reserviere dir diese Zeit als einen Termin und besprich es mit deiner Familie, damit sie dir Rückendeckung geben kann. Je nach Energie, die du an diesem Tag hast, kann diese Auszeit einfach heißen, in Ruhe einen Tee zu trinken oder kurz zu schlafen. Wenn du mehr Energie hast, gehst du vielleicht spazieren oder bastelst etwas. Das kann jeden Tag etwas anderes sein. Du entscheidest, was an diesem Tag für dich wohltuend ist.

Wenn es dir nicht möglich ist, 15 Minuten dafür zu finden, dann versuche es wenigstens mit fünf Minuten. Einfach für einige Minuten nichts tun zu *müssen*, sondern Pause zu machen, in den Garten zu schauen oder einige Seiten zu lesen, kann bereits wohltuend sein.

Zum Umgang mit den Strategien

Die Vielzahl der Strategien und Möglichkeiten soll nicht dazu führen, dass du davon gestresst wirst. Betrachte sie eher wie ein Buffet von Angeboten. Suche dir aus, was zu dir passt und dich spontan anspricht oder dir auf Anhieb hilfreich erscheint. Probiere ein bisschen und dann probiere noch etwas anderes. Beim Buffet ist es ja auch nicht das Ziel, alles auf einmal aufzuessen.

So könntest du vorgehen:

- **Notfalltoolbox erstellen:** Wähle 1 bis 2 der Notfallstrategien aus und erstelle dir deine Notfalltoolbox auf einem Notizzettel. Überlege konkret, wann und wie du diese anwenden wirst, und vielleicht übst du sogar, damit du sie im „Ernstfall" nicht vergisst.
- **Liste für Dinge, die dich zufrieden machen:** Erstelle eine Liste von Dingen, die dich zufrieden machen, vielleicht in einem Arbeitsheft. Plane deine Auszeit, am besten jeden Tag und wähle dann, je nach Zeit und Energie, was du machen möchtest. Du musst aber in dieser Auszeit auch nichts tun, sondern kannst schlafen oder einfach nur dasitzen und die Ruhe genießen.

Das reicht für den Anfang. Wenn du mehr willst, kannst du Folgendes tun:

- **Identifiziere deine stressverursachenden Gedanken:** Überprüfe gründlich, welche Gedanken dir Stress verursachen und überprüfe ihren Wahrheitsgehalt. Erarbeite hilfreiche Alternativen (siehe dazu auch die PDF zum Download auf Seite 38).
- **Lösungssuche für größere Probleme:** Gehe systematisch an die Lösungssuche für größere Probleme heran, sobald du bereit dazu bist.

Mit dieser Vorgehensweise kannst du nach und nach deine Stressbewältigungsstrategien entwickeln und anpassen, um deinen individuellen Bedürfnissen gerecht zu werden.

> *Unsere größte Waffe gegen Stress, ist unsere Fähigkeit, einen Gedanken einem anderen vorzuziehen!*
>
> *William James*

Kapitel 5:

Ernährung und Hormone

Im folgenden Kapitel möchte ich dir ein solides Handwerkszeug liefern, um das komplexe Thema Ernährung sicher zu navigieren. Nach diesem Kapitel bist du in der Lage, gute Entscheidungen für deine Ernährung zu treffen, unabhängig davon, ob Abnehmen eines deiner Ziele ist oder nicht. Mir ist es wichtig, auch die Bedeutung von Ernährung als Hintergrundwissen zu liefern, denn hier geht es um weit mehr als Kalorien. Dieses Wissen gibt dir die Möglichkeit, Strategien für deinen Alltag flexibel anzupassen, denn letztendlich muss Ernährung zu deiner individuellen Lebenssituation passen. Dann legen wir mal los.

Was macht Ernährung mit uns?

Nahrung, die wir essen, hat bestimmte Funktionen in unserem Körper zu erfüllen, sie liefert Energie, Bausteine, chemische Komponenten, Futter für unsere Darmbakterien und sogar auch Informationen. Ich möchte jetzt auf jeden dieser Punkte kurz einen Blick werfen, damit du besser verstehen kannst, warum Nahrung so wichtig ist.

Energielieferant

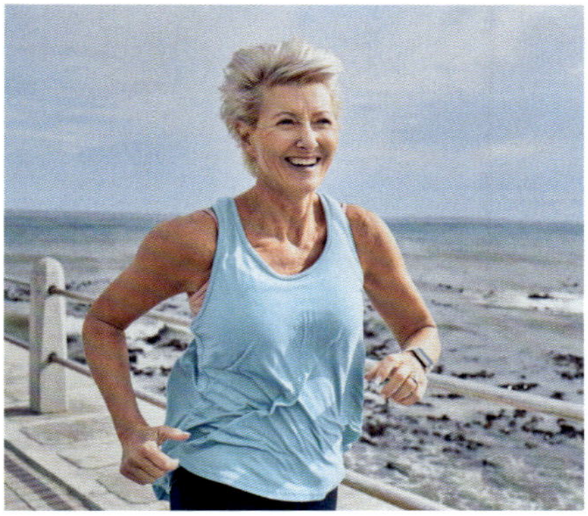

Wenn wir überlegen, warum wir Nahrung brauchen, fällt uns meistens zuerst ein, dass Nahrung **Energie** liefert. Energielieferanten sind die sogenannten Makronährstoffe: Kohlenhydrate (z. B. aus Brot, Reis, Nudeln, Kartoffeln und Zucker) und Fetten (z. B. Olivenöl, Butter etc.). Gemessen wird diese Energie in Kilokalorien, im Alltag sprechen wir hingegen von Kalorien.

Diese Kalorien in der Nahrung können vom Körper in Energie umgewandelt werden, die wir für die Erhaltung der Körpertemperatur, Organfunktionen, Reparaturen, das Wachstum von Gewebe, Haut, Haaren, Nägeln und für Bewegung benötigen.

Dieser Aspekt ist jedoch weit weniger wichtig, als wir glauben. Klar, wir brauchen Energie, aber nicht wenige Menschen tragen locker 700 Müsliriegel an Energie (= 20 kg Fett) in Form von Körperfett mit sich herum. Wir schieben mehrfach täglich Energie nach, ohne auch nur eine Kilokalorie der Speicher anzuzapfen. Das bringt unseren Stoffwechsel in Schieflage und sorgt häufig für noch mehr Fetteinlagerung. Das soll keine Ermunterung sein, zu hungern. Aber es besteht ein deutliches Missverhältnis zwischen der Betonung von Nahrung als Energielieferant und der Tatsache, dass wir häufig viel gespeicherte Energie haben, die wir gar nicht nutzen (können).

Nahrung liefert Bausteine

Ernährung liefert auch Bausteine wie Proteine, Fette und Mineralstoffe, aus denen Muskeln, neue Gehirnzellen, Knochen, Haut, Blutgefäße, Immunzellen, Hormone und Neurotransmitter gebildet werden können. Diese Bausteine sind entscheidend für Wachstum, Heilung nach einer Verletzung und tägliche Reparaturen von Schäden sowie die Gesunderhaltung von Organen wie Haut, Leber und Nieren. Ob wir gut mit Baustoffen versorgt sind, beeinflusst beispielsweise auch, wie schnell wir innen und außen altern.

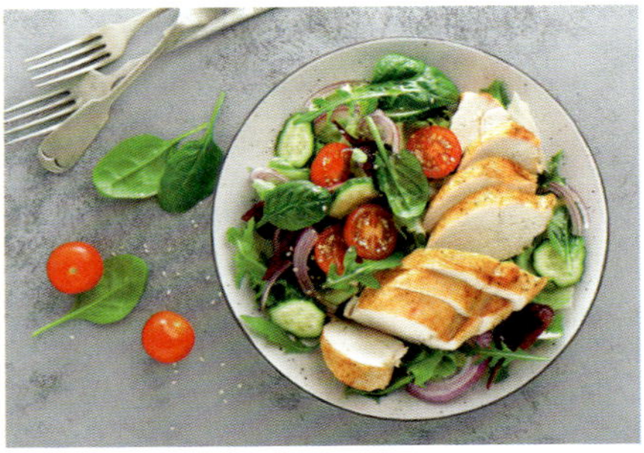

Um optimal mit Baustoffen versorgt zu sein, ist es jedoch keineswegs egal, was wir essen. Hochwertige Baustoffe führen zu einem hochwertigen Aufbau neuer Zellen und Reparaturen. Minderwertiges Baumaterial hingegen sorgt für einen minderwertigen „Neubau“ von Zellen oder „halbherzige“ Reparaturen, da das benötigte Material fehlt oder eine schlechte Qualität hat. Dies kann zu porösen Knochen, unelastischen Zellwänden (beeinträchtigter Nährstofftransport) oder vorzeitig gealterter Haut führen, um nur einige Beispiele zu nennen.

In unserem Körper werden Gewebe dauerhaft repariert, neu gebaut und ersetzt, nicht nur während des Wachstums. Die Erneuerungsraten verschiedener Gewebe variieren, zum Beispiel wird die Oberhaut (Epidermis) alle 26 bis 28 Tage erneuert,[207] deine Leberzellen sind maximal drei Jahre alt,[208] Knochen werden alle fünf bis zehn Jahre[209] und Muskeln alle 15 Jahre komplett erneuert.[210] Wir brauchen also eine kontinuierliche Lieferung hochwertiger Baustoffe durch unsere Ernährung.

Chemische Komponenten

Nahrung liefert auch chemische Komponenten, die sogenannten Mikronährstoffe, Pflanzennährstoffe und Enzyme, die wir brauchen, um das herzustellen, was wir sind. Hast du schon einmal darüber nachgedacht, wie verrückt es eigentlich ist, dass aus der Scheibe Brot und dem Apfel, den du isst, Zellen werden, die DICH ausmachen?

Ein Mangel an Mikronährstoffen, wie z. B. Vitamin C, Vitamin B12, Zink oder Kupfer, kann zu Schwäche, Krankheit oder sogar Blindheit führen. Auch wenn wir keinen direkten Mangel haben, sondern mit diesen Nährstoffen „nur" nicht gut versorgt sind, kann das zahlreiche Prozesse beeinträchtigen und die Resilienz gegenüber Stress und Infektionen reduzieren.[211]

Viele Wirkstoffe, insbesondere aus Pflanzen (z. B. Polyphenole), sind nicht lebensnotwendig, wir sterben also nicht, wenn wir sie nicht aufnehmen. Sie können uns aber helfen, gesünder zu bleiben, denn sie wirken antientzündlich, antibakteriell und antifungal (also gegen Pilze) und scheinen besonders gut für die Gesundheit von Herz und Gehirn zu sein. Es wird vermutet, dass es allein etwa 8000 Polyphenole gibt.[212] Viele weitere pflanzliche Wirkstoffe sind noch nicht einmal erforscht. Einige bekannte Beispiele sind Flavonoide (eine Unterform der Polyphenole) in praktisch allen Früchten und Gemüse, Stilbene in Trauben oder Lignane in Leinsamen.[213] Viele Polyphenole sind auch sogenannte Antioxidantien, die unsere Zellen vor Schäden schützen können, wie z. B. das Lycopin in Tomaten.[214]

Futter für die Darmbakterien

Die neuere Forschung zeigt immer mehr, dass unsere Darmflora oder unser Mikrobiom einen zentralen Einfluss auf unsere Gesundheit hat. Unser Darm beherbergt etwa drei Pfund mit mindestens 5000 verschiedenen Bakterienarten.[215] Aber diese machen nur etwa 70 Prozent der Mikroben im Darm aus, auch Viren und Pilze gehören zum Mikrobiom dazu.[216] Für die Zusammensetzung des Mikrobioms wurden sowohl Zusammenhänge mit Gesundheit als auch Krankheiten gezeigt. Eine ungünstige Zusammensetzung mit vielen schädlichen Bakterien und eine geringe Vielfalt der Bakterienarten kann Diabetes Typ 2, kardiovaskuläre Erkrankungen, Darmentzündungen, Krebs und Übergewicht begünstigen.[217]

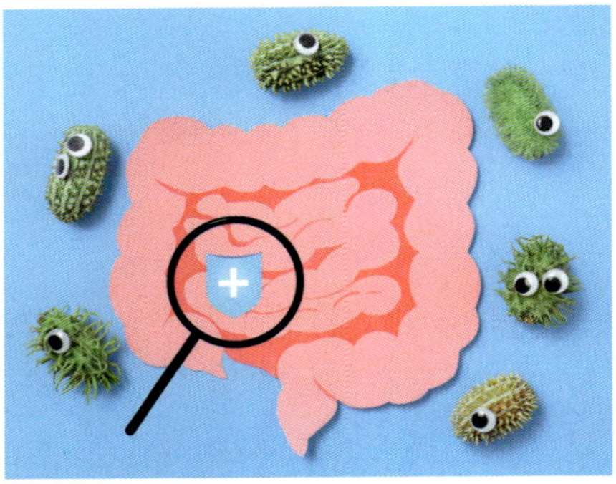

Diese Bakterien oder Mikroben produzieren zahlreiche Enzyme, Vitamine und andere Stoffwechselprodukte, die wir selbst nicht herstellen können. Sie extrahieren Nährstoffe aus unserer Nahrung und beeinflussen unsere Stoffwechselreaktion auf die Nahrung.[218] Während sich eineiige Zwillinge 99 Prozent der gleichen DNA teilen, ähneln sich ihre Mikrobiome nur zu etwa 34 Prozent. Das Mikrobiom von nicht verwandten Menschen ähnelt sich zu etwa 30 Prozent. Unsere mikrobielle Besiedelung ist absolut individuell, wie ein Fingerabdruck.[219]

Unsere Ernährung liefert – je nachdem, was wir essen – Futter für die guten Darmbakterien, die wir brauchen oder für die schlechten Darmbakterien, die uns krank und übergewichtig machen.

Kurz gesagt: Was wir essen, liefert nicht nur Energie und Baustoffe, sondern beeinflusst, wie gesund unsere Darmflora ist. Deren Vielfalt und Zusammensetzung beeinflusst wiederum, wie gesund wir sind.

Essen liefert Informationen

Nahrung liefert unserem Körper Informationen, wie er funktionieren soll. Das klingt verrückt, ist aber Epigenetik. Dabei handelt es sich um die Wissenschaft, wie Verhalten und Umwelteinflüsse unsere Gene in ihrer Aktivität verändern können.[220]

Wir haben unsere genetische Ausstattung zwar von unseren Eltern bekommen, das sind Gene für Gesundheit und Krankheit. Diese Gene werden nicht verändert. Aber nicht alle Gene sind aktiviert. Das ist ein bisschen wie bei einem Piano mit vielen Tasten, erst wenn sie gespielt werden, können wir einen Ton hören. Unser „Pianist“, der unsere Gene aktiviert, sind unsere Lebensbedingungen, wie zum Beispiel Stress, unsere Gedanken, Schlaf, Training und Ernährung.[221] Mit jeder Mahlzeit und der

Wahl unserer Nahrung können wir die Ausdrucksweise von zahlreichen Genen verändern.[222] Diese Gene können für Schlankheit und Gesundheit stehen, oder aber auch für Entzündungen, Krankheit und Übergewicht.

90 Prozent unserer chronischen Erkrankungen, wie Diabetes, Bluthochdruck und das Metabolische Syndrom, sind nicht „angeboren", sondern Konsequenzen unseres Lebensstils: z. B. Nahrung, Stressoren, Training und Toxine.[223] Und selbst, wenn wir Gene haben, die es wahrscheinlicher machen, dass wir beispielsweise Diabetes oder eine Herzerkrankung bekommen, ist das kein unabwendbares Schicksal, sondern wir können viel selbst dafür tun, um dennoch gesund zu bleiben.

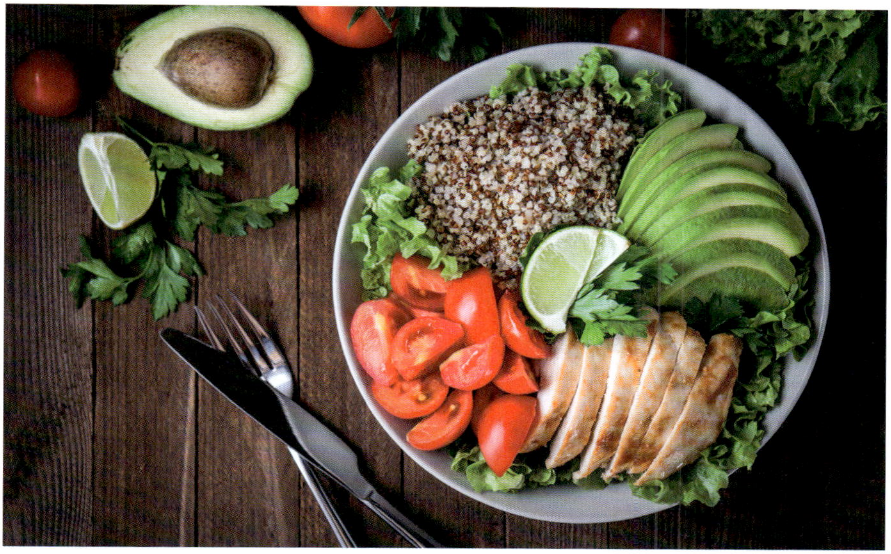

Um es auf den Punkt zu bringen: Das, was wir essen, macht viel mehr als nur Energie zu liefern. Es beeinflusst unsere Hormone, die Struktur von Zellen, Knochen und Organen, die Gesundheit unseres Mikrobioms (unser „zweites Gehirn"), das Maß an Entzündungen im Körper, unsere geistige Klarheit, unseren Schlaf und unsere Stimmung, das Immunsystem, den Stoffwechsel und auch unser Gewicht (durch mehrere Faktoren).

Diese Wirkung hat Nahrung mit jedem Bissen! Nahrung ist Medizin, ihre Wirkung addiert sich.[224] Schließlich essen wir 3- bis 6-mal täglich etwas und das über Jahrzehnte. Das heißt, jede positive Veränderung, die du in Zukunft umsetzt, hat die Chance, sich ebenfalls über eine lange Zeitspanne zu addieren. Damit möchte ich dir Mut machen, dass es sich lohnt, auch mit kleinen Veränderungen zu beginnen.

Was verändert sich in den Wechseljahren?

Die hormonellen Veränderungen während der Wechseljahre und auch nach der Menopause beeinflussen verschiedene Prozesse, die mit Nahrungsaufnahme, Verarbeitung oder Speicherung aber auch der psychischen Seite der Nahrungsaufnahme zu tun haben.[225] Das führt bei relativ vielen Frauen in dieser Zeit zu einer Gewichtszunahme von etwa 2,5 kg bis 10 kg; die Zahlen dazu variieren in der Literatur.[226,227] Mir ist jedoch auch klar, dass eine Gewichtszunahme nicht alle Frauen in dieser Zeit betrifft. Das bedeutet jedoch nicht, dass in diesem Fall die folgenden Faktoren keine Rolle spielen. Nur das „Endergebnis" ist anders und die Veränderung der zugrundeliegenden Prozesse äußert sich dann möglicherweise eher in Schlafstörungen, Nervosität, Unverträglichkeiten, Blähungen, Übelkeit oder Hitzewallungen. Eine Verbesserung deiner Ernährung sollte damit eine Priorität sein – egal ob du durch die Wechseljahre zugenommen hast – oder nicht.

Ich möchte hier in Kürze die **9 wichtigsten Prozesse** vorstellen, die sich mit den Wechseljahren verändern und auf der einen Seite eine Gewichtszunahme begünstigen können, auf der anderen aber auch das Risiko für chronische Entzündungen erhöhen. Folgen dieser Entzündungen können beispielsweise ein erhöhter Blutdruck, kardiovaskuläre Erkrankungen oder depressive Stimmungen sein.

1. **Stresslevel:** Ein erhöhter Cortisolspiegel führt zu mehr Stress und das kann einen „Notstoffwechsel" begünstigen. Die Folgen können eine reduzierte Fettverbrennung, dafür aber eine vermehrte Fettspeicherung sein. Der bereits im Kapitel 4 vorgestellte „Pregnenolon-Diebstahl", der die Bildung von Cortisol auf Kosten anderer Hormone priorisiert, kann Dysbalancen weiter verstärken und sowohl Heißhunger als auch Bauchfett fördern.
2. **Stoffwechsel:** Vor der Menopause, also in den Wechseljahren, ist ein Östrogenüberschuss typisch, weil Progesteron bereits zu niedrig ist. Das kann Fettspeicherung fördern. Nach der Menopause liegt ein Östrogenmangel vor, weil die Eierstöcke in den Ruhestand gegangen sind. Das wiederum fördert ein eher männliches Fettverteilungsmuster, mit mehr Bauchfett und weniger an Po und Oberschenkeln. Genau diese Fettverteilung ist jedoch mit einem erhöhten Risiko für Herz-Kreislauf-Erkrankungen in der zweiten Lebenshälfte assoziiert. Auch ein ungünstig veränderter Fettstoffwechsel spielt hier eine zentrale

Rolle.[228] Die Auswirkungen davon sehen Frauen an höheren Cholesterin- und Triglyceridspiegeln bei der Laborkontrolle.

3. **Muskelmasse und Kraft:** Ein sinkender Östrogenspiegel macht es schwerer, Muskelmasse und Kraft zu erhalten oder aufzubauen, denn Östradiol wirkt „anabol", unterstützt also den Muskelaufbau. Sowohl Muskelmasse als auch Kraft haben jedoch einen entscheidenden Einfluss auf unseren Stoffwechsel und können dazu beitragen, Entzündungen zu reduzieren.[229] Hier kommt ein zielgerichtet angepasstes Training zum Einsatz, um die Effekte des fehlenden Östrogens zu kompensieren, mehr dazu in Kapitel 6 ab Seite 192.

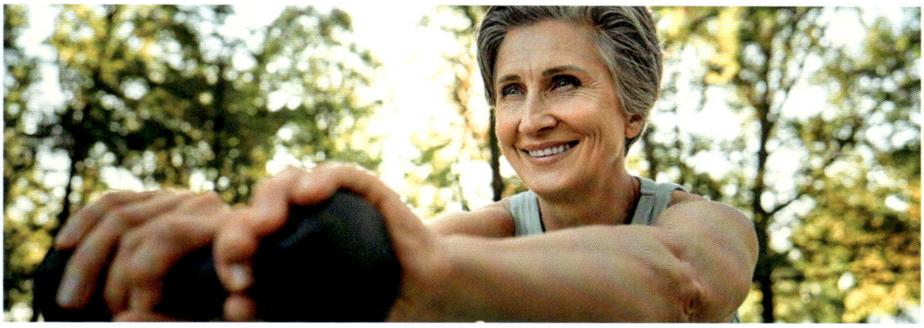

4. **Blutzuckerspiegel:** Der Mangel an Östrogen nach den Wechseljahren sorgt nachweislich für einen erhöhten Nüchternblutzucker und auch einen stärkeren Blutzuckeranstieg nach dem Essen, was ungünstig ist.[230] Das heißt die gleiche Mahlzeit hat vor und nach den Wechseljahren eine unterschiedliche Wirkung auf unseren Blutzuckerspiegel. Das kann entzündliche Prozesse und Heißhunger fördern. Der in der Folge erhöhte Insulinspiegel gibt dem Körper das Signal zur Fettspeicherung, insbesondere im Bauchbereich. Natürlich ist dieser Prozess nicht allein durch die Wechseljahre bestimmt, auch Stress, die Wahl der Nahrung, Schlaf- und Bewegungsmangel haben zusätzlich eine Wirkung auf Blutzucker und Insulin.
5. **Hunger und Sättigung:** Das Hungerhormon Ghrelin ist während der Wechseljahre häufig höher, sinkt aber nach der Menopause wieder ab. Das kann ein Einflussfaktor auf Gewichtsveränderungen in dieser Zeit sein.[231] Nicht selten entwickelt der Körper in dieser hormonellen Umbruchzeit auch eine Resistenz für das Hormon Leptin. Leptin beeinflusst den Stoffwechsel und die Sättigung. Bei einer Leptinresistenz haben diese Frauen dann mehr Hunger und der Stoffwechsel arbeitet langsamer, weil der Körper nicht mehr auf die Botschaft des Hormons „du bist jetzt satt" reagiert.[232]

6. **Schilddrüse:** Unsere Schilddrüsenhormone spielen eine wichtige Rolle bei der Regulation unseres Stoffwechsels. Eine Schilddrüsenunterfunktion ist bei Frauen in den Wechseljahren ziemlich verbreitet. Wenn diese Unterfunktion mit einer Autoimmunerkrankung verbunden ist, nennt sich das Hashimoto. Dabei richten sich die Kämpfer des Immunsystems gegen Zellen der Schilddrüse, weil sie diese fälschlicherweise als „körperfremd" einordnen. Eine Unterfunktion der Schilddrüse reduziert die Sensibilität unserer Zellen für Glukose. Diese verbleibt länger im Blut, wird weniger schnell aufgenommen, kommt aber auch nicht gut bei den Zellen an. Das kann Symptome eines Unterzuckers fördern (Kopfschmerzen, Hunger, Erschöpfung), obwohl der Blutzucker normal ist. Das sorgt für Stress im Körper und kann die Ausschüttung von Cortisol verstärken, weil der Körper glaubt, in einer Notsituation zu sein.[233]
7. **Mikrobiom:** Das Mikrobiom, also unsere Darmflora, steht im Zusammenhang mit unseren Hormonen. Daher ist es nicht überraschend, dass hormonelle Veränderungen das Mikrobiom beeinflussen. Erste Studienergebnisse deuten darauf hin, dass ein sinkender Östrogenspiegel die Vielfalt der Darmflora reduzieren kann.[234] Das Mikrobiom von Frauen nach der Menopause enthält beispielsweise häufig mehr Bakterien, die mit Entzündungen und Gewichtszunahme im Zusammenhang stehen.[235] Die Forschung dazu steckt aber bisher noch in ihren Kinderschuhen. Die Erkenntnisse weisen aber bereits darauf hin, wie wichtig es ist, das Mikrobiom mit einer gezielten Ernährung positiv zu beeinflussen, um Veränderungen durch die Menopause auszugleichen, gesund älter zu werden und auch Symptome der Wechseljahre zu reduzieren.
8. **Bewegungsmangel:** Tun die Gelenke und Muskeln weh und sind Frauen erschöpft, reduzieren sie zwangsläufig körperliche Aktivitäten im Alltag und ihr Training. Das ist absolut verständlich und erfordert eine ursächliche Herangehensweise an diese Beschwerden. Weniger Bewegung kann aber den Abbau von Muskel- und Knochenmasse beschleunigen und verringert den Verbrauch von Zucker durch die Muskulatur. Die fehlende Glücksbotenstoffe, die durch aktivierte Muskulatur ausgeschüttet werden, machen das Gesamtbefinden keineswegs besser. Da ist der Griff zum nächsten Snack fast schon vorprogrammiert. Und während ich das schreibe, habe ich volles Mitgefühl für alle Frauen, die diese Zeit bisher ohne gute Lösungsstrategien erleben, oft nicht einmal wissen, was gerade passiert und versuchen, allein und im Stillen diese Herausforderung zu meistern. Genau für diese Frauen möchte ich mit diesem Buch konkrete und praktische Ansatzpunkte liefern, um diese Zeit bewusst steuern zu können.

9. **Kompensation:** Wenn Frauen in den Wechseljahren mehr gestresst sind, häufig noch schlecht schlafen, erschöpft sind und sich nicht wohlfühlen, wird häufiger zu Süßigkeiten, Snacks oder Alkohol gegriffen. Diese können dann eine „Belohnung" für einen anstrengenden Tag sein oder der Versuch, mangelnde Energie oder Traurigkeit zu kompensieren („emotionales Essen"). Mehr Zucker, aber auch mehr Alkohol wiederum verstärken die Tendenz zu höherem Blutzucker, Insulin und damit auch für Fettspeicherung, Wechseljahressymptome und Entzündungen.

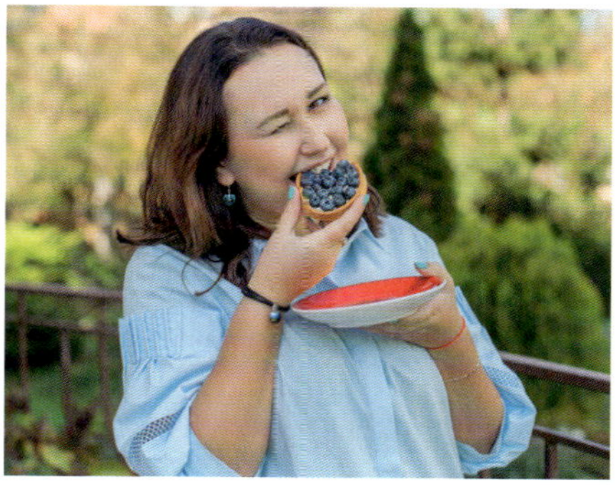

Puh, das sind viele Zusammenhänge auf einmal, aber leider ist unser Körper (fast) nie so einfach gestrickt, dass es eine Ursache und eine Folge davon gibt. Viele verschiedene Faktoren spielen eine Rolle und beeinflussen sowohl unsere Gesundheit, das Ausmaß an Entzündungen und auch eine Gewichtszunahme in den Wechseljahren. Warum Diäten in dieser Situation nicht hilfreich sind, möchte ich im folgenden Abschnitt verdeutlichen. Die folgenden Kapitel mit Strategien zu Ernährung, Training und Schlaf liefern jedoch genau die Strategien, die helfen können, diese genannten 9 Prozesse bestmöglich zu kompensieren. Sie liefern die Basis für ein günstiges „Stoffwechselklima" und eine entspannte Einstellung, die Entzündungen und Symptome reduzieren, aber auch erfolgreiches Abnehmen möglich machen.

Warum Diäten nicht funktionieren

Es ist bemerkenswert, wie viele Faktoren eine Rolle bei Gewichtszunahme und Veränderungen der Körperform spielen können, besonders während der Wechseljahre. Es kann sich anfühlen, als hätten wir plötzlich keine Kontrolle mehr über unseren Körper, da Strategien, die bisher immer geholfen haben, um einige Kilos abzunehmen, plötzlich nicht mehr funktionieren.

Und dennoch wird uns immer wieder geraten, einfach *weniger* zu essen, Kalorien zu zählen oder die neue „Wunderdiät" auszuprobieren. Anscheinend liegt es dann an dir, wenn das nicht funktioniert. Wir wissen aber jetzt, dass enorm viele Faktoren eine Zunahme an Körperfett in dieser Zeit begünstigen können. In den folgenden

Abschnitten möchte ich diese Faktoren deswegen noch einmal systematisieren, weil sie auf komplexe Weise zusammenwirken und sich gegenseitig beeinflussen.

Ebene 1: Hormonelle Veränderungen

- Ansteigen der Stresshormone
- Blutzucker und Insulin steigen
- Hungerhormon steigt, Sättigungshormon sinkt
- Progesteron sinkt, Östrogen im Verhältnis zu hoch (erste Phase der Wechseljahre)
- Progesteron niedrig und Östrogen niedrig (nach der Menopause)

Ebene 2: Auswirkungen und Symptome

- Heißhunger
- Schlafmangel
- Erschöpfung
- Veränderungen des Mikrobioms

Ebene 3: Prozesse und Verhalten

- Fettspeicherung wird mehr
- Fettverbrennung reduziert
- Bewegungsmangel
- Muskelabbau
- mehr essen und naschen, mehr Alkohol

Ebene 4: Zunahme von Körperfett und Bauchfett

An dieser Stelle ist es wichtig zu wissen, dass jede Ebene mit ihren Faktoren auf die darüberliegenden Ebenen wirkt und sich die Ebenen untereinander ebenfalls beeinflussen. Bewegungsmangel aus Ebene 3 wirkt beispielsweise zurück auf Ebene 1 und fördert einen erhöhten Blutzucker- und Insulinspiegel. Oder der Schlafmangel aus Ebene 2 fördert sowohl ein Ansteigen der Stresshormone (Ebene 1), aber auch Heißhunger und Bewegungsmangel, weil uns die Energie fehlt.

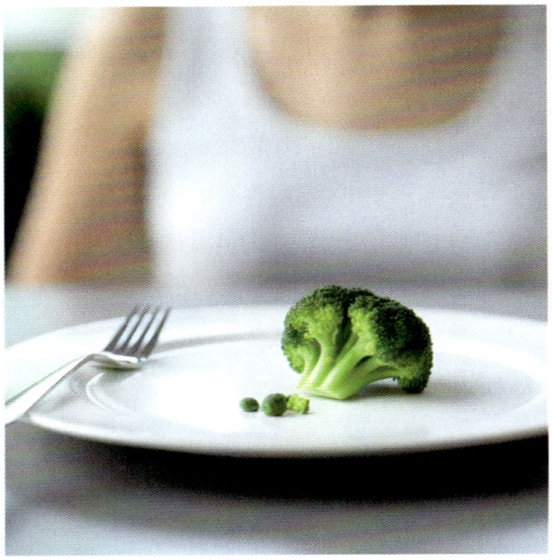

Fazit: Es ist komplex und reicht aus, wenn du verinnerlichst, dass die Prozesse sich gegenseitig beeinflussen und alles eben nicht so simpel ist, wie es oft suggeriert wird.

Wenn wir nun aber – wie es immer wieder vorgeschlagen wird – eine **Diät** machen, reduzieren wir die aufgenommenen Kalorien drastisch. Damit adressieren wir nur das Essen und Naschen, ohne die zugrundeliegenden Ursachen zu berücksichtigen (Ebenen 1 und 2). Vielleicht würden wir dann vorübergehend weniger naschen oder Alkohol trinken, vielleicht auch Blutzucker und Insulin günstig beeinflussen, das muss aber nicht passieren. Im Gegenzug würden sich vermutlich Stresshormone, Hunger- und Sättigungshormone negativ verändern und zu allem Übel bekommen wir noch richtig Heißhunger, weil wir zu wenig essen. Wir würden uns weniger bewegen, weil wir schlapp sind, schlecht schlafen, weil wir Hunger haben, und durch den Pregnenolon-Diebstahl (ab Seite 136, Punkt 4) auch noch die restlichen vorhandenen Hormone durcheinanderbringen. Klingt nach einem tollen Plan!

Es ist wichtig zu erkennen, dass Kalorienzählen oder strenge Diäten die Komplexität der Zusammenhänge ignorieren. Stattdessen sollten wir die zugrundeliegenden Ursachen angehen, um langfristige Veränderungen zu bewirken. Stressbewältigung, Bewegung und ausreichender Schlaf spielen dabei eine entscheidende Rolle und werden in den kommenden Kapiteln genauer betrachtet.

Warum überhaupt besser essen?

Im Alltag höre ich oft, dass eine Ernährungsumstellung nur dann notwendig ist, wenn man abnehmen möchte. „Dünn sein" wird – bei Männern und Frauen – oft als Freibrief angesehen, um alles essen zu können, was man möchte. Doch das ist grundlegend falsch. Gewicht ist nur ein *sichtbares* Symptom dafür, dass die Balance im Leben und/oder der Ernährung gerade leidet. Aber nicht alle Menschen nehmen zu, wenn sie aus der Balance sind. Manche haben beispielsweise Migräne, Rückenschmerzen oder Verdauungsprobleme, das ist oftmals eher eine Typfrage. Selbst schlank zu sein, bedeutet also keineswegs automatisch, gesund zu sein.

Ernährung hat jedoch eine viel größere Bedeutung für unsere Gesundheit als nur Einfluss auf das Gewicht zu haben. Sie versorgt unser **Gehirn** mit Antioxidantien und Baustoffen, was entscheidend für unsere geistige Leistungsfähigkeit und Energie ist. Es ist wichtig, unser Gehirn gesund zu erhalten, da es maßgeblich beeinflusst, wer wir sind und wie die nächsten Jahre unseres Lebens aussehen werden. Denke daran, dass zwei von drei Alzheimerpatienten Frauen sind und es für diese Krankheit keine Heilung gibt.[236] Was wir also präventiv tun können, um unser Gehirn gesund zu halten, sollten wir definitiv in unseren täglichen Werkzeugkasten packen.

Eine gesunde Ernährung ist auch entscheidend für eine gesunde **Langlebigkeit**. Dabei geht es nicht darum, einfach nur „irgendwie" möglichst alt zu werden, sondern so lange wie möglich geistig und körperlich leistungsfähig zu sein und das Auftauchen chronischer Erkrankungen so weit wie möglich zu verschieben (mehr dazu ab Seite 396). Dazu brauchen wir aber gesunde Strukturen und hochwertige Baustoffe in unserer Ernährung, damit alle Prozesse optimal funktionieren können und wir widerstandsfähig gegenüber Infekten und täglichen Belastungen bleiben.

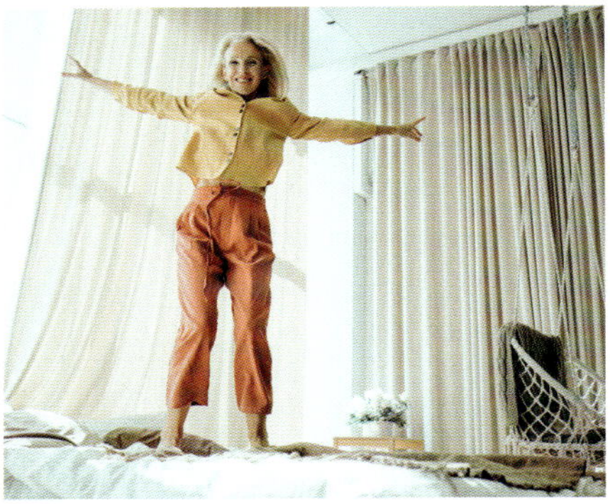

Auch unsere **Stoffwechselgesundheit** profitiert von einer gesunden Ernährung. Damit können wir das Risiko für Diabetes, Metabolisches Syndrom und Fettstoffwechselstörungen reduzieren.

Zudem spielt Ernährung eine wichtige Rolle bei der Erhaltung der **Knochensubstanz**, denn Osteoporose ist für Frauen ab der Lebensmitte keine Kleinigkeit, sie betrifft eine von zwei Frauen nach der Menopause.[237] Sie schleicht sich leise an, ist lange Zeit symptomlos und wenn dann ein Knochen bricht, weil die Knochensubstanz porös ist, kann das der Auslöser für zahlreiche gesundheitliche Probleme sein. Wie man Osteoporose vorbeugen kann, schauen wir uns gezielt beim Thema Training (ab Seite 198) und im Kapitel 9 an (Vorbeugung von Osteoporose ab Seite 394).

Stress, Schlafmangel, Umweltfaktoren und auch die Wechseljahre tragen dazu bei, dass wir mehr unter **Entzündungen** leiden. Mit unserer Ernährung können wir gezielt eine antientzündliche Wirkung entfalten, statt unwissentlich Öl ins Feuer zu gießen.

Eine gesunde Ernährung trägt auch dazu bei, dass wir **innerlich und äußerlich gut** und nicht vorzeitig **altern**. Das, was innen passiert, ist zwar unsichtbar, spiegelt sich aber äußerlich in unserer Haut wider.[238] Dabei ist es nicht das Ziel keine Falten zu haben, sondern unserem Körper zu helfen, Strukturen innen und außen optimal zu erhalten. Dem Thema Haut und Falten widmen wir uns noch einmal gezielt im Kapitel 9 ab Seite 356.

Wir sind im Alltag bereits vielen **Toxinen** ausgesetzt, die unser Körper entgiften muss, sei es Mikroplastik, Pestizide, hormonelle Disruptoren (siehe auch Seite 89), aber auch Zusatzstoffe und Chemikalien in Produkten, die wir essen oder auf unsere Haut auftragen. Eine gute Ernährung kann die Aufnahme von Toxinen reduzieren und damit Belastungen für den Körper verringern, die hormonelle Dysbalancen und Übergewicht fördern können.[239]

Der Zusammenhang zwischen dem, was wir essen und unserer **mentalen Gesundheit** (z. B. Depressionen und Ängste) ist (leider) noch nicht weithin bekannt. Aber die neuere Forschung der Ernährungspsychiatrie macht immer deutlicher, dass Depressionen, Ängste, ADHS und beispielsweise auch Autismus eine wichtige Ernährungskomponente haben.[240,241] Das Thema ist enorm vielschichtig, aber sowohl die Produktion von Neurotransmittern spielt dabei eine Rolle als auch das Ausmaß an Entzündungen, die ebenfalls die Gehirnfunktion beeinträchtigen können.

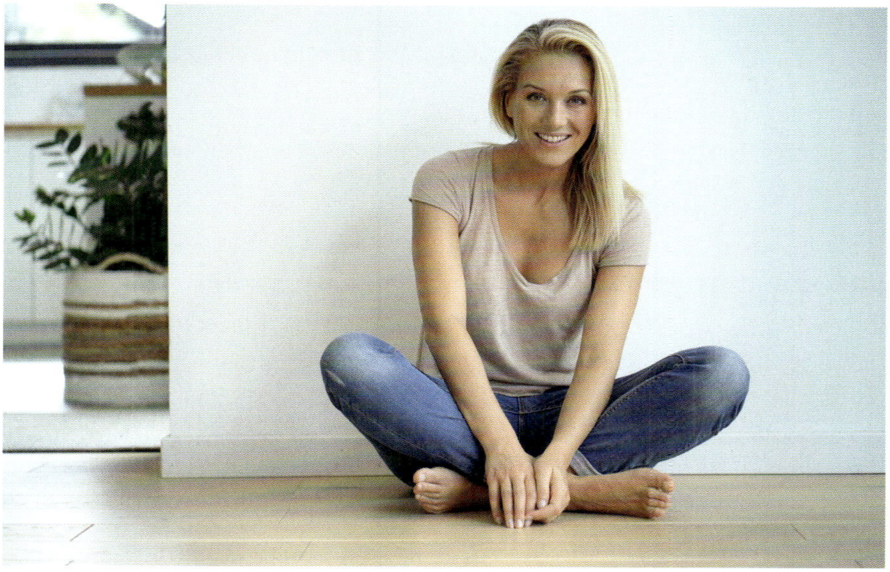

Eine gesunde Ernährung ist somit nicht nur wichtig für Menschen, die abnehmen möchten, sondern für alle, die ihre Gesundheit und Lebensqualität in den nächsten Tagen, Wochen und Jahrzehnten verbessern wollen.

Noch eine kurze Ergänzung an dieser Stelle: Eine gesunde Ernährung und eine Ernährung zum Abnehmen (also Fettreduktion) unterscheiden sind nicht wesentlich. Menschen, die schlank und gesund (!) sind, können lediglich etwas großzügiger mit der Menge einiger Lebensmittel sein, aber die Auswahl gesunder Nahrungsmittel bleibt für uns alle die grundlegende Aufgabe, mehr dazu gleich.

WIE sollten wir essen?

Ich möchte hier mit einer oft vernachlässigten Kategorie beginnen, die unser Essverhalten jedoch mehr beeinflusst, als wir glauben: Die Art und Weise, WIE wir essen.

Der erste Punkt ist **Achtsamkeit**. Warum? Weil wir unsere Gewohnheiten und Automatismen in Bezug auf unsere Ernährung nur verändern können, wenn wir bewusst wahrnehmen, was gerade passiert. Nur wenn wir aufmerksam sind, können wir beispielsweise bemerken, welche Entscheidungen wir treffen, ohne darüber nachzudenken, wie z. B. abends beim Naschen auf der Couch.

Beobachte in den nächsten Tagen und Wochen doch einmal offen und neugierig deine Ernährungsgewohnheiten. Ein Ernährungstagebuch kann hilfreich sein, um Zusammenhänge zu erkennen, sollte aber keinen neuen Stress verursachen. Dabei geht es nicht um die Aufnahme von Kalorien, sondern darum, Muster zu erkennen.

Hilfreiche Fragen könnten sein: Wann *naschst* du besonders viel? Wann hast du am meisten *Hunger*? Was macht dein *Energielevel* im Verlauf des Tages? Nach welchen Mahlzeiten bist du besonders *müde*? Viel Spaß bei dieser spannenden Entdeckungsreise.

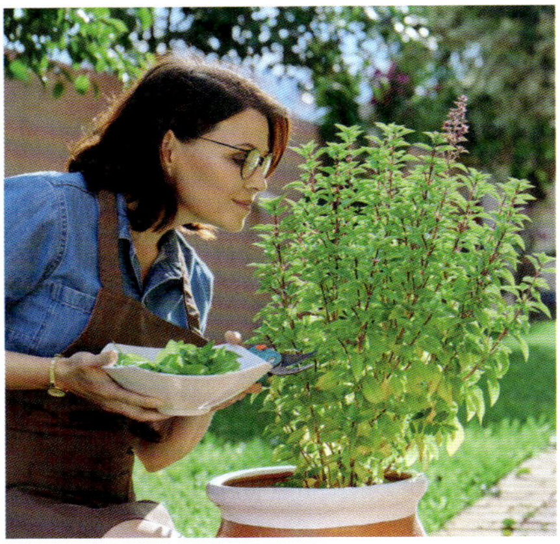

Zur Achtsamkeit gehört es auch, die Aufmerksamkeit auf die Zutaten zu richten. **Nutze alle deine Sinne**, schmecke, rieche und genieße deine Mahlzeit. Optimal wäre es, ohne Ablenkung durch Fernsehen oder Handy zu essen. Wenn wir abgelenkt sind, bemerken wir weder den Geschmack noch, wann wir satt sind. Auch gut zu kauen, wird unterschätzt, ist aber wichtig, um das Tempo der Mahlzeit zu drosseln und kann darüber hinaus Verdauungsprobleme wie Sodbrennen und Blähungen reduzieren und die Zufriedenheit nach dem Essen verbessern. Das heißt auch, dass du vielleicht nicht so schnell wieder Hunger hast oder der Heißhunger ausbleibt.

Oft essen wir, ohne wirklich hungrig zu sein, aus Langeweile, Stress oder Müdigkeit. An anderer Stelle quälen wir uns dann aber wieder mit Diäten, Sodbrennen oder

Völlegefühl. Das passt nicht ganz zusammen. Ein Bewusstsein für die körperlichen Signale von **Hunger und Sättigung** zu entwickeln, ist wichtig und lohnt sich wirklich. So können wir lernen, auf unsere körperlichen Bedürfnisse zu hören und zu essen, wenn wir Hunger haben. Wenn wir erst essen, wenn wir komplett ausgehungert sind, treffen wir meistens keine guten Entscheidungen.

Auch für das Ende einer Mahlzeit haben wir einen großen Spielraum. Die Menschen auf der Welt, die am längsten leben, essen oft nur, bis der Magen zu 80 Prozent gefüllt ist. In Okinawa (Japan), das zu den sogenannten „Blue Zones" zählt (wo die Menschen besonders gesund alt werden), wird dies als „Hara hachi bu" bezeichnet. Wir können uns gut vorstellen, dass viele Kalorien und einiges an Dessert zwischen einem „ich bin nicht mehr hungrig" in Japan und einem „ich bin voll" in Deutschland oder Amerika liegen.[242]

Ein simpler Trick ist es, während der Mahlzeit eine kurze **Pause** zu machen, etwa nachdem du die Hälfte deiner Portion gegessen hast. Lege das Besteck für einen Moment zur Seite und versuche, deine Sättigung einzuschätzen. Dazu gibt es gleich ein praktisches Werkzeug.

Eine Hunger- und Sättigungsskala kann hilfreich sein, wenn wir lernen wollen, das Ausmaß an Hunger und Sättigung einzuschätzen. Die Skala geht von 1 bis 10 (siehe Grafik 9).

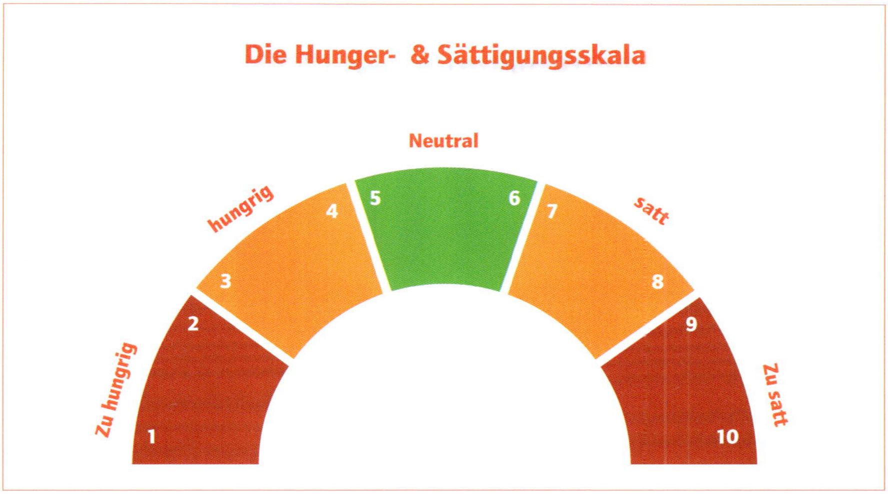

Grafik 9: Hunger- und Sättigungsskala

Wie du erkennen kannst, sind die Bereiche 1 bis 2 (zu hungrig) und 9 bis 10 (zu satt) rot. Das liegt daran, dass wir an den Enden der Skala häufig keine guten Entscheidungen treffen. Sind wir zu hungrig, essen wir alles in Reichweite. Sind wir hingegen unangenehm satt, verfallen wir gern in den Modus „jetzt ist es sowieso egal" und essen weiter. Der optimale Punkt, um mit dem Essen zu beginnen, liegt bei etwa 3, wenn wir ein körperliches Hungergefühl verspüren, aber nicht ausgehungert sind. Der optimale Punkt zum Aufhören liegt bei etwa 6 bis 7, wenn wir zufrieden, aber nicht übermäßig satt sind.

Das Ziel ist, dass es uns nach dem Essen **besser** geht als vorher und das finde ich sehr interessant, denn dieser Aspekt wird in der heutigen Esskultur praktisch nie berücksichtigt.

Wenn es für dich hilfreich ist, kannst du dir die Grafik auch abfotografieren und vor, während und nach einigen der folgenden Mahlzeiten überprüfen, wo du dich gerade befindest. Nach einiger Zeit wirst du das Bild verinnerlicht haben. Dennoch ist es eine gute Praxis, hin und wieder den eigenen Hunger und die eigene Sättigung einzuschätzen.

Aber auch, wenn du mal völlig ausgehungert bist und alle Süßigkeiten isst, die du zu Hause finden kannst, ist das nicht dramatisch. Versuche, diese Situation als **„Lerngelegenheit"** zu identifizieren und zu überlegen, wie es dazu gekommen ist und was du das nächste Mal anders machen könntest. So kannst du dieser Situation sogar etwas Positives abgewinnen, denn ein schlechtes Gewissen hilft dir nicht weiter.

WANN sollten wir essen?

Wann wir essen, ist alles andere als unwichtig. Ich möchte hier zwei zeitliche Aspekte ansprechen, die besonders für Frauen in (und nach) den Wechseljahren hilfreich sind, um Blutzuckerkontrolle und Stoffwechselgesundheit zu verbessern.

Mahlzeitenpausen: Oft haben wir die Angewohnheit, pausenlos zu naschen. Nach dem Mittagessen gibt es noch einen Keks, dann eine halbe Stunde später den Kaffee mit Milch und Zucker, später das Gummibärchen bei der Kollegin im Büro und so geht das den ganzen Tag weiter. Unser Körper benötigt jedoch Essenspausen zwischen den Mahlzeiten, um in Ruhe verdauen zu können und dem Blutzuckerspiegel auch wieder die Gelegenheit zur Normalisierung zu geben. Reserven, die viele Frauen gespeichert haben und gerne loswerden würden, muss der Körper ja auch verbrauchen können. Schieben wir aber immer neue Energie nach, werden diese nicht genutzt, weil genügend schnelle Energie zur Nutzung vorhanden ist. Gleichzeitig geht häufiges Naschen oft mit einem erhöhten Insulinspiegel einher, der zu allem Überfluss auch noch die Speicherung von Nahrungsenergie als neue Fettreserven fördert.

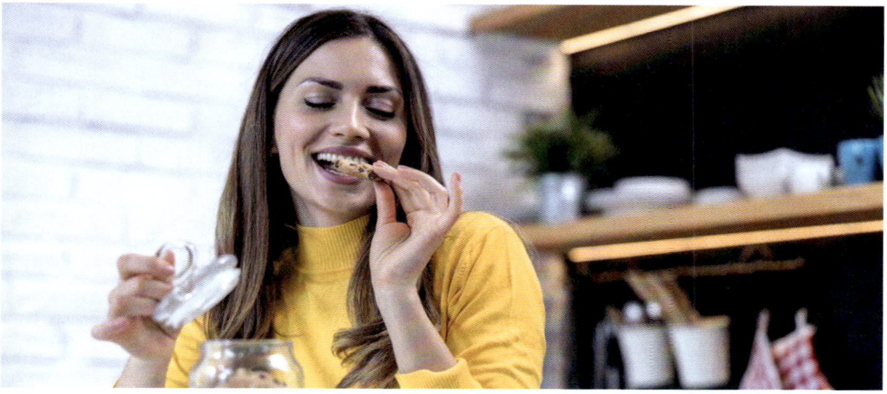

Der Tipp hier ist, bewusste Mahlzeitenpausen einzulegen, also Zeiträume zwischen zwei Mahlzeiten in denen nur Wasser oder (ungesüßter) Tee getrunken wird, aber keine kalorienhaltigen Getränke getrunken oder Snacks gegessen werden. Versuche, diese Zeiten schrittweise von zwei Stunden auf drei oder vier Stunden auszuweiten. Auch wenn es am Anfang schwer ist, wird dies mit Gewöhnung und vor allem der Auswahl der richtigen Lebensmittel zu den Mahlzeiten einfacher (dazu gleich mehr). Denn wenn wir nicht nach jeder Mahlzeit eine riesige Blutzuckerachterbahn erleben, müssen wir meistens auch gar nicht naschen.

Komprimierung des Essensfensters: Der zweite Aspekt bezieht sich auf den Zeitraum des Tages, innerhalb dessen wir alle Mahlzeiten einnehmen. Ich bezeichne das als „Essensfenster". Um den Stoffwechselveränderungen der Wechseljahre entgegenzuwirken, hat sich eine moderate (!) Komprimierung des Essensfensters bewährt. Anstatt also alle Mahlzeiten innerhalb von 16 Stunden einzunehmen, beispielsweise zwischen 6 Uhr morgens und 22 Uhr abends, kann eine Begrenzung auf zwölf Stunden hilfreich sein. Das würde bedeuten, alle Mahlzeiten beispielsweise zwischen 7 Uhr morgens und 19 Uhr abends einzunehmen. Frauen in den Wechseljahren, besonders wenn sie regelmäßig trainieren, sollten aufgrund der verstärkten Neigung zu einem erhöhten Cortisolspiegel, längeres Fasten eher vermeiden.[243]

Für Frauen in der Postmenopause kann auch ein Essensfenster von zehn Stunden passend sein. Wichtig ist es hier, die Aufnahme von Nährstoffen und hochwertigen Kohlenhydraten im Zusammenhang mit den Mahlzeiten vor und nach dem Training gut zu balancieren.

Generell ist es günstiger, morgens früher mit dem Essen zu beginnen (also nicht erst mittags) und abends das Essensfenster eher zu schließen. Erst durch die Begrenzung des Essensfensters schaffen wir die hormonellen Voraussetzungen, um abzunehmen, denn Blutzucker und Insulin sinken erst einige Stunden nach der letzten Mahlzeit. Aber auch, wenn abnehmen nicht dein Ziel ist, tut es der Gesundheit gut, über Nacht eine mindestens 12-stündige Essenspause zu haben, um notwendige Reparaturen (z. B. an der Darmschleimhaut) gewährleisten zu können.

Ganz ehrlich: eine 12-stündige Essenspause über Nacht würde ich auch eher nicht als Fasten bezeichnen. Denn auch wenn es heute nicht mehr so verbreitet ist, auch mal nicht zu essen, hat sich unser Körper doch so entwickelt, dass es zu einigen Zeiten Nahrung gibt und andere Zeiten dafür da sind, um diese Nahrung entsprechend zu verarbeiten und Schäden zu reparieren. Eine Essenspause zu haben, ist also schlicht und ergreifend ein normales und gesundes Essverhalten.

Bei stärkerem Übergewicht kann eine Ausdehnung der Mahlzeitenpausen möglicherweise hilfreich sein, weil es ständige Entscheidungen und „innere Verhandlungen" erspart. Entweder es ist Zeit zum Essen oder eben nicht. Die Auswahl der Nahrung sollte dennoch so hochwertig sein, wie es für dich umsetzbar ist. Eine Essenpause ist kein Freibrief dafür, Junkfood zu essen. Insgesamt: Beobachte dich und dein Befinden aber gut, wenn du länger fasten möchtest. Wenn du dich pausenlos schlapp fühlst oder dein Schlaf beeinträchtigt ist, dann fange erst einmal mit einem Essensfenster von zwölf Stunden an und finde deinen persönlichen „sweet spot", mit dem es dir gut geht. Vor allem in Zeiten mit viel Stress ist Fasten für Frauen keine gute Strategie.

WAS sollten wir essen?

Lass uns darüber sprechen, **was** wir eigentlich essen sollten. Anstatt uns in Details wie der Frage zu verlieren, ob grüne oder rote Äpfel besser sind, möchte ich drei Kriterien vorstellen, die dir immer helfen werden, die besseren Produkte und Lebensmittel auszuwählen, um lange gesund und vital zu bleiben.

Kriterium 1: Verarbeitungsgrad

Der Verarbeitungsgrad von Lebensmitteln ist ein praktisch nicht thematisiertes, aber entscheidendes Kriterium für die Qualität unserer Ernährung. Er spielt eine wichtige Rolle dabei, ob ein Lebensmittel förderlich für unsere Gesundheit ist oder potenzielle Risiken wie Diabetes und Krebs mit sich bringt.

Die Lebensmittelindustrie hat wenig Anreiz, den Verarbeitungsgrad ihrer Produkte zu offenbaren, vielmehr wehrt sie sich vehement gegen diese Kategorisierung ihrer Produkte. Stattdessen werden einzelne „Superzutaten" oder Nährstoffe, die gerade „in" sind beworben, um den Verkauf anzukurbeln. Das mag so etwas sein wie „Spirulinaextrakt", „reich an Protein" oder wahlweise auch „fettarm". Dabei sind hochverarbeitete Produkte für die Industrie rentabler, da sie enorm günstig und in riesigen Mengen herzustellen sind, eine irre lange Haltbarkeit aufweisen, besser beworben werden können und wir essen auch noch mehr davon, weil sie genau dafür perfektioniert sind. Das ist eine absolute Gewinnsituation für die herstellenden Firmen, für unsere Gesundheit hingegen nicht.

Es ist wichtig, einen klaren Unterschied zwischen **Lebensmitteln** und **essbaren Substanzen** zu machen. Lebensmittel sind (weitgehend) naturbelassen und kaum verarbeitet. Wenn sie verarbeitet sind, dann mit Verfahren, die wir auch im Haushalt anwenden, z. B. Trocknen, Kochen, Mahlen oder ähnliche Verfahren. Essbare Substanzen sind industriell hochverarbeitet, enthalten zahlreiche synthetische und künstliche Zutaten (das macht sie so billig), meistens hohe Mengen an Fett, Salz und Zucker, aber kaum Nährstoffe. Diese wurden bewusst extrahiert oder sind im Verarbeitungsprozess verloren gegangen. Hier handelt es sich um „Fake Food", hochverarbeitete Produkte, die so aussehen und schmecken, wie echte Lebensmittel, aber keine (oder kaum) echte ganze Zutaten enthalten.[244] Beispielsweisen werden teure Eier durch billige Emulgatoren ersetzt oder Butter durch billige Fette oder fettähnliche Substanzen. Diese Produkte machen erst unsere Zellen krank und dann uns.[245] Ich weigere mich, diese hochverarbeiteten, essbaren Substanzen als Lebensmittel zu bezeichnen, weil sie genau das nicht sind, Mittel zum Leben. Sie sind das Ergebnis von Food-Design aus dem Labor und überrumpeln unsere natürlichen Mechanismen für Hunger und Sättigung, damit wir mehr davon kaufen und essen. Der negative Einfluss auf Gesundheit, erhöhte Sterblichkeit und Gewichtszunahme wurde in mehreren Studien gezeigt, auch wenn die Mechanismen noch nicht endgültig geklärt sind.[246,247]

Um diese Unterschiede im Verarbeitungsgrad zu systematisieren, hat eine brasilianische Gruppe von Wissenschaftlern den sogenannten NOVA-Score entwickelt.[248] Dieser Score ermöglicht die Einteilung von Lebensmitteln und Produkten anhand ihres Verarbeitungsgrades in vier Gruppen.

Hier eine kurze Klassifikation der vier Gruppen:

- **Gruppe 1 umfasst unverarbeitete oder minimal verarbeitete Produkte und natürliche Lebensmittel.** Dazu gehören essbare Teile von Pflanzen, wie Samen oder Früchte, und von Tieren, wie Muskelfleisch, Eier oder Milch. In diese Gruppe gehören aber auch Pilze, Algen und Wasser.
- **Gruppe 2 beinhaltet verarbeitete Zutaten für die Zubereitung von Produkten aus Gruppe 1.** Sie wurden direkt aus Produkten gewonnen, die zur Gruppe 1 gehören. Durch Verarbeitungsschritte wie pressen, raffinieren, mahlen oder trocknen können sie zum Würzen und Zubereiten von Speisen genutzt werden, wie z. B. Gewürze, Kräuter, Honig, Butter oder Öle.
- **Gruppe 3 besteht aus verarbeiteten Lebensmitteln, die relativ einfach in ihrer Zusammensetzung sind.** Es werden beispielweise Öle, Butter, Salz oder andere Zutaten aus Gruppe 2 verwendet, um Produkte der Gruppe 1 zuzubereiten. Produkte in dieser Gruppe sind beispielsweise eingelegtes Gemüse, Früchte oder Hülsenfrüchte, Fischkonserven, Käse oder frisch gebackenes, unverpacktes Brot.
- **Gruppe 4 besteht aus hochverarbeiteten Produkten und Getränken.** Sie werden hauptsächlich aus industriellen Zubereitungen und Zusatzstoffen mit meistens sehr vielen Zutaten zubereitet. Sie beinhalten auch Zutaten aus Gruppe 2, aber auch Zutaten, die normalerweise nicht für die Zubereitung von Lebensmitteln verwendet werden, die aber Geschmack, Konsistenz oder Aroma *imitieren* oder unerwünschte Qualitäten (Geruch, Geschmack) *verstecken* sollen: z. B. Farbstabilisatoren, Geschmacksverstärker, Festigungsmittel, Füllstoffe, Entschäumer, Überzugsmittel, Feuchthaltemittel etc. Zutaten der Gruppe 1 sind nur in kleinen Mengen oder überhaupt nicht vorhanden.

NOVA-GRUPPE 1	NOVA-GRUPPE 2	NOVA-GRUPPE 3	NOVA-GRUPPE 4
Unverarbeitete oder minimal verarbeitete Produkte und natürliche Lebensmittel	Verarbeitete Zutaten für die Zubereitung von Produkten aus Gruppe 1	Verarbeitete Lebensmittel, die relativ einfach in ihrer Zusammenetzung sind.	Hochverarbeitete Produkte und Getränke
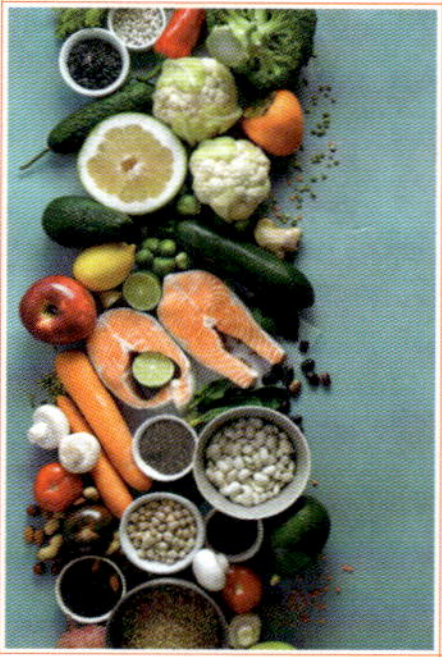	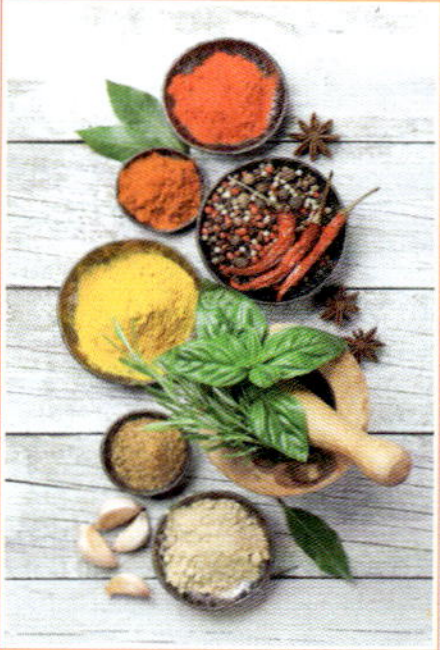	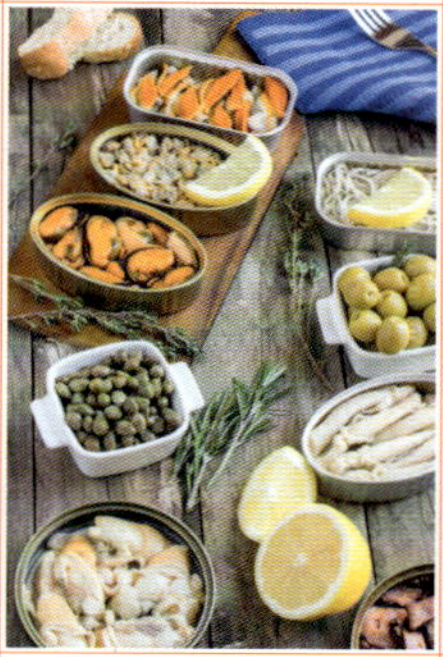	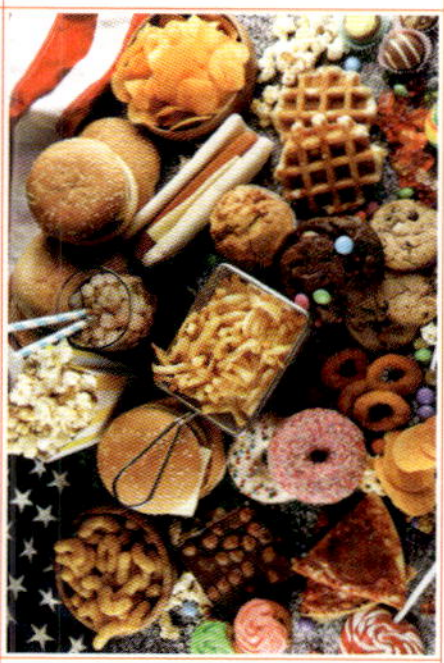
• essbare Teile von Pflanzen wie Samen, Wurzeln oder Früchte • tierische Produkte wie Muskelfleisch, Eier oder Milch • Pilze, Algen und Wasser	• Gewürze, Kräuter, Honig • Butter oder Öle • Salz, Zucker, Sirup • Stärke • Essig • können Konservierungsstoffe enthalten	• eingelegtes Gemüse, Früchte oder Hülsenfrüchte • Fischkonserven • Käse • frisch gebackenes, unverpacktes Brot	• Kohlensäurehaltige Limonaden und Energy-Getränke • verpackte Snacks • in Massen produziertes verpacktes Brot • Margarine • Industriell hergestellte Kekse, Gebäck, Brot • Zerealien • Instant-Produkte • Nuggets, Würstchen, Fleischersatz, Burger • essfertige verpackte Mahlzeiten

Eine Ernährung mit mehr hochverarbeiteten Produkten (also Nova-Score-Gruppe 4) vergrößert das Risiko für Symptome von Depressionen und Ängsten und auch derartige Symptome in der Zukunft, das zeigt eine große Meta-Analyse mit 385.541 Personen. Die Risikosteigerung ist erheblich und beträgt 44 Prozent für Depressionen und 48 Prozent für Ängste.[249]

In der australischen „Smiles-Studie" konnte sogar gezeigt werden, dass eine Verbesserung der Ernährung innerhalb von zwölf Wochen bei drei von zehn Studienteilnehmern (32 Prozent) die Symptome der Depressionen zum Verschwinden bringen konnte (das nennt man „Remission"). Die Erfolgsrate in der Kontrollgruppe (Gespräche über neutrale Themen, keine Therapie) betrug nur ein Viertel davon (8 Prozent).[250]

Was du dir für deinen Alltag mitnehmen kannst, ist, mehr echte Lebensmittel zu bevorzugen, die wenig oder gar nicht verarbeitet sind und die unsere Urgroßmutter als solche erkennen würde. Die Zutatenliste sagt uns zwar nur die halbe Wahrheit, weil Verarbeitungsschritte nicht erkennbar sind, aber wir können zumindest erkennen, ob Zutaten aus dem „Chemielabor" enthalten sind oder ausschließlich echte Zutaten, die wir vielleicht selbst im Küchenschrank haben. Letztere kennzeichnen Essen, das nicht nur aus Profitgründen hergestellt wurde mit dem Ziel, dass wir davon immer mehr essen sollen.[251]

Wähle Produkte, die maximal fünf Zutaten enthalten, dann ist die Wahrscheinlichkeit größer, dass es sich nicht um hochverarbeitete Produkte handelt. Damit können wir unsere Gesundheit langfristig fördern und ein nachhaltiges Abnehmen unterstützen. Am Ende dieses Kapitels werde ich diese Erkenntnisse ab Seite 182 in konkrete Tipps übersetzen, die dir als Orientierung für den Alltag dienen können. Konkrete Rezepte würden jedoch leider den Rahmen dieses Buches sprengen, dafür gibt es aber viele tolle Kochbücher und Rezepte online.

Kriterium 2: Vielfalt

Unsere Basisernährung sollte tatsächlich zu 80 bis 90 Prozent aus Pflanzen bestehen. Zahllose Studien zeigen, dass dies dazu beiträgt, gesund zu bleiben und gesund (und langsamer) zu altern. Gründe, warum diese Ernährung so gesund ist, gibt es viele. Das Geheimnis liegt einerseits in den Pflanzen, die Ballaststoffe als Futter für das Mikrobiom enthalten, sowie Polyphenole, Antioxidantien und viele

Substanzen, die wir noch gar nicht kennen. Andererseits trägt ein voller Teller mit vielen bunten Pflanzen auch dazu bei, dass im Magen nicht mehr so viel Platz für weniger gute Produkte ist. Eine pflanzenbasierte Ernährung bedeutet nicht, dass diese vegetarisch sein muss. Ob wir diese Basisernährung mit hochwertigen tierischen Produkten ergänzen (Nova-Score-Gruppe 1, am besten aus guter Haltung oder Bio), hängt von unserer persönlichen Einstellung ab. Das ist aber eher eine Frage unserer Werte als der Gesundheit. Gute tierische Produkte (Eier, Fisch, Fleisch) als „Beilage" zur pflanzenbasierten Ernährung, sind für die Gesundheit absolut in Ordnung. Ein Beispiel können wir uns da an der Küche vieler asiatischer Länder nehmen, die zwar Fleisch und Fisch beinhaltet, aber eher in kleinen Mengen mit einer pflanzlichen Basis.

Es gibt jedoch einen Unterschied zwischen einer monotonen und einfallslosen pflanzlichen Ernährung und einer, die bunt und vielfältig ist; die beiden folgenden Bilder zeigen das deutlich.

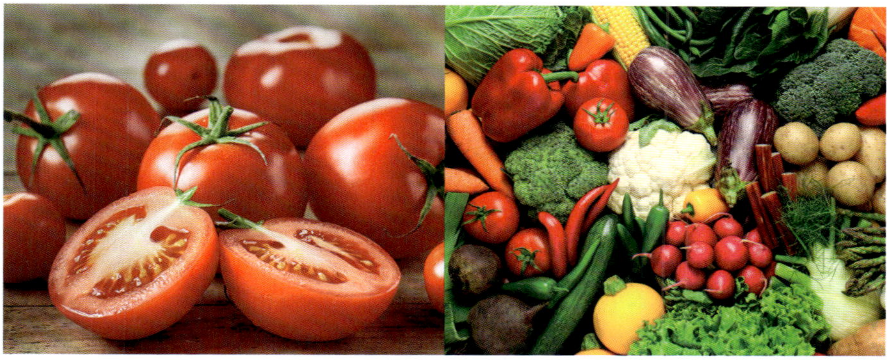

Warum ist Vielfalt wichtig? Jede Pflanze hat ein einzigartiges Profil an pflanzlichen Nährstoffen. Zum Beispiel sind Blaubeeren reich an Antioxidantien, die vor Krebs schützen und das Gedächtnis verbessern können, Sesam kann Triglyceride im Blut senken, ist reich an Ballaststoffen und Mineralstoffen. Zwiebeln können Cholesterin und Blutdruck reduzieren. Die Liste der Beispiele ist praktisch endlos. Um das Beste für deine Gesundheit und die deiner Darmflora aus der bunten Pflanzenvielfalt zu nutzen, gibt es eine einfache Regel: **Iss den Regenbogen**.

Um das ein bisschen konkreter zu machen, gibt es sogar eine Zahl. Menschen, die 30 verschiedene Pflanzen in der Woche essen, sind nachweislich gesünder als Menschen, die weniger Wert auf die Vielfalt der pflanzlichen Nahrung legen.[252]

Mir ist klar, dass das zunächst absolut überwältigend klingt. Wie sollst du das jemals schaffen? Aber lass mich einfach ein paar Nahrungsmittelgruppen auflisten, denn wir reden hier nicht von 30 Sorten Salat oder Spinat!

- **Kaffee:** reich an Antioxidantien
- **Salate:** Kopfsalat, Rapunzel, Lollo Rosso, Rucola, Chicorée, Endivie
- **Blattgemüse:** Spinat, Mangold, Pak Choi
- **Kohlsorten:** Brokkoli, Blumenkohl, Wirsing, Weißkraut, Rotkohl etc.
- **Zwiebelähnliche Gemüse:** Porree, Knoblauch, Zwiebeln, Frühlingszwiebeln
- **Andere Gemüsesorten:** Spargel, Kürbis, Auberginen, rote Beete, Tomaten, Gurke, Zucchini, Paprika
- **Rettiche:** Radieschen, Rettich, Meerrettich
- **Pilze:** Champignons, Austernpilze, Shiitake Pilze, Kräuterseitlinge
- **Wurzelgemüse:** Pastinaken, Möhren, Petersilienwurzel, Kartoffeln, Süßkartoffeln
- **Hülsenfrüchte:** Bohnen, Erbsen, Linsen, Zuckerschoten
- **Früchte:** Blaubeeren, Brombeeren, Äpfel, Birne
- **fettes Obst:** Avocado, Oliven
- **Nüsse und Samen:** Walnüsse, Haselnüsse, Pistazien, Sesamsamen, Leinsamen, Kürbiskerne
- **Gewürze und Kräuter:** Zimt, Pfeffer, Chili, Basilikum, Zitronenmelisse

Schätze jetzt einmal, ohne nachzuzählen, wie viele verschiedene Pflanzensorten ich hier gerade aufgelistet habe. 60 verschiedene Sorten! Schon mit einem bunten Salat oder einer großen Gemüsepfanne kannst du ohne Probleme 10 bis 15 verschiedene Pflanzensorten zu einer Mahlzeit essen.

Kriterium 3: Blutzuckerwirkung

Unsere Blutzuckerkontrolle und der Insulinspiegel verändern sich mit den Wechseljahren zu unserem Nachteil, wenn wir nichts dagegen tun. Wenn du die beiden vorherigen Kriterien (unverarbeitet und pflanzlich vielfältig) berücksichtigst, bist du schon auf einem guten Weg. Dennoch bietet dieses Kriterium zusätzlichen Nutzen.

Ich möchte kurz einmal erklären, was es mit dem Blutzucker- und Insulinspiegel auf sich hat, bevor wir dazu kommen, was wir beachten sollten. Kohlenhydrate erhöhen den Blutzuckerspiegel, das ist die Menge an gelöstem Zucker in unserem Blut. Je mehr Kohlenhydrate wir konsumieren, desto höher steigt der Blutzucker und damit auch der Insulinspiegel, was Fettspeicherung, Heißhunger und chronische Entzündungen fördern kann (mehr zum Insulin auf Seite 52). Viele Kohlenhydrate finden sich in Getreideprodukten, Süßigkeiten, süßen Getränken, Alkohol und vielen hochverarbeiteten Produkten. Letztendlich sind Kohlenhydrate eine Aneinanderreihung von Zucker, manchmal sind nur 2 Zuckermoleküle verbunden (Haushaltzucker), manchmal sind es auch mehr, wie bei Getreide.

Im Normalzustand enthält unser gesamtes Blut (etwa 5 bis 6 Liter) nur einen Teelöffel Zucker (etwa 5 g) gelöst. Ein normaler Blutzuckerspiegel beträgt 100 mg/dl. Ein Glas Cola (250 ml) enthält jedoch etwa 26 g Zucker, das heißt der Körper muss plötzlich mit der 5-fachen Menge an Zucker umgehen, die plötzlich den Blutkreislauf flutet.

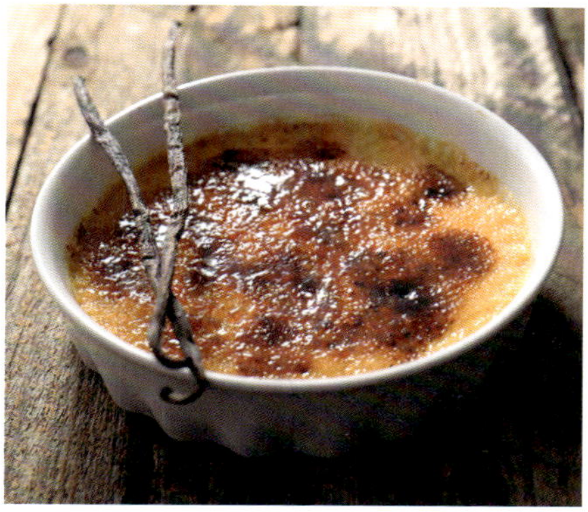

Dauerhaft zu viel Zucker im Blut kann die Zellen „verzuckern". Das führt zu Schäden an den Blutgefäßen, Entzündungen, Gelenkschmerzen, Bauchfett, Diabetes und steigert das Risiko für Alzheimer. Diese Verzuckerung können wir uns ein bisschen vorstellen wie die Zuckerschicht auf dem Dessert Crème Brûlée (siehe Foto). Zellen mit einer derartigen Zuckerschicht können nicht mehr optimal funktionieren. Messen kann man das über den sogenannten Langzeitblutzucker HbA1C. Er misst das verzuckerte Hämoglobin in Prozent (unter 5,3 Prozent ist optimal) und zeigt damit für durchschnittlich die letzten zwölf Wochen an, ob deine Zellen zu viel Zucker ausgesetzt waren.

Ein Überschuss an Kohlenhydraten aus Fruktose, einer anderen Zuckerform, die wir in Fruchtsaft, vielen hochverarbeiteten Produkten und Limonaden finden, wirkt weniger stark auf den Blutzuckerspiegel. Stattdessen wird Fruktose aber vom Körper in Fett umgewandelt, in der Leber deponiert und kann damit zu einer nichtalkoholischen Fettleber beitragen. Das ist absolut fatal, denn die Leber ist unser Entgiftungsorgan Nummer 1. Sie ist an über 500 lebensnotwendigen Stoffwechselprozessen beteiligt, wie z. B. der Reinigung des Blutes von Medikamenten und Giften, der Produktion von Proteinen für unser Blutplasma und für die Umwandlung von überschüssigem Zucker in die Speicherform Glykogen.[253]

Ich möchte euch anhand von zwei Beispielen zeigen, was mit *meinem* Blutzucker passiert, wenn ich bestimmte Lebensmittel oder Produkte esse. Mit einem kontinuierlichen Glukosemonitor konnte ich beobachten, dass der Verzehr von 28 g Karamell-Schokolade (das ist nur ein Riegel einer Tafel) meinen Blutzucker bis auf 162 mg/dl ansteigen ließ. Diese kleine Menge Schokolade enthält bereits 17 g Zucker. Nachteilig ist, dass ein hoher Blutzuckerspiegel bald darauf stark abfällt, was uns dazu verleitet, wieder nach Süßigkeiten zu greifen. Im Gegensatz dazu führte eine Portion Gemüse mit braunem Reis (auch das sind Kohlenhydrate) und gebratenem Käse zu einem weit geringeren Anstieg auf ca. 120 mg/dl, ohne Unterzuckerung oder Heißhunger in den Stunden nach der Mahlzeit.

Das Ziel ist es, den Blutzucker nach einer Mahlzeit nicht so stark ansteigen zu lassen, was mit guten, vielfältigen und wenig verarbeiteten Zutaten einfach erreicht werden kann. Die meiste Zeit des Tages sollte der Blutzuckerspiegel unter 120 mg/dl liegen. Für uns Frauen in den Wechseljahren bedeutet das: vorsichtig mit Zucker und Süßigkeiten umzugehen und sparsam mit Nudeln, Reis, Brot, Kartoffeln und ähnlichen Kohlenhydratquellen zu sein, da der Blutzuckeranstieg häufig stärker ist als vor den Wechseljahren. Und da wir in dieser Zeit ohnehin oft von Heißhunger, Dauerhunger oder mangelnder Sättigung „geplagt" sind, müssen wir uns es ja mit selbst verursachten Blutzuckereskapaden nicht noch extra schwer machen. In den folgenden Tipps stelle ich dir noch einige Möglichkeiten vor, geschickt mit Kohlenhydraten umzugehen.

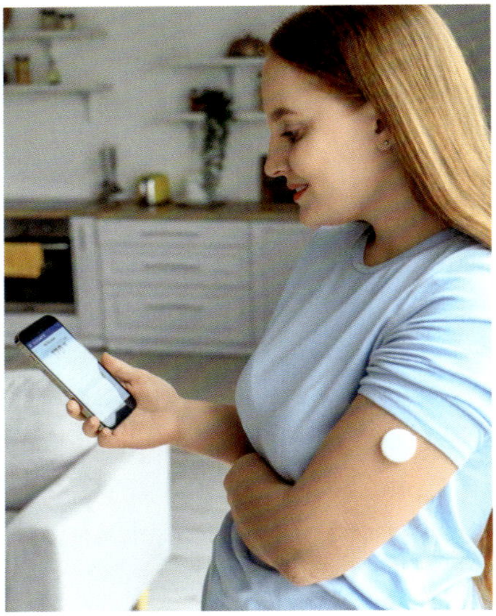

Ich bin ein großer Fan davon, einen kontinuierlichen Blutzuckersensor (Glukosemonitor) selbst auszuprobieren und zu beobachten, wie der eigene Blutzucker auf verschiedene Lebensmittel reagiert. Das ist von Person zu Person verschieden. Besonders spannend und hilfreich finde ich es, dass wir nach dieser Erfahrung plötzlich einen Zusammenhang herstellen können zwischen dem, was wir **gegessen** haben, wie wir uns **fühlen**, z. B. heißhungrig oder müde mit dem, was unser **Blutzucker** gerade macht. Natürlich beeinflussen auch Stress, Schlaf und

Bewegung, wie unser Blutzucker auf bestimmte Einflüsse reagiert. Diese Sensoren können am Markt gekauft werden, auch ohne, dass man Diabetes hat. Zu meinem Experiment habe ich ein Video aufgenommen, dort zeige ich, wie man den Sensor anbringt und gebe weitere Beispiele und Informationen (Suche bei YouTube nach „Schauenberg" und „Optimaler Blutzuckerspiegel", dann findest du das Video).[254]

Mehr davon

Nach den genannten drei Kriterien in den vorigen Abschnitten hast du nun hilfreiche Anhaltspunkte für die Auswahl guter Nahrung. Dennoch möchte ich dir konkrete Tipps geben. Dabei bin ich ein großer Fan davon, dass wir uns mehr darauf konzentrieren, wovon wir **mehr** essen sollten, um unsere Gesundheit zu verbessern, und uns weniger auf Verbote zu konzentrieren.

Übrigens haben Teilnehmerinnen der britischen ZOE-Predict Study eine Symptomreduktion von bis zu 70 Prozent berichtet, wenn sie ihre Ernährung mehr mediterran gestalten. Im Prinzip beinhaltet das die folgenden Tipps.[255]

Davon darfst du gern **MEHR** essen:

1. **Mehr buntes Gemüse und Salate (bio!):** Sie liefern wichtige Pflanzennährstoffe, Polyphenole, Ballaststoffe und sind gut für das Mikrobiom. Außerdem sorgen sie für Volumen und Sättigung. Bio-Gemüse hat bessere Nährwerte, reduziert das Risiko von Glyphosat-, Pestizid- und Herbizidrückständen und kann das Risiko einiger Krebsarten reduzieren.[256] Zudem entlastet es die Leber, da weniger Toxine aufgenommen werden.
2. **Hülsenfrüchte:** Sie sind reich an Protein und Ballaststoffen und dienen als Futter für das Mikrobiom. *Tipp:* Langsam steigern, um mögliche Verdauungsprobleme zu vermeiden.
3. **Frische Kräuter und Gewürze:** Sie enthalten Antioxidantien und Polyphenole, welche die Gesundheit fördern.
4. **Fermentiertes:** Sauerkraut und andere natürlich fermentierte Lebensmittel, wie z. B. Kimchi, Miso oder Kefir sind gut für das Mikrobiom. Sie unterstützen eine vielfältige Besiedelung der Darmflora mit mehr von den guten Bakterien, die wir brauchen.
5. **Hochwertige Proteine:** Pflanzliche oder gute tierische Proteine sollten zu jeder Hauptmahlzeit konsumiert werden, da sie für den Erhalt der Muskulatur,

die Sättigung und eine stabile Blutzuckerkontrolle wichtig sind. Proteine, also Eiweiß, sollte am besten gleichmäßig über den Tag verteilt werden. Etwa 1,8 bis 2 g Protein je Kilo deines idealen Körpergewichts pro Tag, ist für Frauen in den Wechseljahren und nach der Menopause empfehlenswert, wird aber nur selten erreicht.[257] Wenn dein Idealgewicht 70 kg beträgt, wären das also 126 bis 140 g hochwertiges Eiweiß pro Tag.

6. **Gute Fette:** Verwende vor allem Olivenöl oder Avocadoöl. Sie enthalten viele einfach ungesättigte Fettsäuren. Kokosfett und Butter in Maßen sind auch geeignet und relativ hitzebeständig. Fetter Fisch, wie Lachs (am besten bio) ist reich an Omega-3-Fettsäuren, die entzündungshemmend wirken. Für die optimale Zufuhr von Omega-3-Fetten (tierisch oder pflanzlich) ist jedoch oft ein Nahrungsergänzungsmittel empfehlenswert, mehr dazu ab Seite 247.
7. **Nüsse und Samen:** Sie liefern gesunde Fette (pflanzliche Vorform der marinen Omega-3-Fettsäuren, die wir brauchen), Proteine und Ballaststoffe. Wechsele am besten zwischen verschiedenen Sorten. Wenn du auf Nüsse allergisch reagierst, sind Sesam- und Hanfsamen, Sonnenblumen- und Kürbiskerne eine gute und leckere Option.
8. **Zuckerarmes Obst, besonders Beeren:** Obst mit tiefer Farbe enthält mehr Nährstoffe und Antioxidantien, Beeren sind besonders zuckerarm.
9. **Wasser oder Kräutertee trinken** (ungesüßt): Oft wird Durst mit Hunger oder Appetit verwechselt. Bist du häufig müde und schlapp, kann auch Dehydrierung eine Ursache sein.

Weniger davon

Und dann gibt es einige Produkte, die wirklich nicht deine Freunde sind. Sie können Wechseljahresbeschwerden, Entzündungen, Kopfschmerzen und Heißhunger sowie Stimmungsschwankungen verstärken und die erwünschte Gewichtsabnahme erschweren. Weniger von ihnen zu essen, ist auch gar nicht so schwer, wenn du dich besonders auf das konzentrierst, wovon du mehr essen kannst (vorige Liste).

Davon solltest du **WENIGER** essen:

1. **Hochverarbeitete Lebensmittel und Fast Food** (Nova-Score: Gruppe 4)
2. **Frittiertes**
3. **Süßigkeiten und salzige Snacks**
4. **Hochverarbeitetes und glutenhaltiges Getreide** (industriell hergestellte Kekse, Weißbrot, weiße Nudeln, Gebäck)
5. **Wurst und hochverarbeitetes Fleisch:** Karzinogen der Gruppe 1 laut Weltgesundheitsorganisation (WHO) – krebsfördernde Wirkung bestätigt![258]
6. **Zucker und süße Getränke (inklusive Fruchtsaft):** Erhöhen den Blutzuckerspiegel und fördern Diabetes sowie eine Fettleber.
7. **Hochverarbeitete Öle:** Sie sind entzündungsfördernd und in unserer Nahrung oft schon in zu großem Umfang enthalten, weil sie für die Herstellung von Produkten besonders billig sind. Gemeint sind insbesondere Maiskeimöl, Sonnenblumenöl, Distelöl, Sojaöl, Rapsöl und Margarine.
8. **Alkohol:** Stoppt die Fettverbrennung, erhöht den Stress, stört den Schlaf und ist krebsfördernd.[259]

Für manche Frauen würde ich auch **Milchprodukte** hier einordnen, da gilt aber sicherlich nicht für jede. Aber wenn du unerklärliche Entzündungen (Nasennebenhöhlenentzündung, Mittelohrentzündung etc.), Hautprobleme oder häufig Bauchschmerzen hast, kann das (vorübergehende) Weglassen von Milchprodukten hilfreich sein. Ursache für diese entzündlichen Prozesse muss nicht die Laktose (= Milchzucker) sein, die in laktosefreien Produkten bereits aufgespalten ist, sondern kann auch vom Milchprotein, dem Kasein stammen. Das ist auch in laktosefreien

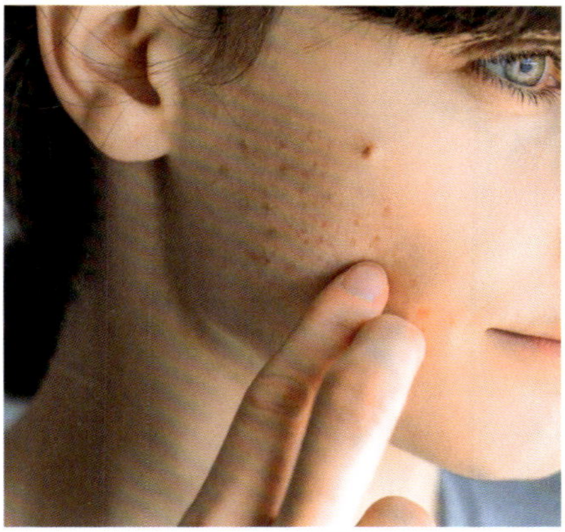

Produkten enthalten. Wenn du konsequent für einige Wochen alle Milchprodukte meidest, merkst du recht schnell, ob sich deine Beschwerden verbessern. Vor allem, wenn du es dir gar nicht vorstellen kannst, ohne Milchprodukte, insbesondere Käse zu leben, solltest du in Betracht ziehen, es vier Wochen zu versuchen und dann selbst zu entscheiden, wie gut es dir damit geht, insbesondere Haut und Verdauung geben einen Rückschluss.

Unterstützende Gewohnheiten für den Alltag

In diesem Teil möchte ich dir die besten praktische Strategien vorstellen, um das Gelernte im Alltag umzusetzen.

Diese Strategien und die sich daraus entwickelnden Gewohnheiten werden schrittweise zu einem Weg, der immer leichter zu gehen ist (mit weniger Anstrengung), weil man ihn schon begehbar gemacht hat und sich nicht mehr durch das Dickicht schlagen muss. Hast du hilfreiche und gesunde Gewohnheiten etabliert, musst du bestimmte Entscheidungen nicht jeden Tag neu (mit dir selbst) verhandeln, sparst Zeit, Energie und Willenskraft. Im folgenden Teil möchte ich dir damit helfen, Prioritäten zu setzen.

Bestandsaufnahme

Alles beginnt mit einer **Bestandsaufnahme**! Sie bildet die Basis für neue Strategien. Fragen, die hilfreich sein können, sind beispielsweise: Wie sieht deine Ernährung im Moment aus? Schreibe für einige Tage genau auf, was du wann isst, jeden Snack, jeden Teelöffel Zucker im Kaffee. Am besten auch, wie hungrig du bist, wann du Heißhunger hast oder sehr müde oder gestresst bist.

Dann schau auf die:

- Mahlzeitenpausen,
- das Essensfenster (Anzahl der Stunden),
- die Menge an Gemüse und pflanzlichen Lebensmitteln,
- deren Vielfalt (Ziel: 30 Sorten pro Woche),
- wie viele hochverarbeitete Lebensmittel du isst,
- wie viele Süßigkeiten du isst,
- wie viel Wasser du trinkst und
- wie viel Alkohol.

Vergleiche es mit dem, was wir auf den vorigen Seiten besprochen haben. Danach hast du vermutlich ein recht klares Bild, wo du schon wirklich gut bist und an welcher Stelle die Chancen bestehen, mit kleinen Veränderungen große Erfolge zu feiern. Beginne mit dem, wo du die größte Abweichung zu den in diesem Kapitel besprochenen Kriterien feststellst, denn das wird den größten Effekt haben. Es geht weder um Perfektion noch darum, alles sofort umzusetzen. Vielleicht startest du nur damit, mehr Gemüse in deinen Speiseplan einzubauen und verschiedene Sorten auszuprobieren. Ergänze jede Hauptmahlzeit um eine zusätzliche Gemüsesorte (oder Pflanzenart), vielleicht sogar in einer anderen Farbe. Oder du beginnst, mehr frische Kräuter zu nutzen. Das ist schon ein phänomenaler Einstieg.

Es geht nicht um Perfektion

Generell geht es bei der Umsetzung von Strategien aus diesem Buch nie um Perfektion. Aber wir sollten uns bewusst sein, dass jede Entscheidung uns unserem Ziel entweder näherbringt oder weiter davon entfernt, vor allem, wenn wir sie immer wieder treffen. Gemeint sind damit Ziele, wie Gesundheit, Lebensqualität, Abnehmen oder auch weniger Wechseljahresbeschwerden.

Die grundlegende Frage ist: Wie wichtig ist es dir, dein Ziel zu erreichen? Ist es dir wichtiger, jeden Abend dein Glas Wein vor dem Fernseher zu trinken als endlich diese anstrengenden Hitzewallungen oder die Gewichtszunahme anzugehen? Wunderbar! Dann ist es deine Entscheidung, jedoch mit allen Konsequenzen. Nichts zu verändern und trotzdem das Ziel zu erreichen, geht (leider) nicht. Vielleicht ist es im Moment noch nicht der richtige Zeitpunkt für diese Veränderung und du kannst leichter mit etwas anderem beginnen. Auch die folgenden Kapitel geben dir zahlreiche Anhaltspunkte für Strategien, mit denen du starten kannst.

Langfristig ist es ein gutes Maß, im Alltag 80 bis 90 Prozent gute Entscheidungen zu treffen und 10 bis 20 Prozent Ausnahmen einzuplanen. Das heißt, wir sollten unsere Kugel Lieblingseis ohne schlechtes Gewissen genießen, aber eben keinen Eisbecher zu jeder Mahlzeit, wenn wir unser Ziel erreichen wollen.

Entscheidungen erleichtern oder erschweren

Wenn es um neue Gewohnheiten geht, gibt es Dinge, die wir **häufiger** tun möchten, wie zum Beispiel Gemüse essen, und Dinge, die wir nicht oder **seltener** tun wollen, wie zum Beispiel zwischen den Mahlzeiten zu naschen.

Entscheidungen im Alltag und auch Gewohnheiten sind – viel mehr als uns das bewusst ist – eine Konsequenz dessen, wie unsere Umgebung gestaltet ist. Denn so, wie wir unsere Umgebung designen, fordert sie uns zu bestimmten Verhaltensweisen geradezu auf. Denke einfach an die Süßigkeiten auf dem Couchtisch. Was legt dir diese Umgebung nahe, wozu fordert sie dich förmlich auf? Richtig, zu naschen.

Für beide Richtungen von Verhaltensänderungen (etwa mehr oder weniger zu tun) können wir Rahmenbedingungen schaffen, die es uns leichter machen, die gewünschten Entscheidungen zu treffen. Das ist vor allem dann wichtig, wenn wir müde oder gestresst sind. Beide Zustände (und natürlich auch weitere emotionale Situationen) haben einen großen Einfluss darauf, wie wir reagieren.

Grundlegend können wir überlegen, was es uns *leichter* oder *schwerer* macht, etwas zu tun oder nicht zu tun und daraufhin kleine Veränderungen in unserer Umgebung umsetzen, die das unterstützen.

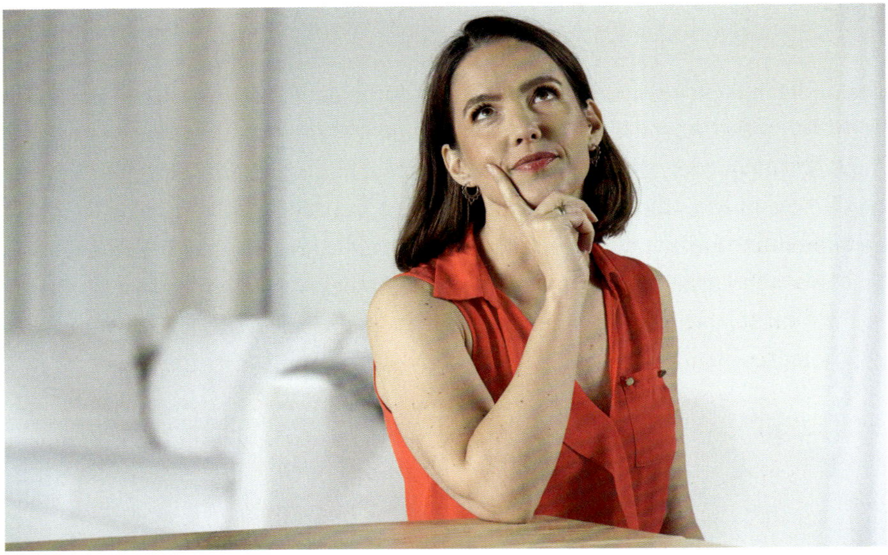

Los geht's:

Was macht es uns leichter, etwas NICHT zu tun?

- **Aus den Augen, aus dem Sinn:** Wir können beispielsweise Süßigkeiten wegräumen, sodass sie nicht mehr sichtbar sind, das reduziert die Häufigkeit und Menge des Konsums nachweislich.[260]
- **Alternativen bereithalten:** z. B. frische Himbeeren oder dunkle Schokolade mit hohem Kakaoanteil, dies erfordert jedoch ein bisschen Planung.

- **Das kleinere Übel wählen:** Zum Beispiel eine Kugel Eis anstelle eines ganzen Bechers – und diese dann bewusst genießen.
- **Aus „Rückschritten" lernen:** Ein „Rückschritt" ist kein Versagen. Wir können die Rahmenbedingungen mit dem, was wir gelernt haben, für das nächste Mal anpassen und z. B. am Drive-in vorbeifahren, wenn wir hungrig sind.

Was macht es uns leichter, etwas zu TUN?

- **Die Sichtbarkeit erhöhen:** Du könntest eine Wasserkaraffe an den Arbeitsplatz stellen, wenn du mehr Wasser trinken möchtest. Gesunde Snackvarianten, wie Beeren im Kühlschrank auf Augenhöhe zu platzieren, sorgt dafür, dass dein Blick als erstes darauf fällt, wenn du den Kühlschrank „suchend" öffnest.
- **Erinnerungen:** Moderne Telefone bieten simple Möglichkeiten, um Erinnerungen zu programmieren. Mein Telefon erinnert mich beispielsweise jeden Tag um 16 Uhr an mein Training. Ich trainiere nicht jeden Tag und meistens auch nicht 16 Uhr, aber ohne diese Erinnerung hätte ich es häufiger vergessen oder wäre schon zu hungrig oder müde gewesen, wenn es mir einfällt.
- **Vorbereitet sein:** Hunger am Abend oder am Nachmittag ist selten überraschend. Indem wir entsprechend einkaufen, gesunde Mahlzeiten vorbereiten oder einfache Rezepte wählen, stellen wir nicht plötzlich fest, dass nichts Essbares mehr im Kühlschrank ist und wir den Pizza-Lieferdienst anrufen müssen.
- **Müdigkeit und Zeitknappheit einplanen:** Müdigkeit und Erschöpfung führen oft zu schlechten Entscheidungen. Wenn wir das vorher wissen, können wir schnelle Alternativen wie Tiefkühlgemüse griffbereit haben und in wenigen Minuten ein leckeres Gemüseomelette zaubern. Manchmal kann es auch hilfreich sein, sofort einen Joghurt oder Quark mit frischen Beeren zu essen (der schon fertig vorbereitet im Kühlschrank sein kann), um den größten Hunger schnell zu stillen und danach gelassen über das Abendessen nachzudenken.

↗ Tipp: Für den Start ist es einfacher, mit den Dingen zu beginnen, die du **mehr** tun möchtest. Sobald wir nämlich anfangen, etwas *nicht* mehr essen zu wollen, beginnt unser Gehirn, Vorschläge zu machen, dass genau DAS jetzt bestimmt absolut perfekt wäre. In etwa so, wie wenn ich dir jetzt sage „denk nicht an rosa Elefanten". Was passiert in deinem Kopf, was stellst du dir ungewollt vor? Genau, einen rosa Elefanten!

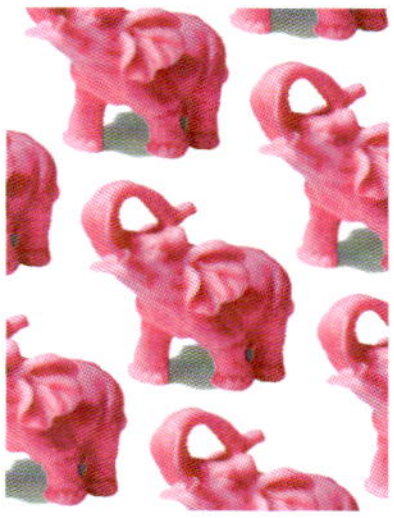

Joker statt Selbstvorwürfe

Egal, wie gut wir planen ... manchmal sind wir einfach erschöpft, haben keine Zeit, der Heißhunger überfällt uns, ohne Chance zum Nachdenken, oder wir haben nicht eingekauft. Vielleicht ist die Tafel Schokolade aufgegessen, bevor wir es bewusst wahrnehmen.

In solchen Momenten können wir mal einen Joker ziehen und eine Ausnahme machen, anstatt uns mit Selbstvorwürfen zu quälen und alles hinzuwerfen.

Eine Ausnahme hat langfristig kaum Bedeutung, wenn wir uns den Verlauf von Jahren oder Jahrzehnten ansehen. Denn hier geht es nicht um wenige Wochen, sondern einen lebenslangen Lebensstil. Wenn wir alles hinwerfen, hat das eine große Tragweite, denn wir kehren zu alten Gewohnheiten zurück, die nicht gut für uns sind. Hier geht es eben nicht um moralisches Versagen, sondern darum, dass wir nach der Ausnahme einfach wieder zur Tagesordnung übergehen. Zur nächsten Mahlzeit läuft alles wieder wie geplant. Du musst nicht hungern, nicht zusätzliche Kalorien verbrennen oder irgendwelche „Sünden" abarbeiten.

Was du aber tun kannst, ist die Gelegenheit zum Lernen zu nutzen und dir die Situation neugierig und wertungsfrei anschauen: Was ist passiert? Was kann ich beim nächsten Mal besser machen? Meistens geht es hier eher darum, was zur Situation geführt hat, also beispielsweise ausgehungert gewesen zu sein oder dem Stress Gelegenheit gegeben zu haben, dich zu überrollen.

Das Credo lautet: Mache nie zweimal hintereinander den gleichen Fehler („never miss twice").[261] Es wäre schade, eine Lerngelegenheit verstreichen zu lassen und uns stattdessen mit Vorwürfen zu plagen.

Vorbereitet sein

Vorbereitet zu sein, ist fast die halbe Miete. Das gilt auf verschiedenen Ebenen und ich möchte diesen Abschnitt nutzen, um einige konkrete Beispiele aufzuzeigen.

- **Vorratskammer:** Sortiere aus, was alt, überlagert und hochverarbeitet ist. Fülle stattdessen deine Schränke mit guten und vielfältig verwendbaren Produkten, wie z. B. Olivenöl, Balsamico, Mandelmus oder Tahini (Sesammus, lecker für

Salatdressing) sowie Nüssen und Samen (z. B. Chia). Auch frische oder gefrorene Gewürze oder leckere Gewürzmischungen sollten nicht fehlen.

- **Frische und gefrorene Zutaten:** Es ist ratsam, Tiefkühlgemüse und frisches Gemüse vorrätig zu haben. Das frische Gemüse kann geputzt, geschnitten und portioniert eingefroren werden. So kannst du deine Lieblingsmischungen zusammenstellen und musst kein Gemüse mehr putzen, wenn du gerade müde bist. Tiefkühlgemüse ist häufig schon in bestimmten Mischungen verpackt. Zudem sollten hochwertige Proteinquellen vorrätig sein, sowohl vegetarisch als auch tierisch, frisch oder eingefroren. Beeren können eingefroren werden, um schnell eine „Süßigkeit" zur Hand zu haben.
- **Schnelle Rezepte:** Online gibt es zahleiche Ideen für schnelle Gemüsegerichte, Suppen, Eintöpfe, Ofengemüse, gesunde Snacks und Salat, die nicht viel Zeit und Vorbereitung erfordern. Drucke dir einige davon aus oder lasse dich einfach inspirieren.

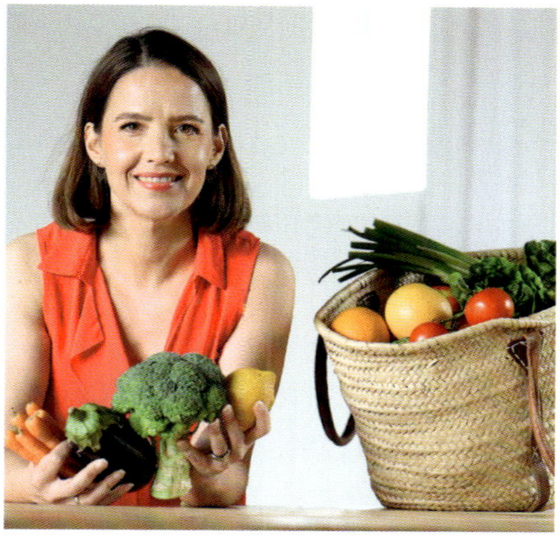

- **Mahlzeiten zum Mitnehmen:** Gemüse oder Salate kann man gut mit ins Büro nehmen, Salat im Glas ist eine wunderbare Möglichkeit. Kaufe dazu Schraubgläser oder dicht abschließende Glasdosen sowie kleine Gläser oder Behälter fürs Dressing, um es separat zu transportieren. So ein Salat kann beispielsweise Quinoa, verschiedene Blattsalate, Tomate, rote Beete, Avocado, Sprossen, Nüsse und gebratenen Lachs beinhalten und macht super zufrieden und satt.
- **Schnelle Snacks:** Manchmal brauchen wir einen kleinen Snack, beispielsweise wenn wir nach dem Büro direkt erst einmal zum Sport gehen wollen. Dann sollte der Snack den Magen nicht zu sehr füllen und gerne einige Kohlenhydrate und Eiweiß enthalten, wie z. B. Apfel mit Mandelmus. An trainingsfreien Tagen ist die Kombination von Gemüse mit Eiweiß super, weil sie nährstoffreich ist und ziemlich blutzuckerneutral. Schnelle Kombinationen wären: Cherry-Tomaten und Babymozzarella, in Scheiben geschnittene Hähnchenbrust, Räuchertofu mit Senf, Gemüsesticks mit Käsewürfeln, eine halbe Avocado mit Räucherlachs oder selbstgemachte Bratlinge mit Gemüse und Tofu.

Einige Regeln machen das Leben leichter

Es ist gar nicht so schwer, die Ernährung besser an das anzupassen, was dein Körper und Geist wirklich brauchen, um gut versorgt zu sein. Ich habe im Folgenden versucht, einige dieser Dinge in ganz konkrete „Regeln" zu fassen. So kannst du mit allem Hintergrundwissen, welches du jetzt hast, Schritt für Schritt beginnen. Diese Regeln sind praktisch die Essenz aus dem vorigen Kapitel. Sie bieten dir einen schnellen Überblick, um aber die Hintergründe zu verstehen, müsstest du noch einmal zurückblättern und nachlesen. Die Regeln sind nicht in Stein gemeißelt, ersparen es aber, dir jedes Mal Gedanken zu machen, wie, wann oder ob du etwas tun solltest oder eben lieber nicht (bzw. seltener).

7 simple Verhaltensregeln

Hier sind einige einfache Verhaltensregeln, die eher die Rahmenbedingungen des Essens betreffen. Wähle ein oder zwei Strategien aus, um damit zu beginnen:

1. **Essensfenster:** Komprimiere dein Essensfenster auf zwölf (oder zehn) Stunden. Entscheide, welche Mahlzeit du unbedingt mit der Familie einnehmen möchtest, um dir bei der Entscheidung zu helfen, wann du mit dem Essen beginnst und endest.
2. **Iss am Tisch:** Esse immer am Tisch und nicht auf der Couch oder am offenen Kühlschrank.
3. **Nimm dir Zeit:** Nimm dir – wann immer es möglich ist – Zeit beim Essen, kaue gut, iss langsam und bewusst und vermeide Ablenkung (Handy, TV etc.).
4. **Mahlzeitenpausen**: Verlängere deine Mahlzeitenpausen (tagsüber) auf mindestens drei Stunden, mehr ist besser. Wenn das sehr schwierig ist, überprüfe noch einmal deinen Zuckerkonsum.
5. **Kleinere Teller:** Verwende kleinere Teller, etwa in der Größe von Salattellern. Das ist besonders hilfreich, wenn du nach der Mahlzeit oft zu satt bist.
6. **Bewegung:** Bewege dich innerhalb einer Stunde nach einer Mahlzeit für zehn Minuten, sei es durch Aufräumen, Spazierengehen etc. Das ist wunderbar, um den Blutzuckeranstieg aufzufangen, denn die Muskeln nutzen dann gleich die Energie (Kohlenhydrate) aus der Mahlzeit.[262]
7. **Süßigkeiten:** Wenn du doch etwas Süßes naschen möchtest, ist die beste Zeit dafür nach dem Mittagessen.

8 Ernährungsregeln

Diese 8 Ernährungsregeln konzentrieren sich eher auf den Inhalt unserer Mahlzeiten, also das, was wir essen. Sie bündeln viele der im Kapitel genannten Zusammenhänge.

1. **Frühstück:** Beginne den Tag mit einem herzhaften und proteinreichen Frühstück. Das hat einen immensen und positiven Einfluss auf deinen Blutzucker und hilft, Hunger oder Heißhunger im Laufe des Tages zu reduzieren. Gleichzeitig hast du schon einen Teil des wichtigen Proteins mit dem Frühstück abgehakt.
2. **Apfelessig:** Trinke vor den Mahlzeiten ein Glas Wasser mit 1 bis 2 Teelöffeln Apfelessig. Dies kann die Blutzuckerantwort reduzieren. Beginne langsam, um zu testen, wie gut du den Apfelessig verträgst. Dieser Tipp ist besonders hilfreich, wenn du abnehmen möchtest und/oder einen erhöhten Langzeitblutzucker hast (HbA1C).
3. **Reihenfolge:** Konsumiere Ballaststoffe (Gemüse, Salat) und Protein (Fleisch, Fisch, Ei) *vor* den Kohlenhydraten, um die Blutzuckerreaktion um bis zu 75 Prozent zu reduzieren.[263] Zum Beispiel kannst du vor dem Sushi einen Salat oder Edamame essen. Gleiches gilt für einen Salat vor dem Nudelgericht.
4. **Gemüse und Salat:** Fülle 50 bis 75 Prozent deines Tellers mit Gemüse oder Salat und achte dabei auf eine Vielfalt an Sorten und Farben. Sei kreativ bei der Zubereitung und den Gewürzen, eine pflanzenbasierte Ernährung kann wirklich lecker sein.
5. **Protein:** Stelle sicher, dass jede Hauptmahlzeit hochwertiges Protein enthält. Eine Faustregel ist, pro Tag 1,8 bis 2 g Protein je kg deines idealen Körpergewichts aufzunehmen. Dazu zählen pflanzliche und tierische Eiweißquellen.[264] Linsen und Hülsenfrüchte sind absolut verkannt und eine tolle Proteinquelle, an die sich der Verdauungsapparat jedoch langsam gewöhnen muss.
6. **Hochwertige Fette:** Verwende vor allem hochwertiges Olivenöl. Nutze Butter und Kokosfett nur in Maßen, wir reagieren unterschiedlich auf sogenannte gesättigte Fette. Alternativ kannst du auch Walnussöl, Leinöl, Macadamia-Öl oder Kürbiskernöl verwenden, aber nur kalt für Salate, denn sie sind hitzeempfindlich.
7. **Kalorienfrei trinken:** Achte darauf, kalorienfrei und ausreichend zu trinken, um deinen Körper hydratisiert zu halten. Finde für dich die perfekte Mischung, z. B. aus Minzblättern und Zitronenscheiben für sogenanntes „infused water". Die Möglichkeiten sind endlos, nutze Obst, Gemüse und Kräuter nach Belieben.

8. **Bitterstoffe:** Bei Heißhunger greife zu Lebensmitteln oder Nahrungsergänzungsmitteln, die Bitterstoffe enthalten, wie zum Beispiel Chicorée. Es gibt auch einige gute und recht milde Bittertropfen, die du in der Drogerie kaufen kannst.[265] Bevorzuge dabei die Tropfen ohne Alkohol, z. B. Bitterliebe mild auf Basis von Apfelessig.

Ernährung mit gesundem Menschenverstand

Die Wechseljahre erfordern eine bewusste Anpassung unserer Ernährungsstrategien im Alltag, da hormonelle Schwankungen und Östrogenüberschuss oder -mangel viele Abläufe im Körper deutlich verändern können. Zu viel Gewicht und Bauchfett können Anzeichen dafür sein, dass etwas nicht optimal läuft, selbst wenn Krankheiten wie Diabetes (oder andere chronische Erkrankungen) noch viele Jahre entfernt sind.

Es ist wichtig, unsere eigene Struktur zu erkennen, also wie wir funktionieren. Welche Entscheidungen treffen wir unter Zeitdruck, wenn wir müde oder erschöpft sind, praktisch automatisch immer wieder? Hier kann das gezielte „**Design**" der Rahmenbedingungen eine Leichtigkeit in die Entscheidungen bringen, die du dir nie vorstellen konntest.

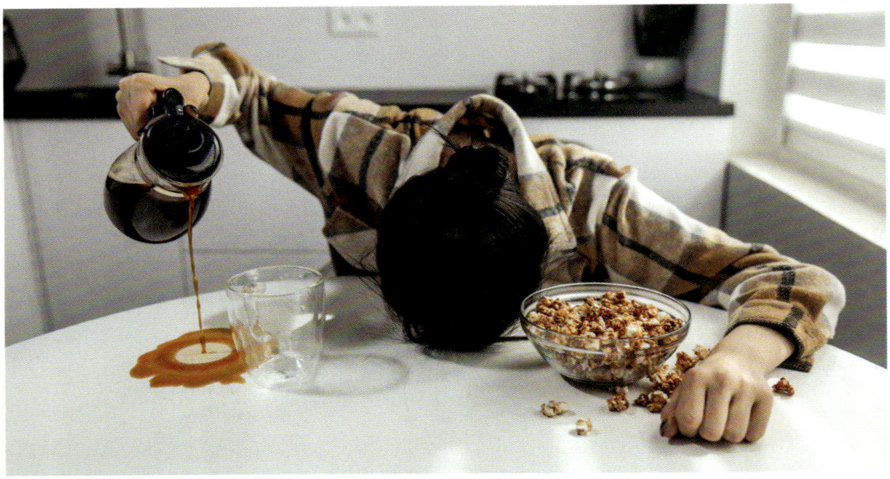

Lerne **Hunger und Sättigung** zu beobachten. Nach welchen Mahlzeiten bist du zufrieden, nach welchen hast du schnell wieder Hunger oder Appetit. Welches Essen macht dich launisch oder träge? Was mögen Magen, Darm oder Haut gar nicht? Das mit Neugier zu beobachten, kann dir besser als jede externe Empfehlung helfen herauszufinden, was gut für dich ist.

Was wir essen sollten, ist simpel und frei von Ideologie, denn es geht hier um eine stabile Basis. Gebildet wird dieses Fundament am besten aus natürlichen Lebensmitteln (nur wenig verarbeitet), überwiegend pflanzlich, vielfältig und bunt, meistens blutzuckerneutral. Hochwertiges Protein aus vegetarischen oder tierischen Quellen und die Verwendung von hochwertigen Fetten, insbesondere Olivenöl, runden die Grundlagen ab. Wenn du mit deinem Gewicht zufrieden bist oder sehr viel Sport treibst, kannst du mit den Portionsgrößen für vollwertige Kohlenhydrate etwas großzügiger sein, als wenn du abnehmen möchtest. Sie sind in Ballaststoffe „eingepackt" und lassen daher den Blutzuckerspiegel nicht so schnell ansteigen, wie z. B. Gebäck aus weißem Mehl.

Vorsicht ist geboten bei hochverarbeiteten Produkten aus dem Labor, Snacks, Süßigkeiten, Fertiggerichte, Chips & Co. Diese „essbaren Substanzen" berauben dich der Fähigkeit, dich selbst zu regulieren, machen dich heißhungrig, müde, träge, launisch – und früher oder später krank.

Letztlich basiert eine gesunde Ernährung auf diesen Grundlagen und unserem gesunden Menschenverstand. All die Verfechter bestimmter und vor allem einseitiger Ernährungsideologien vergessen oft, dass 1) erst die Basis stimmen muss, bevor man Feinheiten optimiert und 2) wir Menschen ziemlich individuell reagieren. Was für den einen Menschen gut ist, muss es für den anderen noch lange nicht sein. Eine Person verträgt Rohkost gut, eine andere bekommt davon Bauchschmerzen, eine kommt mit sehr wenigen Kohlenhydraten aus, eine andere eben nicht. Auch im Bereich der Verträglichkeit dessen, was ich als echte Nahrung bezeichne, sind wir nicht alle gleich.

Herausfinden muss das im Moment noch jeder für sich selbst, bis es vielleicht irgendwann einmal hilfreiche Werkzeuge aus der Wissenschaft gibt, um zu identifizieren, welche Ernährung für uns selbst persönlich am besten ist.

> *Gesundheit hängt viel mehr von Gewohnheiten und Ernährung ab als von Medikamenten.*
>
> *John Lubbock*

Kapitel 6:
Innere Uhr, Training und Schlaf

Mit all den Herausforderungen und Veränderungen, die mit den Wechseljahren unerwartet in unserem Leben auftauchen, versuchen wir häufig einfach irgendwie zu „überleben". Wir kompensieren Schlafstörungen mit Kaffee, Sorgen mit Rotwein und Erschöpfung mit Gummibärchen auf der Couch. Doch eigentlich wissen wir, dass diese Entscheidungen unser Befinden langfristig nicht positiv beeinflussen werden, doch wir kommen aus diesem Teufelskreis nur schwer heraus.

Erinnerst du dich an das Beispiel mit dem Puzzle vom Beginn des 4. Kapitels? Lebensstil und Hormone spielen beide eine entscheidende Rolle dafür, wie es uns geht und wie gesund wir sind, sowohl im Moment als auch langfristig. Von diesem 1000-Teile-Puzzle, das unsere Gesundheit repräsentiert, sind die äußeren 600 Teile unser Lebensstil: Umgang mit Stress, Ernährung, aber eben auch Bewegung und Schlaf. Die inneren 400 Teile sind unsere Hormone, einige ändern sich im Verlauf der Wechseljahre massiv, andere, wie z. B. Insulin, Melatonin und Cortisol, können wir selbst über unseren Lebensstil beeinflussen.

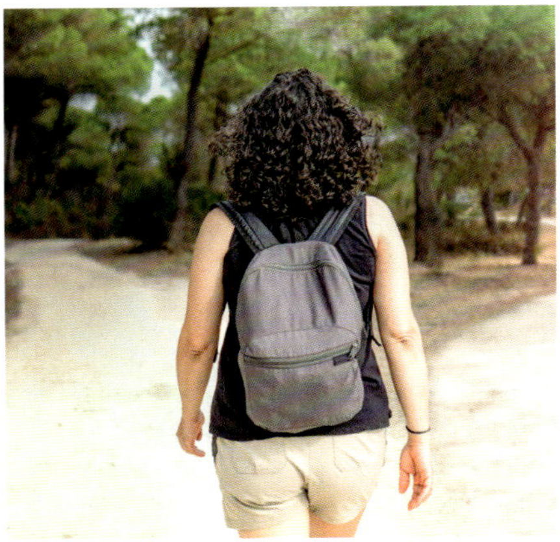

Ich denke, diese Erinnerung ist wichtig, um die Bedeutung der Lebensstilstrategien noch einmal zu unterstreichen. Gerade in der Lebensmitte haben wir die Chance, tägliche Gewohnheiten und Entscheidungen neu zu justieren. Damit können wir maßgeblich beeinflussen, wie wir in 10, 20 oder 30 Jahren leben wollen. Wenn uns diese Ziele klar sind, können wir bewusst Strategien etablieren, um sie zu erreichen.

Völlig unterschätzt – unsere innere Uhr

Der Forschungsbereich, der sich mit der inneren Uhr beschäftigt, ist die Chronobiologie – also die Biologie der Zeit, ein noch recht junger Forschungsbereich. Die innere Uhr, oder der sogenannte zirkadiane Rhythmus, ist ein grundlegendes biologisches Programm, das alle Prozesse bei praktisch allen Lebewesen steuert, bei Pflanzen, Tieren und Menschen.

Die zentrale Erkenntnis der Chronobiologie ist es, dass die Optimierung unserer Zeiteinteilung – also **wann** wir bestimmte Dinge tun – das Geheimnis dafür ist, um gesünder zu werden, abzunehmen, konzentriert zu arbeiten und besser zu schlafen.[266] Hier geht es also um unseren Tagesablauf und wie wir dafür sorgen können, dass wir mehr mit als gegen unseren natürlichen Rhythmus leben.

Warum haben wir eine innere Uhr?

Grundlegend geht es im Körper darum, dass Substanzen zur richtigen Zeit, am richtigen Gewebe oder Organ sein müssen, um perfekte Abläufe zu garantieren – eine komplexe Lieferkette von Baustoffen, Hormonen und Neurotransmittern. Ob das klappt oder nicht, beeinflusst alle Aspekte unserer Physiologie (also der körperlichen Prozesse) und unseres Verhaltens.[267]

Die innere Uhr nimmt regelmäßige zeitliche Abläufe vorweg und bereitet den Körper entsprechend vor, um keine Chancen zu verpassen. Evolutionär macht das Sinn, denn Prozesse im Körper dauern oft mehrere Stunden. Wenn beispielsweise die Vorbereitung des Körpers auf die Nahrungsaufnahme erst beginnen würde, wenn der erste Bissen im Magen ankommt, würden wir viel Zeit verlieren.

Gehirnuhr und Körperuhren

Unsere Master-Clock, die „Zentraluhr", befindet sich im Gehirn, genauer gesagt im SCN oder „Nucleus Suprachiasmaticus", einem kleinen Bereich direkt innen über dem Gaumen. Die notwendigen Informationen für eine Synchronisation mit der Umwelt erhält der SCN über unsere Augen. Die Augen sind der einzige Teil des Gehirns, der eine direkte Verbindung zur Außenwelt hat. Bestimmte Zellen in unserer Retina (Netzhaut) nehmen helles Licht wahr, vor allem Licht mit einem hohen Blauanteil, wie es typisch für die Morgensonne ist. Dieses Signal bewirkt, dass die innere Uhr zurückgestellt wird. Ohne Lichtimpuls am Morgen beträgt unser zirkadianer Rhythmus 24 Stunden und etwa 11 Minuten.[268] Wir würden also jeden Morgen etwas später aufwachen und 11 Minuten später im Büro erscheinen, wenn wir uns auf den zirkadianen Rhythmus verlassen, ohne die Uhr zurückzustellen.

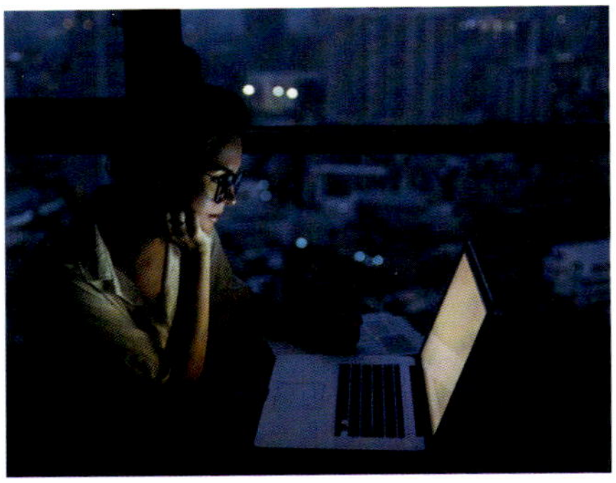

Diese Entdeckung war 2002 so wegweisend, dass sie als einer der wichtigsten Durchbrüche der Chronobiologie gefeiert wurde. Heute finden wir das Ergebnis dieser Erkenntnis praktisch auf allen unseren Smartphones und Tablets: den „Night-Shift"-Modus. Dieser Modus ändert die Farben des Bildschirms, um den Blaulichtanteil zu reduzieren. Ein hoher Anteil an blauer Wellenlänge lässt das Gehirn glauben, dass es morgens ist, unabhängig von der tatsächlichen Uhrzeit, und verhindert damit die Ausschüttung von Melatonin, das wir zum Einschlafen benötigen.[269]

Wir besitzen aber nicht nur eine Zentraluhr im Gehirn, sondern Milliarden von Uhren in jedem Gewebe und Organ. Diese Körperuhren koordinieren alle Prozesse vor Ort.[270]

Die Zentraluhr gibt Informationen beispielsweise an hormonbildende Strukturen weiter, was dazu führt, dass wir ein Hungergefühl verspüren. Wenn wir daraufhin etwas essen, erhalten die Uhren in Leber, Darm und allen anderen beteiligten Strukturen ebenfalls die Information über die Zeit („Zeit zum Essen") und werden entsprechend gestellt.

Während die Zentraluhr durch Licht (über die Wahrnehmung der Augen) gesteuert wird, beziehen die Uhren der Organe ihre Informationen hauptsächlich von den Essenszeiten. Dies ist auch einer der Gründe für die Empfehlung, das Essensfenster zu komprimieren (siehe voriges Kapitel), damit sich die Aufgaben im Körper nicht überschneiden (z. B. Verdauung, Reparatur und Schlaf).

Praktisch jeder Prozess im Körper hat eine bestimmte Zeit, zu der er auf Hochtouren läuft, und andere Zeiten, in denen er auf Sparflamme läuft oder pausiert. Würden alle Prozesse gleichzeitig auf Hochtouren laufen, würden sie sich gegenseitig behindern.

Unser fein abgestimmtes System hat daher feste Zeiten für bestimmte Prozesse reserviert.

Hier sind einige Beispiele dafür, wie das System funktioniert:[271]

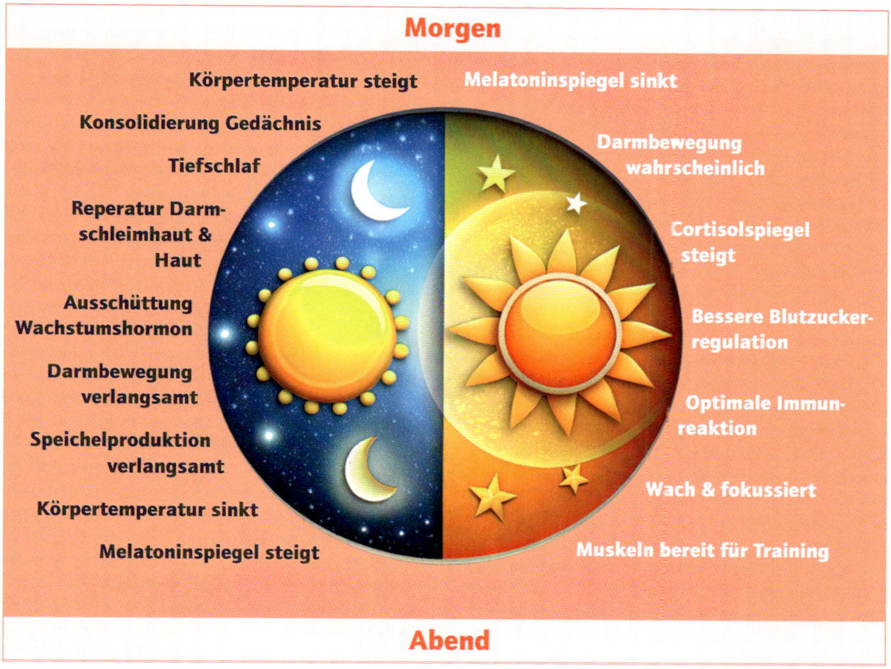

Grafik 10: Jeder Prozess hat eine bestimmte Zeit in unserem biologischen Rhythmus.

Die innere Uhr und die Wechseljahre

Die Wechseljahre haben tatsächlich auch einen Einfluss auf unsere innere Uhr. Vielleicht hast du das bereits als Probleme beim Ein- oder Durchschlafen erlebt, Energiemangel zu unpassenden Zeiten, Stress und Unruhe am Abend, Verdauungsprobleme und mehr.

Alle Prozesse im Körper werden durch die innere Uhr gesteuert. Das bedeutet, dass Signale, die alle Abläufe im Körper regeln, durch die Wechseljahre und die Menopause verändert werden, wodurch unser Rhythmus durcheinandergeraten kann. Zum Beispiel führt eine erhöhte Produktion von Cortisol zu Ängstlichkeit, Nervosität und Schlafstörungen (Cortisol wirkt aktivierend), während ein Rückgang von Melatonin (das Schlafhormon) zu Einschlafschwierigkeiten, Erschöpfung und Schlaflosigkeit führen kann.

Um unsere innere Uhr mit unserem Tagesablauf zu synchronisieren, ausreichend Energie zu haben, Reparaturen zu gewährleisten und gut zu schlafen, müssen wir jetzt Prioritäten setzen und Strategien etablieren. Auch, wenn wir unser ganzes Leben lang gut geschlafen haben, müssen wir Frauen ab der Lebensmitte mehr dafür tun, wenn Alltag und innere Uhr gut synchronisiert bleiben sollen.

Was heißt das für den Alltag?

Unser Gehirn muss sich also auf bestimmte Signale verlassen können, um zu wissen, welche Zeit des Tages gerade ist:

Morgens benötigen wir viel Licht, vorzugsweise mit einem hohen Anteil an blauer Strahlung (im Sonnenlicht morgens enthalten), um unsere zentrale Uhr zu stellen. Unser Gehirn erwartet helles Sonnenlicht. Schon zwei bis zehn Minuten im Freien können ausreichen, um das benötigte Signal zu erhalten. Leider bekommen wir dieses Signal oft nicht, da wir morgens meistens nicht draußen sind. Licht in Räumen oder durch Fenster ist nicht hell genug und reicht nicht aus, um das Gehirn zu informieren, dass es Morgen ist. Oft hat es nur ein Zehntel oder sogar nur ein Hundertstel der Stärke von natürlichem Sonnenlicht auch, wenn wir Neon- oder Bürobeleuchtung oft als hell oder sogar grell empfinden. Mit der Sonne können sie es nicht aufnehmen.

Abends erwartet unser Gehirn gedimmtes Licht mit geringem Blaulichtanteil, ähnlich der untergehenden Abendsonne. Das ist das Signal für die Melatonin-Ausschüttung und die Vorbereitung auf den Schlaf. Stattdessen sehen wir jedoch häufig helles Licht von Bildschirmen mit einem hohen Blaulichtanteil und eine helle Überkopfbeleuchtung. Das verschiebt die Ausschüttung von Melatonin, was unseren Schlaf stören kann.[272]

An beiden „Enden" des zirkadianen Rhythmus erhält unser Gehirn also **nicht** die Information, die es benötigt, um die innere Uhr richtig zu stellen. Es weiß also meistens weder genau, wann Morgen ist, noch wann es Zeit ist, den Körper auf Schlaf und Erholung vorzubereiten. Viele Probleme mit Schlaflosigkeit und Erschöpfung stehen damit in Zusammenhang.

Was braucht die innere Uhr?

Zur Erinnerung: Das erste Licht am Morgen drückt die „Reset-Taste" für unser Gehirn und stellt die innere Uhr zurück, während der erste Bissen am Morgen die Organuhren stellt. Um sicherzustellen, dass alle Uhren optimal funktionieren, ist es wichtig, unsere Uhren miteinander zu synchronisieren, insbesondere durch unseren Lebensstil.

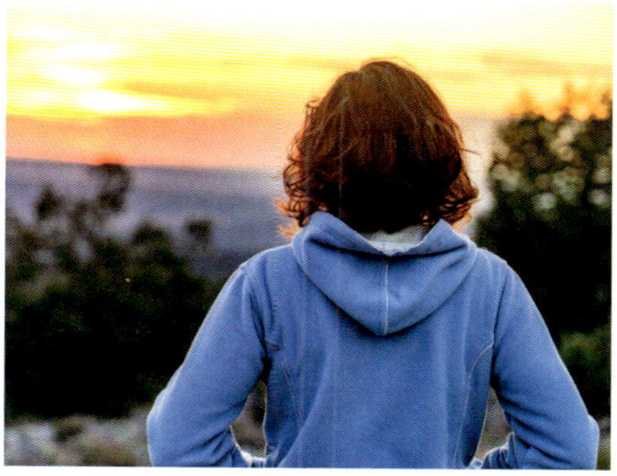

Wenn wir das falsche Signal erhalten oder das richtige Signal fehlt, können wir anfangs Symptome wie einen Jetlag bemerken. Mittel- und langfristig verstärkt das jedoch Symptome der Wechseljahre wie Energiemangel, Entzündungen, Verdauungsprobleme, Schlafprobleme, Depressionen und Stimmungsschwankungen.

Was wir also benötigen, habe ich einmal übersichtlich ir die folgende Tabelle gepackt:

Was wir morgens brauchen:	Was wir abends brauchen:
Viel natürliches Licht, am besten vor 9 Uhr	Wenig helles und blaues Licht
Spaziergang oder Workout draußen	Licht dimmen, Kerzen, tieferstehende Lichtquellen
Kaffee auf Balkon oder Terrasse	Bildschirme ab 21 Uhr ausschalten (Fernsehen, Tablet, PC, Telefon)
Blick in Richtung Morgensonne (nicht direkt in die Sonne schauen)	Warme Dusche bereitet Absenkung der Körpertemperatur vor.
Aktivierende Verhaltensweisen wie Sport und kalte Dusche passen super.	Ruhige Abendroutine, um den Schlaf vorzubereiten (Dankbarkeitstagebuch, Entspannung, Yoga Nidra, autogenes Training).

Das richtige Training ab der Lebensmitte

Auch wenn Training in deinem Leben bisher keinen (wichtigen) Platz eingenommen hat, wirst du im folgenden Kapitel einige gute Gründe dafür finden, mehr Aktivität in deinen Alltag zu integrieren. Ist Sport bisher immer Teil deines Lebens gewesen, kannst du konkrete Tipps dafür mitnehmen, wie du das Training anpassen solltest, um den hormonellen Veränderungen optimal Rechnung zu tragen und lange gesund und fit zu bleiben. Ich werde dabei sowohl auf Alltagsbewegung schauen als auch Kraft- und Ausdauertraining, Core Training und das sogenannte plyometrische Training. Alle diese Trainingsformen sind wichtig für uns Frauen, ganz besonders ab der Lebensmitte.

Zuerst schauen wir einfach mal darauf, warum Training überhaupt bedeutsam ist. Das erste überzeugende Argument ist, dass ein Dasein als Couch-Potato das Rezept für Quick-Aging ist. Damit sind gemeint: vorzeitige schnelle Alterung (innen und außen), Bauchfett, Gewichtszunahme, Gebrechlichkeit im wahrsten Sinne des Wortes bei unseren Knochen, aber auch der beschleunigte Abbau von Muskelmasse, Kraft, Leistungsfähigkeit und ein erhöhtes Risiko für Depressionen und Demenz.[273] Damit, wie wir trainieren und unsere Fitness erhalten oder sogar verbessern (ja, das ist möglich), entscheiden wir, ob wir in 10, 20, 30 oder 40 Jahren noch in der Lage sein können, Treppen zu steigen oder womöglich frühzeitig auf Hilfe oder den Rollstuhl angewiesen sind.

11 gute Gründe für ein gezieltes Training

Aus den richtig echten Fakten ergeben sich 11 gute Gründe für dein Training. Ich hoffe natürlich, dass einer oder mehrere dieser Gründe für dich überzeugend genug sind, dich näher mit dem Thema Training zu beschäftigen und mit dem Training zu beginnen, wenn du bisher noch nicht trainierst. Gehörst du zu den bereits aktiven Frauen, kann ich mit diesen Fakten deine guten Gewohnheiten im besten Fall positiv verstärken.

1. **Muskeln fördern gesunde Langlebigkeit:** Je mehr Muskelmasse wir haben, desto geringer ist das Risiko, vorzeitig zu sterben. Je weniger wir davon haben, desto wahrscheinlicher ist es, dass wir zeitiger versterben. Das gilt für alle möglichen Todesursachen („all cause mortality").[274] Menschen, die regelmäßig trainieren, leben bis zu zehn Jahre länger als inaktive Menschen.[275]

2. **Muskelkraft reduziert das Sterberisiko:** Eine geringe Muskelkraft zu haben, führte in einer Studie mit knapp 4500 Erwachsenen über 50 Jahre zu einem mehr als doppelt so hohen Sterberisiko im Vergleich zur Kontrollgruppe mit normaler Muskelkraft.[276] Muskelkraft hat also eine weitreichende Bedeutung für unsere Lebenserwartung und ist noch bedeutsamer als Muskelmasse. Es ist also besonders wichtig stark zu sein, wenn wir lange leben wollen.
3. **Training fördert den Muskelaufbau und Erhalt:** Ab einem Alter von 30 Jahren verlieren Frauen drei bis acht Prozent ihrer Muskelmasse je Lebensjahrzehnt.[277] Das heißt bis zum 60. Geburtstag kann eine Frau fast ein Viertel ihrer Muskelmasse verloren haben. Die Wechseljahre beschleunigen diesen Prozess. Ohne Training können Frauen allein in dieser hormonellen Umbruchzeit zehn Prozent ihrer Muskelmasse verlieren, was zu Sarkopenie (Schwund an Muskelmasse) mit all ihren Konsequenzen führen kann.[278]
4. **Wir sehen einfach besser aus:** Muskeln sind das Korsett unter unserer Haut und verbessern Körperform und Haltung, dieser Faktor ist nicht zu unterschätzen. Wenn wir trainieren, sieht unsere Haut aber auch besser aus und wir haben mehr Energie.[279]
5. **Stoffwechselrate:** Training, insbesondere Krafttraining, erhöht den Energieverbrauch in Ruhe, also auch, wenn wir auf der Couch sitzen und das hilft, Veränderungen des Stoffwechsels in den Wechseljahren zu kompensieren.
6. **Verbessert Leistungsfähigkeit und Selbständigkeit:** Beide brauchen wir im Alltag, um z. B. Taschen oder Enkelkinder zu heben, Treppen zu steigen, Gläser zu öffnen und eigenständig den Alltag zu meistern. Je fitter wir sind, desto länger sind wir in der Lage, diese täglichen Aufgaben eigenständig zu erledigen.[280]
7. **Training verbessert die Glukoseverwertung durch die Muskeln:** Das ist eine wirksame Diabetesprävention und schafft die Rahmenbedingungen für Fettabbau. Während Frauen in den Wechseljahren weniger gut darin sind, Glukose aus der Nahrung zu verwerten, können Muskeln diese schnelle Energie sofort nutzen und verwerten und damit einem erhöhten Blutzuckerspiegel vorbeugen.
8. **Osteoporoseprävention:** Krafttraining sorgt für stabilere Knochen und hilft, brüchige Knochen zu vermeiden. Ab dem 65. Lebensjahr liegt das Sterberisiko, nach einem durch Osteoporose bedingten Beckenbruch innerhalb eines Jahres bei 15 bis 27 Prozent. Das heißt: Fast drei von zehn Frauen überleben nach einem Beckenbruch nicht das folgende Jahr.[281,282] In der Regel sind es Folgekomplikationen, wie z. B. eine Lungenentzündung oder Thrombose, die für die hohe Mortalität nach diesem Knochenbruch sorgen. Und selbst im Falle einer

Osteoporose reduziert mittlere oder hohe körperliche Aktivität das Risiko für einen Knochenbruch um 49 bis 73 Prozent im Vergleich zur Gruppe mit Osteoporose und einem geringen Maß an körperlicher Aktivität.[283]

9. **Muskeln machen uns glücklich:** Tatsächlich setzt Muskulatur, die angespannt wird, Botenstoffe frei, die uns glücklich machen. Dafür müssen wir die Muskulatur aber aktiv nutzen, uns also bewegen.[284] Selbst die Symptome einer Depression können durch Krafttraining wirkungsvoll gelindert werden und eine medikamentöse Therapie (wenn notwendig) ergänzen.[285]
10. **Mentale Gesundheit:** Training reduziert das Risiko für Depressionen und Ängste. Nach dem Training fühlen wir uns stärker, selbstbewusster, machen uns weniger Sorgen und sind optimistischer.[286]
11. **Resilienz:** Training gehört zu den guten Stressoren, die uns besser, resilienter und belastbarer machen, wenn wir es richtig angehen. Sind wir resilienter, können wir Herausforderungen im Alltag leichter meistern und uns schneller von Stressoren, Infekten oder Verletzungen erholen. Training verbessert unsere Resilienz auch, weil die Selbstwirksamkeitserwartung positiv beeinflusst wird. Das heißt, wir lernen beim Training, dass wir „schwierige Dinge" tun und schaffen können. Das wirkt sich auch auf unseren Alltag aus.[287]

Was ist in den Wechseljahren anders?

In den Wechseljahren führen hormonelle Veränderungen nicht nur zu Symptomen, sondern beeinflussen auch unsere körperliche Struktur in vielerlei Hinsicht.

Ein bedeutender Faktor ist der Östrogenmangel, der es dem Körper erschwert, Muskelmasse aufzubauen, Stärke und Explosivität zu erhalten. Mit Explosivität ist die Fähigkeit gemeint, kraftvolle Bewegungen schnell auszuführen, z. B. einen Sprung. Zudem trägt Östrogenmangel zu erhöhten Spiegeln von Blutzucker und Insulin bei, die wiederum die Fettspeicherung triggern.

In einer aktuellen Studie wurde gezeigt, dass perimenopausale Frauen einen Anstieg von bis zu 16 Prozent an Bauchfett aufweisen, begleitet von einer Zunahme von 7 kg Fettmasse und einem Verlust von 6 kg fettfreier Masse, was Muskel- und Knochenmasse einschließt.[288] Das heißt, selbst wenn die Gewichtszunahme auf der Waage nur moderat erscheint oder du scheinbar nicht zugenommen hast, ist die Veränderung der Körperzusammensetzung „hinter den Kulissen" durchaus dramatisch.

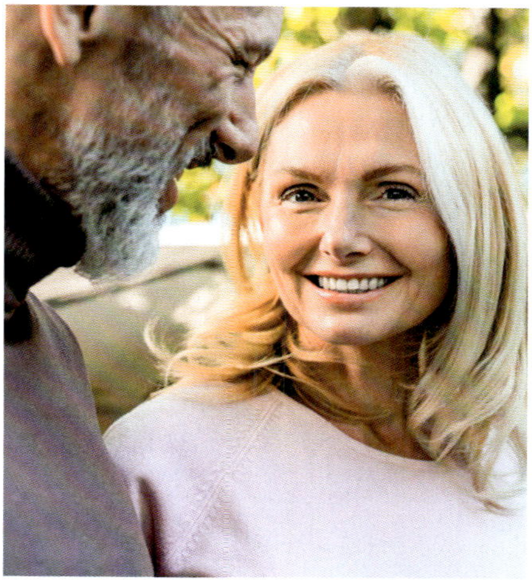

Denn die Zahlen bedeuten nichts anderes, als dass wir Muskeln und Knochenmasse verlieren und Fettmasse aufbauen. Die Waage kann das nicht unterscheiden und wir wiegen uns fälschlicherweise in Sicherheit, weil sich das Gewicht nur wenig (oder gar nicht) verändert.

Auch das Hormon Progesteron ist in und nach den Wechseljahren eher „Mangelware". Das führt zu einer erhöhten Empfindlichkeit gegenüber Schmerzen und einem größeren Risiko für Sehnen- und Bänderverletzungen. Zudem ist die Regulation des Nervensystems weniger stark in Richtung Parasympathikus ausgerichtet, was die Erholung – beispielsweise auch nach dem Training – beeinträchtigen kann (siehe dazu auch Kapitel 4).

Das Ziel eines Trainings in und nach den Wechseljahren besteht darin, die oben genannten Veränderungen bestmöglich zu kompensieren und zusätzlich von den weiter oben genannten 11 Effekten des Trainings zu profitieren.

Konkret heißt das, dass wir durch unser Training ...

- die Tendenz zu mehr Stress nicht weiter durch Training erhöhen,
- rapidem Muskel- und Knochenabbau entgegenwirken,
- Stärke entwickeln, also eine gute Kontraktionsfähigkeit der Muskeln,
- die Stabilität der Gelenke verbessern,
- die Nutzung von Blutzucker durch die Muskeln optimieren, um Bauchfett und Diabetes vorzubeugen und
- die Erholung des Nervensystems fördern wollen.

Letztendlich ist jede Bewegung besser als keine, also runter von der Couch. Aber wenn wir das Training optimieren, können wir in dieser Zeit und darüber hinaus wirklich fit und leistungsfähig bleiben.

Alltagsbewegung

Auch wenn wir regelmäßig trainieren, bildet Bewegung im **Alltag** die Grundlage. Inzwischen weiß man, „sitzen ist das neue Rauchen"[289]. Ein inaktiver Alltag mit viel sitzend verbrachter Zeit, ist ebenso schädlich wie rauchen. Weniger Zeit sitzend zu verbringen, kann sogar unsere Lebenserwartung verlängern.[290] Selbst regelmäßiges Training kann die negativen Auswirkungen von langen Zeiten des Sitzens nicht vollständig kompensieren. Ein gutes Maß für einen recht aktiven Alltag sind beispielsweise 10.000 Schritte am Tag, auch wenn diese Zahl keineswegs „magisch" ist.

Dabei sind nicht die Schritte selbst das „Wundermittel", sondern die Muskelaktivität, die mit jeder Bewegung ausgelöst wird. Sie sorgt beispielsweise dafür, dass die Zellen darauf vorbereitet sind, Glukose aufzunehmen, die dann nicht mehr im Blut unterwegs ist. Für diesen Prozess wird kein Insulin benötigt. Regelmäßige Alltagsaktivität, selbst zwei Minuten alle 30 Minuten (natürlich nur tagsüber) oder alternativ 20 Minuten vor oder nach dem Essen (bei 3 Mahlzeiten) sind eine wunderbare Basis für körperliche Aktivität, die in unserem Alltag oft zu kurz kommt.[291] Die Effekte regelmäßigen Gehens von ca. 10.000 Schritten am Tag, übersteigen bei Weitem, was ein Medikament oder eine Operation jemals erreichen kann:[292]

- 50 Prozent geringeres Risiko für Demenz
- 50 bis 70 Prozent geringeres Risiko eines vorzeitigen Todes
- 44 Prozent geringeres Risiko für Diabetes Typ 2
- 31 Prozent niedrigeres Risiko für schweres Übergewicht
- signifikante Reduzierung des Risikos für Krebserkrankungen, schwerwiegende Depressionen, Reflux und Schlafapnoe

Es gibt viele Möglichkeiten, Bewegung in unseren Alltag zu integrieren: das Gehen kleiner Strecken zu Fuß, Spaziergänge, das Tragen eines Korbes bei kleineren Einkäufen, das Fahrradfahren anstelle des Autofahrens, die Nutzung von Treppen anstelle von Aufzügen und kleine Übungen während des Fernsehens oder am PC-Arbeitsplatz. Auch ein Steh-Arbeitsplatz, vielleicht sogar mit einem Mini-Laufband unter dem Tisch, das nur auf 1 bis 2 km pro Stunde eingestellt ist, Wohnung aufräumen, Gartenarbeit oder Tanzen zur Lieblingsmusik sind Formen von Alltagsbewegung, an die wir – in Bezug auf Aktivität – meistens gar nicht denken.

Diese Bewegung im Alltag ist von entscheidender Bedeutung, unabhängig davon, ob wir zusätzlich trainieren oder nicht. Es trägt nicht nur zur körperlichen Gesundheit bei, sondern kann auch das Wohlbefinden und die Lebensqualität während der Wechseljahre und darüber hinaus verbessern.

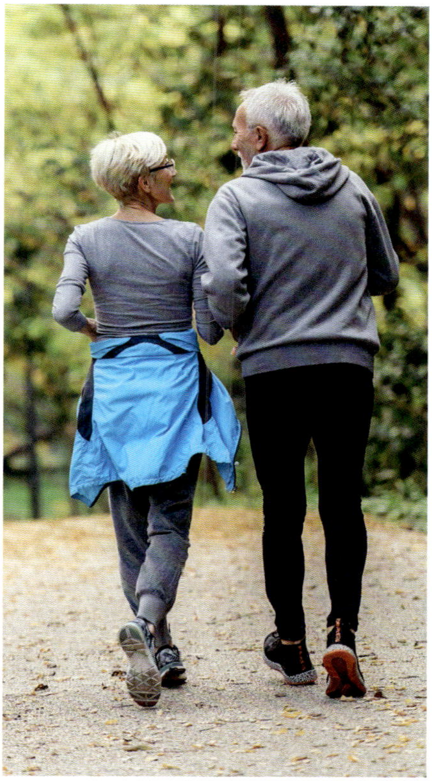

Wenn du bisher eher wenig Bewegung in deinem Alltag hast, sollten die oben genannten Aktivitäten für die ersten vier bis sechs Wochen dein „Training" sein. Bringe einfach mehr Bewegung in deinen Alltag, am besten jeden Tag ein bisschen. Schon nach einigen Wochen wirst du beobachten, dass du fitter geworden bist, Treppen weniger anstrengend sind und du vielleicht auch beim Spazierengehen weniger schnell müde wirst! Das ist ein wunderbarer Anfang!

Core-Stabilität und Mobilität

Um Kraft- und Ausdauertraining effektiv durchführen zu können, ist es entscheidend, dass wir über Stabilität in der Körpermitte und Mobilität der Gelenke verfügen, um Verletzungen zu vermeiden.

Stabilität in der Körpermitte bildet das Fundament für unsere Bewegungen. Man kann sich unsere Körpermitte vorstellen wie die Nabe im Rad, während unsere Arme und Beine die Speichen sind. Eine stabile Körpermitte ist eine wichtige Voraussetzung für viele Bewegungen, sei es laufen oder Krafttraining, aber auch das Heben von Taschen oder anderen Gegenständen im Alltag. Um diese Mitte stabil zu halten, reichen ein paar „Bauchübungen" nicht aus, denn diese trainieren meistens nur die langen und geraden Bauchmuskeln auf der Körpervorderseite. Die Core-Muskulatur hingegen umschließt unseren gesamten Rumpf, also auch die Seiten und den Rücken und beinhaltet zahlreiche verschiedene Muskelschichten. Die Anordnung und Funktion all dieser Schichten ist ein richtiges Wunderwerk.

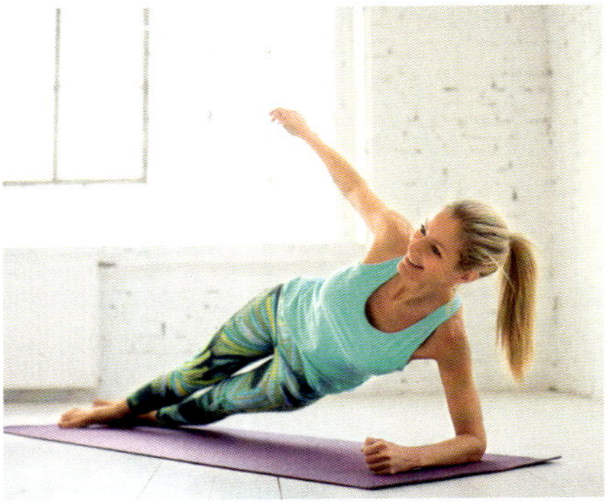

Mobilität bezieht sich darauf, dass wir unsere Gelenke in ihrem vollen und natürlichen Bewegungsumfang nutzen können, ohne Ausweichbewegungen machen zu müssen. Dies ermöglicht es uns, Bewegungen flüssig und effizient auszuführen und verringert das Verletzungsrisiko.

Es gibt verschiedene Möglichkeiten, um sowohl die Stabilität als auch die Mobilität mit geringem Zeitaufwand zu trainieren. Mehr geht natürlich immer, wenn du Zeit und Lust hast. Aber so ein zeitsparendes Mini-Programm zu haben, ist schon enorm hilfreich. Yoga oder Pilates sind sehr effektiv, da sie ein ganzheitliches Training bieten, das sowohl die Stabilität der Körpermitte als auch die Beweglichkeit der Gelenke fördert. Core-Training, das alle wichtigen Rumpfmuskeln stärkt, ist ebenfalls sehr empfehlenswert und kann mindestens einmal wöchentlich durchgeführt werden. Wenn einer dieser Kurse schon Platz in deinem sportlichen Alltag hat, hast du Core-Training vermutlich sogar schon im ausreichenden Maß integriert.

Wenn du bisher keine Idee hast, wie ein Mini-Trainingsprogramm für Mobilität und Stabilität aussehen könnte, findest du hier einige Übungsbeispiele, die du zu einem kleinen Workout zusammensetzen kannst, das nur wenige Minuten dauert. Jeweils unter den Bildern findest du die dazugehörige Übungsbeschreibung mit einigen Details, auf die du achten solltest.

Wir beginnen mit der **Vorderseite** unserer Core-Muskulatur:

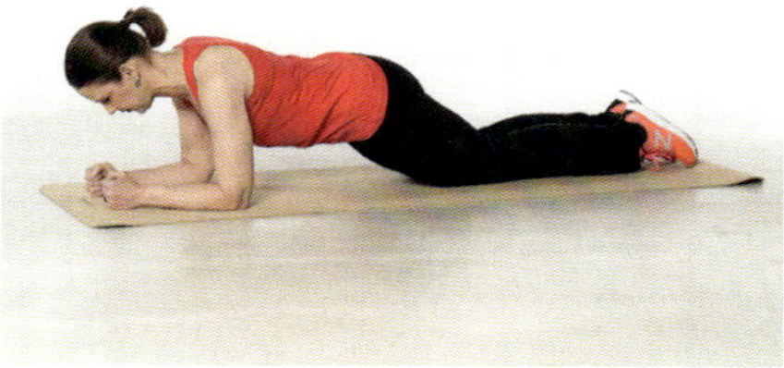

Foto 1: Planke für Einsteiger auf Knien

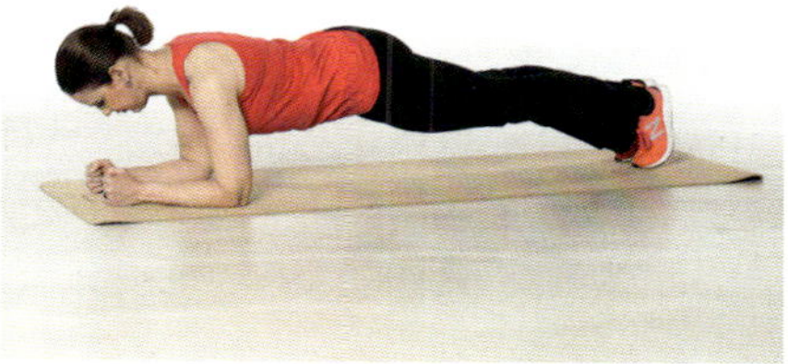

Foto 2: Planke für Fortgeschrittene mit gestreckten Beinen

Übungsbeschreibung: Beginne damit, die **Planke** auf den Knien (Foto 1) oder gestreckt (Foto 2) für einige Sekunden zu halten. Dabei sind die Schultern direkt über den Ellbogen. Ziehe ganz bewusst dein Schambein in Richtung Bauchnabel und den Steiß in Richtung Boden, damit deine Mitte aktiviert ist und du ein Hohlkreuz vermeidest. Atme während des Haltens weiter, also halte die Luft nicht an. Schrittweise kannst du die Zeit verlängern, die du in der Planke halten kannst, eine Stoppuhr oder dein Handy sind dafür hilfreich. Wenn du schon fortgeschritten bist, übe die gestreckte Planke (Foto 2). Denke auch hier daran, den Steiß in Richtung Boden zu schieben, also das Becken etwas nach vorne zu kippen (das Gegenteil eines Hohlkreuzes). Wenn du merkst, dass dein Rücken beginnt „durchzuhängen", dann gehst du für noch einige weitere Sekunden auf die Knie (Foto 1) und aktivierst noch einmal ganz bewusst deine Bauchmuskulatur.

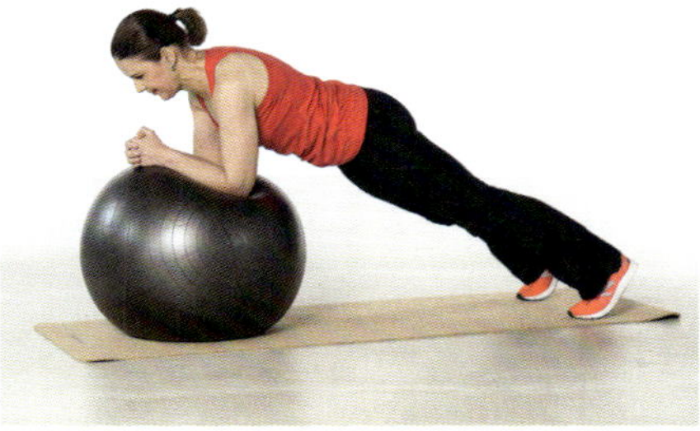

Foto 3: Planke auf dem Gymnastikball

Info

Gymnastikball

Der **Artzt®** thepro ist ein original Pezziball made in Italy. Er trainiert spielend Gleichgewicht, Koordination, Körperwahrnehmung sowie aufrechte Haltung und Mobilisation. Zudem kann er als bewegte Sitzunterlage im Büro und im Alltag seinen Einsatz finden.

Bist du schon *richtig* gut trainiert, kann auch die Variante auf einem Gymnastikball eine schöne Herausforderung für dich sein (Foto 3). Durch die instabile Unterlage muss deine Core-Muskulatur richtig arbeiten, um dich zu stabilisieren. Beginne aber bitte immer erst mit den beiden vorigen Varianten, bevor du dich an diese Übung herantraust. Das Ziel ist es nicht, heute einen Weltrekord zu brechen, sondern deine Fitness zu verbessern und, dass es dir auch am Tag nach dem Training gut geht. Fitness ist kein Sprint, sondern so ein bisschen wie Zähneputzen, eine lebenslange Aufgabe.

Nun wenden wir uns der **seitlichen Bauch- bzw. Core-Muskulatur** zu. Dafür ist der Seitstütz in verschiedenen Varianten super geeignet.

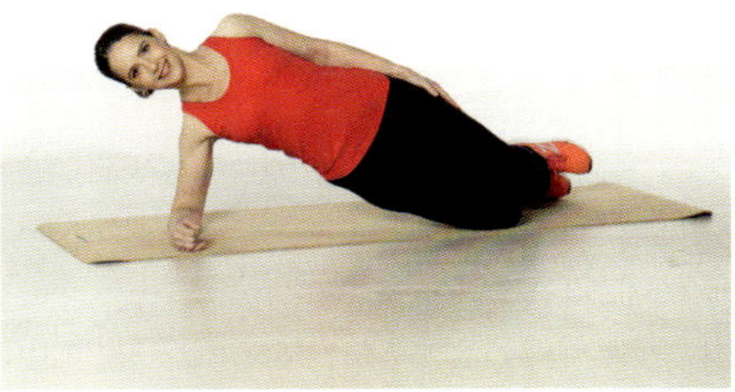

Foto 4: Seitstütz für Anfänger (Unterarm und Knie)

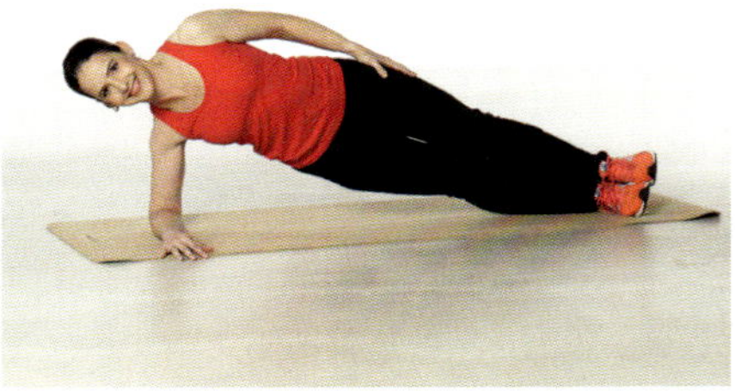

Foto 5: Seitstütz für Fortgeschrittene (Unterarm, Beine gestreckt)

Übungsbeschreibung: Beginne mit der **Seitstützvariante** für Einsteiger, dabei sind deine Knie gebeugt und du stützt den Oberkörper auf den Ellbogen (Foto 4). Versuche, beide Schultern direkt übereinander zu bringen und eine gerade Wirbelsäule beizubehalten. Das Becken ist also genau auf der Linie zwischen Knien und Kopf.

Hier brauchst du eine gute Kraft in der seitlichen Core-Muskulatur und dem Schultergürtel, um diese Position zu stabilisieren. Bist du schon etwas fortgeschrittener, kannst du deine Beine auch strecken. Dabei sind beide Füße entweder direkt übereinander (wie auf dem Foto 5) oder hintereinander abgesetzt. In diesem Fall ist der Fuß des *oberen* Beins vor dem anderen abgesetzt. Diese Variante ist ein bisschen stabiler. Halte deine Position für einige Sekunden und wechsele dann auf die andere Seite, um beide Seiten gleichmäßig zu trainieren. Verlängere im Verlauf deines Trainings die Dauer dieser Übung. Achte dabei auf eine gleichmäßige Atmung.

Nun haben wir bereits drei Seiten des Rumpfes gekräftigt, die **Rückseite** darf aber nicht fehlen. Oft wird die Stabilisierung der Rückseite praktisch vergessen, während die Vorderseite mit einer Form der Planke (Fotos 1 bis 3) oft ausgiebig trainiert wird. Für die Kräftigung der gesamten Rückseite stelle ich dir zwei Varianten mit unterschiedlichem Schwierigkeitsgrad vor. Dabei zeige ich dir für beide Übungen die Ausgangsposition und die Endposition.

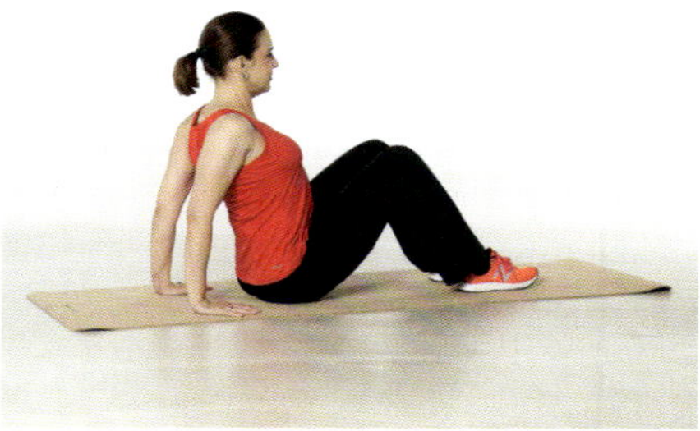

Foto 6: „Tisch" – Sitzende Ausgangsposition

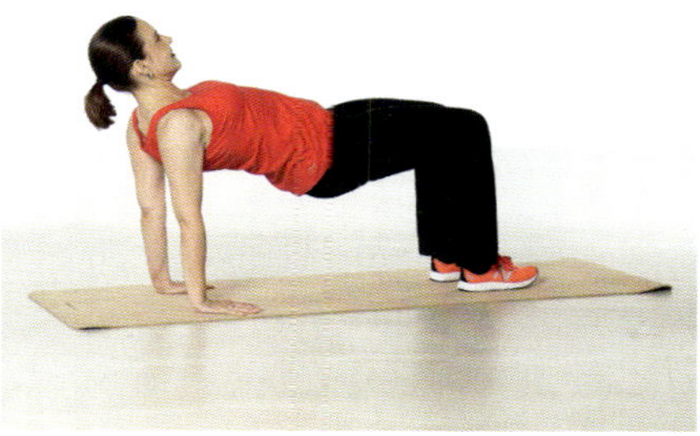

Foto 7: „Tisch" – Endposition

Bist du neu beim Core-Training wird der „**Tisch**" (Fotos 6/7) zu Beginn besser geeignet sein, weil diese Übung nicht ganz so viel Kraft erfordert. Setze dich auf den Boden, die Füße werden vor dir aufgestellt. Stütze dich mit den Händen hinter dir ab. Am einfachsten für die Handgelenke ist es, wenn die Fingerspitzen zu dir zeigen (Foto 6). Alternativ kannst du dich auch auf deinen Fäusten aufstützen, oder du nutzt eine Treppenstufe und setzt die Hände an die Kante, so dass die Finger gebeugt sind. Ein bisschen Training tut den meisten Handgelenken generell ganz gut, auch wenn wir das als erstaunlich anstrengend empfinden.

Nun schiebe bewusst dein Brustbein nach vorne, es sitzt dort, wo sich das kleine Zwischenstück zwischen deinen BH-Körbchen befindet. Rotiere deine Schultern nach hinten und versuche die Schulterblätter ein Stückchen näher zusammenzubringen.

Jetzt kann es los gehen: Hebe deinen Po, bis sich eine gerade Linie zwischen deinen Knien, dem Becken und deinem Schultergürtel ergibt (Foto 7). Halte den Po oben und schiebe ganz bewusst dein Brustbein in Richtung Decke. Der Nacken bleibt dabei entspannt. Wenn es sehr anstrengend wird, setze den Po wieder ab und wiederhole die Übung.

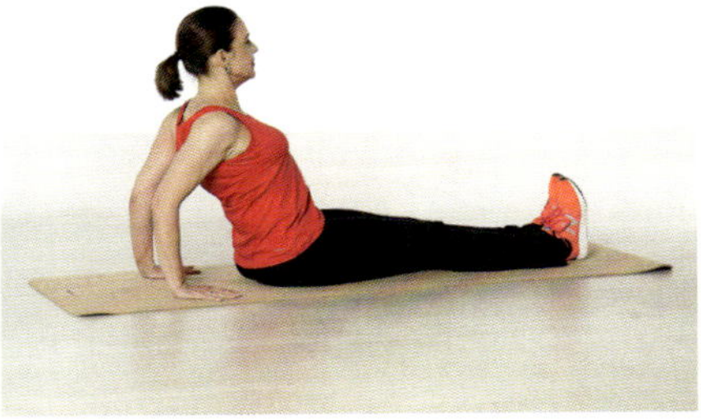

Foto 8: Schiefe Ebene für Fortgeschrittene – Ausgangsposition

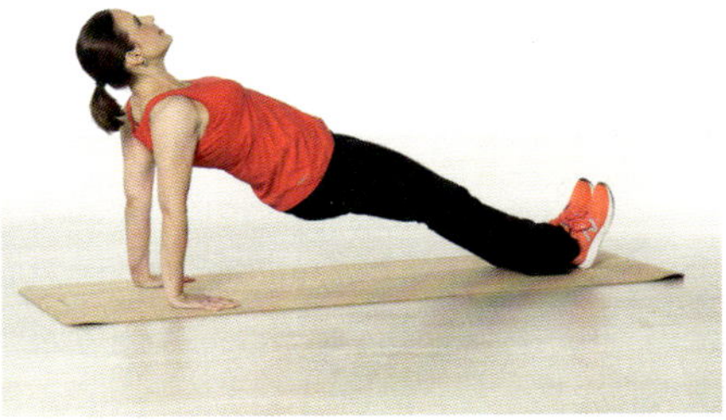

Foto 9: Schiefe Ebene – Endposition

In der fortgeschrittenen Variante, der **schiefen Ebene** (Fotos 8/9), ist der Abstand zwischen Händen und Füßen länger, deswegen brauchst du für diese Übung mehr Kraft, sowohl im Rumpf als auch in den Beinrückseiten und den Handgelenken.

Setze dich mit gestreckten Beinen auf den Boden und stütze die Hände ab, die Fingerspitzen zeigen zum Körper. Nun schiebe bewusst das Brustbein nach vorne und die Fersen in den Boden und hebe dann dein Gesäß. Ja, das ist gar nicht so einfach. Der Kopf bleibt auch hier neutral, der Nacken ist also gestreckt. In der Endposition liegen Füße, Becken und Schultergürtel auf einer Linie. Du darfst gerne zwischendrin absetzen und die Übung dann wiederholen.

Übrigens: Am Anfang wirst du die Übungen „Tisch" und „schiefe Ebene" möglicherweise als sehr anstrengend für deine Handgelenke empfinden. Gib dir ein bisschen Zeit, um dich daran zu gewöhnen. Im Alltag stützen wir uns sehr selten auf unseren Handgelenken ab, sie müssen sich also erst einmal daran gewöhnen.

Nachdem wir jetzt unsere Core-Muskulatur rundum gekräftigt haben, wenden wir uns dem Thema **Mobilität** zu. Es gäbe unendlich viele Übungen, für jedes einzelne Gelenk, aber ich möchte es hier kurz und knackig halten. Aus diesem Grund habe ich nur drei Übungen ausgewählt, die du im Wechsel absolvieren kannst. Sie trainieren insbesondere die Mobilität deiner Hüften und der Schultern, die für eine Vielzahl von Bewegungen eine zentrale Bedeutung haben.

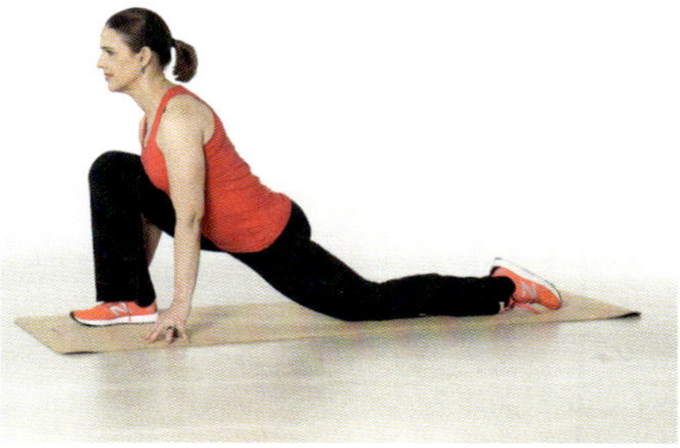

Foto 10: Tiefer Ausfallschritt (Mobilität)

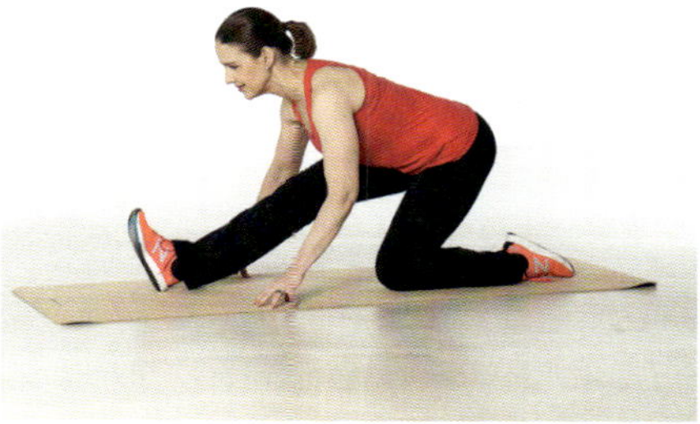

Foto 11: Tiefer Ausfallschritt – vorderes Bein strecken (Mobilität)

Gehe dazu in einen tiefen Ausfallschritt auf deiner Matte, am besten barfuß (Foto 10). Der vordere Fuß (im Bild der rechte Fuß) ist direkt unter dem Kniegelenk. Das hintere Knie (links) kannst du so weit nach hinten setzen, bis du eine angenehme Dehnung in der linken Leiste spürst. Versuche weiter entspannt zu atmen und gib dir drei bis vier Atemzüge Zeit, um ein bisschen in dieser Dehnung anzukommen. Wenn du mit deinen Händen nicht gut auf den Boden kommst, kannst du auch auf jeder Seite einen Yogablock oder ein paar dicke Bücher nutzen, um die Hände darauf abzusetzen. Nun strecke das vordere Bein, indem du deinen Schwerpunkt (Becken) weiter nach hinten schiebst (Foto 11). Die Hände auf der Matte stabilisieren dich. Hebe den Ballen des vorderen Fußes dabei von der Matte, so dass nur die Ferse des rechten Fußes die Matte berührt. Wenn du das Bein nicht komplett strecken kannst, ist das nicht schlimm. Bleibe auch hier für einige Atemzüge. Anschießend kannst du 5- bis 10-mal zwischen beiden Positionen wechseln, ganz ohne Eile. Danach führe die Übungen für die andere Seite aus. Jetzt ist also der linke Fuß vorne und das rechte Knie hinten. Wiederhole die Übung genauso, wie eben beschrieben.

Im Alltag sitzen wir viel am Schreibtisch oder erledigen Arbeiten, die in der Regel vor uns stattfinden. In der Folge dieser und anderer Faktoren haben viele Menschen Schwierigkeiten, ihre Schultern und die Körperrückseite ausreichend zu mobilisieren.

Hier borge ich mir eine meiner Lieblingsübungen aus dem Yoga, den herabschauenden Hund. Diese Übung ist ein absolutes Multitalent.

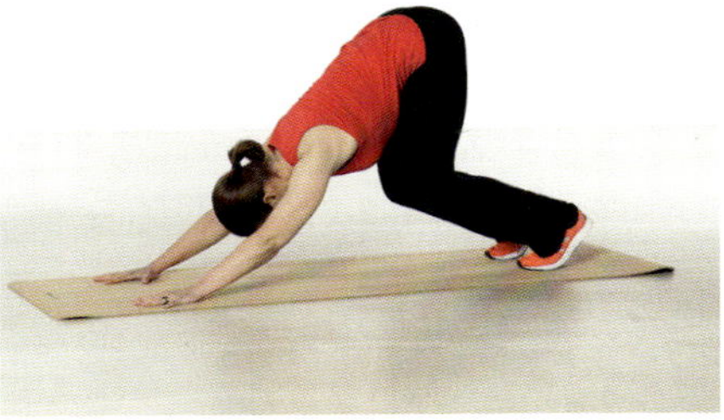

Foto 12: Herabschauender Hund mit gebeugten Knien

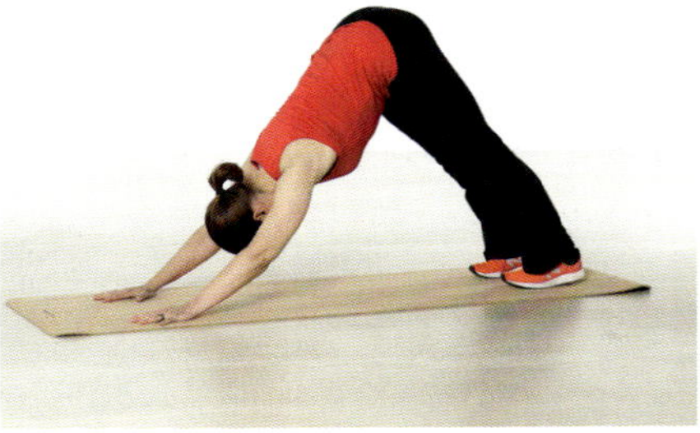

Foto 13: Herabschauender Hund mit gestreckten Knien

Gehe in den Vierfüßlerstand, die Hände sind direkt unter den Schultern, die Knie gerade unter den Hüften. Klappe deine Zehen so um, dass sie Bodenkontakt haben. Jetzt schiebe deinen Po in Richtung der Fersen und beginne die Beine zu strecken. Die Beine dürfen gerne gebeugt bleiben (Foto 12).

Wichtig bei dieser Übung ist es, dass du den Po weit nach hinten schiebst, so dass dein Gewicht mehr auf den Füßen als auf den Händen liegt. Dadurch kannst du die Schultern und den Rücken besser strecken. Du solltest einen deutlichen Unterschied zwischen der Gewichtsverteilung bei einer Planke (Fotos 1/2) und dem herabschauenden Hund spüren. Bei der Planke sind die Schultern direkt über den Ellbogen (oder Händen), beim herabschauenden Hund schiebst du dich mit den Händen nach hinten. Anfangs kann es hilfreich sein, diese Übung vor einem Spiegel zu machen oder jemanden zu bitten, ein Foto zu machen, sodass du ein besseres Gefühl für die Übungsausführung bekommst. Ist dein Rücken bei dieser Variante schön gerade, kannst du auch versuchen, die Beine etwas weiter zu strecken (Foto 13). Das Ziel ist es dann, die Fersen möglichst weit in Richtung Boden zu schieben, auch wenn sie dort vielleicht nicht ankommen.

Wenn du magst, kannst du auch von der Planke direkt in den herabschauenden Hund wechseln, dann bekommst du leichter ein gutes Gefühl für die Unterschiede in der Gewichtsverteilung und bei der Schulterpositionierung.

↗ Profitipp 1: Wenn du bereits ein bisschen Yogaerfahrung hast, kannst du den Beinwechsel vom Ausfallschritt (Foto 10) über den „Umweg" des herabschauenden Hundes gehen. So ist diese Übung gleich in den Ablauf mit „eingebaut".

↗ Profitipp 2: Du kannst die Planke mit dem Seitstütz, Tisch oder schiefer Ebene auch wunderbar kombinieren, indem du jede der Positionen einige Sekunden hältst und so von der Planke (Fotos 1/2) zum Seitstütz rechts (Fotos 4/5), dann in Rückenlage für Tisch oder schiefe Ebene (Fotos 7/9) wechselst und dann zum Seitstütz auf der anderen Seite übergehst. So trainierst du nacheinander jede Seite deines Rumpfes, quasi im „rotierenden System". Halte jede Position 10 bis 60 Sekunden, bevor du wechselst. Im gleichen Maße, wie du besser wirst, kannst du diese Abfolge mehrere Male wiederholen.

Krafttraining

Fitnessratschläge, die wir alle schon einmal gehört haben, empfehlen Frauen meistens, mit kleinen Gewichten und vielen Wiederholungen (25 bis 30 Wiederholungen) zu trainieren. Angeblich bekommen wir davon lange, schlanke und definierte Muskeln. Der Haken daran: diese Empfehlungen sind mehr als 20 Jahre alt und funktionieren nicht einmal. Sie erreichen weder die gewünschte „Muskelstraffung" (was ist das eigentlich?) noch tun sie etwas Nennenswertes für unsere Gesundheit. Vielmehr stammen sie aus einer Zeit, als Frauen noch dem Ideal einer Jane Fonda nacheiferten, möglichst dünn zu sein und wenig Raum einzunehmen. Aber das ist letztendlich für keine Frau gesund und für Frauen in und nach den Wechseljahren sogar fatal.

Dieses Training erhöht – vor allem in den Wechseljahren – den Stress für unseren Körper, da es den Cortisolspiegel steigen lässt, der in dieser Zeit ohnehin schön höher ist als früher. Nein, danke! Das Ziel, möglichst dünn zu sein, geht oft mit einer mangelhaften Ernährung einher und nicht selten mit brüchigen Knochen. Das brauchen wir definitiv nicht.

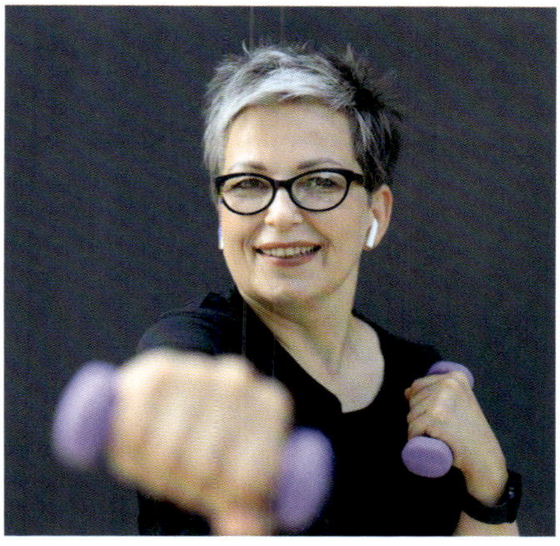

Mit diesem Training erreichen wir vielleicht Muskelausdauer, aber das ist nicht das, was wir brauchen. In Anbetracht der hormonellen Veränderungen in den Wechseljahren, brauchen wir Frauen ein geeignetes Training, um den rapiden Muskelabbau zu kompensieren, die Knochendichte zu erhalten und die Veränderungen des Stoffwechsels auszugleichen. All das passiert – wie du inzwischen weißt – weil das Hormon Östrogen beschlossen hat, in den Ruhestand zu gehen.

Wie geeignet ist das sogenannte **Hypertrophietraining** in den Wechseljahren? Dieses Training soll helfen, Muskeln aufzubauen. Dabei machst du pro Übung acht bis zwölf Wiederholungen. Du trainierst also mit Gewichten, die deutlich schwerer sind als beim eben beschriebenen Kraftausdauertraining. Allerdings reicht auch diese Trainingsform nicht aus, um den Stimulus für Muskelaufbau und Stärke zu erreichen, den wir durch den Östrogenmangel verloren haben. Diese Trainingsmethode ist also nicht „falsch", du wirst aber nicht so gut werden, wie du es mit dem richtigen Training sein kannst. Was Frauen in den Wechseljahren benötigen, um den Hormonmangel zu kompensieren und ihre langfristige Gesundheit zu erhalten, ist wahre **Stärke**.[293]

Unser Gehirn benötigt die Information, dass **alle** Muskelfasern gebraucht werden und nicht überflüssig sind.[294] Daher ist ein Training, das auf Kraft und Stärke abzielt, entscheidend. Es geht darum, die Verbindung zwischen Nervensystem und Muskeln zu stärken, um eine optimale körperliche Leistungsfähigkeit zu erreichen und den beschriebenen Auswirkungen des Hormonmangels so gut es geht, entgegenzuwirken (Seite 135).

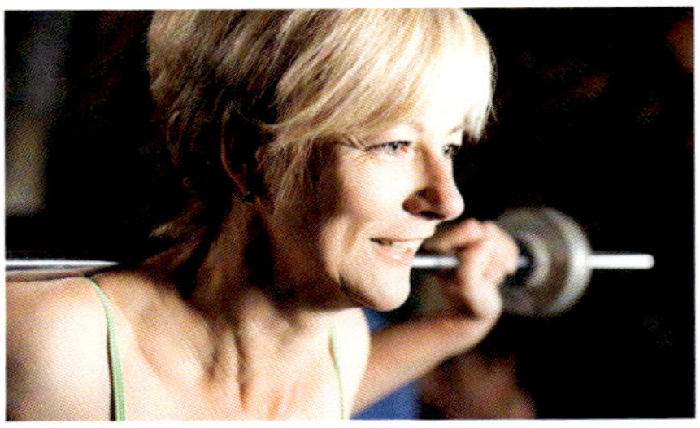

Falls dich diese eben beschriebenen Zusammenhänge überraschen, lass dich nicht verunsichern. Das Gute am Krafttraining ist, dass jede Frau bei ihrem aktuellen Leistungsstand beginnen kann. Zur **unbegründeten** Angst vor „Muskelbergen" werde ich gleich noch etwas sagen. Aber um dich jetzt schon einmal zu beruhigen: Wir Frauen haben denkbar ungünstige Bedingungen für Muskelwachstum, erst recht in und nach den Wechseljahren. Mit einem „normalen" Training, mehrmals pro Woche wirst du keinesfalls „zu viele" Muskeln aufbauen. Dazu müsstest du schon über viele Jahre mehrmals täglich super hart trainieren, täglich etwa 4.000 Kalorien oder mehr zu dir nehmen, eine absolut seltene Genetik für eine Frau haben und keinerlei Kardiotraining machen. Wir sollten eher froh sein, wenn wir hier und da mal einen Muskel sehen können, der durch unser Krafttraining ein bisschen gewachsen ist.

Wie richtiges Krafttraining in der Lebensmitte aussieht

Richtiges Krafttraining in dieser Altersgruppe wird von Dr. Stacy Sims, Autorin des sehr empfehlenswerten Buchs „Next Level" (2022), treffend wie folgt beschrieben: „Lift heavy Sh*t"[295]. Ins Deutsche könnte man diesen Satz mit „Hebe schwere Gewichte" übersetzen, auch wenn das natürlich nicht halb so cool klingt wie das Original. Du siehst schon, dass die Empfehlung offenbar allem widerspricht, was Frauen für ihr Training geraten wird. Aus dem vorigen Abschnitt weißt du jetzt aber auch, warum das so ist.

Hier soll es nun darum gehen, wie so ein Krafttraining in der Zukunft aussehen könnte. Wenn du bisher noch nie oder nur wenig trainiert hast, brauchst du vielleicht sechs bis neun Monate, ehe du schwerer trainieren kannst, das ist dein **Ziel für die Zukunft**. Es ist total super, wenn du beginnst und nicht so wichtig, wann du zur beschriebenen Art des Trainings übergehen kannst. Der Weg ist das Ziel.

Besonders, wenn du bisher keine oder wenig Trainingserfahrung hast, müssen Gelenke, Bänder und Muskeln erst über einen längeren Zeitraum gut vorbereitet werden. Das Ziel ist es, eine Anpassung des Körpers zu erreichen und dich nicht zu verletzen. Auf den nächsten Seiten wirst du noch einige Übungsbeispiele finden, wie du zu Hause mit einem Training starten kannst und das mit nur wenig Equipment. Wenn du bereits Trainingserfahrung hast, kannst du mit den folgenden Kriterien dein Training entsprechend umstellen, lass dir dabei gern von einem erfahrenen Trainer oder einer Trainerin helfen. Sei nicht überrascht, dass sie oft noch nicht davon gehört haben, wie Frauen in und nach den Wechseljahren trainieren sollten. Die Buchempfehlung (siehe oben) werden viele Trainer, wenn sie offen für Neues sind, mit Handkuss annehmen und dann auch für andere Frauen in der Lebensmitte gute und vor allem zielführende Trainingspläne erstellen.

Und so könnte dein Training in der Zukunft aussehen:

Aufwärmen:

- Wärme dich gut auf, um die Durchblutung zu verbessern und Muskeln, Gelenke und Bänder auf die Belastung vorzubereiten. Aufwärmen ist wichtig, um auf „Betriebstemperatur" zu kommen und Verletzungen zu vermeiden. 10 bis 15 Minuten Fahrradfahren, Crosstrainer, joggen oder flottes Walken sind gut geeignet, auch Mobilitätsübungen können enthalten sein. Vermeide aber langes Stretching (siehe Seite 203).

Übungen:

- Wähle 3 bis 5 Übungen aus, die *mehrere* Muskelgruppen gleichzeitig ansprechen.
- Geeignete Übungen könnten sein: Kniebeugen, Ausfallschritte, Kreuzheben, Brustpresse und vorgebeugtes Rudern
- Diese Übungen kannst du mit Tubes, Gummibändern, Wasserflaschen, Kurz- oder Langhanteln oder Kettlebells absolvieren, aber natürlich kannst du auch Geräte in deinem Fitnessstudio verwenden.

Wiederholungen:

- Führe 3 bis 6 Wiederholungen pro Übung durch.

Sätze (Durchgänge je Übung):

- Absolviere 3 bis 5 Sätze pro Übung.

Pause zwischen den Sätzen:

- Mache Pausen von 2 bis 5 Minuten zwischen den Sätzen für eine vollständige Erholung. Das ist wichtig, aber vielleicht auch ungewöhnlich für dich, wenn du bereits trainierst.

Form und Technik:

- Achte darauf, eine gute Form und Technik beizubehalten. Wenn deine Form nachlässt, beende die Übung. Oftmals kann es hilfreich sein, sich für 1 bis 2 Stunden einen Personal Trainer zu leisten, damit sich keine Fehler bei der Übungsausführung einschleichen.

Häufigkeit:

- Trainiere 2- bis 3-mal pro Woche.

Beginne langsam:

- Beginne langsam und steigere dich allmählich. Es kann Monate dauern, bis du dich an die Belastung gewöhnt hast.
- Starte mit 1 bis 2 Sätzen (Durchgängen) von jeweils 8 bis 15 Wiederholungen. Nach 4 bis 6 Wochen kannst du die Anzahl der Durchgänge steigern, das

Gewicht schrittweise erhöhen und die Wiederholungen reduzieren. Verändere aber je Trainingswoche entweder *nur* das Gewicht *oder* die Wiederholungen *oder* die Anzahl der Sätze, um die Belastung langsam zu steigern und Verletzungen zu vermeiden.

Wichtig:

- Besprich das Training mit deinem Arzt, insbesondere wenn du an Osteoporose oder Gelenkschädigungen leidest. Er kann dir hoffentlich eine Empfehlung geben, was du machen darfst, um deine Gesundheit zu verbessern. Ein hilfreiches Buch zum Thema Osteoporose findest du in der Liste mit den 10 besten Buchtipps am Ende (siehe Seite 405).

Hier ein paar Übungsbeispiele mit Bildern, für die ich ein elastisches Textilband („Super Band") der Firma Artzt® genutzt habe. Hanteln oder Kettlebells sind aber ebenfalls geeignet. Jeweils direkt unter den Bildern findest du die Beschreibungen für die abgebildeten Übungen. Für einige Übungen habe ich eine Version mit dem eigenen Körpergewicht und dann „erschwerend" mit der Verwendung eines elastischen Bandes dargestellt, falls das Körpergewicht für dich keinen ausreichenden Widerstand bildet. Wenn du schon im Fitnessstudio trainierst, ergänze ich für dich bei den Krafttrainingsübungen die Namen der typischen gerätegestützten Übungen, diese Maschinen sind in praktisch allen Studios vorhanden.

Info

Super Band

Das geschlossene Schlaufenband eignet sich ideal für funktionelles Widerstandstraining sämtlicher Körperbereiche. Die angenehme Haptik erleichtert dabei jedes Workout. Dank der Textilummantelung ist das vielseitige Übungsband auch für Allergiker geeignet. Es ist angenehm weich, ziept nicht auf der Haut und lässt sich ganz einfach waschen.

Kniebeugen

Bevor du Kniebeugen mit Hilfsmitteln in deinen Trainingsplan übernimmst, solltest du erst einmal den Bewegungsablauf allein mit deinem eigenen Körpergewicht sicher beherrschen.

Ausgangsposition: Dazu stelle dich etwa eine Fußlänge entfernt vor einen Stuhl, die Hände kannst du vor dem Körper kreuzen, das gibt ein bisschen Stabilität. Die Füße stehen etwa hüftbreit entfernt voneinander, die Zehenspitzen darfst du leicht nach außen drehen.

Ausführung: Nun beginne deine Knie zu beugen, als würdest du dich auf diesen Stuhl setzen wollen. Schiebe den Po nach hinten in Richtung der Sitzfläche des Stuhls. Wenn du mit dem Gesäß den Stuhl berührst, beginnst du die Beine wieder zu strecken und dich komplett aufrecht hinzustellen.

Techniktipps: Achte bei der Bewegung darauf, das Gewicht auf die ganzen Füße zu verteilen und nicht nur auf den Fersen zu balancieren. Weiterhin sollten die Knie während der gesamten Bewegung etwa den gleichen Abstand zueinander beibehalten. Vermeide also eine x-beinige Position und auch, die Knie zu sehr nach außen zu schieben. Wenn das gut klappt und du 10 oder mehr Wiederholungen schaffst, kannst du das gerne ohne Stuhl üben und dann damit beginnen, die Übung durch zusätzliches Gewicht etwas schwerer zu machen, schließlich wollen wir unsere Muskeln kräftigen. Wie das dann aussehen könnte, zeige ich dir hier:

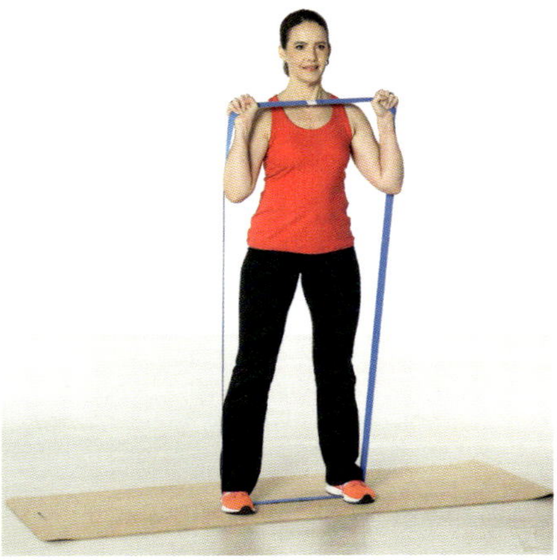

Foto 14: Kniebeugen – Anfangsposition (mit/ohne Gewicht)

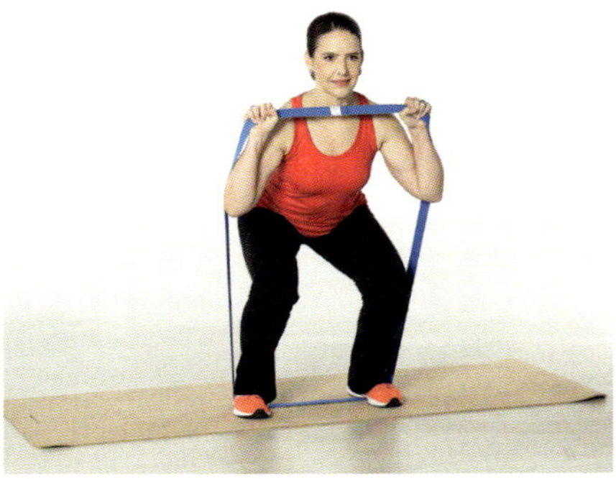

Foto 15: Kniebeugen – Endposition

Fitnessstudio Alternative: Beinpresse, sitzend oder liegend

Ich habe hier ein Widerstandsband aus Textil von Artzt® für diese Übung benutzt. Das gibt es in verschiedenen Stärken und hat den Vorteil, dass es lange haltbar ist und sich gut greifen lässt.

Ausgangsposition: Stehe mit beiden Füßen gut hüftbreit (oder etwas breiter) und führe das Band unter beiden Füßen durch. Greife es mit den Händen und beuge die Arme, wie im Foto 14 zu sehen. Zu Beginn der Übung im Stand muss das Band maximal gespannt sein, das ist ein bisschen anstrengend.

Ausführung: Dann behalte die Armposition bei und schiebe den Po nach hinten als würdest du dich setzen wollen. Wenn die Oberschenkel etwa parallel zum Boden sind (Foto 15), beginne dich wieder aufzurichten.

Alternatives Trainingsgerät: Wenn du statt eines Textilbandes Kurzhanteln nutzt, kannst du die Arme neben dem Körper hängen lassen.

Wiederholungen: Für den Einstieg mache 8 bis 15 Wiederholungen und, wenn du dich etwas an die Übung gewöhnt hast und deine Muskeln stärker werden, wiederhole das nach einer kurzen Pause noch 1- bis 2-mal. Also 8 bis 15 Wiederholungen, Pause, 8 bis 15 Wiederholungen, Pause, 8 bis 15 Wiederholungen. Wenn du fortgeschritten bist, musst du sicherlich ein stärkeres Band nutzen, um einen entsprechenden Widerstand für nur 3 bis 5 Wiederholungen zu erreichen.

Ausfallschritt

Ergänzend ist auch der Ausfallschritt eine super Übung für Beine, Po und die Balance. Auch diese Übung solltest du erst einmal ohne zusätzliches Gewicht oder Trainingsgerät üben, denn sie ist koordinativ relativ anspruchsvoll. Bist du ein absoluter Neueinsteiger, kannst du dich erst einmal nur auf die Kniebeugen konzentrieren und den Ausfallschritt später in dein Programm aufnehmen.

Fitnessstudio Alternative: Dafür gibt es in der Regel kein Gerät, aber du kannst Kurzhanteln nutzen.

Ausgangsposition: Stelle beide Füße hüftbreit nebeneinander und mache mit einem Fuß einen großen Schritt zurück. Die Ferse des hinteren Fußes ist gehoben. Achte darauf, dass beide Füße nicht auf einer Linie stehen wie beim Seiltanz, sondern eher wie auf zwei Schienen, dann ist es nicht so wackelig. Stütze die Hände in die Taille für mehr Stabilität.

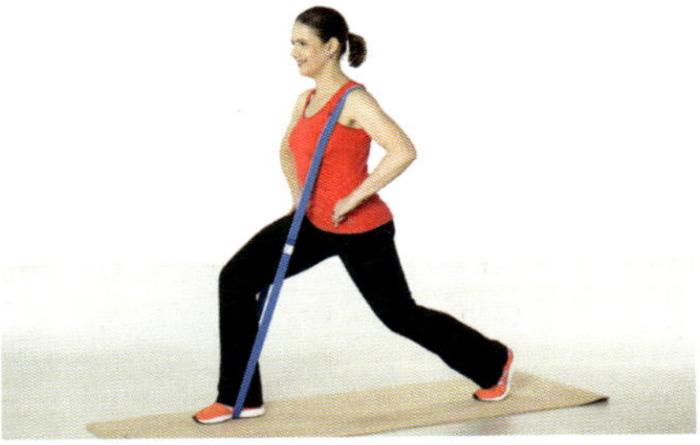

Foto 16: Ausfallschritt – Anfangsposition

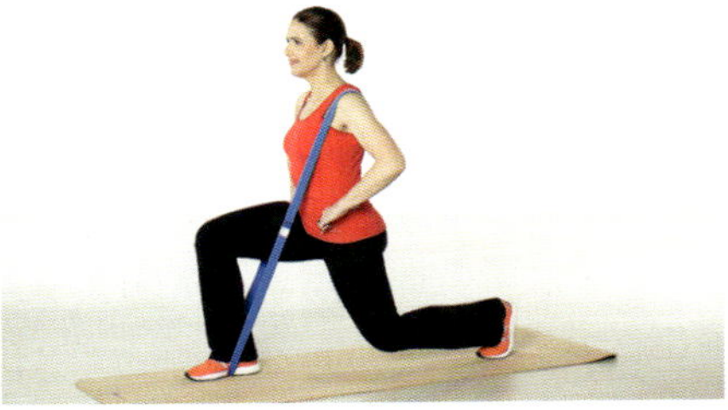

Foto 17: Ausfallschritt – Endposition

Ausführung: Beginne jetzt das vordere Knie zu beugen, das Knie bleibt dabei über dem Fußgelenk. Kurz bevor das hintere Knie den Boden berührt, kommst du wieder nach oben.

Profitipp: Wenn es schwer für dich ist, das Knie über dem Fußgelenk zu halten, stelle die vordere Fußspitze an eine Wand und übe den Ausfallschritt, ohne mit dem vorderen Knie die Wand zu berühren.

Equipment: Mit Textilband oder Kurzhanteln wird die Übung etwas schwerer. Das ist gut, wenn du mehr als 8 bis 15 Wiederholungen in guter Form und ohne

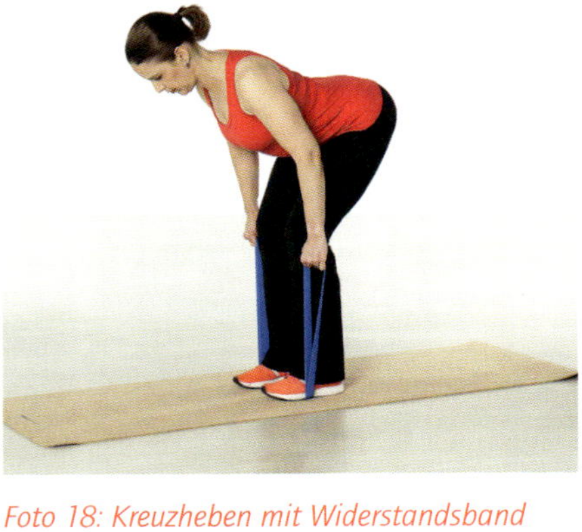

Foto 18: Kreuzheben mit Widerstandsband

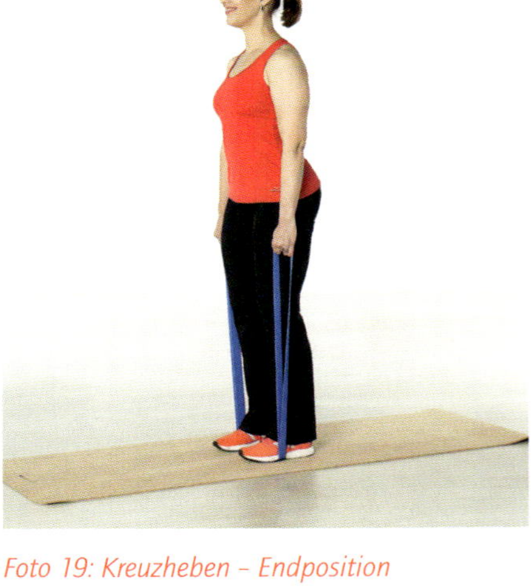

Foto 19: Kreuzheben – Endposition

Zusatzgewicht schaffst. Du kannst das Band fast wie eine Tasche quer über die Schulter zum vorderen Fuß spannen (Foto 16).

Um die Beinrückseite, den Po und auch den Rücken zu kräftigen, ist das sogenannte **Kreuzheben** eine gute Übung.

Fitnessstudio Alternative: Rumpfaufrichten/Rückenstrecker mit Streckung der Hüfte

Ausgangsposition: Stelle dich hüftbreit hin, lege das Textilband doppelt unter den Füßen entlang, so dass sich rechts und links je eine Schlaufe bildet, die du greifen kannst. Positioniere dich für diese Übung am besten seitlich vor einem Spiegel.

Ausführung: Nun beuge dich aus der Hüfte nach vorne – du kannst gern die Knie beugen – und greife die Schlaufen mit den Händen. Jetzt richte den Oberkörper gegen den Widerstand auf, dabei verstärkt sich der Zug durch das Band.

Profitipp: Beginne mit dem Aufrichten aus der Vorbeuge erst, wenn dein Rücken schön gerade ist. Wenn das erst einmal nicht funktioniert, übe die Bewegung ohne Textilband oder Zusatzgewicht, bis der Ablauf klappt und du den Rücken gerade halten kannst. Überprüfe deine Haltung am besten in einem Spiegel.

Nun gehen wir zu den Muskeln im **Oberkörper** über. Diese Übungen trainieren gleichzeitig mehrere Muskelgruppen: den Brustmuskel, die vordere Schultermuskulatur und auch den Trizeps, der an der Rückseite deines Oberarms sitzt. So sparst du Zeit! Ich stelle dir drei verschiedene Schwierigkeitsgrade dieser Übung vor.

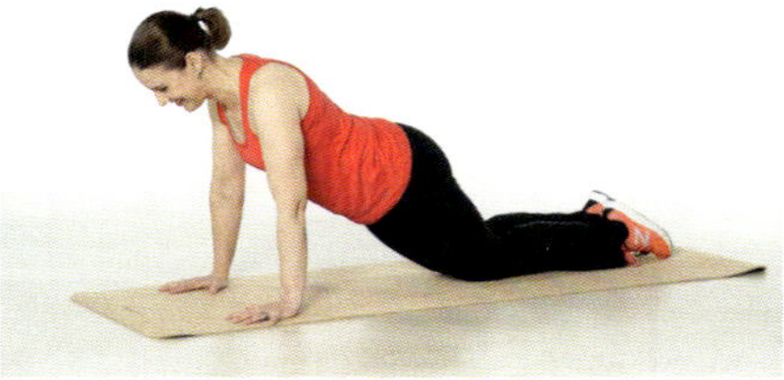

Foto 20: Liegestütze auf Knien – Anfangsposition

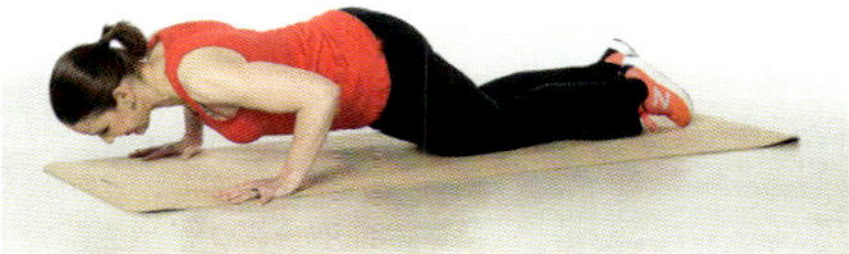

Foto 21: Liegestütze auf Knien – Endposition

Fitnessstudio Alternative: Brustpresse sitzend mit kleinem Gewicht

Ausgangsposition: Beginne mit der etwas einfacheren Variante. Dabei gehst du auf deiner Matte in einen Vierfüßlerstand und wanderst dann mit den Händen noch ein bisschen weiter nach vorne, damit die Hüfte auf der Linie zwischen Knien und Schultern liegt und nicht direkt über den Knien (Foto 20). Auch hier kann ein Spiegel oder eine professionelle Anleitung hilfreich sein. Ziehe nun den Bauchnabel ein bisschen in Richtung Wirbelsäule und stabilisiere damit deine Mitte.

Ausführung: Nun beginnst du deine Arme zu beugen und den Brustkorb langsam in Richtung Boden abzusenken. Der Nacken bleibt gestreckt, das heißt, der Blick bleibt auf der Matte. Kurz bevor du mit der Brust oder dem Brustkorb die Matte berührst, beginnst du die Arme wieder zu strecken (Foto 21). Wiederhole die Liegestütze auf Knien langsam und konzentriert. Wenn du mehr als 15 Wiederholungen schaffst, kannst du zur folgenden Variante übergehen.

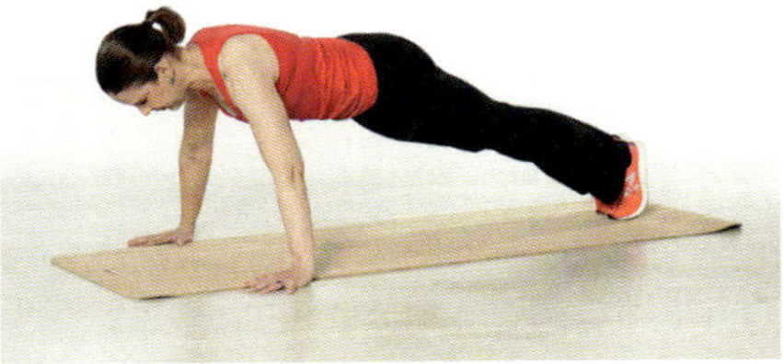

Foto 22: Liegestütze gestreckt – Anfangsposition

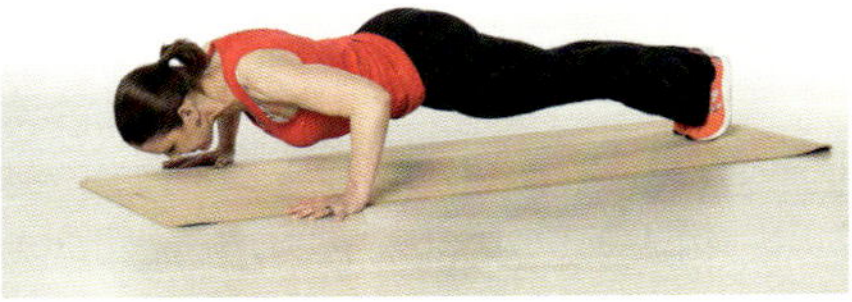

Foto 23: Liegestütze gestreckt – Endposition

Fitnessstudio Alternative: Brustpresse sitzend mit kleinem Gewicht

Bei dieser Variante sind die Beine gestreckt. Das ist schon deutlich schwieriger. Du kannst die Hände mattenbreit aufsetzen oder etwas breiter, wie ich das auf dem Bild gemacht habe. Spanne den Bauch an und senke den Oberkörper langsam ab.

Profitipp: Wenn du es nicht schaffst, die Arme in einer guten Form wieder zu strecken (das ist auch wirklich schwer), kannst du bei dieser Übung anfangs auch nur den ersten Teil der Bewegung (Arme beugen) mit gestreckten Knien machen, dann die Knie aufsetzen, um die Arme wieder zu strecken. Alternativ kannst du einige gestreckte Liegestütze machen und dann – wenn die Arme müde sind – die Knie absetzen und einige leichtere Liegestütze anschließen.

Für die ganz trainierte Leserin hier noch eine Version mit „Zusatzgewicht". Für die meisten Frauen wird das nicht nötig sein, aber ich wollte dir einfach zeigen, wie man mit einem einfachen Trainingsgerät verschiedene Übungsvarianten durchführen kann.

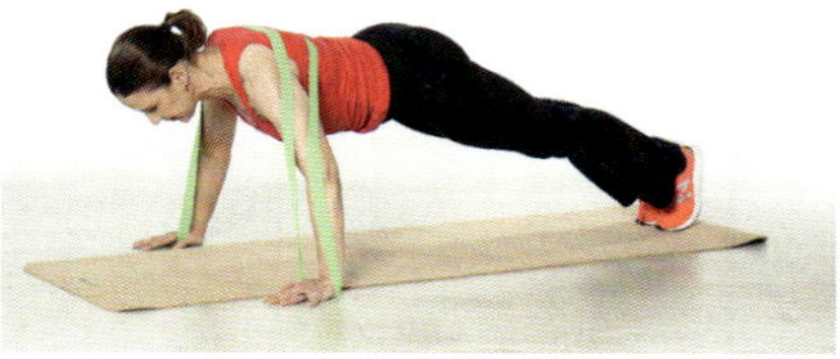

Foto 24: Liegestütze gestreckt mit Band – Anfangsposition

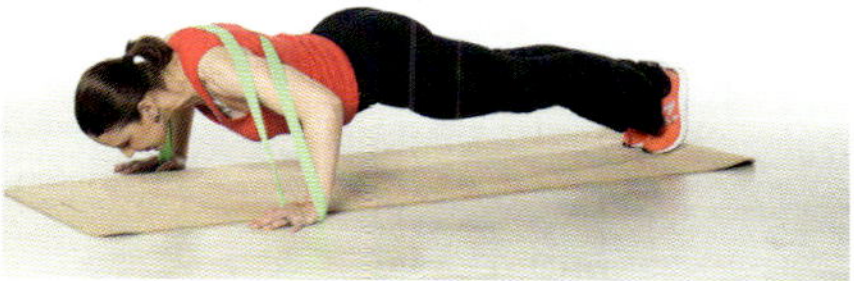

Foto 25: Liegestütze gestreckt mit Band – Endposition

Fitnessstudio Alternative: Brustpresse liegend mit Kurzhanteln

Wie auf dem Bild erkennbar, kannst du dafür das Band doppelt quer über den Rücken legen und mit den Händen in die Schlaufen fassen. Das macht die Liegestütze zu einer guten Herausforderung. Du solltest sicher und sauber 10 bis 15 gestreckte Liegestütze (vorige Übung) schaffen, ehe du ein Zusatzgewicht in Betracht ziehst.

Nun bleibt uns noch die **Rückseite**, die wir mit dem sogenannten einarmigen Rudern trainieren. Auch dabei nutzen wir verschiedene Muskelgruppen gleichzeitig: die hintere Schulter, den Rücken und auch den Bizeps, also den Muskel an der Oberarmvorderseite.

Info

Sprungkasten

Vom klassischen Kastensprung bis hin zum Parcours: Der **Artzt**® Vintage Series Sprungkasten sollte beim Workout nicht fehlen. Der Sprungkasten ist der ideale Partner bei plyometrischen Übungen, zur funktionellen Kräftigung der Beinkette oder einfach im Wohnzimmer als stilvolle Sitzgelegenheit. Optimale Standfestigkeit garantieren dabei die vier Multiplex-Standfüße mit nicht färbenden Gummipuffern.

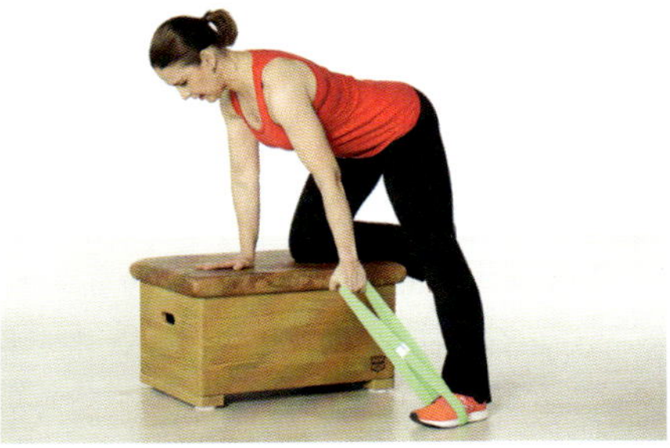

Foto 26: Vorgebeugtes Rudern mit Kasten (Hantel oder Widerstandsband)

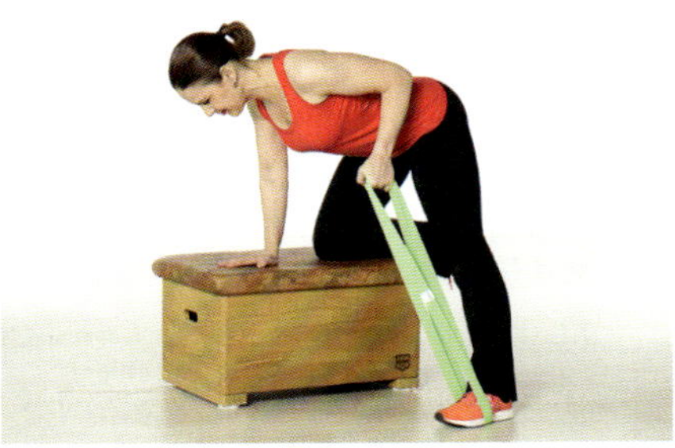

Foto 27: Vorgebeugtes Rudern mit Kasten – Endposition

Fitnessstudio Alternative: sitzendes Rudern am Gerät, der „Latzug" ist auch eine tolle Rückenübung, vor allem, wenn du zu viel Spannung in Nacken und Schultern neigst (Latzugstange unbedingt zur Brust ziehen, nicht in den Nacken)

Ausgangsposition: Dafür kniest du dich auf einen stabilen Kasten (wie dieser hier von Artzt®) oder einen Stuhl. Hand und Knie der gleichen Seite sind auf dem Kasten abgestützt. Das andere Bein steht auf dem Boden, der Rücken ist gerade. Das Widerstandsband legst du doppelt um den Fuß, so dass sich am anderen Ende zwei Schlaufen bilden, die du mit der freien Hand greifen kannst.

Ausführung: Nun ziehst du den Ellbogen, dicht am Körper in Richtung Taille. Der Rücken bleibt gestreckt. Versuche dabei bewusst das Schulterblatt der „arbeitenden Seite" nach hinten zu ziehen, um die Rückenmuskulatur zu aktivieren. Danach strecke den Arm langsam wieder, gegen den Zug des Bandes.

Profitipp: Alternativ kannst du auch eine Kurzhantel oder ein Kettlebell nutzen. Bei dieser Übung kannst du vermutlich relativ schnell das Zusatzgewicht steigern, denn die Rückenmuskeln sind stark.

Soweit erst einmal zu den Grundübungen, mit denen du zu Hause beginnen kannst. Empfehlenswert ist es dennoch, einige Male mit einer guten Anleitung zu arbeiten, um ein objektives Feedback zur Ausführung der Übungen zu bekommen. Es ist schwerer als wir denken, wirklich ein Gefühl dafür zu entwickeln, ob unsere Übungsausführung gut ist oder, ob wir uns damit eine Überlastung einhandeln werden, die meistens früher oder später eine Trainingspause zur Folge hätte. Das wäre schade.

Bevor ich zur nächsten Form des Trainings übergehe, möchte ich dir gern noch die Angst vor dem Krafttraining nehmen, die bei vielen Frauen wirklich tief sitzt.

Meine Antworten auf die 3 häufigsten Einwände und Sorgen, die ich von Frauen höre:

1. **Ich will keine dicken Muskeln:** So viel und so schwer kannst du gar nicht trainieren, dass dir riesige Muskelberge wachsen. Frauen, die viele Muskeln haben (und das habe ich in meinem Leben sehr selten gesehen), trainieren über viele Jahre mehrfach am Tag, essen enorm viel, haben perfekte athletische (genetische) Voraussetzungen und helfen (manchmal) auch mit leistungssteigernden Medikamenten nach. Das ist also schlicht und ergreifend nicht unsere Sorge, „aus Versehen" zu viel Muskelmasse aufzubauen. Vielmehr geht es in der Lebensmitte darum, den größten Schaden durch schnellen Muskelabbau zu verhindern und unsere Gesundheit zu stärken. Dir zu Beginn des Krafttrainings Sorgen um riesige Muskelberge zu machen, ist in etwa so berechtigt, wie wenn du beginnst zu joggen und schon überlegst, wie Sha'Carri Richardson (WM-Titel im 100-Meter-Sprint 2023) reagieren wird, wenn du ihr demnächst den Weltmeistertitel abnimmst.
2. **Ich habe nur wenig Zeit:** Wenn du nur wenig Zeit hast, dann widme dich dem Krafttraining. Es ist der Motor, der dir Energie gibt und dich stark macht. Krafttraining sollte deine Priorität sein!
3. **Ich will abnehmen:** Es ist wichtig, sich zunächst auf den Aufbau von **Stärke** zu konzentrieren. Die Veränderungen im Körper und in der Körperzusammensetzung werden folgen. Richtiges Krafttraining ist ein mächtiges Werkzeug, um unsere Gesundheit und Fitness zu unterstützen und uns stark und energiegeladen durch die Wechseljahre zu bringen.

Kardiotraining

Entgegen der landläufigen Meinung profitieren Frauen in und nach den Wechseljahren nicht von langen Kardioeinheiten mit geringer Intensität. In der Literatur wird diese Trainingsform oft als „Zone-2-Training" bezeichnet. Das Ausdauertraining, bei dem man sich gerade noch unterhalten kann und das dann 45 bis 120 Minuten dauert, erzeugt bei Frauen in dieser Lebensphase einen zusätzlichen Anstieg von Cortisol, was zu mehr Stress führt. Diese Information muss vor dem Hintergrund betrachtet werden, dass die Wechseljahre ohnehin einen Anstieg des Cortisolspiegels mit gleichzeitig verringerter Stressresistenz mit sich bringen. Wir gießen mit langen Trainingseinheiten praktisch Öl ins Feuer. Auch die Erholung ist in dieser Zeit oft nicht so gut wie vor den Wechseljahren, so dass die Belastung die Erholungsfähigkeit übersteigt und zu noch mehr Erschöpfung führt. Darüber hinaus bringt dieses langsame und lange Training auch nicht die erforderlichen Trainingsanpassungen für Fettverbrennung, Muskelerhaltung und Blutzuckerkontrolle, die Frauen in der Lebensmitte benötigen. Empfehlungen für diese Form des Trainings stammen überwiegend aus Studien mit – Überraschung – Männern.[296]

Was Frauen stattdessen benötigen, ist **polarisiertes Training**. Doch was bedeutet das genau? Polarisiertes Training beinhaltet den Wechsel zwischen kurzen, anstrengenden Intervallen und Erholungsphasen. Dabei tauschen wir das Volumen (also die Dauer) des Trainings gegen Intensität.[297]

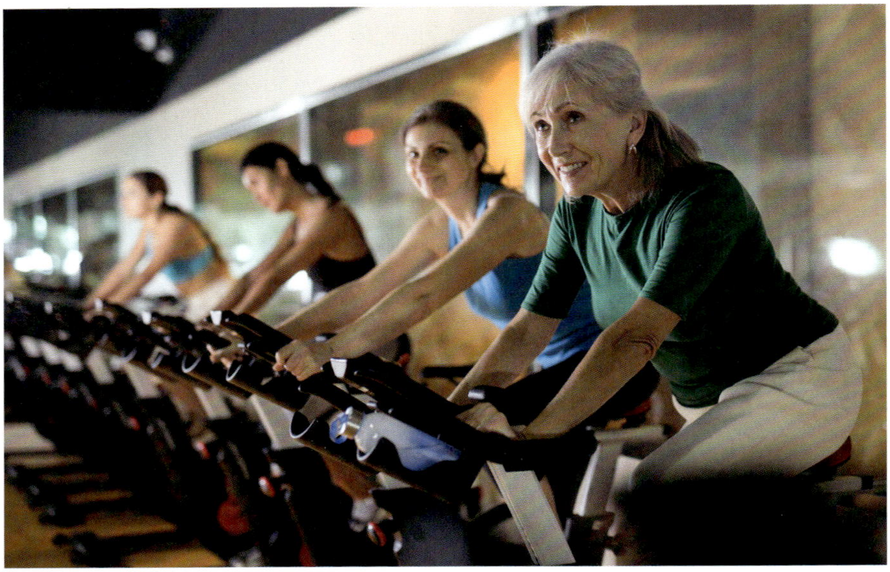

Durch diese Methode werden die Trainingseinheiten kurz, knackig und dennoch äußerst wirkungsvoll, was auch die Motivation der Teilnehmerinnen im Vergleich zum eher monotonen Ausdauertraining verbessert.[298] Wird doch von vielen Frauen in der Lebensmitte „Zeitmangel" als größte Hürde für ein regelmäßiges Fitnesstraining angegeben. Anstatt auslaugenden und unendlich langen Einheiten ist das polarisierte Training kurz und auch noch effektiv.[299] Wenn doch alles, so einfach wäre.

Was sagt die Wissenschaft zu dieser Trainingsform? Nur acht Trainingsstunden innerhalb von acht Wochen sorgten nachweislich für einen Aufbau von Muskelmasse, die Reduktion von Fettmasse und eine gesteigerte maximale Sauerstoffaufnahme (der zentrale Marker für die Leistungsfähigkeit),[300,301] auch (aber nicht nur) bei übergewichtigen postmenopausalen Frauen.[302] Eine weitere Studie konnte bei peri- und postmenopausalen Frauen über die genannten Trainingseffekte hinaus auch folgende Verbesserungen zeigen: verringerten (diastolischen) Blutdruck, niedrigere Ruheherzfrequenz, verringertes Gesamt- und LDL-Cholesterin und ein verbessertes Ergebnis bei einem Glukosetoleranztest (also verbesserte Insulinreaktion, mehr dazu in Kapitel 5).[303]

Mehr Fitness, Gesundheit, Muskelmasse, verbesserte Insulinsensibilität, optimierte Blutfette und geringere Fettmasse sowie Gewicht mit einem recht überschaubaren Zeitaufwand erreichen zu können, ist wirklich eine gute Nachricht für alle Frauen in der Lebensmitte!

Wie sieht polarisiertes Kardiotraining aus?

Die Prämisse für effektives Training in und nach den Wechseljahren lautet: **kurz und knackig**. Es folgen einige Möglichkeiten, wie ein polarisiertes Training aussehen kann.

Geeignete Sportarten:

- Gehen, Radfahren (besonders effektiv), Crosstrainer
- Laufen oder Sprint (Sprinten ist nicht empfohlen, wenn du keine erfahrene Läuferin bist, denn dann birgt es unnötiges Verletzungsrisiko.)

Aufwärmen:

- Beginne mit einem Aufwärmtraining von 10 bis 15 Minuten mit gleichmäßiger Bewegung wie Radfahren, Gehen oder Joggen.

Intervalle:

- Für den Hauptteil, das Intervalltraining, stelle ich hier eine Variante vor, die sich 30/30 nennt: Dazu wechselst du zwischen 30 Sekunden Belastung und 30 Sekunden Erholung.
- Führe super kurze, aber (für dich) anstrengende Intervalle von 30 Sekunden durch.
- Die Intensität sollte einer „sprintähnlichen Anstrengung" entsprechen, was – je nach Fitnesslevel – für jede Frau etwas komplett Unterschiedliches bedeuten kann. Deine eigene Wahrnehmung, was für DICH eine „sprintähnliche Anstrengung" ist, ist also dein Maßstab.
- Wer mit der Messung der Herzfrequenz arbeitet: Alles über 85 Prozent deiner maximalen Herzfrequenz entspricht der notwendigen Intensität.

- Info: Intervalle über 60 Sekunden können zu einem Anstieg des Cortisolspiegels führen und sollten deswegen vermieden werden, daher arbeiten wir hier mit 30 Sekunden Belastung.

Erholung zwischen den Intervallen:

- Erhole dich anschließend 30 Sekunden lang bei einer **sehr** leichten Belastung, z. B. gehen, super langsames Joggen oder Radeln fast ohne Widerstand. Denke daran, hier geht es um polarisiertes Training, also einen sehr deutlichen Kontrast zwischen Be- und Entlastung. Wenn dir die Erholung „zu einfach" vorkommt, machst du es vermutlich richtig.

Wiederholungen und Pausen:

- Wiederhole dieses Intervall 4- bis 6-mal. Bist du neu bei dieser Trainingsform, kannst du danach das Cool-down anschließen.
- Trainierst du schon einige Zeit nach diesem Prinzip, gibt es nach 4 bis 6 Intervallen eine Erholungspause von 4 Minuten, bevor du den zweiten oder dritten Durchgang beginnst. Diese Erholungspause ist noch langsamer und einfacher als die Erholung zwischen den Intervallen.

Steigerung:

- Arbeite langsam darauf hin, insgesamt 1 bis 3 Runden durchzuführen. Das Training dauert insgesamt (mit Aufwärmen und Cool-down) nur etwa 30 Minuten (siehe Beispiele).

Cool-down:

- Beende das Training mit 5 bis 10 Minuten Gehen oder leichtem Radeln, um die Herzfrequenz zu normalisieren und den Erholungsvorgang bestmöglich vorzubereiten.

	WARM UP	INTERVALLE 30 s Belastung/ 30 s Entlastung	PAUSE Gehen, leicht radeln	INTERVALLE 30 s Belastung/ 30 s Entlastung	COOL-DOWN Gehen, leicht radeln
EINSTEIGER	10–15 min	3–6 x im Wechsel = 3–6 min			5–10 min
MITTELSTUFE	10 min	5 x im Wechsel = 5–6 min	4 min	1–3 x im Wechsel = 1–3 min	5–10 min
FORT-GESCHRITTEN	10 min	5 x im Wechsel = 5 min	4 min	5 x im Wechsel = 5 min	5–10 min

Tipps für Einsteigerinnen: Es ist wichtig zu beachten, dass die Intensität an **deine** aktuelle Fitness angepasst werden sollte. Hast du bisher nie Kardiotraining gemacht, kann eine Trainingseinheit für dich wie folgt aussehen: Gehe einige Minuten und erhöhe dann das Tempo für 30 Sekunden, bevor du wieder 30 Sekunden langsam gehst. Wenn du das Tempo in den 30 Sekunden Belastung als für dich anstrengend empfindest, ist das genau richtig. Das kann schon dein erstes Intervall gewesen sein. Fange einfach an und addiere bei jedem Training ein bis zwei zusätzliche Intervalle. Habe ein bisschen Geduld.

Wenn es bei dir in der Umgebung einen kleinen Berg oder Anstieg gibt, kannst du für die 30 Sekunden des Intervalls auch bergauf marschieren und in den Pausen der Intervalle bergab gehen. Vielleicht reicht dir zu Beginn **eine** Belastung von 30 Sekunden, wunderbar. Der Start ist gemacht!

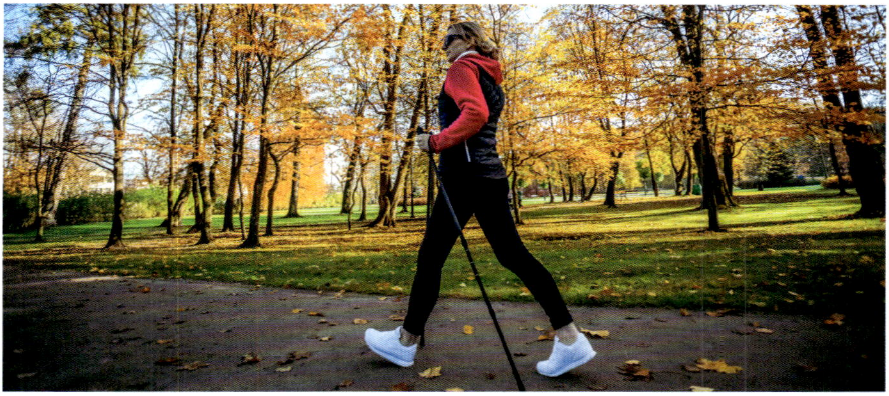

Tipps für Ausdauersportlerinnen: Wenn du jemand bist, der gern lange Läufe oder Ausdauereinheiten absolviert, möchte ich dir das nicht ausreden, wenn es dir damit gut geht. Solltest du aber bereits gemerkt haben, dass du schneller verletzt bist, du dich weniger gut erholst als früher oder du an Gewicht zunimmst, ohne dass du dir das erklären kannst, solltest du aufmerksam werden. Das sind Anzeichen, dass dein Training im Moment nicht so gut zu deinen Bedürfnissen und deiner Erholungsfähigkeit passt. Dann brauchst du diese kurzen und knackigen Sprinteinheiten, um das Cortisol zu balancieren, das der Körper bei diesen langen Ausdauereinheiten ausschüttet. Hilfreich wäre es für dich, diese langen Einheiten eher als „Belohnung", z. B. einmal am Wochenende zu nutzen und die Basis mit dem beschriebenen polarisierten Training zu absolvieren. Probiere es aus, du wirst schnell merken, ob diese Veränderung gut für dich ist.

Profitipp für die Mahlzeit nach dem Training: Um die Erholung nach dem Training zu unterstützen, sollten Frauen zeitnah nach einer Trainingseinheit ausreichend hochwertiges Protein aufnehmen. Für peri- und postmenopausale Frauen bedeutet das etwa 40 g Eiweiß innerhalb von 30 bis 45 Minuten nach dem Ende deiner Trainingseinheit.[304] Vor allem nach dem Ausdauertraining dürfen auch hochwertige Kohlenhydrate nicht fehlen, beispielsweise Süßkartoffeln, Quinoa oder Vollkornnudeln. Mehr zum Thema Ernährung findest du ab Seite 153.

Plyometrisches Training

Für Frauen um die Menopause und bis zum Lebensende ist es absolut essenziell, die Masse und Dichte der Knochen zu erhalten, um Osteoporose zu verhindern (mehr dazu auf Seite 79). Frauen, denen das nicht gelingt, verlieren in den ersten fünf bis sieben Jahren der Postmenopause bis zu 20 Prozent ihrer Knochenmasse.[305] Sogenanntes plyometrisches Training ist effektiv, um den Knochenabbau zu verhindern. Aber das ist noch nicht alles: Auch Koordination und Balance werden verbessert, was das Risiko für Verletzungen und Stürze reduziert.[306] Das wäre sowieso das Beste: Einfach nicht stürzen und keine Knochen brechen.

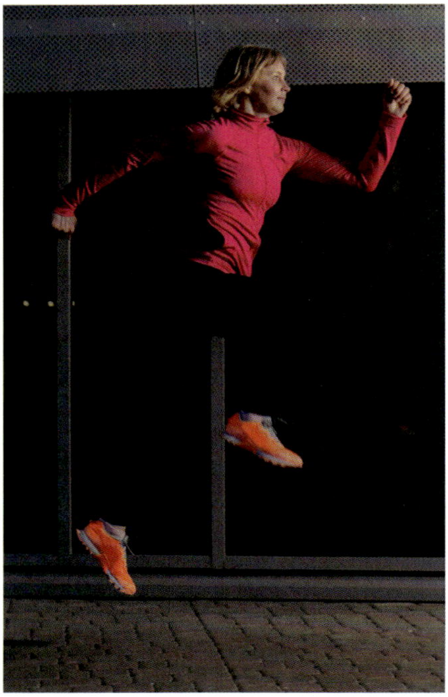

Was ist plyometrisches Training? Diese Trainingsform umfasst explosive Bewegungen wie Sprünge und Hüpfen. Es geht bei diesen Übungen darum, Kraft gegen die Schwerkraft zu mobilisieren und wieder kontrolliert zu landen.

Meistens sind Frauen sehr überrascht, wenn sie hören, dass explosive Bewegungen Teil des Trainingsplanes sein sollen, denn viel zu oft wird proklamiert, dass „ältere" Frauen sich nicht so viel belasten und es jetzt „im Alter" doch etwas ruhiger angehen sollten. Weit gefehlt, denn Frauen in jedem Alter profitieren vom plyometrischen Training.[307] Leider ist es nicht ausreichend, joggen, spazieren oder schwimmen zu gehen.

Die gute Nachricht ist: Wenn du regelmäßig auf einem Trampolin springst, Tennis, Squash oder Basketball spielst oder regelmäßig Übungen aus dem Lauf-ABC praktizierst (die auch Sprünge umfassen), dann brauchst du *kein* zusätzliches plyometrisches Training. Wenn das nicht auf dich zutrifft, solltest du unbedingt plyometrisches Training absolvieren, aber wirklich sanft beginnen.

Um es für den Einstieg einfach zu gestalten, möchte ich kurz beschreiben, wie so ein Training aussehen kann und welche drei Übungen einen guten Einstieg bieten. Wenn du mehr willst, ist es einfach, weitere Übungen und Anleitungen zu recherchieren, vor allem Übungen aus dem sogenannten Lauf ABC bieten einen guten Anhaltspunkt.

- **Übungen:** gut geeignet sind Kniebeugensprünge, Seilspringen, Hüpfen, Hopserlauf (siehe Fotos 32/33)
- **Alternativen:** Trampolin, Jumping Jacks, Skipping etc. (z. B. Lauf ABC)
- **Wiederholungen:** 8 bis 10 Wiederholungen sind optimal, aber du startest so, wie es für dich machbar ist.
- **Wie viel?:** 1 Satz (also 1 x 8 bis 10 Wiederholungen), langsam auf 2 Sätze mit einer kurzen Pause hocharbeiten – das ist ausreichend.
- **Wie oft?:** 1- bis 2-mal pro Woche sind genug, gern in Kombination mit deinem Kraft- oder Ausdauertraining, um Zeit zu sparen.
- **Steigerung:** Kombi verschiedener Übungen, wenn du daran gewöhnt bist und Lust hast.
- **Wichtig:** Du fängst immer mit dem an, was du machen kannst – vielleicht nur 1 Kniebeuge und 1 kleiner Hopser.
- **Bei Osteoporose:** Frage deinen Arzt, was du tun darfst, ohne eine Verletzung zu riskieren.

3 Beispielübungen für dein plyometrisches Training

Kniebeugensprünge: besonders zeitsparend

- Stelle dich aufrecht hin, die Füße stehen etwas weiter als schulterbreit voneinander entfernt.
- Gehe jetzt in eine Kniebeuge, wenn du kannst, ist der Po tiefer als die Höhe deiner Knie (Foto 28).
- Hole mit den Armen nach vorn etwas Schwung und bewege dich schnell in die Streckung, so dass du etwas nach oben springst. Die Arme bewegst du dabei seitlich am Körper vorbei (Foto 29).
- Versuche, sanft zu landen und direkt in die nächste Kniebeuge überzugehen. Wichtig ist es hier, mit gebeugten Knien weich zu landen (Foto 30).
- Beginne mit 1 bis 2 Wiederholungen, das Ziel sind irgendwann einmal 8 bis 10 Sprünge.

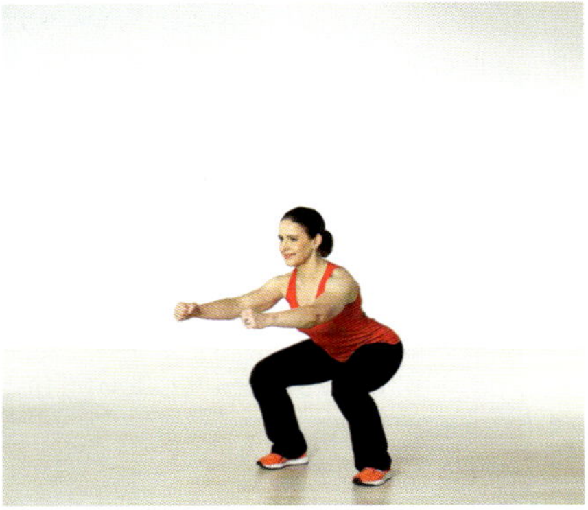

Foto 28: tiefe Kniebeuge

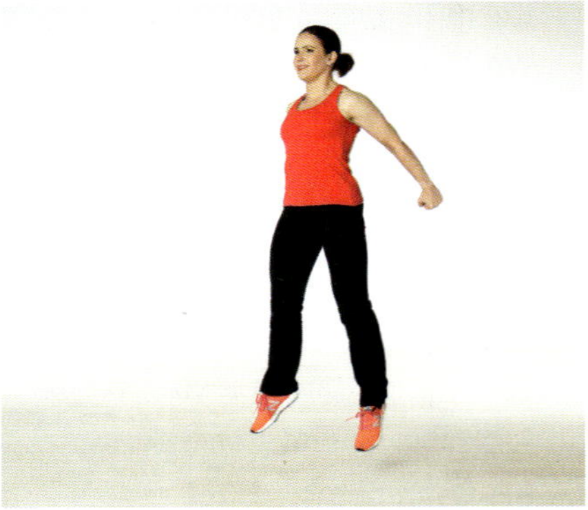

Foto 29: Sprung

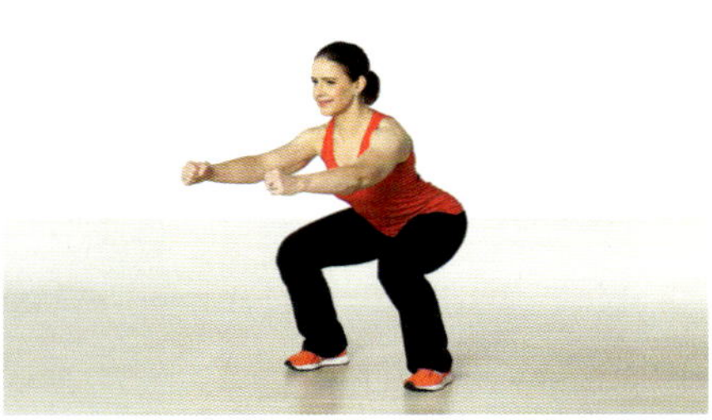

Foto 30: weiche Landung

Hüpfen: ohne und mit Springseil

Info

Springseil

Das **Artzt®** Vintage Series Springseil ist längenverstellbar zwischen 100 und 300 cm. Damit es beim Training auch richtig rund läuft, ist zudem das Echtleder Seil in den Holzgriffen kugelgelagert. Rope Skipping verbrennt schnell Kalorien, hält fit und dauert nur wenige Minuten. So machen Aufwärm- und intensive Springeinheiten richtig Spaß.

- **Trockenübung:** Wenn du lange nicht mehr (oder noch nie) Seilspringen geübt hast, beginne am besten mit einer „Trockenübung" und hüpfe locker auf der Stelle. Lass die Knie dabei etwas gebeugt und hüpfe auf dem Fußballen. Wenn das für dich ein ausreichendes Maß an Herausforderung ist, bleibe dabei und versuche dich über die nächsten Wochen, auf 1 Minute zu steigern!
- **Mit Springseil:** Nutze ein beliebiges Springseil. Wenn du auf dem Seil stehst und die Enden rechts und links jeweils bis zu den Achseln reichen, hat es für deine Körpergröße eine gute Länge.
- **Ausgangsposition:** Die Oberarme liegen eng am Oberkörper, die Handgelenke befinden sich auf Hüfthöhe und sind etwas weiter voneinander entfernt als deine Ellbogen. Hole nun Schwung mit dem Seil und versuche deinen Sprung mit dem Seil zu koordinieren. Alle weiteren Seilschwünge erfolgen nur aus den Handgelenken.
- Das erfordert ein bisschen Übung und Geduld, bevor das ohne blaue Flecken an den Schienbeinen klappt. Du kannst mit beiden Füßen gleichzeitig springen oder einzeln, wie auf dem Bild. Ich finde letzteres ein bisschen einfacher.

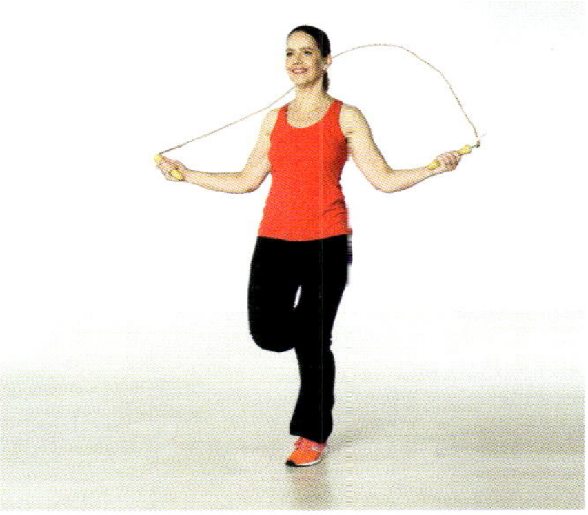
Foto 31: Seilspringen

Lauf-ABC: Hopserlauf

Diese Übung aus dem Lauf-ABC kann man auch einfach in den Spaziergang einbauen und so Zeit sparen. Den Hopserlauf kennst du vermutlich aus deiner Kindheit, wenn auch vielleicht nicht unter diesem Namen.

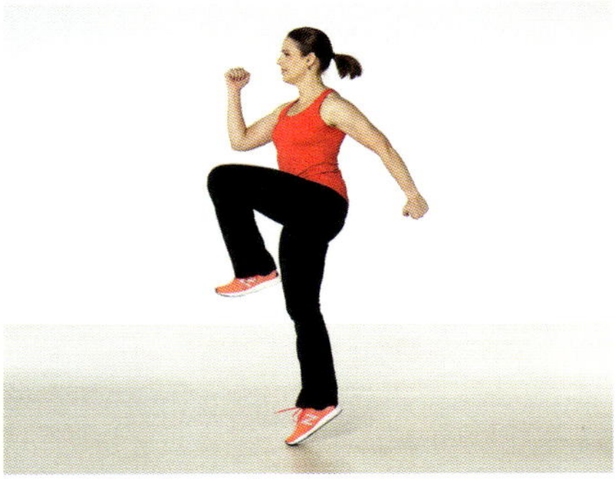

Foto 32: Hopserlauf links

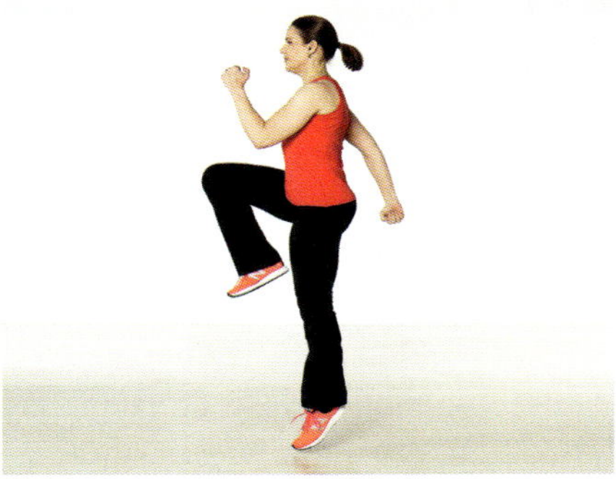

Foto 33: Hopserlauf rechts

- Nimm die Arme mit und bringe mit Schwung ein Knie in Hüfthöhe, während du mit dem anderen Fuß leicht abspringst.
- Die Arme werden – wie beim Gehen – diagonal mitgeführt. Wenn das rechte Knie vorne ist, ist auch der linke Arm vorn.
- Im Hopserlauf kann man sich auch wunderbar vorwärtsbewegen. Probiere es aus, bis du wieder im Rhythmus bist.
- Gib nicht auf, auch wenn es sich zu Beginn vielleicht nicht so besonders leichtfüßig anfühlt. Du musst ja auch nicht hoch springen. Vielleicht macht es dir sogar nach einiger Zeit richtig Spaß.

Erholung

Wer intensiv trainiert, muss sich auch intensiv erholen! Nur so kann der Körper optimal regenerieren und sich anpassen. Ein wichtiger Schritt in diesem Prozess ist das Cool-down nach dem Training, bei dem leichte Bewegungen die Durchblutung und die Erholung fördern. Eine kalte Dusche kann nicht nur die Erholung verbessern, sondern auch die Durchblutung der Muskeln ankurbeln. Auch wenn ich erlebe, dass viele Frauen eine kalte Dusche spontan und kategorisch ausschließen. Probiere es aus, danach fühlst du dich wunderbar frisch und voller Energie.

Besonders wichtig, um die Erholung zu optimieren, ist der Fokus auf Schlaf (mehr dazu ab Seite 236) und eine entzündungshemmende Ernährung (mehr dazu ab Seite 153). Eine ausreichende Menge von täglich 1,8 bis 2,0 g Protein pro kg Körpergewicht unterstützt die Regeneration zusätzlich.[308] Ja, das bedeutet bei einem Gewicht von 70 kg täglich 126 bis 140 g Eiweiß zu essen.

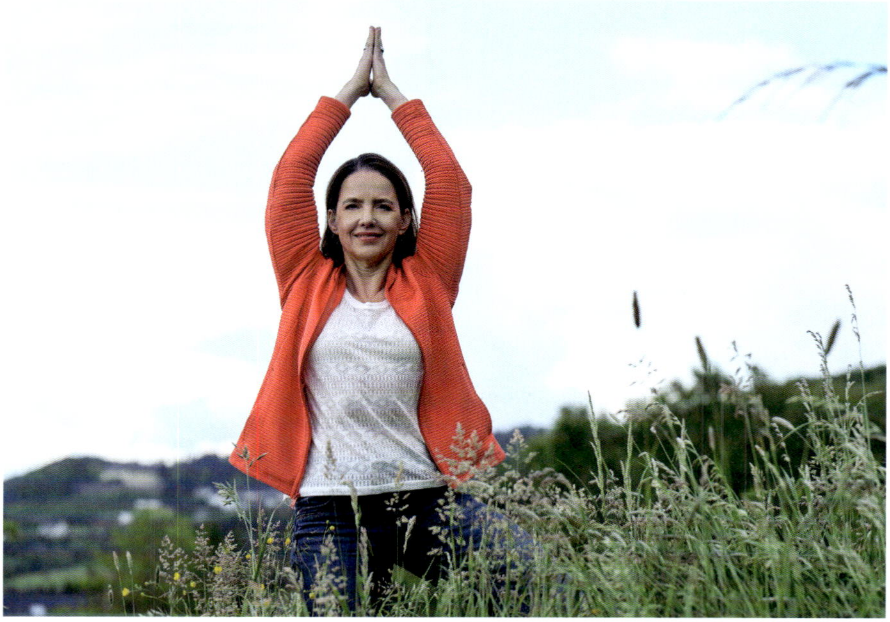

An trainingsfreien Tagen gibt es noch mehr Möglichkeiten, um deine aktive Erholung zu fördern. Diese leichten Tage mit etwas Bewegung (die ist jeden Tag wichtig) fördern deine Erholung und Anpassung an das Training besser, als ein Tag auf der Couch.

Perfekt an diesen Tagen sind: Spaziergänge, leichtes Yoga und einfaches Radfahren mit wenig Widerstand. Eine Massage kann zudem helfen, verspäteten Muskelkater zu reduzieren, insbesondere am übernächsten Tag nach dem Training, der bei Frauen relativ häufig ist. Das Tragen von Kompressionskleidung kann ebenfalls zur Erholung beitragen (z. B. Kompressionskniestrümpfe). Es gibt jedoch einige Vorerkrankungen, bei denen man Kompressionskleidung nicht oder nur nach Absprache mit dem behandelnden Arzt tragen sollte, dazu gehören z. B. eine fortgeschrittene arterielle Verschlusskrankheit (pAVK), Neuropathien, Lungenödem und eine dekompensierte Herzinsuffizienz.[309]

Dein Training auf den Punkt gebracht

Für Fitness- und Ausdauertraining ab der Lebensmitte müssen wir einige Mythen über Bord werfen. Die gute Nachricht ist, wir können mit weniger Aufwand die gewünschten Trainingseffekte erreichen, als es oft suggeriert wird.

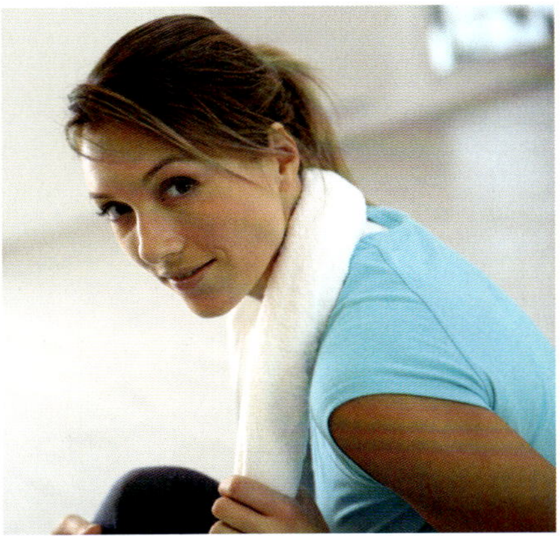

Indem wir Volumen (also Dauer) reduzieren und Intensität steigern, verhindern wir einen zusätzlichen Anstieg von Cortisol. Wir geben dem Körper die Möglichkeit, sich von dem Training besser zu erholen und an die Herausforderungen anzupassen. Gewünschte Anpassungen sind z. B. ein verbesserter Umgang mit dem Blutzuckerspiegel, eine Förderung des Fettstoffwechsels sowie eine Stärkung von Knochen und Muskeln.

Wichtig dafür ist es, diese anstrengenden Trainingstage mit super leichten Tagen abzuwechseln, um dem Körper die nötige Erholung zu ermöglichen. Vermeide die typische „Grauzone" des Trainings (lange Grundlagenausdauereinheiten oder sogenanntes Zone-2-Training), bei dem es nicht anstrengend genug ist, um Trainingseffekte zu erzielen, aber dennoch ausreichend anstrengend, um Cortisol noch mehr ansteigen zu lassen.

Beginne mit Walken oder Übungen mit dem eigenen Körpergewicht, starte mit dem, was du leisten kannst. Jeder Fortschritt, egal wie klein, ist ein Erfolg auf deinem Weg zu mehr Fitness, Gesundheit und Belastbarkeit in der zweiten Lebenshälfte, eine Investition in deine Lebensqualität.

Und noch etwas: Eines der wichtigsten Ziele für dein Training ist es, **Verletzungen zu vermeiden**. Zu viel, zu schwer oder zu schnell zu trainieren oder Schwierigkeiten in einem kurzen Zeitraum enorm zu steigern, ist das Rezept für Verletzungen, und dann musst du eine längere Trainingspause machen. Das ist nicht das, was du damit erreichen wolltest.

Tipps und Tricks für dein Training

Manchmal brauchen wir noch ein bisschen mehr als Wissen, um mit dem Training zu starten. Deswegen möchte ich das Kapitel damit abrunden, dir die 6 besten Praxistipps mit auf den Weg zu geben, die der Neigung unseres Gehirns Rechnung tragen, erst zu viel machen zu wollen und dann keine „Lust" mehr zu haben, weil es ja zu anstrengend ist.

Hier kommen die 6 besten Tipps:

1. **Realistische Alltagsroutine:** Setze dir realistische Ziele für dein Trainingspensum. Vielleicht sind zwei Trainingseinheiten das, was du meistens erreichen kannst. Das ist super, denn damit wirst du auf Dauer mehr Erfolg haben, als am Anfang zu viel auf einmal zu wollen und dann erschöpft oder verletzt pausieren zu müssen.
2. **Plan B:** Eine Idee für eine Alternative zu haben, ist entscheidend, wenn du an einem Tag nicht so richtig fit bist, Kopfschmerzen oder wenig Zeit hast oder das Wetter deine Pläne durchkreuzt. Ein Spaziergang, ein verkürztes Trainingsprogramm oder einige leichte Yogaübungen statt Kardiotraining können gute Alternativen sein.
3. **„Exercise Snacks":** Vor allem, wenn du im Alltag wenig Zeit hast, können „Exercise Snacks" etwas sein, was du umsetzen kannst. Gemeint sind damit Mini-Einheiten von beispielsweise fünf bis zehn Minuten über den Tag verteilt. Ein paar Kniebeugen und Seilspringen oder fünf Minuten Radfahren (wenn du einen Heimtrainer hast), einige Minuten auf dem Trampolin springen und einige Liegestütze. Jede Mini-Einheit ist besser als sie nicht zu tun. Du könntest einige Kurzhanteln sichtbar im Wohnzimmer liegen haben, praktisch als Erinnerung.
4. **Joker:** Nutze eine „Wild Card" oder einen „Joker" im Notfall. Damit umgehst du das schlechte Gewissen und die Vorwürfe, die oft dazu führen, dass wir aufgeben. So ist ein „Jokertag" nur das: eine Ausnahme. Es ist kein Rückfall, kein Beweis dafür, dass du nicht durchhalten kannst oder dass du es nie schaffen wirst. Nach einer Ausnahme kehrst du am nächsten Trainingstag zu deiner Routine zurück. Eine Pause hat auf lange Sicht keine Bedeutung, aufzugeben aber schon.

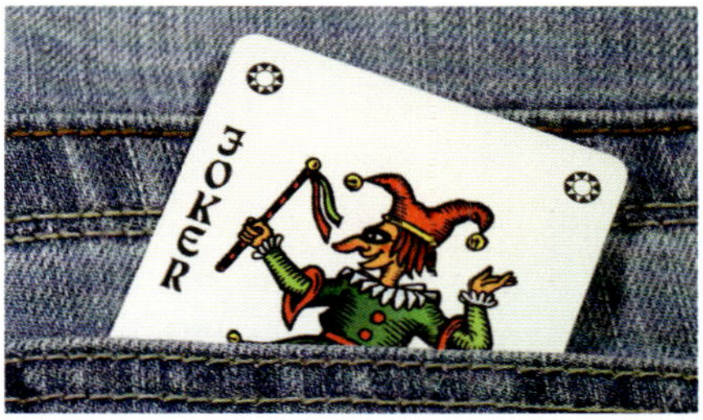

5. **Hilfreiche Gewohnheiten:** Unterstütze das gewünschte Verhalten, indem du es so einfach wie möglich machst, zum Beispiel indem du deine Sporttasche immer im Auto hast. Auch ein Trainingsbuddy kann Motivation und Unterstützung bieten. Reserviere Termine im Kalender für dein Training und nutze deine Lieblingsmusik, um dich zu aktivieren, wenn du keine Lust hast. (mehr zum Thema Gewohnheiten ab Seite 380)
6. **5-Sekunden-Regel:** Wenn es wirklich schwer ist, dich aufzuraffen, nutze die weltberühmte 5-Sekunden-Regel von Mel Robbins. Zähle rückwärts 5-4-3-2-1 und dann stehe von der Couch auf und gehe los zum Training. Für mehr Motivation kann ich dir ihr Buch oder Hörbuch ans Herz legen, denn es ist wirklich beeindruckend, wie sehr diese Regel ihr Leben verändert hat.[310]

Der Schlaf – die Basis für unsere Gesundheit

Schlaf bleibt ein faszinierendes Rätsel in der Wissenschaft. Obwohl wir noch nicht genau verstehen, *warum* wir schlafen müssen, kennen wir die Folgen, wenn wir es *nicht* tun. Ein Mangel an Schlaf äußert sich beispielsweise in: Reizbarkeit, gesteigertem Hunger und Heißhunger, Zunahme von Bauchfett, einem erhöhten Risiko für Krankheiten wie neurodegenerative Erkrankungen (z. B. Demenz), Bluthochdruck, einem erhöhten Verletzungsrisiko und psychischer Instabilität. Auch für unsere Hormonbalance ist ein guter und ausreichender Schlaf eine Notwendigkeit, um Cortisol zu balancieren.

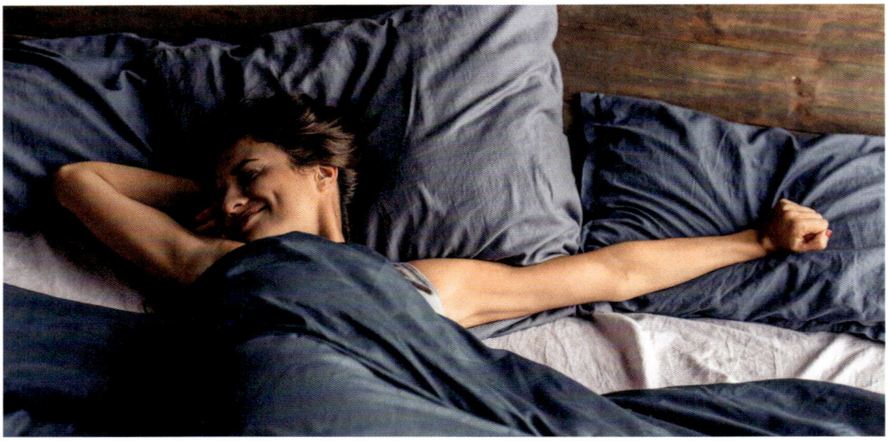

Schlaf ist die Basis für unsere Gesundheit. Auf dieser Grundlage basieren alle anderen Verhaltensweisen, die wichtig für unsere Gesundheit sind, wie Training oder Ernährung. Oder, um es anders zu formulieren: Alle Bemühungen zur Stressreduktion, Gewichtskontrolle, Hormonregulierung oder Leistungssteigerung erreichen schnell ihre Grenzen, wenn wir nicht genug oder nicht ausreichend schlafen.

Eine Vielzahl wichtiger Prozesse läuft im Schlaf ab. Um hier nur einige zu nennen:[311,312]

- Unsere inneren Uhren werden synchronisiert (mehr dazu ab Seite 193).
- Schäden an Zellen, Muskeln oder Organen, die im Alltag entstanden sind, werden repariert.
- Erinnerungen werden gespeichert, das ist Voraussetzung für ein gutes Gedächtnis.
- Emotionen werden von Erlebtem entkoppelt, also quasi „Therapie über Nacht".
- Hormone werden balanciert (z. B. für Hunger und Sättigung sowie Cortisol).
- Entzündungen und Verletzungen werden geheilt.
- Wartungsarbeiten werden durchgeführt (wie die Reparatur von Zellen).
- Das Gehirn wird von Ablagerungen gereinigt, die Alzheimer und Demenz fördern können.
- Wir finden Lösungen für Probleme.

All diese Prozesse und mehr werden beeinträchtigt, wenn unser Schlaf gestört ist. Je länger dies andauert, desto deutlicher werden die Symptome. Oftmals bringen wir sie aber gar nicht mit unserem Schlaf oder dem Mangel desselben in Verbindung.

Der Schlaf und die Wechseljahre

Viele Frauen erleben in den Wechseljahren zum ersten Mal Schlafstörungen, die – auf der körperlichen Ebene – auf mindestens vier große Ursachengruppen zurückzuführen sind:

1. Ein Mangel an **Progesteron** und ein höherer **Cortisolspiegel** führen dazu, dass wir gestresster und weniger entspannt sind.[313] Schlaf erfordert jedoch ein hohes Maß an Entspannung des Nervensystems, darüber haben wir bereits in Kapitel 4 bereits gesprochen. Wir sind in den Wechseljahren also häufig mehr angespannt und damit weiter von einer tiefen Entspannung entfernt. Dies kann unseren Schlaf beeinträchtigen und sowohl das Einschlafen verzögern als auch zu häufigem Aufwachen in der Nacht oder einem weniger erholsamen Schlaf führen.

2. Eine **Fehlregulierung der Körpertemperatur** tritt oft in den späten Wechseljahren und um die Menopause herum auf, auch ohne akute Hitzewallungen. Für einen guten Schlaf muss die Körpertemperatur jedoch absinken. Wenn sie stattdessen ansteigt oder nicht absinkt, kann dies unseren Schlaf stören. Dass **Hitzewallungen** absolut störend auf den Schlaf wirken, kann sich jeder leicht vorstellen. Mehrfach nachts schweißgebadet aufzuwachen und Pyjama und Bettbezug wechseln zu müssen, bedarf keiner weiteren Erklärung in Bezug auf die schlafstörende Wirkung. Darüber hinaus reden wir hier von Hitzewallungen über einen Zeitraum von durchschnittlich 7,4 Jahren.[314] Es geht also nicht nur um einige Nächte, sondern mitunter um eine jahrelange Belastung. Mehr dazu, was gegen Hitzewallungen hilft, findest du in Kapitel 9 ab Seite 325.
3. Mit zunehmendem Alter wird ca. 40 Prozent weniger **Melatonin** produziert als zu Jugendzeiten.[315] Melatonin, das Hormon der Dunkelheit, macht uns müde, und ein Mangel daran kann zu Einschlafschwierigkeiten führen. Zudem wird die Produktion von Melatonin oft durch unseren Alltag gestört, wie z. B. helle Bildschirme am Abend (siehe Seite 195).

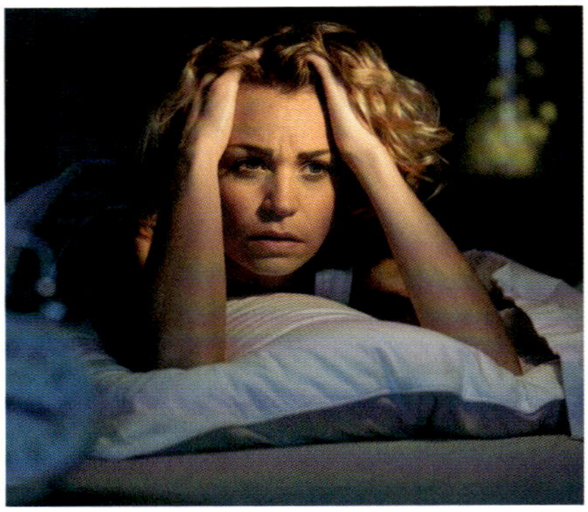

4. Veränderungen im **zirkadianen Rhythmus** können den Schlaf beeinflussen.[316] Der Tag-Nacht-Rhythmus ist in den Wechseljahren nicht mehr so stark ausgeprägt, was unseren Schlafzyklus beeinträchtigen kann. Oft führt das dazu, dass Frauen am zeitigen Abend müde, aber mitten in der Nacht hellwach sind.[317]

Darüber hinaus sind Mehrfachbelastung, Depressionen und Sorgen weitere Faktoren, die einen guten und ausreichenden Schlaf zu einer echten Herausforderung machen können.

Der Schlaf und unser Nervensystem

Die Grundlage für einen gesunden Schlaf liegt in unserem Nervensystem. Erinnerst du dich an das Konzept des autonomen Nervensystems aus Kapitel 4, als wir uns das Thema Stress genauer angesehen haben? Genau das ist der Schlüssel (siehe Seite 128).

Falls du dieses Kapitel nicht gelesen hast, hier eine ganz kurze Zusammenfassung. Empfehlenswert ist es jedoch, dieses Kapitel nachträglich zu lesen, denn dann wird auch der Zusammenhang zwischen Stress und Schlaf augenblicklich deutlich (ab Seite 125).

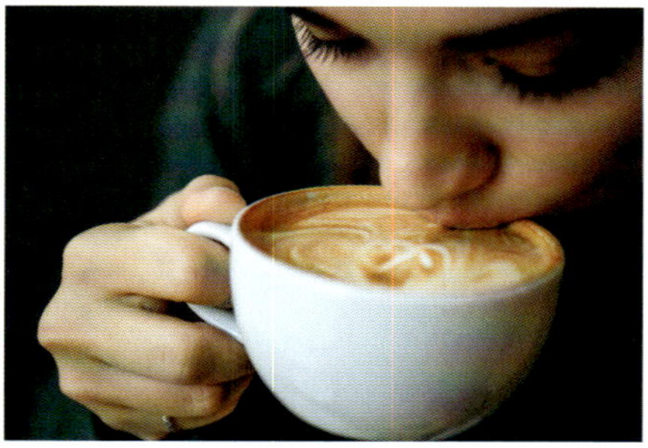

Wir haben zwei Zweige unseres autonomen Nervensystems: den aktivierenden Sympathikus und den beruhigenden Parasympathikus. Ersterer sorgt für Aktivierung, Fokus und Leistungsbereitschaft, aber auch für Stress. Letzterer ist für Erholung, Heilung und Schlaf zuständig. Alles, was uns aktiviert und mit einer Ausschüttung von Cortisol, Adrenalin und Dopamin verbunden ist, entfernt uns mehr von einem guten, erholsamen Schlaf. Welche Verhaltensweisen das genau sind, schauen wir uns gleich bei den 7 größten Schlafräubern im nächsten Abschnitt an. Vielleicht sollte ich ergänzen, dass diese Dinge nicht generell ungünstig sind, sondern vor allem dann, wenn wir unseren Körper auf Schlaf und Entspannung vorbereiten wollen, z. B. am Abend.

Was wir für einen guten Schlaf brauchen, ist die Aktivierung des Parasympathikus, der für Heilung, Erholung und tiefe Entspannung sorgt. Wie wir das erreichen können, erörtere ich in den 10 besten Strategien ab Seite 241.

Wenn wir also verstehen, wie diese Systeme funktionieren, können wir gezielt Maßnahmen ergreifen, um Nervensystem und Körper in einen Zustand zu versetzen, der Schlaf ermöglicht und gezielt Dinge zu vermeiden, die uns weiter davon entfernen. Mir ist bewusst, dass das Thema Schlaf komplex und umfangreich ist. Um es für dieses Buch handhabbar zu machen, möchte ich zunächst zeigen, was unseren Schlaf am meisten stört. Dabei werde ich jeweils stichpunktartig die dahinter liegenden Mechanismen ansprechen. Danach möchte ich mich auf die 10 besten praktischen Strategien für einen besseren Schlaf konzentrieren, die du direkt umsetzen kannst. Wenn du mehr zum Thema Schlaf lernen möchtest, findest du zahlreiche Artikel auf meiner Website www.magdalenaschauenberg.de.

Die 7 größten Schlafräuber

Es gibt einige Verhaltensweisen oder auch Substanzen, die ich direkt als „Schlafräuber" betiteln möchte. Je mehr wir davon addieren, desto störender ist die Wirkung auf einen guten, tiefen und erholsamen Nachtschlaf.

Hier sind die wichtigsten 7:

1. **Spätes Nickerchen:** Ein Nickerchen nach 15 Uhr oder zu lange Nickerchen reduzieren den sogenannten „Schlafdruck". Das heißt, wir liegen abends wach im Bett. Vergleichbar ist das damit, vor der Hauptmahlzeit zu essen und sich dann zu wundern, warum man keinen Hunger mehr hat.
2. **Kaffee:** Koffein und ähnliche Getränke wie schwarzer Tee, grüner Tee, Energydrinks und Kakao können den Schlaf stören, selbst wenn wir es nicht unbedingt merken. Koffein macht uns wach und sorgt für eine Aktivierung. Er verschiebt unseren „Zustand" also weiter weg von einem erholsamen Schlaf.
3. **Alkohol**: Obwohl Alkohol uns scheinbar müde macht, fördert er nicht unseren Schlaf. Vielmehr gleicht das Muster unseres Schlafes nach Alkoholkonsum eher einer leichten „Sedierung" (also Narkose) und das hat nichts mit einem regenerativen Schlaf zu tun. Alkoholkonsum unterdrückt auch unseren Traumschlaf (REM-Schlaf), dieser ist aber enorm wichtig für psychische Stabilität, Ausgeglichenheit und Problemlösungen.
4. **Training am Abend:** Spätes Training erhöht die Körpertemperatur und fördert die Ausschüttung von Stresshormonen. Das kann den Schlaf stören, wenn nicht genügend Zeit ist, um alle Prozesse wieder zu normalisieren.
5. **Spätes Essen:** Spätes Essen erhöht die Körpertemperatur und bringt die innere Uhr durcheinander, da der Körper mit der Verdauung beschäftigt ist und wichtige Reparaturen aufgeschoben werden.
6. **Helles und blaues Licht am Abend:** Helles und blaues Licht am Abend, insbesondere von Bildschirmen, verzögert die Ausschüttung von Melatonin und erschwert damit das Einschlafen.
7. **Bildschirme und soziale Medien:** Über die Lichtwirkung hinaus fördern die Inhalte von Filmen und sozialen Medien die Ausschüttung von Dopamin. Diese Aktivierung gibt uns das Gefühl, nicht müde zu sein. So gehen wir später ins Bett und sind am nächsten Tag besonders müde.

Die Top 10 der Schlaftipps

Basierend auf den genannten Schlafräubern und noch einigen weiteren Mechanismen, möchte ich dir 10 Strategien für einen guten Schlaf vorstellen. Sie sind hilfreich und praktisch und können direkt im Alltag umgesetzt werden. Letztendlich beginnen wir schon am Morgen, die Rahmenbedingungen für einen guten (oder schlechten) Schlaf in der Nacht zu legen. Liegen wir einmal nervös und unruhig im Bett, können wir zwar mit Atemübungen oder Yoga Nidra unser Nervensystem und die kreisenden Gedanken beruhigen. Auf Dauer ist es jedoch viel effektiver, die Rahmenbedingungen grundlegend zu optimieren.

1. **Regelmäßigkeit:** Halte dich an feste Aufwach- und Schlafenszeiten mit einer Toleranz von einer Stunde. Das gilt tatsächlich für die Woche und auch das Wochenende. Ich weiß, dieser Tipp ist nicht beliebt, aber er gibt deiner inneren Uhr die nötige Verlässlichkeit, um alle Prozesse vorhersehbar auszuführen. Wenn du am Wochenende unbedingt Schlaf nachholen musst, solltest du einerseits überlegen, wie du die Schlafdauer innerhalb der Woche etwas verlängern kannst, andererseits eher auf einen Mittagsschlaf ausweichen, als morgens deutlich länger zu schlafen.
2. **Viel Licht am Morgen:** Helles Licht am Morgen stellt die innere Uhr zurück und fördert die Ausschüttung von Cortisol. Das aktiviert und steigert unsere Leistungsbereitschaft. Ein zehnminütiger Spaziergang im Sonnenlicht oder ein Kaffee auf dem Balkon können genau diesen Zweck erfüllen. In den Wintermonaten kann auch eine „Lichtbox" oder ein „Lichtpad" (Tageslichtlampe) mit 4.000 bis 10.000 Lux hilfreich sein. Licht durch die Windschutzscheibe oder ein Fenster reicht nicht aus, weil die benötigte Strahlung herausgefiltert wird. Selbst an einem Tag mit bedecktem Himmel „tanken" wir bei einem Spaziergang weit mehr Licht, als wir das intuitiv glauben.

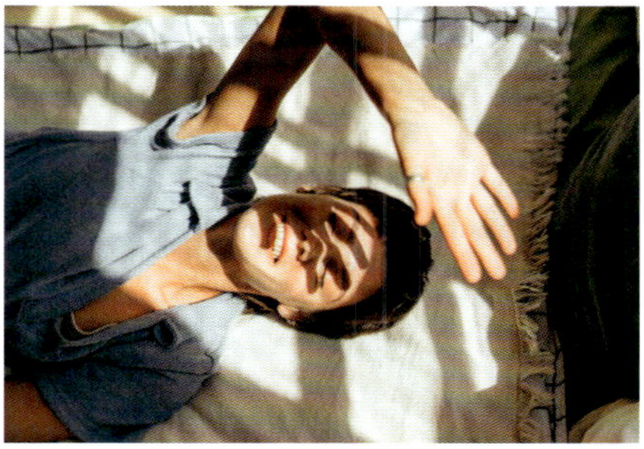

3. **Aktivierung am Morgen:** Aktivierende Maßnahmen wie eine kalte Dusche (natürlich kannst du vorher warm duschen), einige Minuten Training und ein Kaffee unterstützen die Ausschüttung von Cortisol und helfen, den Tag

energiegeladen zu beginnen. Diese Strategien kannst du gerne miteinander kombinieren, vielleicht sogar mit der Morgensonne auf dem Balkon oder der Terrasse.

4. **Bewegung und Training:** Regelmäßige Bewegung und Training am Tag verbessern den Schlaf, insbesondere den regenerierenden Tiefschlaf. Anstrengendes Training sollte jedoch mindestens vier Stunden vor dem Zubettgehen beendet sein, damit Körpertemperatur und Cortisol sich wieder normalisieren können.
5. **Kaffeekonsum:** Versuche deinen Kaffeekonsum auf die Zeit vor 14 Uhr zu beschränken. Alternativ kannst du den letzten koffeinhaltigen Kaffee acht Stunden vor dem Zubettgehen trinken. Koffein wirkt sehr lange im System: Selbst nach sechs Stunden ist noch die Hälfte des aktivierenden Koffeins im Blut und stört unseren Schlaf. Es kann hilfreich sein, koffeinfreien Kaffee auszuprobieren, der jedoch bis zu zehn Prozent Koffein enthalten kann, also nicht als „Betthupferl" geeignet ist.
6. **Alkoholkonsum:** Nachdem du jetzt weißt, dass Alkohol deinen Schlaf nachhaltig stört, wäre es ein Experiment wert, eine Woche lang abends keinen Alkohol zu trinken und deinen Schlaf zu beobachten. Vielleicht verschwinden deine Hitzewallungen auch gleich mit oder werden zumindest deutlich besser. Abends nur selten Alkohol zu trinken, ist vor allem dann wichtig, wenn du schlecht schläfst oder sehr gestresst bist. Manchmal ist es schwierig, unsere Schlafqualität subjektiv einzuschätzen, wenn wir keinen Schlaftracker benutzen. Ein wichtiger Hinweis auf deine Schlafqualität ist sicherlich, wie müde und erschöpft du tagsüber bist. Denn wenn nachts die Erholung fehlt, reicht die „Batterieladung" oftmals nicht für den ganzen Tag.
7. **Wenig Licht am Abend:** Wenn du das Licht mindestens ein bis zwei Stunden vor dem Schlafengehen dimmst, kann das Schlafhormon Melatonin pünktlich ausgeschüttet werden. Vermeide helles Überkopflicht. Tischlampen oder Fußbodenbeleuchtung sind am Abend besser geeignet. Schalte Bildschirme im besten Fall 60 bis 90 Minuten vor dem Schlafengehen aus.
8. **Ruhige Abendroutine:** Eine entspannte Abendroutine, die keine Aufregung verursacht, bereitet den Körper perfekt auf den Schlaf vor. Denkbar sind in diesem Zusammenhang ein ruhiger Spaziergang, leichte Dehnübungen, ein warmes Bad, ein Dankbarkeitstagebuch schreiben oder das Lesen eines Buches (am besten so ein „altmodisches" Buch mit Papierseiten, die nicht leuchten).
9. **Schaffe eine Schlafgelegenheit:** Stelle einen Wecker, um dich bettfertig zu machen. So kannst du sicherstellen, zur gewünschten Zeit im Bett zu sein, selbst

wenn deine Abendroutine länger dauern sollte. Achte darauf, dass du acht Stunden im Bett bist, um etwa sieben Stunden Schlaf zu bekommen (mit einer Schlafeffizienz von 90 Prozent). Je schlechter du schläfst, desto mehr Zeit im Bett musst du einplanen, um ausreichend zu schlafen.

10. **Aktive Entspannung:** Entspannende Aktivitäten wie autogenes Training, Atemübungen, Meditation und Yoga Nidra fördern die Aktivierung des Parasympathikus und bereiten den Körper auf den Schlaf vor. Eine Yoga-Nidra-Anleitung findest du in meiner Podcast Episode #048, beispielsweise auf Spotify.

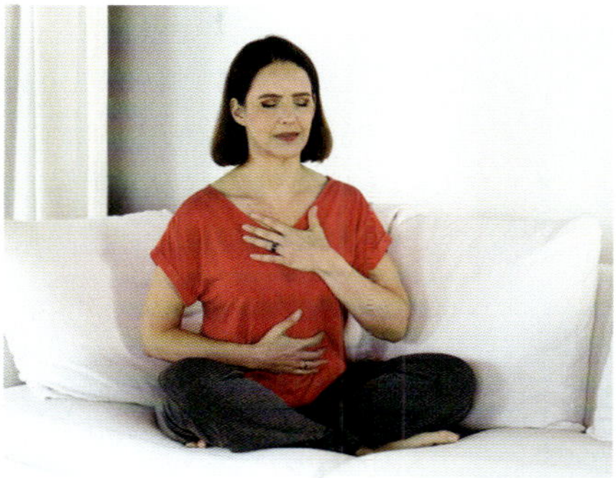

Fazit

Unsere innere Uhr ist die Grundlage für Leistungsfähigkeit am Tage und Erholung in der Nacht. Sie bestimmt, wie aktiv wir tagsüber sein können und wie gut wir nachts schlafen. Wenn wir wissen, dass es unser Ziel ist, tagsüber Energie zu haben, können wir Verhaltensweisen gezielt einsetzen, um dies zu unterstützen.

Am Abend müssen wir unserem Gehirn und Körper Zeit geben, um sich auf einen guten Schlaf vorzubereiten. Das ist vergleichbar mit der Vorbereitung einer Flugzeuglandung. Einige Verhaltensweisen können diesen Prozess unterstützen, während andere ihn stören können. Es ist wichtig, diese Dynamik zu verstehen und Schritt für Schritt wirksame Strategien zu etablieren, um deine Energie am Tag und einen erholsamen Schlaf in der Nacht zu fördern.

Ich habe Schmetterlinge immer geliebt, weil sie uns daran erinnern, dass es nie zu spät ist für eine Veränderung.

Drew Barrymore

Teil III
Therapeutika

Der dritte Teil des Buches führt uns tiefer in die Thematik, wie wir Kräuter, Nährstoffe, Therapien und Hormone nutzen können, um unser Wohlbefinden in den Wechseljahren und danach gezielt zu verbessern. Wenn wir im Internet suchen, ist die Auswahl absolut unübersichtlich und mitunter auch verwirrend. Viele der beworbenen „Wundermittel" haben keinerlei wissenschaftliche Basis für Wirksamkeit und Sicherheit.

Aus diesem Grund habe ich mich vor allem für wirksame und sichere Optionen entschieden, die gut erforscht sind. Wenn du bereits Strategien gefunden hast, die für dich hilfreich, aber hier nicht genannt sind, heißt das nicht, dass du damit aufhören solltest. Letztendlich gibt es auf diesem Gebiet einen großen Forschungsbedarf und die Anzahl der gut gemachten Studien ist bisher noch relativ begrenzt.

Kapitel 7:

„Alternative" Ansätze, Nährstoffe und Kräuter

Wenn wir uns im Folgenden die Wirksamkeit verschiedener Ansätze, Nährstoffe und Kräuter anschauen, müssen wir uns dessen bewusst sein, dass die Schwerpunktsetzung vieler Studien extrem auf Hitzewallungen liegt, obwohl es noch viele weitere Symptome der Wechseljahre gibt. Wenn also eine Therapie oder ein „Kraut" nicht gegen Hitzewallungen hilft, bedeutet das nicht, dass es nicht Wohlbefinden, Schlaf oder Lebensqualität verbessern kann. Die Ausrichtung dieser Studien steht im Zusammenhang mit dem traditionell einseitigen Blickwinkel auf die Wechseljahre und Menopause, der sich erst langsam beginnt, zu verändern.

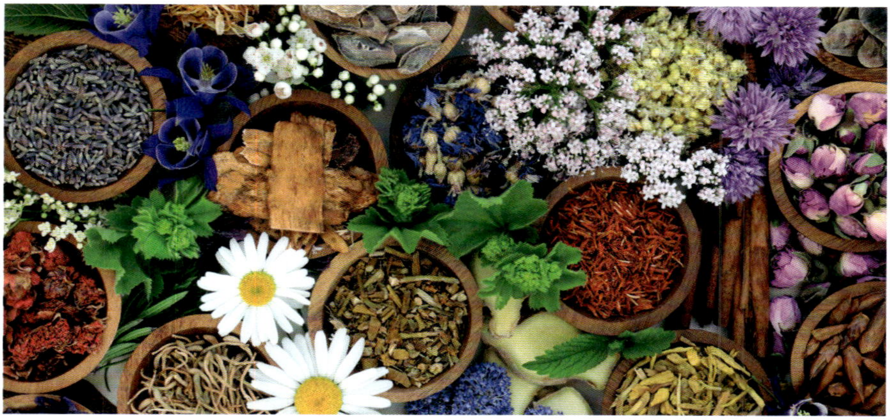

In Bezug auf Nährstoffe möchte ich mich auf die Basis konzentrieren. Eine optimierte Nährstoffversorgung verbessert unsere Resilienz gegenüber Stress und Infekten, reduziert Entzündungen und optimiert alle Prozesse im Körper. Allein das kann schon ausreichen, um Symptome zu reduzieren, die wir in den Wechseljahren spüren, wie beispielsweise Muskelverspannungen oder häufige Infekte. Für gezielte Hilfe bei spezifischen Symptomen findest du mehr Informationen im Kapitel 9 ab Seite 325.

„Alternative“ Ansätze

Wenn wir „alternative Ansätze“ hören, denken wir vielleicht an Zauberei oder Räucherstäbchen. Doch diese Ansätze sind weit weniger „alternativ“, als es klingt. Der Begriff entstand, weil diese Herangehensweisen sich keiner der Kategorien zuordnen lassen, mit denen die konventionelle Medizin arbeitet, wie z. B. Operationen oder medikamentöse Behandlungen. Für die folgenden Ergebnisse beziehe ich mich überwiegend auf eine große Meta-Analyse von 2019, bei der die Daten von zahlreichen Studien gebündelt wurden, um eine größere Aussagekraft zu erreichen.[318] An Stellen, wo ich andere Studienergebnisse nutze, habe ich das separat als Literaturverweis (Endnote) vermerkt.

Hypnose

Hypnose für die Behandlung von Wechseljahresbeschwerden hat absolut nichts mit der Hypnose zu tun, die auf einer Bühne stattfindet und bei der man Dinge macht, die man sonst nie tun würde.

Bei Hypnose geht es um einen Zustand der tiefen Entspannung bei gleichzeitig konzentriertem Fokus. Beide tauchen in dieser Kombination praktisch nur in der Hypnose auf. Dabei sollen Vorstellungen und Bilder geprägt werden und es werden suggestive Vorschläge gemacht, die in ihrer Wirkung auf Wechseljahresbeschwerden untersucht wurden.

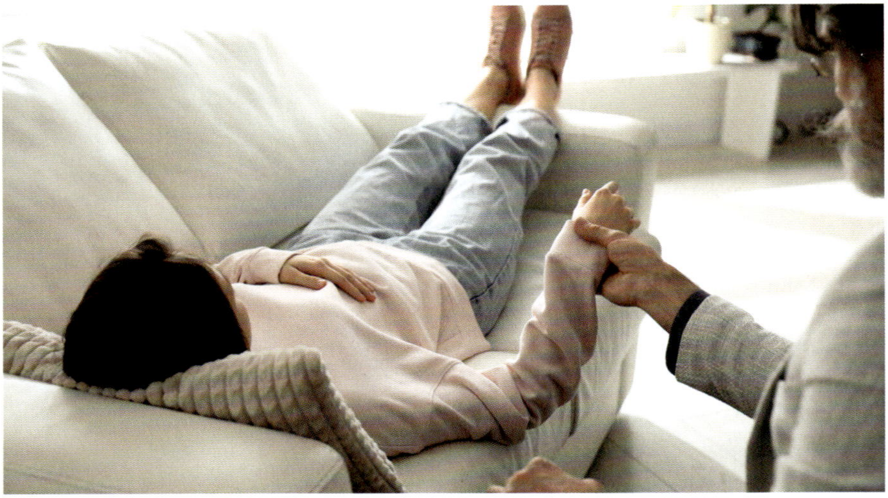

Vorstellen kannst du dir Formulierungen wie „entspannende Ruhe ... klare Kühle ... ruhiger Herzschlag ... sichere Gefühle" oder „alle Muskeln sind wunderbar gelöst ... alle Organe arbeiten ruhig vor sich hin ... die Nerven entspannen sich ... dein Körper kommt mehr und mehr in Einklang mit sich selbst ...", die im Zustand tiefer Entspannung dein Wohlbefinden beeinflussen können.[319]

Einige Studien konnten bereits nach fünf Sitzungen eine Reduktion von 69 bis 74 Prozent für die Stärke und Häufigkeit von Hitzewallungen zeigen.[320] Die Ergebnisse sind vergleichbar mit der Wirkung von Medikamenten wie dem Antidepressiva Venlafaxin, das aber nicht unerhebliche Nebenwirkungen haben kann. Dabei wurde gezeigt, dass diese Verbesserung sowohl die subjektive Wahrnehmung betrifft (also wie eine Frau ihre Hitzewallungen einschätzt) als auch die objektive Messung dieser Hitzewallungen und die Beeinträchtigung dadurch im Alltag. Die Frauen berichteten auch über besseren Schlaf. Hypnose wird von der Nordamerikanischen Menopause Gesellschaft zur Behandlung von menopausalen Symptomen empfohlen und ist zusätzlich sehr sicher. Bei der Deutschen Menopause Gesellschaft habe ich dazu keine Empfehlung gefunden - zumindest online. Möchtest du mehr dazu lernen, findest du online sowohl Therapeuten als auch CDs (vielleicht sogar auch schon downloadbare Audiodateien fürs Handy) für gezielte Hypnose bei Wechseljahresbeschwerden.

Kognitive Verhaltenstherapie

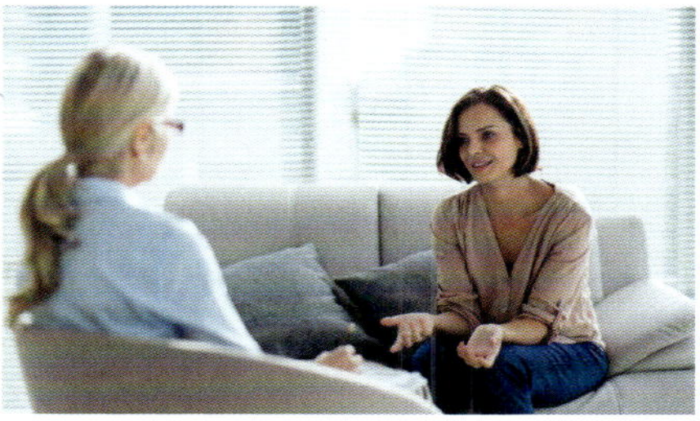

Kognitive Verhaltenstherapie (KVT) ist eine zeitbegrenzte Therapieform, die darauf abzielt, das Denken und Verhalten zu verändern, um Symptome positiv zu beeinflussen. Die Strategie besteht darin, sich seiner Gedanken, Einstellungen und Erwartungen bewusst zu werden. Dies ist wichtig, da die Art und Weise, wie wir denken, beeinflusst, wie wir uns fühlen.[321] Das Ziel ist es, unzutreffende und belastende Überzeugungen aufzudecken und zu verändern, da es häufig weniger die Umstände und Situationen selbst sind, die Probleme bereiten, sondern vielmehr die Bedeutung, die wir ihnen beimessen.

Ein Beispiel wäre, wenn wir die Wechseljahre als Katastrophe empfinden und als Beweis dafür sehen, dass wir jetzt alt sind. Dann wird alles, was damit im

Zusammenhang steht, ebenfalls als Katastrophe betrachtet. Ohne die Entlarvung dieses Denkmusters haben wir keine Möglichkeit, dieses Muster zu verändern.

Eine sechswöchige Studie zeigte, dass bei der Therapiegruppe die Beeinträchtigungen im Alltag durch die Hitzewallungen um 52 Prozent abgenommen hatten, während bei der Vergleichsgruppe ohne Intervention nur eine Reduktion um 25 Prozent feststellbar war, was der typischen Stärke eines Placeboeffektes entspricht.[322] Die Häufigkeit der Hitzewallungen unterschied sich jedoch nicht zwischen den beiden Gruppen. Das heißt, auch wenn die Hitzewallungen durch Verhaltenstherapie nicht weniger werden, haben sie die Frauen durch die Veränderung ihrer Sichtweise deutlich weniger belastet.

Verhaltenstherapie kann auch bei milden Depressionen helfen. Sie wird von der Nordamerikanischen Menopause Gesellschaft empfohlen, jedoch nicht, um die Häufigkeit der Hitzewallungen zu reduzieren. Ich werde unter „hilfreiche Websites" am Ende des Buches eine sehr nette Psychotherapeutin aus Hamburg verlinken, die sich auf Verhaltenstherapie in den Wechseljahren spezialisiert hat und auch online im Rahmen eines Coachings arbeitet.

Biofeedback und Entspannung

Biofeedback und Entspannungstechniken, wie beispielsweise progressive Muskelentspannung und Atemübungen, können zur Stressbewältigung eingesetzt werden.

Biofeedback verwendet dabei ein Gerät, um Körperfunktionen wie Hauttemperatur, Herzfrequenz oder Muskelspannung zu überwachen und dem Patienten ein Feedback darüber zu geben. Entspannungstechniken werden dann gemeinsam mit diesem Feedback genutzt, um Stressreaktionen zu kontrollieren. Die Studienlage ist nicht eindeutig, da es verschiedene kleine Studien mit teilweise widersprüchlichen Ergebnissen gibt.[323] Einige zeigen positive Effekte, während andere keine signifikanten Effekte über den Placeboeffekt hinaus zeigen. Die Studie betont, dass es jedoch unklar ist, ob diese Techniken die Häufigkeit von Hitzewallungen reduzieren können. Wir wissen natürlich, dass dies keineswegs das einzige Kriterium für die Wirksamkeit einer Intervention ist.

Bekannt ist, dass ein gezieltes Entspannungstraining dabei helfen kann, das Nervensystem besser auszubalancieren (Aktivierung des Parasympathikus) und das Wohlbefinden zu verbessern. Das kann dazu beitragen, Stress zu reduzieren, Muskeln zu entspannen und einen guten Schlaf zu unterstützen. Gezielte Techniken zur regelmäßigen Entspannung in den Alltag zu integrieren, ist daher auf jeden Fall absolut empfehlenswert, ob mit oder ohne Biofeedback.

Achtsamkeit und Meditation

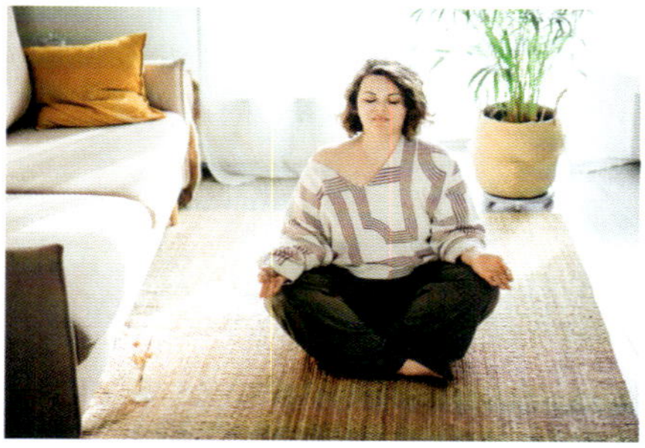

Achtsamkeit und Meditation umfassen eine Vielzahl von Interventionen, darunter Achtsamkeitsmeditationen und das Üben von Akzeptanz. Das Ziel dabei ist es in der Regel, die aktuelle Situation bewusst und achtsam wahrzunehmen und damit verbundene Interpretationen („gut“ oder „schlecht“) zu reduzieren.

Oft werden 8-wöchige Kurse mit je 1,5 Stunden pro Einheit in Kombination mit Übungen für zu Hause angeboten. Es gibt nur eine hochwertige Studie zu diesem Thema in den Wechseljahren.[324] Das Ergebnis dieser Studie war eine signifikante Verbesserung der Lebensqualität und des Schlafes. Diese eine Studie zeigte keine signifikante Wirkung auf die Häufigkeit oder Intensität der Hitzewallungen. Bei dieser Studie handelt es sich um eine kleinere Untersuchung mit nur 110 Frauen, von denen die Hälfte die Intervention erhielt. Hier besteht auf jeden Fall Forschungsbedarf, wie auch bei vielen anderen hier genannten Interventionen.

Yoga

Auch die Wirkung von Yoga auf Wechseljahresbeschwerden wurde in der genannten Meta-Analyse untersucht. Die Yogalandschaft ist jedoch mit den verschiedenen Stilen, Intensitäten, Temperaturen und Dauer der Einheiten sehr heterogen, sodass ein Vergleich gar nicht so einfach ist. Praktisch alle Yoga-Stile beinhalten jedoch körperliche Positionen (= Asanas), Bewegungsabläufe (= Vinyasas), Atemregulation und Achtsamkeitsübungen, um den aktuellen Moment wahrzunehmen.

Die Studienlage zeigt moderate Beweise für die Verbesserung psychologischer Symptome der Wechseljahre wie Erschöpfung, und eine Verbesserung der Lebensqualität. Das finde ich schon absolut bemerkenswert. Es gibt jedoch inkonsistente Belege für die Verbesserung von Hitzewallungen, Blasenentzündungen und anderen Symptomen.[325] Einige Studien zeigen eindeutige Verbesserungen über *alle* gemessenen Symptome hinweg, während andere keine klaren Ergebnisse liefern. Die Verschiedenartigkeit der Ergebnisse wird vermutlich durch die Vielfalt der Yoga-Richtungen verursacht. Weitere Studien sind erforderlich. Die Belege für eine Verbesserung von Erschöpfung und Lebensqualität sind jedoch recht eindeutig und das ist für uns schon ein hilfreiches Ergebnis.

Noch einige Hinweise zum Thema Yoga: Ich selbst unterrichte Yoga und habe viel mit Yoga-Einsteigern zu tun, die oftmals abgeschreckt sind, weil sie denken, „ich kann das nicht". Es ist wichtig, sich nicht von der weit verbreiteten Selbstdarstellung in den sozialen Medien beeinflussen zu lassen, die oftmals akrobatische Verrenkungen mit Yoga gleichzusetzen scheinen. Wenn das unsere Erwartung für eine Yogastunde ist, rechnen wir eher mit schwierigen Positionen wie auf dem unteren Bild links. Viel wahrscheinlicher ist es aber bei einer Stunde für Einsteiger, dass Positionen wie die auf dem rechten Bild Bestandteil deiner Yogastunde sind. Suche unbedingt nach einem netten Lehrer oder einer sympathischen Lehrerin für deinen Yogaeinstieg. Gib dir ein bisschen Zeit (mindestens drei Yogastunden), hab Geduld mit dir und probiere verschiedene Richtungen oder Lehrer aus, bevor du für dich selbst beschließt „das ist nichts für mich". Ich habe schon oft erlebt, dass Menschen überrascht waren, weil sie eine ganz andere Idee davon hatten, wie eine Yogastunde aussehen würde.

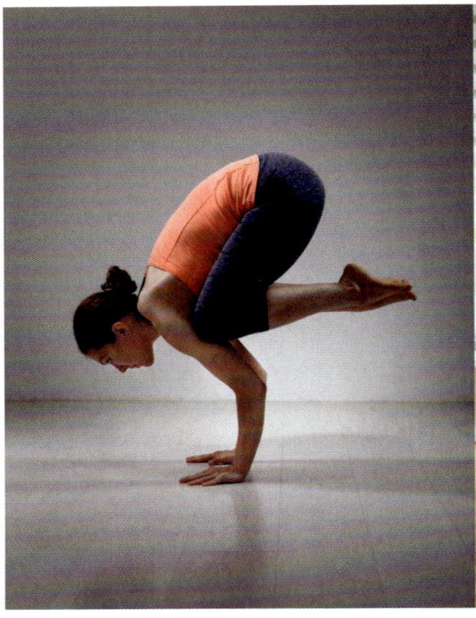
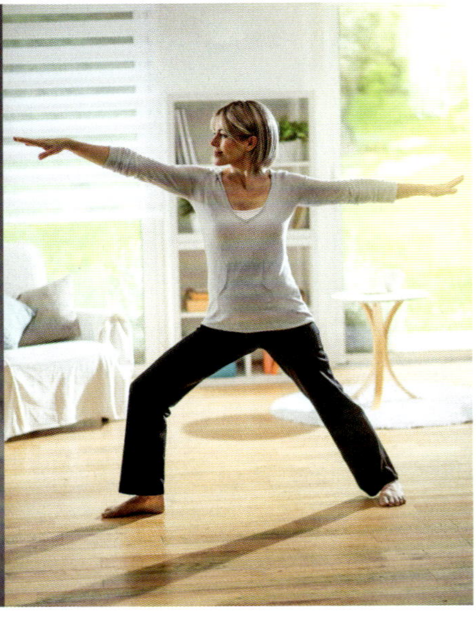

Aromatherapie

Aromatherapie wird – zu Unrecht – schnell als Hokuspokus oder etwas für den Wellness-Bereich abgetan.

Was ist Aromatherapie? Es geht darum, extrahierte aromatische Essenzen von Pflanzen wie Blumen, Wurzeln und Kräutern zu nutzen, um verschiedene psychologische oder körperliche Dysbalancen zu behandeln.[326] Schon seit mehr als 5.000 Jahren werden diese Extrakte für ihre antibakteriellen, entzündungshemmenden und schmerzlindernden Effekte genutzt, entweder (verdünnt) auf die Haut aufgetragen oder eingeatmet.

Die entspannende und angstreduzierende Wirkung vieler Öle kann für viele Symptome der Wechseljahre hilfreich sein. Lavendelöl ist ein gutes Beispiel. Eine Studie zeigte, dass die Inhalation von Lavendel über zwölf Wochen den Schlaf der Teilnehmer verbesserte, während in einer anderen Studie Lavendelöl die Häufigkeit von Hitzewallungen um 50 Prozent reduzierte.[327]

Die Qualität der Öle und Essenzen spielt für die Wirkung eine absolut zentrale Rolle. Synthetisch hergestellte Öle haben nicht die gleiche Wirkung wie natürliche, da ihnen die Pflanzenwirkstoffe fehlen, die nur in natürlichen Ölen vorkommen.

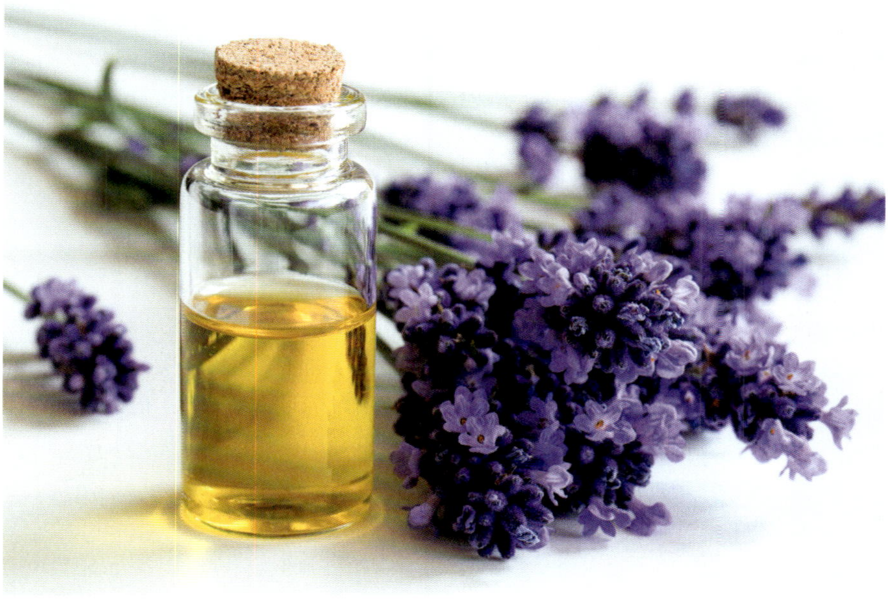

Einige Beispiele für Anwendungen sind:

- **Ruhe und Entspannung:** Lavendel und Kamille wirken entspannend. Vor allem Lavendel ist dafür bekannt, den Sympathikus zu beruhigen, also Stress zu reduzieren. Tipp: 5 bis 7 Tropfen Lavendelöl zu einem warmen Bad hinzufügen.
- **Schlaf:** Um den Schlaf aber auch ruhelose Beine (restless legs) und Hitzewallungen zu verbessern, können sowohl die Öle von Lavendel und Kamille als auch von Rose und Vetivergras hilfreich sein.
- **Gelenkschmerzen und Entzündungen:** Gelenkschmerzen und schmerzende Muskeln können durch Ingwer, Myrrhe, Kurkuma und Orangenöl gelindert werden.
- **Kopfschmerzen:** werden oft besser, wenn man Pfefferminz, Rosmarin oder Weihrauchöl auf die Schläfen oder die Stirn aufträgt (verdünnt).

Die Anwendung dieser verschiedenen Aromaöle kann durch Inhalieren oder Auftragen auf die schmerzende Stelle erfolgen. Für das Auftragen auf die Haut sollte immer ein Trägeröl, z. B. Kokosöl oder Mandelöl verwendet werden, um unerwünschte Hautreaktionen zu vermeiden. Wenn du das Thema spannend findest und dazu mehr lernen möchtest, findest du einige spannende Bücher darüber, z. B. „Aromatherapie für die Hormonbalance" von Mariza Snyder (2020).

Hilfreiche Pflanzen und Kräuter

Mit dem Thema Aromatherapie aus dem vorigen Abschnitt sind wir praktisch schon still und leise in das Thema Kräuter geschlichen. An dieser Stelle möchte ich noch ein bisschen genauer in die Welt der Kräuter und Pflanzen einsteigen und zeigen, welche Pflanzen hilfreich sein können, aber auch, wobei du aufpassen solltest.

Wirksamkeit und Qualität

Weitverbreitet ist der Glaube, dass Kräuter, weil sie natürlich sind, völlig unbedenklich sind. Wenn wir genauer darüber nachdenken, stellen wir fest, dass die giftigsten Substanzen pflanzlich und auch absolut natürlich sind, wie beispielsweise der Fingerhut und dessen giftige Glykoside und Saponine. Ich möchte dir damit keine Angst machen, aber ein bisschen zur Vorsicht raten und dich ermuntern, nicht alles, weil es als pflanzlich und natürlich beworben wird, ohne eigene Recherchen einzunehmen. Im Zweifelsfall solltest du ärztlichen Rat einholen oder dich in der Apotheke beraten lassen.

Wer sich nicht so gut mit Kräutern auskennt – das wird für die meisten Leserinnen dieses Buches gelten – sollte mit gut verträglichen Kräutern beginnen, die nur selten Nebenwirkungen haben. Je wirksamer ein Kraut ist, desto mehr Nebenwirkungen und Wechselwirkungen (z. B. mit Medikamenten) können sie haben.[328] Johanniskraut (beruhigend, angstlösend) interagiert beispielsweise mit etwa der Hälfte der Medikamente auf dem Markt, meistens so, dass sie dann vom Körper zu schnell ausgeschieden werden und somit nicht optimal wirken können.[329] Auch die gemeinsame Einnahme von Kräutern mit beispielsweise der Pille sollte gut recherchiert werden, um nicht unabsichtlich die Wirksamkeit der Pille zu reduzieren (z. B. mit Vitex oder Mönchspfeffer).

Auch viele als „Wundermittel" beworbene Kräuter (oder Mischungen) haben oft keine stabile wissenschaftliche Basis. Das bedeutet nicht zwangsläufig, dass sie unwirksam sind, sondern eher, dass wir uns als Laien auf dünnem Eis bewegen, wenn wir die Wirkungen, Nebenwirkungen und langfristigen Effekte nicht einschätzen können, egal, wie vielversprechend die Beschreibung klingt.

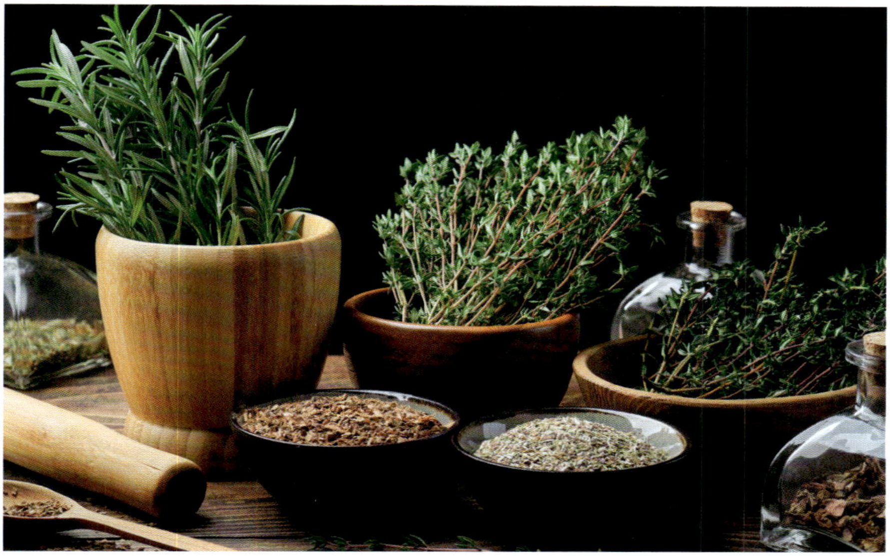

Neben der Wirksamkeit, also der ersten Auswahl dessen, was du überhaupt probieren möchtest, ist die Qualität der Pflanzen für den Kauf ein entscheidendes Kriterium. Die Herkunft, der Trocknungs- oder Extraktionsprozess sind entscheidend für ihre Qualität. Billige Ware aus China oder anderen Ländern solltest du eher vermeiden. Sie können mit Schwermetallen belastet oder einfach überlagert und damit unwirksam sein. Es ist ratsam, wann immer möglich, Kräuter aus der Apotheke zu beziehen, wo oft Kapseln oder Tabletten mit standardisierter Dosierung erhältlich sind. Da ist die Qualität geprüft und es ist absolut klar, welche Menge eines Wirkstoffes enthalten ist. Transparente Unternehmen, die Informationen über Produktionsbedingungen und Herkunft der Pflanzen sowie Konzentration der Wirkstoffe bereitstellen, sind ebenfalls eine gute Wahl.

Wenn du etwas Neues ausprobieren möchtest, solltest du unbedingt vorher selbst etwas recherchieren, am besten (mindestens) drei gute Quellen aus Sicht einer Person, die sich mit Kräutern wirklich auskennt, aber auch aus wissenschaftlicher Sicht (Studien). Sich auf Marketingversprechen zu verlassen, ist leichtsinnig, denn niemand kennt deine Vorerkrankungen, Beschwerden oder die Medikamente, die du einnimmst.

Noch ein wichtiger Hinweis an dieser Stelle: Die deutsche oder englische Bezeichnung eines „Krauts" ist nicht immer eindeutig und mitunter *mehrfach* vergeben. Daher solltest du immer den lateinischen Namen herausfinden und bei der Bestellung überprüfen, denn diesen gibt es nur einmal. Beispielsweise werden viele Pflanzen gerne als Ginseng verkauft, weil dieser sehr beliebt ist. Echten Ginseng erkennst du am lateinischen Namen *panax ginseng* (asiatischer Ginseng) oder *panax quinquefolius* (amerikanischer Ginseng). Daneben werden aber auch Wurzeln wie Ashwaganda, Eleuthero oder Suma als Ginseng verkauft.[330] Sie haben sicherlich ihre Einsatzgebiete, sind aber eben nicht Ginseng und haben auch nicht die Wirkung, die du dir von Ginseng wünschen würdest.

Abschließend: Bei der Verwendung von Kräutern und Pflanzen ist ein bisschen Geduld gefragt. Es dauert oft einige Wochen, bis die Wirkung spürbar ist. Daher solltest du nicht zu schnell aufgeben, wenn du nicht sofort die gewünschte Wirkung bemerkst.

In diesem Kapitel möchte ich dir einige wunderbare Vertreter der Heilpflanzen vorstellen, die von den meisten Frauen problemlos genutzt werden können. Bekannte Neben- und Wechselwirkungen werde ich deutlich machen. Praktisch alle Kräuter, auch die gut verträglichen, werden in der Regel jedoch nicht in der Schwangerschaft empfohlen, einfach weil es dazu keine Studien gibt. Mir ist klar, dass Schwangerschaft für dich im Moment vielleicht kein Thema (mehr) ist, aber wir Frauen haben ja auch alle jüngere Frauen in unserem Leben und sollten das bei Empfehlungen wissen.

Aber nun legen wir los!

Zitronenmelisse

Der offizielle lateinische Name der Zitronenmelisse ist *melissa officinalis*. Sie ist ein Kraut mit einem wunderbar nach Zitrone duftenden Aroma. Es hat beruhigende Eigenschaften, ohne zu sedieren, und kann Denken und Stimmung verbessern, wobei eine Portion pro Stunde ausreichend ist.

Geeignet ist sie sogar für Kinder und natürlich auch für Erwachsene bei:

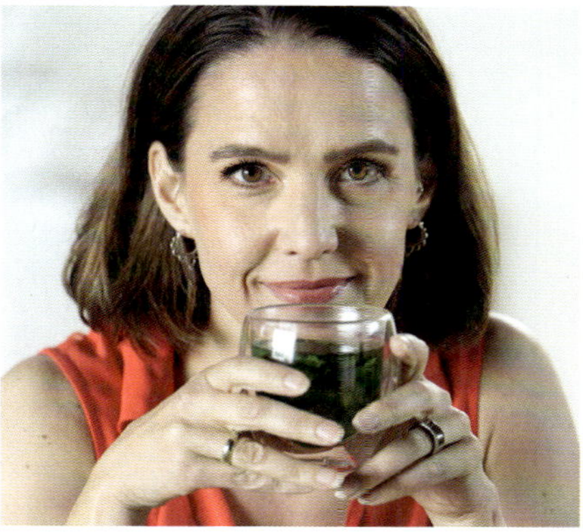

- unausgeglichener Stimmung,
- Ängstlichkeit,
- Schlaflosigkeit,
- Verdauungsstörungen aufgrund von Nervosität,
- Unruhe,
- Unaufmerksamkeit und
- Hyperaktivität.

Zusätzlich bietet die Zitronenmelisse weitere Vorteile, wie die Verbesserung der Verdauung, eine antivirale Wirkung gegen Herpes und Grippe, Prävention von Schilddrüsenüberfunktion, antioxidative Eigenschaften und Förderung der Wundheilung.

Für die Zubereitung ist zu beachten, dass die Wirkung schnell verloren geht, wenn die Blätter nicht frisch sind. Am besten wird sie als frische Tinktur oder Tee mit frischen oder frisch getrockneten Blättern verwendet. Insgesamt ist Zitronenmelisse ziemlich sicher, jedoch sollte sie nicht in der Schwangerschaft konsumiert werden (wie die meisten anderen Heilkräuter auch), es sei denn unter Aufsicht. Zudem kann sie in seltenen Fällen eine Schilddrüsenunterfunktion verstärken.

Passionsblume

Die Passionsblume, auch bekannt als *passiflora incarnata*, sieht nicht nur wunderschön aus, sondern hat auch eine beruhigende Wirkung. Sie kann bei Schlaflosigkeit, Ängstlichkeit, Unruhe und Reizbarkeit sowohl bei Erwachsenen als auch bei Kindern helfen. Vor allem in Momenten intensiver emotionaler Belastung kann eine Tasse Passionsblumentee eine wohltuende Wirkung haben.

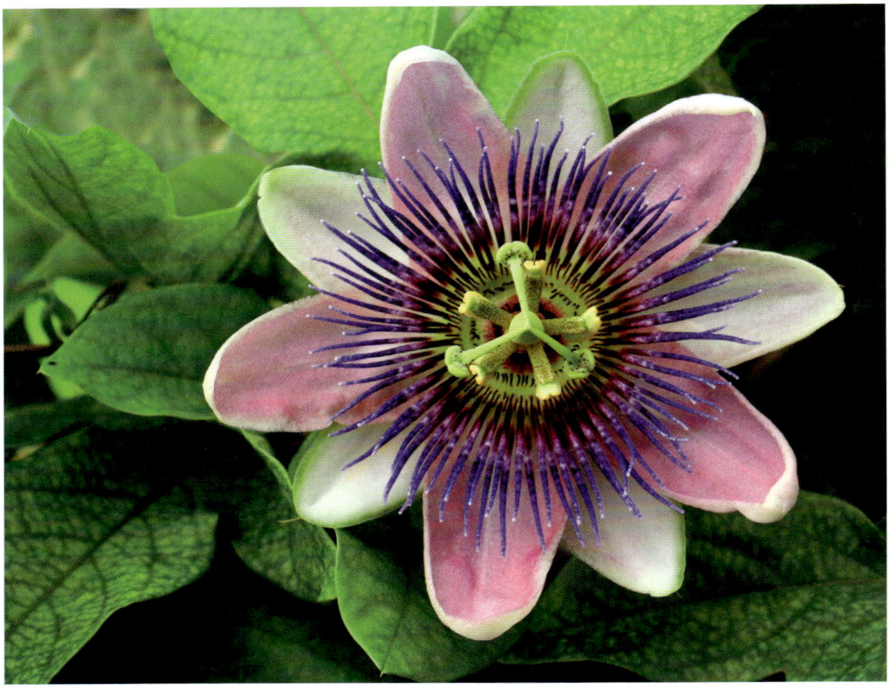

Zusätzlich entspannt die Passionsblume sanft alle Systeme im Körper und kann sogar dazu beitragen, die Libido zu steigern, insbesondere wenn Stress die Lust auf Sex beeinträchtigt.

Die Blütenteile der Passionsblume können frisch oder getrocknet verwendet werden, sei es als Tinktur, Tee oder Kapsel. In Apotheken ist sie auch unter den Namen „Pascoflair" oder „Passio Balance" erhältlich. Die getrocknete Pflanze verliert nach etwa einem Jahr ihre Wirkung. Sie lässt sich gut im Blumentopf oder Gewächshaus anbauen, wenn du dir deine eigene Pflanze züchten möchtest.

In der Regel wird die Passionsblume von den meisten Menschen gut vertragen, da sie eine milde entspannende Wirkung hat. Es wird empfohlen, sie nicht während des Tages zu nutzen, da die beruhigende Wirkung dann möglicherweise zu stark ist. Personen, die sich sehr schlapp fühlen oder an Depressionen leiden, sollten eher auf die Verwendung verzichten.

Vorsicht ist während der Schwangerschaft geboten, wie bei den meisten pflanzlichen Präparaten. In Kombination mit beruhigenden oder Herzmedikamenten ist es generell ratsam, vorher einen kundigen Arzt oder Apotheker zu konsultieren.

Adaptogene

Adaptogene sind eine Gruppe von Substanzen, die unserem Körper helfen, besser mit Stress umzugehen. Der Begriff „Adaptogen" wurde bereits in den 1940er-Jahren geprägt und bezieht sich nicht auf eine bestimmte Pflanze oder Gruppe von Wirkstoffen, sondern auf ihre Wirkung.[331] Obwohl in den letzten Jahren der Hype um Adaptogene größer wurde, sind sie also keineswegs eine wirklich neue Entdeckung.

Die Wirkung von Adaptogenen ist vielfältig: Sie sind weitgehend sicher und haben eine nützliche Wirkung auf verschiedene Systeme im Körper. Besonders bemerkenswert ist ihr modulierender Effekt, der je nach körperlichem Zustand wirkt. Das bedeutet, dass sie die Produktion bestimmter Hormone, wie zum Beispiel Cortisol, je nach Bedarf steigern oder reduzieren und damit eher aktivierend oder beruhigend wirken können. Sie unterstützen also das, was der Körper gerade benötigt.

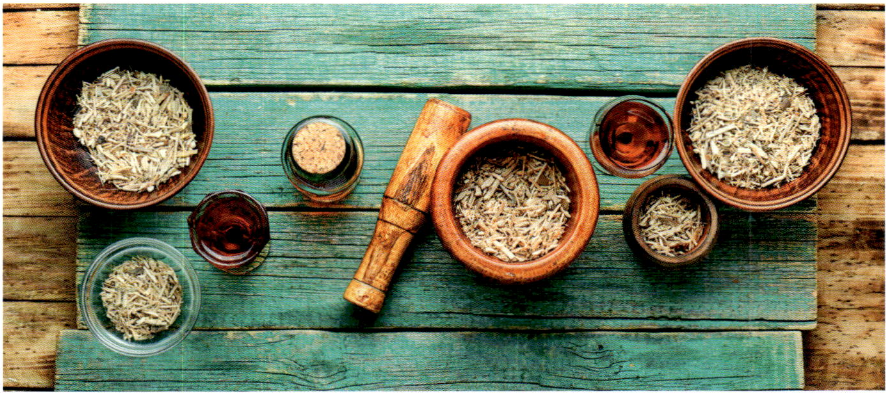

Die Wirkungsweise von Adaptogenen liegt darin, dass sie unsere Reaktion auf Stress beeinflussen, indem sie den Signalweg zwischen dem Gehirn (Hypothalamus), der Hypophyse und den Nebennieren, wo das Cortisol produziert wird, regulieren. Auf diese Weise unterstützen sie den Übergang zwischen dem Nervensystem und dem endokrinen System, das für die Hormonproduktion verantwortlich ist.[332]

Rhodiola

Rhodiola, auch bekannt als Rosenwurzel oder *rhodiola rosea*, ist eine Wurzel, die nach Rosen duftet und früher sogar dem Wodka beigemischt wurde, um ein langes Leben zu garantieren. Doch auch ohne Wodka wurde Rhodiola schnell zu einem Favoriten in der Kräuterkunde. Es wirkt belebend und verbessert die Energie,

Fokus und Vitalität, was besonders für anstrengendes Training hilfreich ist. Darüber hinaus steigert es das Gedächtnis und die mentale Energie, reduziert Stress und Erschöpfung. Genau diese Kombination von Wirkungen macht es zu einem Adaptogen. Darüber hinaus wirkt es auch entzündungshemmend und antioxidativ.[333,334]

Für Frauen in den Wechseljahren ist Rhodiola hilfreich, da es Gehirnnebel und Vergesslichkeit reduziert. Es unterstützt den Körper bei der Bildung von Energie in der Zelle (ATP) und wirkt sogar recht schnell. Rhodiola ist hilfreich für Schichtarbeiter, Studenten, Athleten und alle, die eine Unterstützung für Energie und Fokus benötigen.[335]

Zusätzlich wirkt Rhodiola neuroprotektiv und stärkend, was es bei entzündlichen Prozessen im Gehirn oder Nervensystem hilfreich machen kann, beispielsweise nach Verletzungen oder bei Borreliose (Lyme-Krankheit).[336]

Die Dosierung von Rhodiola liegt bei etwa 100 mg als tägliche und sanfte Unterstützung. Gelegentlich können 250 bis 500 mg hilfreich sein, beispielsweise in besonders stressigen Zeiten. Gerade bei Rhodiola ist es gut zu wissen, dass mehr nicht unbedingt besser ist.

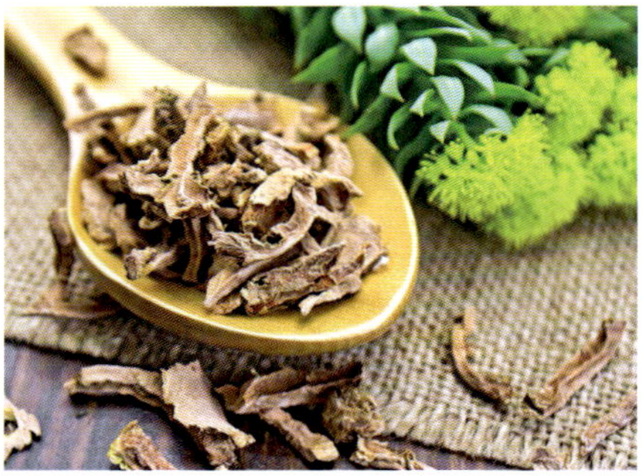

Da der Geschmack nicht sehr angenehm ist, bevorzugen die meisten Menschen die Einnahme in Form von Kapseln oder Tinkturen.

Rhodiola ist praktisch nebenwirkungsfrei bei einer Einnahme von bis zu einem Jahr, für längere Zeiträume liegen bisher keine Studien vor.[337]

Gelegentlich kann es zu Magenverstimmungen führen, was jedoch durch die Einnahme zu einer Mahlzeit gelöst werden kann. Auch fermentierte Varianten sind oft ein bisschen besser verträglich.

Es wird empfohlen, Rhodiola eher am Morgen einzunehmen, da es belebend wirkt. Vorsicht ist geboten, wenn man bereits gestresst und überstimuliert ist, da es bei einigen Menschen Ängste, Herzstolpern oder Bluthochdruck verstärken kann. Schwangere sollten Rhodiola nicht einnehmen und es ist wichtig, mögliche Wechselwirkungen mit Medikamenten, die du einnimmst, abzuklären.

Ashwagandha

Ashwagandha, auch bekannt als indischer Ginseng oder „König der ayurvedischen Kräuter", ist das zweite Adaptogen, das ich dir vorstellen möchte. Die offizielle Bezeichnung lautet *withania somnifera*. Es gilt als balancierend und kann bei Stress für verschiedene Menschen und unterschiedliche Befindlichkeiten gleichzeitig energetisierend und beruhigend wirken. Es handelt sich um eine nussig-aromatische Wurzel, die laut Überlieferungen die Kraft und Vitalität eines Pferdes verleihen soll.[338]

Die Wirkungen von Ashwagandha umfassen die Verbesserung und Stärkung des

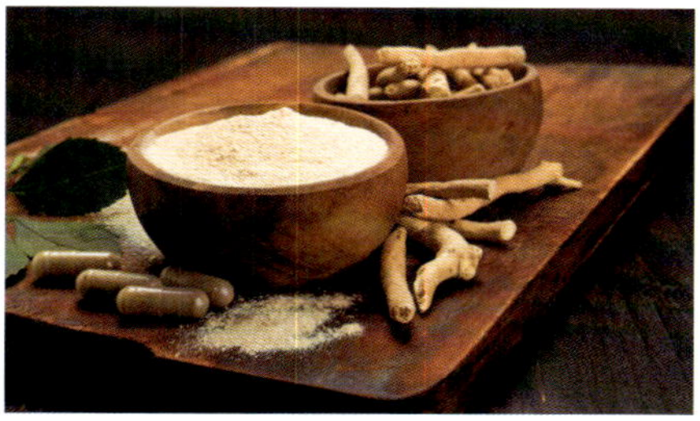

Nervensystems, der Nebennieren (Cortisol), der Schilddrüse und der Immunfunktion. Es verringert Entzündungen, die Herzfrequenz und depressive Symptome. Zusätzlich kann es die sportliche Leistung verbessern. Es wird häufig genutzt, um die Libido zu verbessern, chronische Schmerzen zu verringern und die Vitalität zu steigern. Gleichzeitig hilft es, Angstzustände zu lösen und Posttraumatische Belastungsstörungen (PTBS) zu verbessern. Trotz seiner energetisierenden Effekte unterstützt Ashwagandha auch einen guten Schlaf, da es Cortisol (das aktivierende Hormon) normalisiert.[339,340]

Ashwagandha kann selbst angebaut werden, ähnlich wie Tomaten. Die Wurzel sollte dann getrocknet werden, bevor sie genutzt wird. Die geschnittene oder pulverisierte Wurzel kann mit Milch gekocht werden oder in Gewürztees wie Chai oder Kakao gemischt werden. Alternativ ist es als Kapsel oder Pulver erhältlich.

Die empfohlene Dosierung liegt bei etwa 600 mg pro Tag, auf zwei Dosen aufgeteilt. Es ist jedoch noch unklar, ob eine Einnahmepause erforderlich ist, da Ashwagandha möglicherweise seine Wirksamkeit verliert, wenn es dauerhaft eingenommen wird.[341]

Insgesamt ist Ashwagandha sehr sicher, jedoch können Wechselwirkungen mit Medikamenten auftreten, wenn auch selten. Schwangere sollten Ashwagandha nicht verwenden. Personen, die Pflanzen aus der Familie der Nachtschattengewächse (z. B. Kartoffeln, Tomaten) nicht vertragen, sollten vorsichtig sein und die Einnahme langsam steigern.[342]

Davon solltest du die Finger lassen

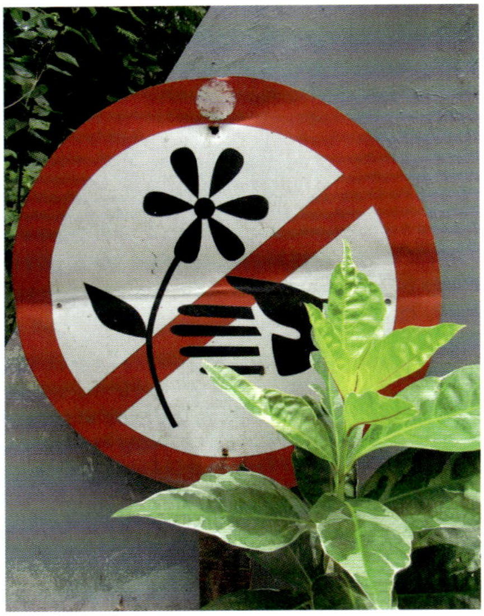

Im Bereich der Kräuter und Adaptogene ist es ratsam, Mischungen zu meiden, deren Wirkungen du nicht abschätzen kannst. Oft sind diese Mischungen nicht gut dosiert oder zusammengestellt. Man muss schon viel wissen, um einschätzen zu können, ob eine bestimmte Mischung gut dosiert oder vielleicht auch völlig unsinnig ist.

Sei vorsichtig mit billigen Online-Angeboten, Qualität hat ihren Preis. Wenn ein Kraut deutlich billiger ist als bei anderen Anbietern, ist meistens entweder die Dosierung zu niedrig und/oder die Qualität nicht gut. Sei skeptisch gegenüber übertriebenen Versprechungen wie zum Beispiel Mischungen, die „alle Probleme" lösen, oder Wunderkräuter, die schnelle Gewichtsabnahme versprechen.

Speziell bei Wechseljahresmischungen solltest du wachsam sein. Wie du inzwischen weißt, haben die Wechseljahre verschiedene Phasen. Östrogenfördernde Produkte, die oft in „Meno-Mischungen" enthalten sind, können in einer Zeit mit Östrogenüberschuss vor der Menopause unliebsame Wirkung haben und deine Symptome sogar verstärken. Auch die Kombination mit der Pille sollte, wie eingangs erwähnt, gut recherchiert werden. Oft habe ich aber auch erlebt, dass „Meno" oder „Wechseljahresmischungen" extrem teuer sind. Der Leidensdruck bei diesen Frauen ist oft so hoch, dass sie dieses Geld dafür ausgeben. Die Wirkstoffe sind aber mitunter so niedrig dosiert, dass es besser ist, das Geld ins Sparschwein zu stecken und sich davon eine entspannende Massage zu gönnen.

Es ist ratsam, gezielt mit einzelnen Kräutern zu beginnen, die auf spezifische Symptome abzielen, und dabei auf Qualität und klar definierte Inhalte (lateinische Namen!) und Dosierungen zu achten.

Nährstoffe

In diesem Abschnitt möchte ich dir die fünf wichtigsten Nährstoffe vorstellen, von denen praktisch jede Frau profitieren kann. Außerdem werde ich einen überraschenden Stoff vorstellen, der unsere Versorgung mit Energie verbessern kann und ein Mineral, das du lieber erst testen solltest, bevor du es einnimmst. Darüber hinaus werde ich jeweils geeignete Labortests und Zielwerte nennen, so dass du nach einiger Zeit der Einnahme eines Nährstoffs überprüfen kannst, ob die Dosierung bereits optimal ist oder du sogar einen noch höheren Bedarf hast. Denn das ist bei jedem von uns unterschiedlich. Die gleiche Dosis eines Nährstoffs führt bei verschiedenen Menschen oftmals nicht zum gleichen Anstieg des Messwertes. Welchen Bedarf du individuell hast, kann man dir nicht ansehen, dafür musst du tatsächlich geeignete Tests machen.

Möchtest du weiter in das Thema einsteigen, kann ich dir zwei super tolle Bücher von Dr. Helena Orfanos-Boeckel (2022 und 2023) zum Thema Nährstofftherapie ans Herz legen. Den Praxisleitfaden Nährstofftherapie habe ich am Ende des Buches bei den 10 besten Büchern verlinkt (Seite 405). Dort findest du zu jedem Nährstoff noch viel mehr Details und Hinweise – eigentlich alles, was du jemals dazu wissen wolltest! Was ich an den Büchern ganz besonders gut finde ist, dass sie ihren Lesern die Angst nimmt, gleich etwas falsch zu machen oder sich zu schaden. Denn mit gesundem Menschenverstand ist das – laut Dr. Orfanos Boeckel – gar nicht so leicht, gleich Schaden anzurichten. Und auch wenn man noch nicht alles gleich richtig macht, ist der eine oder andere Wirkstoff vielleicht nur nicht optimal wirksam. Mehr nicht. Das ist sehr erfrischend und mutmachend!

Nährstoffversorgung optimieren

Die Bedeutung und Wirkung von Nährstoffen werden oft unterschätzt und verkannt. Viele Menschen haben auch ein bisschen Angst vor dem Thema, werden in den Medien doch vor allem die Berichte hervorgehoben, wo jemand über Jahre eine unvernünftig hohe Dosis von einem Nährstoff genommen hat und ihm das nicht gut bekommen ist. Wenn jemand die zehnfache Menge eines Herzmedikaments nehmen würde und das Nebenwirkungen hat, würde das niemanden wundern und man würde auch nicht gleich die Sinnhaftigkeit von Herzmedikamenten infrage stellen.

Bei der Optimierung unserer Nährstoffversorgung geht es nicht nur darum, einen schweren Mangel zu vermeiden (auch wenn es den tatsächlich gibt), sondern vor allem darum, die optimale Funktion aller Körpersysteme zu unterstützen, die von einer Vielzahl von Nährstoffen abhängig sind.

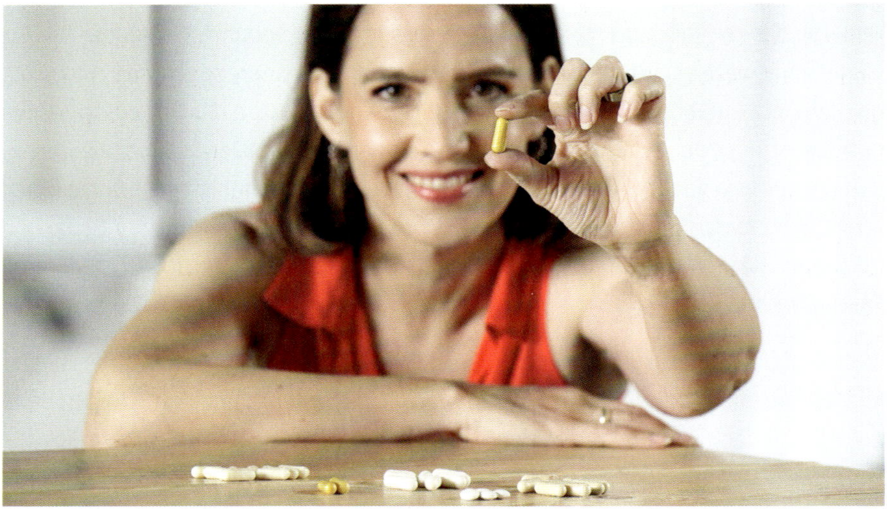

Eine gute Versorgung macht uns widerstandsfähiger gegen Stress, Infektionen und Umweltbelastungen. Wir altern langsamer (innen und außen), heilen schneller, sind vor chronischen Erkrankungen besser geschützt und können sogar den vorschnellen Abbau unserer Knochen (Stichwort „Osteoporose") reduzieren. Auch können wir uns besser von Belastungen, wie stressigen Zeiten oder anstrengendem Training, erholen. Dafür müssen die Nährstoffspiegel im Blut aber häufig *über* dem Durchschnitt des Referenzwertes eines Labors liegen, was sowohl Patienten als auch Ärzte oft noch nicht wissen. Denn diese Referenzwerte spiegeln lediglich den durchschnittlichen Mangel in der Bevölkerung wider und eben nicht eine optimale Versorgung.[343]

Fast jeder von uns benötigt zusätzliche Nährstoffe. Stress, Schlafmangel, Entzündungen, Medikamenteneinnahme, Pestizide, Herbizide und andere Toxine in unserer Nahrung sowie ausgelaugte Böden sorgen für einen Mehrbedarf. Gleichzeitig liefert unsere heutige Ernährung weniger Nährstoffe als noch vor 100 Jahren.[344] Stattdessen sind viele Lebensmittel reich an Zucker, hochverarbeiteten Kohlenhydraten und Zusatzstoffen aus dem Labor. Auch Obst und Gemüse enthalten heute mehr Zucker und Wasser, aber weniger Pflanzenwirkstoffe, Vitamine und Bitterstoffe, die unser Körper jedoch benötigt.

Ein guter Beginn mit zusätzlichen Nährstoffen kann sinnvoll sein, wenn du dich ausgelaugt, müde und schlapp fühlst, auch – oder gerade, weil – dies medizinisch nicht als Krankheit gilt. Besonders viele Frauen (Anfang 40 oder ein bisschen älter) fühlen sich einfach nicht mehr richtig wohl. Sie machen vieles richtig, versuchen sich gesund zu ernähren und Sport zu machen und trotzdem sind sie schlapp, schlafen schlecht, haben Gelenkschmerzen oder Migräne und fühlen sich in stressigen Zeiten weniger belastbar als früher.[345] Bei den üblichen Labortest („Blutbild“) kommen alle Werte oft als „normal“ zurück, damit sind aber lediglich einige typische Erkrankungen ausgeschlossen. Nährstoffversorgung wird in der Regel überhaupt nicht gemessen, selten vielleicht mal Vitamin D3. Zwischen nicht krank sein und sich pudelwohl und voller Energie zu fühlen, gibt es aber einen riesigen Spielraum, der von der konventionellen Medizin (noch) nicht bedient wird oder werden kann. Hier kommen Nährstoffe ins Spiel, die gezielt bei Beschwerden wie Muskelschmerzen, Infektanfälligkeit oder Kopfschmerzen helfen können. Hier gilt im Moment aber noch „selbst ist die Frau“ (und natürlich auch der Mann). Also keine Angst und einfach erst einmal mit gesundem Menschenverstand beginnen.

Dennoch klappt optimale Gesundheit natürlich nicht ausschließlich mit der zusätzlichen Einnahme von Nährstoffen, auch wenn wir diese brauchen. Die Basis bildet eine weitgehend pflanzliche, naturbelassene Nahrung (Kapitel 5), ein gesunder Umgang mit Stress (Kapitel 4), ausreichend Schlaf und Bewegung (Kapitel 6), positive soziale Beziehungen und ein optimistischer Blick auf das Leben – und auch auf die Wechseljahre (Kapitel 3). Wir Menschen sind eben komplex, vieles kann man nicht vereinfachen, ohne entscheidende Aspekte zu übersehen.

Vitamin D3

Vitamin D3, auch bekannt als Cholecalciferol, ist eigentlich kein Vitamin, sondern ein Pro-Hormon. Obwohl es in fettem Fisch und besonders in Lebertran enthalten ist, nehmen wir es kaum ausreichend über die Nahrung auf. Immerhin müssten wir für eine ausreichende Versorgung (ca. 4000 IE) täglich „nur“ 111 Liter Milch trinken, 60 Eier essen oder 0,6 kg Lachs.[346] Keine Kleinigkeit.

Vielleicht hast du schon einmal gehört, dass es auch als Sonnenvitamin bezeichnet wird, da es durch Sonneneinstrahlung in unserer Haut gebildet werden kann. Jedoch sind wir in unseren Breitengraden oft nicht ausreichend versorgt. Denn nur im Zeitraum von Anfang April bis Ende September zwischen 11 und 15 Uhr steht die

Sonne hoch genug, um Vitamin D in der Haut zu bilden.[347] Dann reichen schon 10 bis 20 Minuten in der Sonne aus (unbedingt Sonnenbrand vermeiden!), aber für die restlichen Monate im Jahr, steht die Sonne einfach nicht im richtigen Winkel und die erforderliche UVB-Strahlung erreicht die Erde nicht.

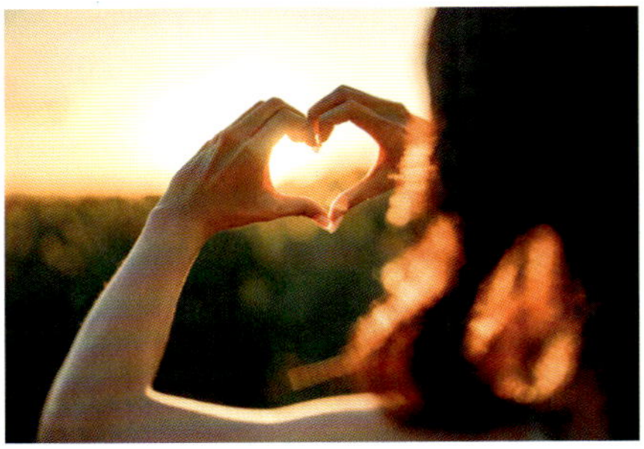

Die Bedeutung von Vitamin D für unsere Gesundheit ist enorm. Hier nur einige eindrucksvolle Beispiele:[348,349]

- **Immunsystem:** Vitamin D wirkt positiv auf das Immunsystem, das, wenn wir älter werden, oft nicht mehr so effektiv arbeitet. Ein guter „Spiegel" von Vitamin D im Blut schützt vor Infekten, unterstützt die Behandlung von Autoimmunerkrankungen, Allergien, COPD und Multipler Sklerose.
- **Knochen:** Es fördert, gemeinsam mit Sport (denk zurück an das plyometrische Training in Kapitel 6) die Mineralisierung der Knochen. Das ist echte Osteoporoseprävention, die vor, in und nach den Wechseljahren besonders wichtig ist.
- **Herz-Kreislauf-System:** Vitamin D schützt vor Thrombose und hilft, den Blutdruck zu senken.
- **Nervensystem:** Das Sonnenvitamin steuert die Bildung von Neurotransmittern für Stimmung und Schlaf, die oft spürbar in den Wechseljahren leiden.
- **Krebsprävention:** Erste Studien legen nahe, dass es die Tumorbildung und Bildung von Metastasen reduziert.
- **Stoffwechsel:** Es verbessert die Insulinausschüttung und fördert damit einen normalen Blutzucker, der für Frauen in und nach den Wechseljahren zu einem erstrebenswerten Ziel wird (siehe Kapitel 5).

Ein optimaler Spiegel im Blut beträgt in etwa 60 bis 80 ng/ml, obwohl bereits ab 30 ng/ml davon gesprochen wird, dass „kein Mangel" besteht. Aber zwischen „kein Mangel" und „gut versorgt" liegen eben Welten. Die Dosierung variiert je nach Körpergewicht und individuellem Bedarf. Nimmst du seit längerer Zeit kein Vitamin D3, sind 40 bis 60 IE (Internationale Einheiten = Dosierungsangabe auf der Verpackung) je kg Körpergewicht eine Empfehlung von Experten.[350] Nach etwa drei Monaten kannst du den Wert 25(OH)D beim Hausarzt nachmessen lassen (Selbstzahlerleistung, ca. 20 Euro), um zu sehen, ob du den gewünschten Spiegel im Blut erreicht hast. Ist das nicht der Fall, kann die Dosierung angepasst werden und nach drei Monaten erneut gemessen werden. Die Sorge vor Toxizität wird in den Medien oft ziemlich überbetont. Wenn du als eine Person mit 70 kg Körpergewicht täglich 3500 IE zu dir nimmst und nach drei Monaten den Spiegel misst, brauchst du dir darüber keine Sorgen zu machen.

Vitamin D3 gibt es oft in Verbindung mit K2 (das ist super) als Kapseln oder Tropfen. Die Einnahme erfolgt am besten morgens mit einer fetthaltigen Mahlzeit, da Vitamin D fettlöslich ist und sonst nicht gut aufgenommen werden kann. Kläre am besten mit deinem Arzt oder Apotheker, ob bei dir Gründe vorliegen, warum du *kein* Vitamin D3 nehmen solltest, wie z. B. eine Nierenerkrankung, Sarkoidose oder Tuberkulose. Auf der Seite www.vitamindoctor.com findest du enorm viele Informationen zu zahlreichen Nährstoffen, Dosierungen und Kontraindikationen. Flüssige Produkte, deren Verpackung oft aussieht wie übergroße Kindernasentropfen (nein, nicht in die Nase träufeln), gibt es beispielsweise von Naturtreu, Nature Love oder Dr. Jacob's. Ein Tropfen ist bei diesen Produkten meistens 1000 IE überprüfe das aber noch einmal, wenn du ein Produkt gekauft hast.

Als nächstes wenden wir uns einem unbedingten Begleiter bei der Einnahme von Vitamin D3 zu, dem Magnesium.

Magnesium

Magnesium kann vom Körper nicht selbst gebildet werden, daher müssen wir diesen Mineralstoff mit der Nahrung (oder anderweitig) aufnehmen. Magnesium ist ein absolutes Multitalent, denn es ist an 80 Prozent aller bekannten Stoffwechselprozesse im Körper beteiligt.[351] Zahlreiche Prozesse laufen also nicht optimal ab, wenn es fehlt. Magnesium wird auch zur Umwandlung von Vitamin D benötigt, also verbraucht. Nimmst du Vitamin D, aber kein Magnesium, kann dies einen Magnesiummangel weiter verschärfen. Oft ist das bei Menschen der Fall, die das Gefühl haben, Vitamin D nicht gut zu vertragen. Viele Menschen sind nicht gut mit Magnesium versorgt, einen Blick darauf zu werfen, kann also hilfreich sein.

Hilfreich ist Magnesium beispielsweise bei Muskelschmerzen und Krämpfen, Kopfschmerzen und Migräne, Müdigkeit, Erschöpfung, Stressanfälligkeit, innerer Unruhe, Insulinresistenz und Verstopfung.

Der Bedarf an Magnesium liegt für gesunde Menschen bei mindestens 300 bis 500 mg pro Tag, verteilt auf zwei bis drei Einnahmezeitpunkte. Ein erhöhter Bedarf kann durch den Konsum von Koffein und Alkohol, die Antibabypille, Entwässerungsmedikamente (Diuretika), Säureblocker (wie Pantoprazol) und andere Medikamente entstehen.[352]

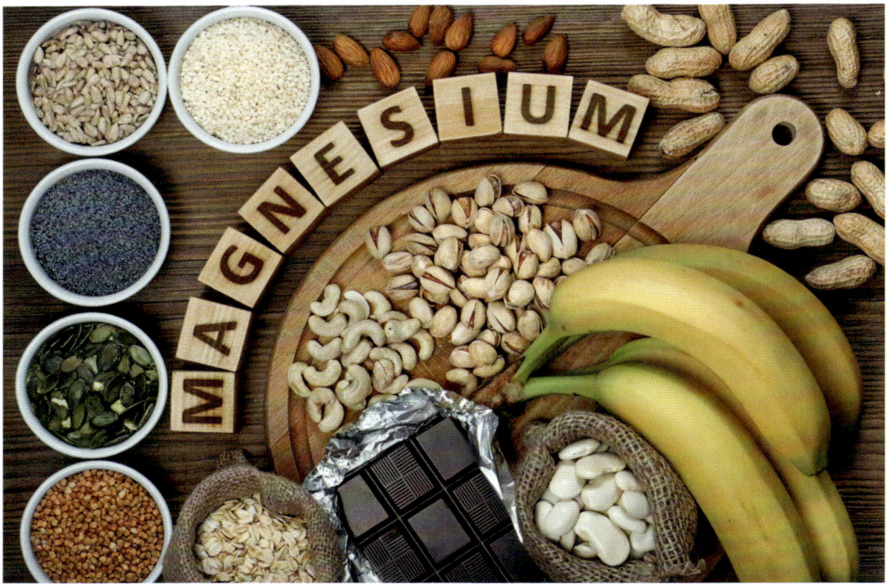

Magnesiumreiche Lebensmittel sind unter anderem grünes und buntes Gemüse, Weizenkleie, Kakaopulver, Sonnenblumenkerne und magnesiumreiches Mineralwasser mit mehr als 100 mg Magnesium pro Liter.

Magnesium-Supplements sind hilfreich und praktisch. Sie sind in Form von Kapseln, Brausetabletten und Tabletten erhältlich. Kapseln haben oftmals den Vorteil, dass sie ohne Zusatzstoffe auskommen, während Brausetabletten häufig Süßungsmittel und Aromen beigemischt werden und Tabletten Zusatzstoffe für den Zusammenhalt und eine bessere Schluckbarkeit enthalten.[353] Obwohl es zahlreiche Formen von Magnesium gibt, ist keine Form wirklich besser. Ich bevorzuge meistens gemischte Formen, beispielsweise mit Magnesium-Citrat, Magnesium-Threonat, Magnesium-Bisglycinat und Magnesium-Oxid (Es müssen nicht alle Formen enthalten sein). So bekommst du von jeder Wirkung ein bisschen. Mischungen verschiedener Magnesiumformen (meist erkennbar an der Bezeichnung Magnesium-Komplex) gibt es beispielsweise von Wehle, NatuGena oder auch Achterhof.

Um den Bedarf zu bestimmen, ist eine Messung nur im Vollblut (!) empfehlenswert, wobei ein optimaler Zielwert bei 35 mg/l liegt.[354] Die Menge, die du benötigst, um diesen Zielwert zu erreichen, ist individuell für dich, das musst du ausprobieren und dann wieder messen, bis du eine für dich passende Dosis gefunden hast.

Die Einnahme von Magnesium erfolgt am besten zur Mahlzeit oder abends vor dem Zubettgehen, dann kann es auch gleich den Schlaf mit verbessern. Bei einer Überdosierung kann es zu Durchfall kommen, in diesem Fall kannst du einfach die Dosis verringern.

Nimmst du Medikamente ein, betreibe bitte selbst ein bisschen Recherche, was die Wechselwirkungen mit Magnesium angeht. Einige Medikamente sollten nicht zeitgleich mit Magnesium eingenommen werden, wie zum Beispiel Osteoporose-Medikamente und Antibiotika.[355]

Calcium

Calcium ist das Mineral, das in der größten Menge im Körper vorhanden ist. Bei einer Frau sind es etwa 800 g. Etwa 99,5 Prozent davon befinden sich in Knochen und Zähnen, ein kleiner Rest in den Zellen.[356] Wir haben einen großen Bedarf an basischen Mineralien (dazu gehört Calcium), um den pH-Wert des Blutes aufrechtzuerhalten. Wenn dieser zu sauer wird (das ist gefährlich), nutzt unser Körper Calcium aus den Knochen, um den pH-Wert zu stabilisieren, was aber das Risiko für Osteoporose erhöht, weil das Calcium dann im Knochen fehlt. Wenn jedoch zu viel Calcium in der Zelle vorhanden ist, kann dies toxisch sein und das Risiko für altersbedingte chronische Krankheiten wie Demenz, Krebs und Arteriosklerose erhöhen.[357] Letztendlich verkalkt uns ein Mangel an Calcium, wenn es jedoch zu viel ist, macht es und krank. Wichtig ist es also, genau die richtige Balance zu finden.

Calcium ist wichtig für die Knochen, Zähne, Muskelfunktion, Blutgerinnung, Reduzierung von Allergien, Blutdruckregulation und mehr. Unser Bedarf an Calcium kann durch mehrere Faktoren erhöht sein, dazu gehören: PMS, Peri- und Postmenopause, Östrogen-, Progesteron- und Testosteronmangel, Kaffeekonsum, Alkoholkonsum, die Einnahme von Säureblockern und auch ein Vitamin-D-Mangel.[358]

Frauen über 50 sollten eine Knochendichtemessung durchführen lassen (Dexa-Scan), um Osteoporose oder Osteopenie als Vorform frühzeitig zu erkennen und rechtzeitig etwas unternehmen zu können. Osteoporose ist eine tückische und stille

Krankheit, bis ein Knochen bricht. Erst bei Osteoporoseverdacht oder entsprechender Familienhistorie bezahlt die Krankenkasse diesen Test in der Regel. Aufgrund der Häufung von Osteoporose bei Frauen nach der Menopause – also auch ohne Familienhistorie – verstehe ich diese Regelung überhaupt nicht. Aber auch als Selbstzahlerleistung möchte ich dich ermuntern, diesen Test zu machen, bevor das „Kind in den Brunnen" gefallen ist. Mehr zum Thema Osteoporoseprävention findest du in Kapitel 9 ab Seite 349.

Die Nahrung ist eine gute Calciumquelle, insbesondere Grünkohl, Spinat, Brokkoli, geräucherter Hering, Parmesan, Sesam und Mineralwasser sind hier zu nennen. Milchprodukte sind in diesem Zusammenhang nicht so gut wie ihr Ruf. In einer Meta-Analyse (dabei werden viele Studien zusammen analysiert) wurde sogar ein erhöhtes Risiko für Hüftfrakturen bei zunehmendem Konsum von Milchprodukten nachgewiesen.[359]

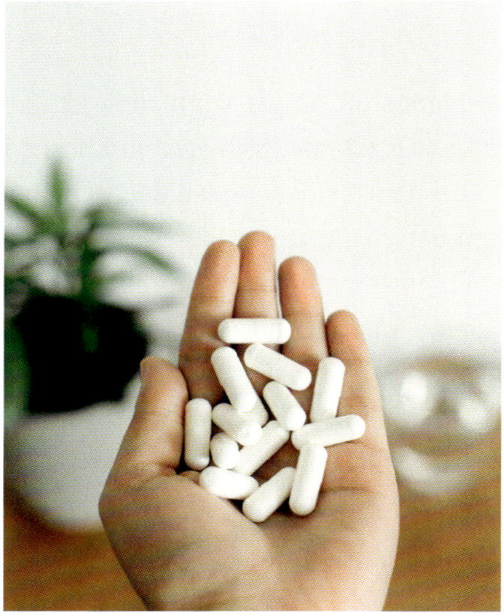

Möchtest du gezielt mehr Calcium aufnehmen, solltest du 1000 mg pro Tag nicht überschreiten, ohne vorher getestet zu haben. Achte ein bisschen auf die Dosierung in einer Kapsel, damit du nicht zehn Kapseln mit je 100 mg schlucken musst, das ist auf Dauer nicht alltagstauglich. Calcium kannst du zu jeder Tageszeit einnehmen, jedoch möglichst nicht zusammen mit Eisen. Produkte in guter Qualität findest du von vielen verschiedenen Firmen wie z. B. Naturtreu, Kräuterhandel St. Anton oder FürstenMed.

Es ist wichtig, den Calciumbedarf im Zusammenhang mit Magnesium und Vitamin D3 zu betrachten. Für die Messung der Calciumversorgung brauchen wir mindestens zwei Werte, weil die Verteilung des Mineralstoffs im Körper nicht gleichmäßig ist. Ein einzelner Wert erlaubt keine soliden Rückschlüsse auf Bedarf oder Mangel.

- *Calcium* im **Serum**: Zielwert 2,45 mmol/l
- *Calcium* im **Vollblut**: Zielwert 60 bis 61 mg/l

Insgesamt sind diese Werte ein bisschen kompliziert, wenn wir als Laien die Versorgung anpassen wollen. Aber du kannst damit beginnen, Magnesium, Vitamin D3 und die beiden Calciumwerte zu messen und mit den Zielwerten abzugleichen. Kommst du damit nicht weiter, liefert das Buch von Dr. Orfanos-Boeckel (Praxisleitfaden, 2023) alle detaillierten Informationen, die du brauchen könntest, um dir ein gutes Bild zu machen.

Omega-3-Fettsäuren

Omega-3-Fettsäuren sind der Star unter den antientzündlich wirkenden Stoffen. Der Körper kann sie nicht selbst herstellen, daher müssen wir sie mit der Nahrung zuführen. Ihre Wirkung ist vielfältig und besonders hilfreich für die Wechseljahre, wie du noch in Kapitel 9 ab Seite 325 lesen wirst. Sie sind Baustoff für unser Gehirn und können – einer aktuellen Meta-Analyse zufolge – das Risiko für Alzheimer um 65 Prozent reduzieren, wenn man über längere Zeit täglich 1 g (1000 mg) davon aufnimmt.[360] Zudem unterstützen sie die Bildung hochwertiger Zellmembranen und reduzieren Entzündungen, z. B. bei Gelenkschmerzen und Migräne. Omega-3-Fettsäuren verbessern die Fließeigenschaften des Blutes, unterstützen die Sehkraft und reduzieren Depressionen.[361]

Sie sind auch deswegen so wichtig, weil die hochverarbeitete Nahrung, die wir häufig konsumieren viele (billige) Omega-6-Fette enthält, die im Übermaß Entzündungen fördern können, beispielsweise Sonnenblumenöl. Omega-3 kann helfen, dieses Überangebot an Omega-6-Fettsäuren zu kompensieren. Zeitgleich sollten wir jedoch die Aufnahme an Omega-6-Fettsäuren bewusst reduzieren (z. B. Maiskeimöl, Distelöl, Sojaöl, Rapsöl).

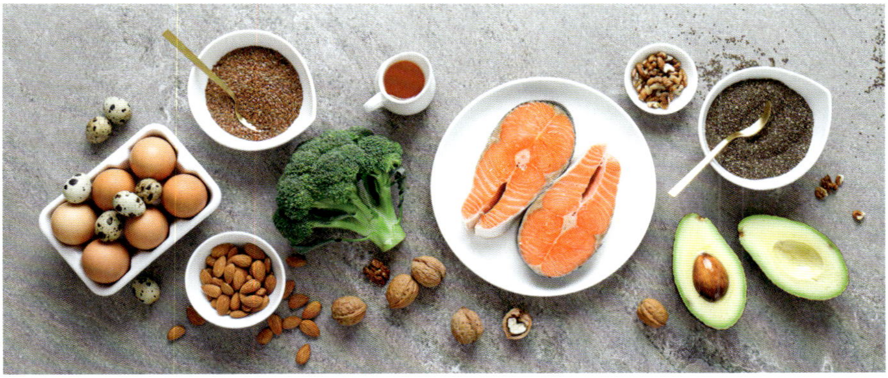

Was wir brauchen, sind die sogenannten *maritimen* Omega-3-Fettsäuren, die nur in Fisch und Algen bzw. Algenöl vorkommen. Die pflanzliche Form der Omega-3-Fette aus Nüssen und Leinsamen ist eine Vorform, die sich ALA (Alpha-Linolensäure) nennt. Sie ist lebensnotwendig, kann vom Körper aber nur zu einem geringen Teil (bis zu 0,5 bis 10 Prozent) in die langkettigen Formen DHA (Docosahexaensäure) und EPA (Eicosapentaensäure) umgewandelt werden.[362] Nüsse, Chiasamen und Leinöl dürfen also ihren Platz in deinem Speiseplan behalten, denn sie sind super gesund, aber für die Deckung des Bedarfs an den maritimen Formen reichen sie nicht aus.

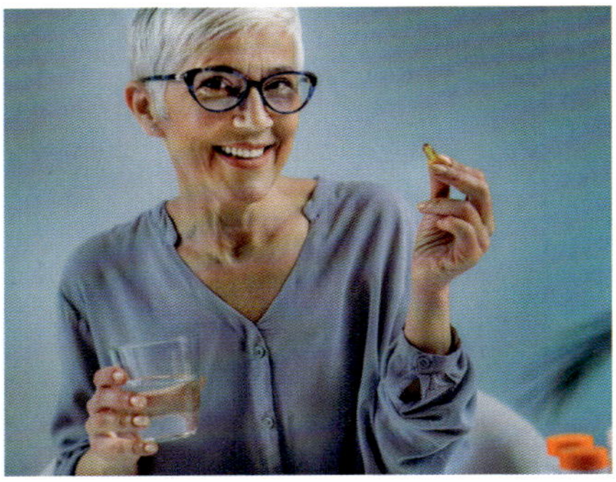

Wenn du dich für Fisch als Quelle für Omega-3-Fettsäuren entscheidest, ist die Herkunft des Fisches und das Futter, das er bekommen hat, absolut entscheidend. Fische aus Wildfang enthalten mehr Omega-3-Fette, während Fische aus Aquakultur oft mit Soja und Getreide gefüttert werden und weniger Omega-3 und oft sogar mehr entzündungsfördernde Omega-6-Fettsäuren enthalten. Mit 100 g Hering oder 250 g Lachs – am besten aus Wildfang – kannst du den Bedarf für einen Tag decken.[363] Zum Thema Nachhaltigkeit und was du als Vegetarier tun solltest, sage ich gleich noch etwas.

Für die Qualität: Aus Gründen der Nachhaltigkeit plädiere ich in der Regel – auch für Nicht-Vegetarier – für Algenöl oder Algenölkapseln. Die Überfischung der Weltmeere ist ein bekanntes Problem und wir müssen nicht noch mehr dazu beitragen. Außerdem enthalten Fische auch nur Omega-3, weil sie Algen fressen oder kleinere Fische, die Algen gefressen haben. Diese Algen, aus denen Algenöl hergestellt wird, werden bei hochqualitativen Produkten extra dafür angebaut und in Bezug auf Toxine kontrolliert. Gleichzeitig stellt das sicher, dass wir den Fischen nicht die Nahrungsgrundlage „wegfuttern". Recherchiere am besten, woher die Algen in deinem Algenöl kommen und wie sie angebaut und kontrolliert werden.

Während man bei einem Öl (Fisch oder Alge) schnell merkt, wenn es ranzig ist, ist das ein Knackpunkt bei Kapseln. Um das zu testen, solltest du am besten eine Kapsel aufbeißen. Ranziges Fisch- oder Algenöl solltest du wegwerfen oder reklamieren, aber auf jeden Fall nicht verzehren. Denn statt *gegen* Entzündungen zu wirken, würde dies Entzündungen *fördern*. Ich nutze gerne die Produkte von Norsan, weil ich weiß, dass Qualität und Beratung hochwertig sind.

Wenn du andere Produkte nutzen möchtest, achte darauf, dass das Produkt auf Schadstoffe geprüft, nicht ranzig und hoch genug dosiert ist, sonst werden selbst scheinbar günstige Produkte ziemlich teuer.

Dosierung: Die empfohlene Dosis beträgt 1500 bis 2000 mg EPA und DHA pro Tag (also in der Summe). Achte darauf, dass dies nicht nur die Gesamtmenge an Omega-3 ist (das siehst du auf dem Produktlabel), sondern der Gehalt an den maritimen Fettsäuren EPA und DHA.

Einnahme: Die Einnahme sollte zu einer Mahlzeit erfolgen, die Fett enthält, also nicht auf nüchternen Magen. Das verbessert die Aufnahme um den Faktor 13; das ist nicht unerheblich, denn gute Omega-3-Produkte sind nicht günstig. Wenn du sie einnimmst, sollten sie auch ihre Wirkung entfalten können.[364]

Selbsttest: Es ist möglich, den Omega-3-Spiegel zu Hause mit einem Trockenbluttest selbst zu testen (z. B. Norsan Fettsäuren-Analyse oder Omegametrix Selbsttest). Da aber praktisch niemand einen guten Wert hat, der keine Omega-3-Fette zusätzlich eingenommen hat, würde ich erst nach drei bis vier Monaten kontinuierlicher Substitution einen Test in Betracht ziehen. Der optimale Wert liegt zwischen acht bis elf Prozent. Gemessen wird dabei der Anteil an Omega-3-Fettsäuren in den roten Blutkörperchen (Erythrozyten). Am Markt werden auch Tests angeboten, die den Anteil an Omega-3-Fettsäuren im Blutplasma messen. Diese Ergebnisse sind jedoch wenig aussagekräftig, weil sie nicht den Omega-3-Gehalt im Gewebe messen, sondern eher die „Fischmahlzeit vom Vorabend“.[365] Der gesundheitsfördernde Effekt entsteht jedoch erst durch die langfristige Versorgung mit diesen hochwertigen Fettsäuren und nicht durch eine einmalige oder kurzfristige Aufnahme über Nahrung oder Supplements.[366]

B-Vitamine

B-Vitamine sind essenziell für die Nerven, den Stoffwechsel und die Blutbildung. Wir müssen sie über die Nahrung aufnehmen, denn der Körper kann sie selbst nicht produzieren. Die Gruppe der B-Vitamine umfasst insgesamt acht Vertreter, von denen jeder ein eigenes Wirkstoffprofil hat. Die wichtigsten B-Vitamine sind B1 (Thiamin), B6 (Pyridoxin), B9 (Folat) und B12 (Cobalamin).

Mangelsymptome können vielfältig sein, dazu zählen Haarausfall, brüchige Fingernägel, Anspannung, Irritierbarkeit, Schwierigkeiten mit Stress umzugehen, Ängstlichkeit, Müdigkeit, Kribbeln oder Taubheit in Armen oder Beinen, Blutarmut und eingerissene Mundwinkel. Diese Symptome sind jedoch nicht eindeutig, denn sie können neben einem Mangel an B-Vitaminen auch noch andere Ursachen haben.[367] Aber sie können ein Hinweis darauf sein, dass du deine Versorgung mit B-Vitaminen unter die Lupe nehmen solltest.

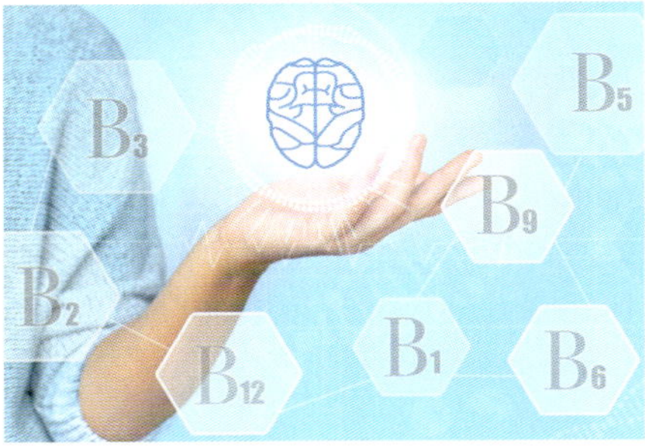

In den Wechseljahren ist eine gute Versorgung mit B-Vitaminen besonders wichtig für das Nervensystem und das Gehirn. Sie kann helfen, Stress zu reduzieren und auch die Stimmung zu verbessern. Der Bedarf an B-Vitaminen kann erhöht sein, wenn du viel Stress hast, Alkohol trinkst und auch bei der Einnahme verschiedener Medikamente wie z. B. Säureblockern (Pantoprazol & Co.), Schmerzmitteln, der Pille und Hormonen (HRT).[368,369] Darmprobleme können darüber hinaus die Aufnahme der Vitamine verringern.[370]

Lebensmittel, die reich an verschiedenen B-Vitaminen sind, dürfen auf keinem Speiseplan fehlen. Dazu gehören Vollkorngetreide, Hefeflocken, Fisch, Hülsenfrüchte und Eier. Sehr reich an B-Vitaminen, aber seltener verzehrt werden heute Produkte wie Leber und Niere.[371]

Möchtest du ergänzend B-Vitamine als **Nährstoff** einnehmen, musst du nicht acht einzelne B-Vitamine schlucken, sondern kannst ein Kombipräparat nutzen. Da sie wasserlöslich sind, scheidet der Körper aus, was er nicht braucht und auch die Vitamine, die ihren „Job" schon verrichtet haben. Es ist optimal, einige der B-Vitamine in ihrer aktivierten Form einzunehmen, um eine bessere Nutzung sicherzustellen: B6 (aktivierte Form: P5P), B9 (aktivierte Form: Folat) und B12 (aktivierte Form: Hydroxocobalamin, Methyl- oder Adenosylcobalamin).[372] B-Komplex-Produkte von NatuGena oder Pure Encapsulations sind beispielsweise – neben anderen Anbietern – von guter Qualität.

Für einige Monate kannst du ohne Problem B-Vitamine einnehmen, ohne einen Labortest zu haben. Danach ist es aber empfehlenswert, denn nur so findest du heraus, ob du schon gut versorgt bist, mehr oder vielleicht auch weniger brauchst. Lass dich bezüglich einer möglichen Wechselwirkung mit deinen Medikamenten gerne in der Apotheke beraten.

Folgende **Labortests** können hilfreich sein, um deinen Bedarf zu überprüfen und auf einen optimalen Zielwert einzustellen:

Homocystein:

- Zeigt einen Mangel der Vitamine B6, B9 und B12 an.
- *Zielwert:* 5 bis 9 mmol/l
- *Hintergrund:* Homocystein ist ein Abbauprodukt des Zellstoffwechsels und gilt als Zellgift. Ein erhöhter Wert steht mit einem gesteigerten Risiko für Herz-Kreislauf-Erkrankungen, Thrombosen, Embolien, Arteriosklerose, Herzinfarkte und Schlaganfälle in Zusammenhang. Um Homocystein abzubauen, werden Mikronährstoffe gebraucht. Wenn diese fehlen, steigt der Spiegel an. Ein hoher Homocysteinwert zeigt also den Mangel dieser Nährstoffe (B6, B9, B12) an.[373]
- *Andere Ursachen*: Auch Alkoholkonsum und die Einnahme bestimmter Medikamente können den Homocysteinspiegel erhöhen.
- Studien zeigen, dass das Schlaganfallrisiko um 19 bis 24 Prozent gesenkt werden kann, wenn Homocystein durch eine optimierte B-Vitamin-Zufuhr reduziert werden kann.[374]

Holotranscobalamin:

- Holo-TC ist ein sensibler Marker für einen B12-Mangel, denn er misst die aktive Form von B12 im Blut. Damit ist das ein besserer Wert als B12 im Serum, das zu einem großen Teil gebunden und damit nicht aktiv ist.[375]
- *Zielwert:* größer als 100 pmol/l (sprich: Pikomol je Liter)[376]

Auf Wunsch lassen sich auch einzelne weitere B-Vitamine im Labor messen. Für den Anfang bist du mit diesen beiden Werten jedoch erst einmal gut versorgt.

Coenzym Q10

Coenzym Q10 ist ein vitaminähnlicher Stoff, der vom Körper selbst gebildet, aber auch über die Nahrung aufgenommen wird. Da er sehr hitzeempfindlich ist, wird er schnell zerstört. Coenzym Q10 ist wichtig für die Energieproduktion in den Mitochondrien (den Energiekraftwerken der Zellen), den Herzmuskel, das Immunsystem sowie für die Zellmembran. Darüber hinaus schützt es unsere Zellen als Antioxidans vor Schäden durch freie Radikale, die durch Toxine, Umwelteinflüsse, Rauchen oder eine ungesunde Ernährung entstehen können.[377]

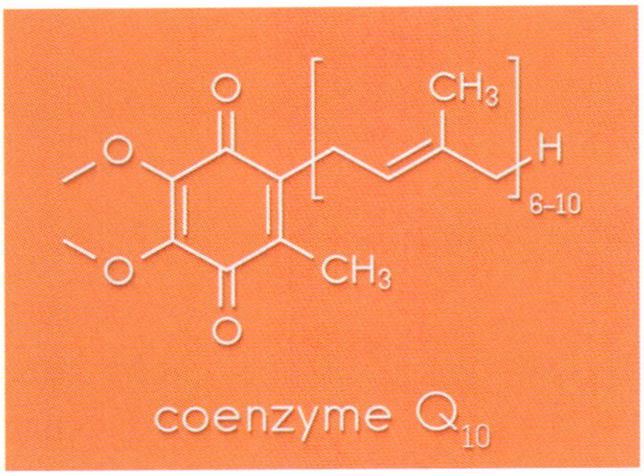

Die Anzeichen für einen Mangel sind oft recht unspezifisch. Dazu gehören Antriebslosigkeit, Müdigkeit und Muskelschwäche.[378]

Ein gesteigerter Bedarf besteht im Alter (weil die Produktion nachlässt), bei Frauen in der Schwangerschaft oder bei Kinderwunsch, aber auch generell bei Müdigkeit, viel Sport oder Stress, Infektionen, chronischen Entzündungen und verschiedenen weiteren Erkrankungen.[379] Ab dem 40. Lebensjahr wird eine ergänzende Zufuhr von Q10 empfohlen, um die nachlassende Produktion zu kompensieren.[380]

Ein Mangel tritt besonders häufig bei der Einnahme verschiedener Medikamente auf, welche die Produktion von Coenzym Q10 im Körper blockieren können. Dazu gehören Medikamente wie zum Beispiel Statine, Parkinsonmedikamente, Krebsmedikamente, Beta-Blocker und Antidepressiva. Vegetarier haben generell ein höheres Risiko für einen Mangel, weil die meisten guten Quellen in der Nahrung tierischen Ursprungs sind.

In der Nahrung finden wir Coenzym Q10 insbesondere in Innereien. Gute Quellen sind Rinderherz, Hering, Thunfisch, Erdnüsse und Käse.[381]

Labortest: Q10 kann man im Labor feststellen lassen. Der Zielwert bei Gesunden mit intakten Mitochondrien liegt bei >2000 µ/l. Bei Menschen mit mitochondrialer Dysfunktion liegt ein optimaler Zielwert bei >2500 µ/l.[382]

Für eine **Supplementierung** wird Ubiquinol als aktivierte Form empfohlen, da es eine 2- bis 4-mal bessere Verfügbarkeit bietet als die nicht aktivierte Form Ubiquinon.[383] Die empfohlene **Dosierung** beträgt mindestens 100 mg pro Tag, bei einem Mangel kann eine höhere Dosierung von bis zu zweimal täglich 200 mg erforderlich sein. Hochwertige Produkte sind leider oft relativ teuer, vor allem wenn sie 100 mg oder mehr Coenzym Q10 als aktiviertes Ubiquinol enthalten. 30 Kapseln mit je 100 mg können schon mal 35 Euro kosten. Verlässlich sind Firmen wie NatuGena, Pure Encapsulations oder Pharma Nord.

Einnahme: Eingenommen werden sollte Coenzym Q10, da es fettlöslich ist, am besten mit einer Mahlzeit, gern zusammen mit Vitamin D3 und Omega-3-Fettsäuren.

Kreatin Monohydrat

Kreatin Monohydrat ist die Überraschung in der Welt der Nahrungsergänzungsmittel für Frauen in den Wechseljahren. Bekannt ist es eher bei Kraftsportlern, aber es hat sich nahezu als Wundermittel für aktive Frauen in den Wechseljahren erwiesen.

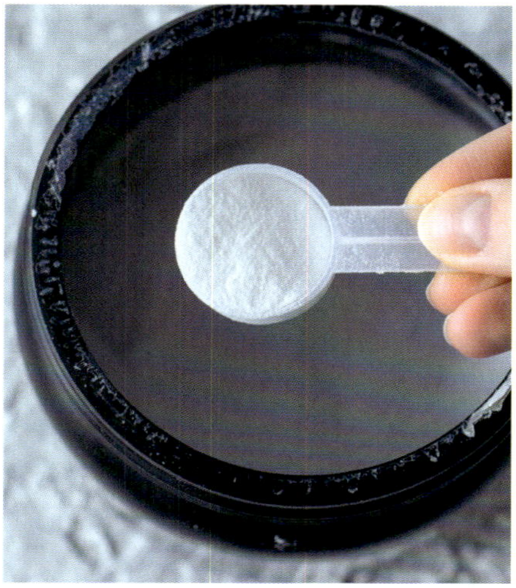

Kreatin ist ein Molekül, das vom Körper aus drei Aminosäuren hergestellt wird und bei der Produktion von Energie, speziell ATP (das ist die Energiewährung unserer Zellen), hilft. Es kommt hauptsächlich in tierischen Produkten wie Fleisch und Fisch vor. Frauen haben im Vergleich zu Männern einen 70 bis 80 Prozent kleineren Kreatinspeicher, profitieren aber genauso von gut gefüllten Speichern.[384] Häufig nehmen sie aber auch weniger über die Nahrung auf, weil sie seltener tierische Produkte konsumieren.

Die **Einnahme** von Kreatin verbessert die Kraft und sorgt für mehr Energie sowohl im Alltag als auch speziell im Training. Kreatin fördert darüber hinaus nachweislich die Energieverfügbarkeit im Gehirn, was zu einer verbesserten Denkfähigkeit, Aufmerksamkeit und Gedächtnisleistung führt.[385] Es hat auch positive Auswirkungen auf die Stimmung und kann depressive Symptome lindern, auch bei gleichzeitiger Einnahme von Antidepressiva. Angesichts depressiver Stimmung und „Brain Fog“, über die viele Frauen in den Wechseljahren klagen, ist Kreatin damit eine spannende Option.

In den Wechseljahren kann Kreatin dazu beitragen, negative Effekte des Östrogenmangels zu kompensieren, wie den Abbau von Muskel- und Knochenmasse sowie erhöhte Entzündungslevel und Energiemangel. Es fördert auch den Muskelaufbau in Kombination mit Training, was besonders wichtig ist, um den Muskelabbau zu verhindern.[386] Auch bei Einnahme von Kreatin brauchen Frauen sich keine Sorge vor übermäßigem Muskelaufbau machen. Was wir hier versuchen, ist lediglich eine Schadensbegrenzung, also den schnellen Abbau der Muskulatur zu verhindern.

Die empfohlene **Dosierung** für Frauen beträgt etwa 3 g pro Tag, was ungefähr einem halben Teelöffel (oder ½ Messlöffel, die oft im Produkt enthalten sind) entspricht. Die geringe Menge kannst du wunderbar mit einem Glas Wasser trinken. Typische Dosierungen für Männer im Bereich des Kraftsports liegen um ein Vielfaches höher, sind aber nicht empfehlenswert. Es ist möglich, dass du eine leichte Gewichtszunahme von ca. 0,8 bis 1 kg auf der Waage bemerkst, weil ein bisschen mehr Wasser in der Muskulatur eingelagert wird. Kreatin Monohydrat wird von vielen Anbietern für Sportnahrung als Pulver verkauft und ist neutral im Geschmack.

Eisen

Eisen ist ein wichtiges Mineral und wichtig für die Blutbildung und Sauerstoffversorgung. Frauen haben häufig einen **Eisenmangel**, vor allem wenn sie ihre Periode haben und jeden Monat Blut verlieren. Eisenmangel macht schlapp und kurzatmig, weil es für den Sauerstofftransport im Blut benötigt wird. Da aber ein zu hoher Eisenspiegel ungünstig ist, möchte ich dich ermuntern, für diesen Wert erst einmal zum Hausarzt zu spazieren, messen zu lassen und dann zu entscheiden, ob du Eisen ergänzen solltest.

Eisen in der **Nahrung** ist in zwei Formen zu finden, dem sogenannten Hämeisen (tierische und pflanzliche Lebensmittel) und Nicht-Hämeisen (pflanzliche Lebensmittel). Hämeisen kann vom Körper besser aufgenommen werden als Nicht-Hämeisen.

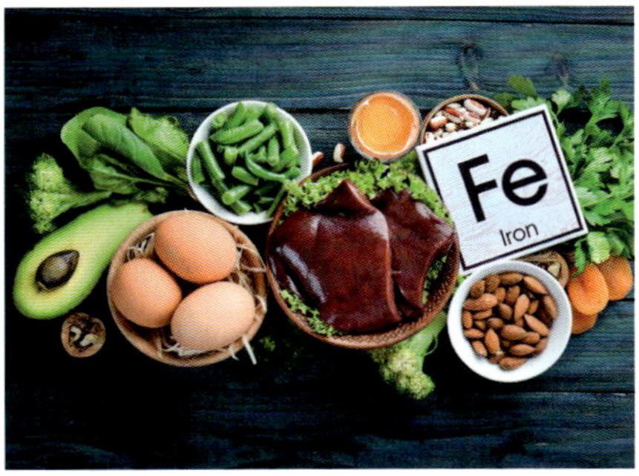

Folgende Lebensmittel sind wichtige Eisenlieferanten: Schweineleber, getrocknete Linsen, Sesamsamen, Zartbitterschokolade und Haferflocken.[387]

Laborwert: Um festzustellen, ob du ausreichend mit Eisen versorgt bist oder einen Mangel hast, brauchen wir sogar drei Messwerte, die im Zusammenhang betrachtet werden müssen:[388] Ferritin, die Transferrin-Sättigung und den Entzündungswert CRP. Für den Labortest musst du nüchtern sein, solltest also acht bis zwölf Stunden nichts gegessen und höchstens Wasser oder ungesüßten Tee getrunken haben.

- *Ferritin:* optimaler Zielwert 70 bis 200 ng/ml
- *Transferrin Sättigung:* optimaler Zielwert 25 bis 35 Prozent
- *CRP:* unter 0,6 mg/l (ein hoher Wert zeigt Entzündungen an und kann den Eisenwert verfälschen)

Wenn bei dir ein Eisenmangel besteht, kannst du Eisen als Infusion beim Arzt bekommen oder als Nahrungsergänzungsmittel, beispielsweise aus der Apotheke. Eisen gemeinsam mit Vitamin C zu nehmen, verbessert die Aufnahme. Wenn du das verträgst, ist es empfehlenswert, Eisen abends vor dem Zubettgehen auf nüchternen Magen einzunehmen. Eisen ist einer der wenigen Nährstoffe, die man möglichst *nicht* mit anderen Mineralstoffen zusammen einnehmen sollte, weil es dann weniger gut aufgenommen wird. Beginnen kannst du mit einer kleinen Dosis von ca. 50 mg je Tag. Anfangs ist es möglich, dass du Verstopfungen hast und sich der Stuhl schwarz färbt. Diese etwas unangenehmen Nebenwirkungen sind aber meistens nur von kurzer Dauer. Wenn du Eisen auf nüchternen Magen gar nicht gut verträgst, nimm es zu einer Mahlzeit. Das reduziert zwar die Aufnahme, aber wenn du es nicht nimmst, weil dir davon schlecht wird, ist es noch ungünstiger. Wenn du die drei genannten Werte nach einiger Zeit erneut messen lässt, kannst du erkennen, ob die Dosis bereits ausreichend war.

Wie beginnst du am besten?

Nach diesem Kapitel schwirrt dir möglicherweise der Kopf mit all den Optionen, die du hast. Wer die Wahl hat, hat die Qual. Ich möchte es dir jedoch ein bisschen leichter machen und dir einige Vorschläge machen, wie du mit den Inhalten des Kapitels für dich selbst arbeiten kannst.

Nährstoffe: Hier würde ich erst einmal deine „Grundversorgung" in Angriff nehmen. Dazu gehören Vitamin D3, Magnesium und Omega-3. Nutze die Empfehlungen zur Dosierung, um zu beginnen. Nach etwa drei Monaten kannst du deinen Hausarzt bitten, die Spiegel dieser Nährstoffe bei dir zu testen. Nicht wundern, wenn die Referenzwerte auf dem Laborbericht andere sind. Sie zeigen meistens lediglich, ob du etwa in der Norm der (häufig mangelversorgten) Bevölkerung liegst. Optimalwerte dürfen bei Nährstoffen ruhig etwas höher sein.

Es ist ratsam, selbst noch etwas zu recherchieren, besonders wenn du Medikamente einnimmst oder Vorerkrankungen hast. Schau nach möglichen Wechselwirkungen und Kontraindikationen, zum Beispiel auf zuverlässigen Websites wie www.vitamin-doctor.com. Es kann auch hilfreich sein, deinen Arzt um Rat zu fragen oder dich in der Apotheke beraten zu lassen. Apotheker haben oft mehr Zeit als Ärzte und können wertvolle Informationen liefern. Alternativ lege ich dir (erneut) mein absolutes Lieblingsbuch ans Herz, den Praxisleitfaden „Nährstofftherapie" von Dr. Helena Orfanos-Boeckel. Es bietet viele detaillierte Informationen, die weit über das hinausgehen, was ich hier ansprechen konnte.

Kräuter: Als zweiten Schritt könntest du dich für ein Kraut oder Adaptogen entscheiden, das dich spontan anspricht. Je nachdem, ob du eher Energie brauchst oder den Stress balancieren möchtest, wird deine Wahl eine andere sein. Ein Tee am Abend zur Beruhigung kann ein schönes Bettgeh-Ritual sein. Beginne mit nur einem Kraut oder Adaptogen, um besser zu spüren, welche Wirkung es für dich hat.

„Alternative" Ansätze: Viele Ressourcen für Anleitungen zu Atemübungen oder Meditation sind kostenfrei im Internet verfügbar. Es gibt auch Kurse, um diese Techniken besser zu erlernen. Wenn du Hypnose oder kognitive Verhaltenstherapie in Betracht ziehst, bedenke, dass dafür Kosten anfallen können, die oft nicht von der Krankenkasse übernommen werden. Dennoch können sie gute Optionen sein, wenn du dringend nach Lösungen suchst, um deine Lebensqualität zu verbessern. Wenn du mit Yoga beginnen möchtest, hat das gleichzeitig mehrere Vorteile: Du erledigst dein Core- und Mobilitätstraining, lernst Achtsamkeits- und Atemtechniken und nimmst dir Zeit für dich selbst.

> ***Wenn Frauen sich um ihre Gesundheit kümmern,***
> ***werden sie zu ihrer eigenen besten Freundin.***
>
> *Maya Angelou*

Kapitel 8:

Hormontherapie – jenseits aller Mythen

Über dem Thema Wechseljahre schwebt praktisch immer die Frage nach Hormonen und Hormontherapie. Dennoch komme ich jetzt erst im 8. Kapitel darauf zurück. Mir ist es ein zentrales Anliegen gewesen, dir zunächst alle Werkzeuge an die Hand zu geben, die deinen Lebensstil betreffen, für den Umgang mit Stress, die Ernährung, Training, Schlaf, die innere Uhr, Kräuter, Nährstoffe und „alternative" Ansätze. Sie bilden die **Basis** für deine Gesundheit in den Wechseljahren und die zweite Lebenshälfte. Ihr Einfluss ist weitreichend für jeden einzelnen Prozess in Körper und Gehirn und deren Auswirkungen auf Energie, Stimmung und Wohlbefinden. Dafür gibt es keine Abkürzung und auch Hormone können dafür kein Ersatz sein. Unabhängig davon, ob eine Hormontherapie für dich infrage kommt, hast du jetzt schon einen gut bestückten Werkzeugkoffer, mit dem du arbeiten und gelassen in die zweite Lebenshälfte starten kannst.

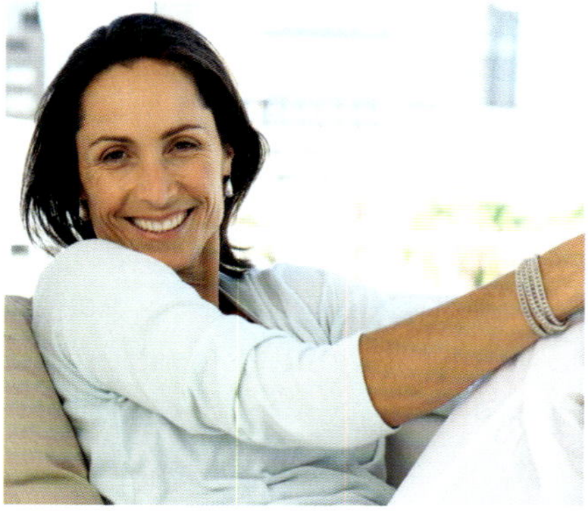

Ob und inwieweit eine Hormontherapie für dich hilfreich sein könnte, kann ich natürlich nicht für dich entscheiden. Was ich aber tun möchte ist, dir all die aktuellen Informationen zu liefern, die du brauchst, um selbst eine fundierte Entscheidung zu treffen und informiert in das Gespräch mit deinem Arzt oder deiner Ärztin zu gehen. Das kann unter Umständen auch heißen, dass du Ausschau nach einem neuen Arzt/ nach einer neuen Ärztin halten solltest, der sich mit dem Thema Hormontherapie aktuell beschäftigt und mit dir gemeinsam eine für dich passende Entscheidung treffen kann. Eine hilfreiche Seite für die Arztsuche verlinke ich am Ende des Buches unter „hilfreiche Websites" (Seite 406).

Was du im folgenden Kapitel lernen wirst, sind die Unterschiede zwischen Hormonen und synthetischen Hormonderivaten (und warum das wichtig ist), den Grund für die verbreitete Angst vor Hormonen und was wirklich dran ist. Wir schauen auch auf Nutzen und Risiken einer modernen Hormontherapie. Ich möchte auch das Thema Brustkrebs aufgreifen und in den Zusammenhang mit verschiedenen Lebensstilfaktoren bringen. Zum Abschluss des Kapitels werde ich aufschlüsseln, für wen eine Hormontherapie nach dem aktuellen Stand der Leitlinien geeignet ist und für wen nicht.

Was ist eine Hormontherapie?

Die Hormontherapie ist unter verschiedenen Bezeichnungen bekannt, darunter fallen Hormonersatztherapie (HET), Hormontherapie (HT), Menopausale Hormontherapie (MHT) oder die englische Bezeichnung Hormone-Replacement-Therapie (HRT). Auch wenn diese Begriffsvielfalt ein wenig verwirrt, beziehen sich alle diese Begriffe auf dasselbe: die Behandlung von Wechseljahresbeschwerden mit synthetischen oder bioidentischen Hormonen (zu deren Unterscheidung gleich mehr).

Darüber hinaus wird die Hormontherapie auch zur Prävention von Osteoporose (poröse Knochen) eingesetzt. Zur Vermeidung anderer Erkrankungen wird die Hormontherapie bisher nicht genutzt, was auf Basis der bisher bekannten Informationen nur teilweise verständlich ist. Inhaltlich geht es um Hormone wie Östrogen, insbesondere Östradiol (E2, meistens über die Haut) und Progesteron (meistens oral). Darüber hinaus werden auch Testosteron, DHEA und Östriol (meistens lokal) bei bestimmten Indikationen genutzt.

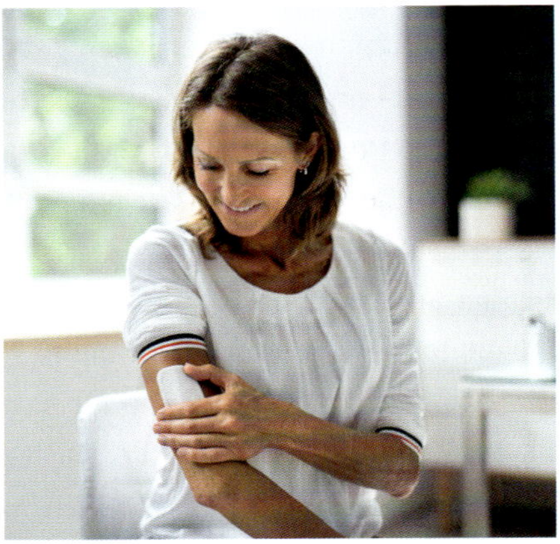

Es gibt gewisse Uneinigkeiten bezüglich der Begrifflichkeiten, die du lediglich einmal gehört haben solltest. Sie sind für das inhaltliche Verständnis jedoch nicht von Bedeutung. Insbesondere um die Bezeichnung „Hormonersatztherapie" wird gerne gestritten, da sie den Eindruck vermitteln könnte, dass Frauen etwas fehlt, was ersetzt werden muss und dies dazu beitragen kann, Wechseljahre und Menopause als eine Zeit des „Mangels" zu interpretieren. Darüber kann man sich streiten, muss man aber nicht. Viel wichtiger ist, dass wir Frauen über dieses Thema grundlegend gut informiert sind. Die Namensgebung ist eher eine Feinheit.

Synthetisch und bioidentisch

Verwirrung entsteht oft, wenn von synthetischen oder bioidentischen Hormonen die Rede ist und beides in einen Topf geworfen wird. Wissen solltest du, dass beide im Labor hergestellt werden – kein Hormon wächst auf einem Baum. Östrogen wurde beispielsweise seit den 1960er-Jahren aus dem Urin trächtiger Stuten gewonnen oder synthetisch hergestellt, was als konjugiertes Östrogen bekannt ist (CEE = conjugated equine estrogen).[389]

Die bioidentischen (körperidentischen) Hormone wie Östradiol und Progesteron werden aus dem pflanzlichen Rohstoff Diosgenin aus der Yams-Wurzel oder Sojabohne im Labor hergestellt.

Ganz wichtig: Diosgenin oder Yams-Wurzel selbst, sei es in Kapselform oder als Creme, haben nicht die gleiche Wirkung wie Progesteron, auch wenn viele Produkte mit diesem Versprechen verkauft werden. Die Umwandlung für eine hormonelle Wirkung findet nicht im Körper, sondern nur im Labor statt.[390] [391] Das bedeutet nicht, dass diese Produkte keine Wirkung haben, denn Pflanzen haben zahlreiche Wirkstoffe. Wild Yam wird traditionell beispielsweise gegen Koliken oder Asthma eingesetzt (ob es hilft, sei dahingestellt). Für uns bedeutet dies aber, dass Wild Yam das Hormon Progesteron nicht ersetzen kann und es unklar bleibt, welche weiteren Wirkungen es haben kann (positiv oder negativ).

Der Unterschied zwischen synthetischen und bioidentischen Hormonen besteht darin, dass die bioidentischen Hormone tatsächlich zu 100 Prozent identisch mit den vom Körper produzierten Hormonen sind, während synthetische Hormone in ihrer Struktur etwas davon abweichen. Sie sollten daher eigentlich nicht als Hormone, sondern als synthetische Hormonderivate oder als Medikamente mit hormonähnlicher Wirkung bezeichnet werden.[392] Durch die Gleichsetzung von körpereigenen Hormonen, bioidentischen Hormonen und synthetischen, hormonähnlichen Medikamenten ist viel Verwirrung entstanden, selbst bei medizinischem Fachpersonal. Denn die Gruppe der Gestagene wird als Substanzen mit „progesteronähnlicher Wirkung" definiert. Darunter fallen sowohl um die 100 verschiedene patentierte synthetische Einzelsubstanzen als auch das körpereigene Progesteron selbst. Das erzeugt Verwirrung, weil oft nicht klar ist, welcher Stoff – beispielsweise in Studien – eigentlich getestet wurde.[393]

Auch die Pille enthält keine „Hormone", sondern ist ein Medikament mit hormonähnlicher Wirkung mit sogenannten Gestagenen als Wirkstoff. Mit natürlichen Hormonen ließe sich keine Schwangerschaft verhindern, denn sie sind dazu da, um eine Schwangerschaft möglich zu machen. Synthetische Gestagene hingegen können einen Fötus sogar schädigen.

Synthetische Hormonderivate sind den körpereigenen Hormonen ähnlich genug, um am Hormonrezeptor „anzudocken" und dort verschiedene Wirkungen zu entfalten. Oft unterscheidet sich diese Wirkung jedoch von der unserer körpereigenen Hormone, da synthetische Hormone zu anderen Stoffen ab- und umgebaut werden als körpereigene Hormone, und diese Abbauprodukte ebenfalls Wirkungen entfalten. Während körpereigenes oder bioidentisches Progesteron beispielsweise einen gesunden Schlaf fördert, kann das ein synthetisches Gestagen nicht. Beide hingegen schützen vor Gebärmutterkrebs.[394] Wirkungen können in einigen Bereichen also ähnlich sein oder sich komplett unterscheiden.

Zusätzlich fehlen unserem Körper die richtigen „Werkzeuge", um Abbauprodukte von hormonähnlichen Medikamenten abzubauen und sie unterdrücken die Rückkopplung (also Kommunikation) zwischen dem Gehirn und den Eierstöcken. Synthetische Hormonderivate wirken in der Regel auch viel stärker und länger.

Prinzipiell kann man sich synthetische Hormonderivate ein bisschen wie die Kopie eines Schlüssels (Hormon) vorstellen. Während man mit der Kopie das Schloss öffnen kann (Andocken am Rezeptor), kann es sich auch mal im Schloss verklemmen. Hormonderivate sind also ähnlich, aber nicht das Gleiche wie körpereigene oder bioidentische Hormone.

Synthetische Hormonderivate

Ethinylestradiol als synthetisches Derivat mit östrogenähnlicher Wirkung kann sowohl in der Pille als auch für die Hormontherapie verwendet werden. Die Nutzung für Hormontherapie ist jedoch eher selten. Konjugierte Stutenöstrogene (CEE) enthalten zahlreiche verschiedene Östrogenformen, die häufig nicht einmal beim Menschen vorkommen. Kein Wunder, schließlich sind sie quasi „bioidentische Hormone", aber eben für Pferde. Beide Formen sind in ihrer Struktur anders als das körpereigene Östradiol.

Für Östrogen spielt darüber hinaus die Art und Weise der Einnahme eine entscheidende Rolle. Das gilt sowohl für synthetische Formen, die praktisch ausschließlich oral eingenommen werden, als auch für bioidentisches Östradiol. Die Einnahme als Tablette oder Kapsel erhöht bei beiden Formen das Risiko für Thrombosen, Embolien, Schlaganfälle und Blutgerinnsel. Der Grund ist die Verstoffwechselung über die Leber, bei der sogenannte Gerinnungsfaktoren gebildet werden. Dieses Risiko für thromboseähnliche Vorkommnisse ist jedoch bei oraler Einnahme für synthetische Hormonderivate höher als für bioidentisches Östradiol.[395] Deswegen wird heute, wann immer es möglich ist, bioidentisches Östradiol im Rahmen einer Hormontherapie transdermal, also über die Haut, als Creme, Gel oder Spray verabreicht (mehr dazu ab Seite 313).

Expertenkasten

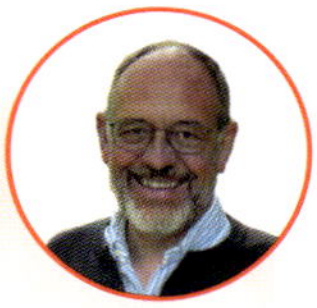

Orales Östradiol

In bestimmten Situationen hat dieser First-Pass-Effekt, also die Verstoffwechselung durch die Leber, auch Vorteile. Orales Östradiol kann bei Patientinnen mit einem niedrigen HDL-Cholesterin, erhöhtem LDL-Cholesterin, erhöhtem Lipoprotein-A, bei Hautproblemen (Akne), bei einer Prä-Diabetes und bei einer Erhöhung des SHBG (Bindungsprotein) günstig sein.

Voraussetzung für diese Art der Therapie ist immer, dass keine Thromboseneigung oder Angiopathie vorliegen (Vorschädigung der Blutgefäße, Intima-Media-Messung größer als 1 mm).

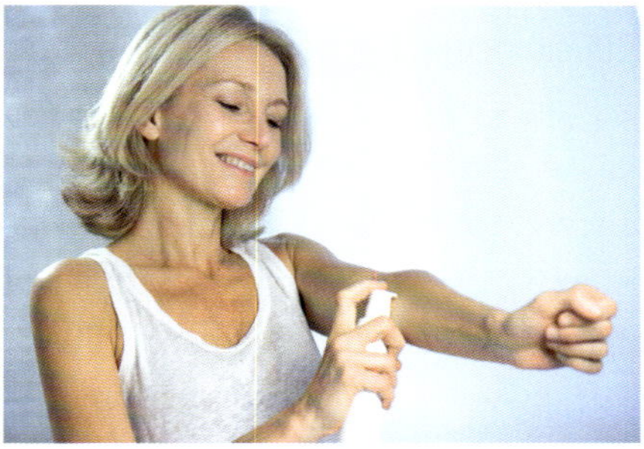

Synthetische **Gestagene**, also progesteronähnliche Substanzen, wurden erst entwickelt, als man zu Beginn der Hormontherapie in den 1960er-Jahren feststellte, dass bei ausschließlicher Verwendung von Östrogen die Gebärmutterschleimhaut immer weiter aufgebaut wurde, was das Risiko von Gebärmutterschleimhautkrebs erhöhte.[396]

Progesteronähnliche Substanzen wie Drospirenon oder Medroxyprogesteronacetat (MPA) verhindern zwar den übermäßigen Aufbau der Gebärmutterschleimhaut, decken aber nur einen kleinen Teil der Wirkung des körpereigenen Progesterons ab. Dies gilt auch für die Gestagene in der Pille. Nur körpereigene oder bioidentische Hormone haben einen positiven Einfluss auf die Stimmung, wirken antidepressiv und fördern den Schlaf.

Die Unterschiede zwischen synthetischen Hormonderivaten und bioidentischen Hormonen erkennt man auch am Namen. Die folgende Gegenüberstellung macht das deutlich:

Bioidentische Hormone:

- **Östrogen:** Estradiol (E2), 17-beta-Estradiol (E2) oder Estriol (E3) für die lokale Behandlung der Schleimhäute
  - Produktnamen mit *Östradiol (E2)*: Gynokadin Gel, Lenzetto Spray, Estreva Gel, Estring (lokale Anwendung in der Scheide)
  - Produktnamen mit *Östriol (E3)*: Estriol Wolff Vaginalcreme, Oestro-Gynaedron, Oe-Kolp
- **Progesteron:** bioidentisches, mikronisiertes Progesteron
  - Produktnamen: Famenita, Progestan, Utrogest, Progebel (100 oder 200 mg)

Synthetische Hormonderivate:

- **Östrogen:**
  - Ethinylestradiol, Conjugierte Stutenöstrogene (CEE)
- **Gestagen** (also mit progesteronähnlicher Wirkung):
  - Wirkstoffe: Norethisteron, Levonorgestrel, Desogestrel, Dienogest, Nomegestrol, Medroxyprogesteronacetat (MPA), Drospirenon (in der Pille oder HT-Kombipräparaten z. B. Angeliq) – sehr viele verschiedene Produktnamen

Einen weiteren Hinweis für die Unterscheidung bioidentischer Hormone und synthetischer Hormonderivate bietet dir ein Blick auf die Dosierung der Inhaltsstoffe. Da Medikamente mit hormonähnlicher Wirkung viel stärker wirken, enthalten sie nur einen Bruchteil der Dosierung von bioidentischen Hormonen. Während eine Pille beispielsweise als progesteronähnliche Substanz 0,1 mg Levonorgestrel enthalten kann, liegen bioidentische Progesteronkapseln im Dosierungsbereich von 100 bis 200 mg.

Nicht vergessen: Während die synthetische Variante der Verhütung dient, kann das ein körpereigenes oder bioidentisches Hormon nicht, dafür kann es aber den abfallenden Progesteronspiegel in den Wechseljahren ausgleichen und uns zu besserem Schlaf verhelfen.

Expertenkasten

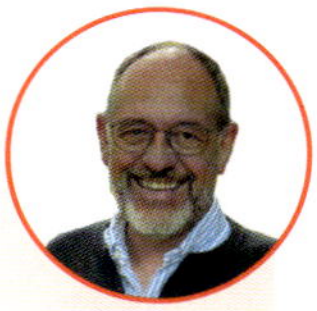

Synthetische Gestagene

Die synthetischen Gestagene sind nicht grundsätzlich „schlecht". Durch ihre unterschiedlichen Nebeneffekte sind sie sogar für manche Patientinnen besser geeignet als das körpereigene Progesteron. Indikationen, also Anwendungsfälle, können beispielsweise sein: bei isolierter Hypertonie (Bluthochdruck), ohne Gefäßveränderungen, dann ist Drospirenon sinnvoll (z. B. Angeliq).

Bei Blutungsstörungen unter Östradiol (E2) und Progesteron brauchen manche Frauen auch ein stärkeres Gestagen anstatt des Progesterons. Dafür kommen beispielsweise Chlormadinon 4 mg oder MPA 10 mg infrage.

Viele Frauen haben vor der Menopause zu viel Östradiol („Östrogendominanz"), die eine zunehmende Bauchfettanlage zur Folge hat. Hier kann ein Gestagen mit androgener Partialwirkung wie Norethisteronacetat (NETA) oder DHEA sinnvoll sein.

Woher kommt die Angst vor der Hormontherapie?

Die große Angst vor der Hormontherapie hat ihren Ursprung in einer Studie, die 2002 von der Women's Health Initiative (WHI) publiziert wurde.[397] Die daraus resultierenden Zahlen führten in den Folgejahren zu einem 70-prozentigen Rückgang in der Verschreibung von Hormontherapien.[398] Doch bevor wir zu den zahlreichen Pannen dieser Studie kommen, ist es wichtig zu wissen, dass die Initiatoren der Studie sich 2016 – also 14 Jahre später – für die falsche Auswertung ihrer Daten und die dadurch entstandene Verunsicherung und Panikmache entschuldigt haben.[399] Und so etwas – also eine Entschuldigung – passiert in der Wissenschaft praktisch nie.

Die Studie der WHI

Die Ausgangsfrage der Studie war, ob eine Hormontherapie Frauen vor Erkrankungen schützen kann, insbesondere vor Herz-Kreislauf-Erkrankungen. Die Frage der Studie war nicht, ob Hormontherapie Wechseljahresbeschwerden mildern kann. Um Effekte vergleichen zu können, erhielt eine Gruppe „Hormone" (gleich mehr dazu), während die andere Gruppe nur ein Placebo erhielt, also ein „Scheinmedikament". Genau aus diesem Grund wurden auch nur Frauen ausgewählt, die keine Symptome wie Hitzewallungen hatten, denn diese hätten sofort gemerkt, wenn sie ein Scheinmedikament bekommen und hätten die Studienteilnahme vermutlich abgebrochen.

16.608 Frauen zwischen 50 und 79 Jahren (Durchschnittsalter 63 Jahre) nahmen an der Studie teil. Eine Gruppe bekam Östrogen aus Stuten-Urin (conjugated equine estrogen, CEE) und ein synthetisches Progesteronderivat, Medroxyprogesteronacetat (MPA). Die zweite Gruppe bestand aus Frauen, die keine Gebärmutter mehr hatten (z. B. nach Hysterektomie). Sie bekamen nur das Pferdeöstrogen (CEE), aber kein MPA. Die dritte Gruppe erhielt nur das Placebo.

Im Jahr 2002 wurde die Studie abgebrochen, weil in der ersten Gruppe (CEE + MPA) offenbar höhere Raten an Brustkrebs, Herzinfarkt, Schlaganfall und Lungenembolien vorkamen. Die Gruppe zwei (nur CEE) wurde weitergeführt.

Diese Ergebnisse waren für Frauen zu dieser Zeit und bis heute eine Katastrophe. Über Nacht beendeten viele Frauen ihre Hormontherapie und Ärzte/Ärztinnen waren entsetzt über die Ergebnisse, glaubten sie doch, ihren Patientinnen bisher geholfen zu haben.

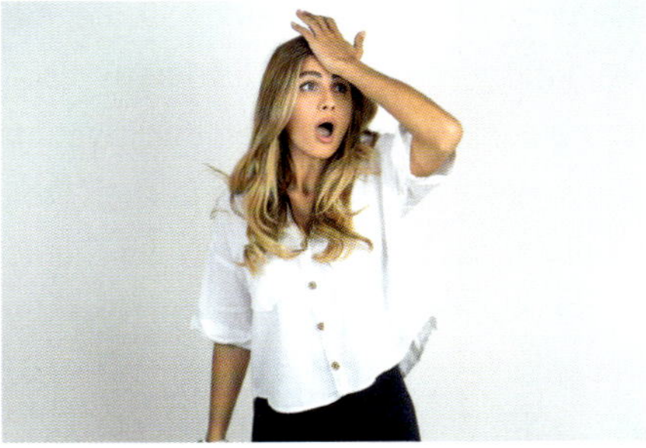

Rückwirkend gibt es zahlreiche Pannen und Fehler, die in ihrer Kombination dazu beigetragen haben, dass auch heute noch, mehr als 20 Jahre später, viele Frauen und medizinisches Fachpersonal Hormontherapie mit einem erhöhten Krebsrisiko in Verbindung bringen und lieber die Finger davon lassen. Dr. Peter Attia, amerikanischer Arzt, Autor und Podcaster, nennt diese Verknüpfung von Studie, Fehlern, falscher Berichterstattung und die katastrophalen Auswirkungen auf Millionen von Frauen sogar den „größten Scam (Betrug) der Medizingeschichte".[400]

Im folgenden Abschnitt möchte ich überblicksartig die vier Bereiche aufzeigen, die in einer Art Dominoeffekt die Lawine ins Rollen gebracht haben: die Studienplanung, die verwendeten Präparate, die Kommunikation mit der Öffentlichkeit und die Auswertung der Daten selbst.[401]

Studienplanung: Die Teilnehmerinnen der Studie waren – für den Beginn einer Hormontherapie – verhältnismäßig alt. Heute weiß man, dass es ein sogenanntes „Window of Opportunity" gibt, also ein Gelegenheitsfenster, in dem die Hormontherapie am sichersten ist. Und das bedeutet, dass innerhalb von maximal zehn Jahren nach der letzten Regelblutung oder vor dem 60. Lebensjahr mit einer Hormontherapie begonnen werden sollte. Bei den Teilnehmerinnen lag die letzte Regelblutung aber schon teilweise mehr als 20 Jahre zurück. Auch waren die Studienteilnehmerinnen keineswegs „gesund", wie es der Titel der Publikation behauptet. Zwei Drittel waren übergewichtig, über die Hälfte waren Raucherinnen, mehr als ein Drittel hatten hohen Blutdruck.[402] Frauen mit diesen Erkrankungen haben sowieso ein erhöhtes Risiko für alle Erkrankungen, inklusive Krebs und auch dafür, früher zu sterben. Die Ergebnisse zeigen aber auch, dass Östrogen offenbar besser für die Vorbeugung von Erkrankungen geeignet ist als dafür, sie zu „heilen".[403] Unter heutigen Gesichtspunkten ist das eine Gruppe von Frauen, die heute keine Hormontherapie bekommen würde. Das heißt, wir können aus den Ergebnissen nicht ableiten, was wir wissen wollen: speziell den Nutzen und die Risiken einer Hormontherapie bei Wechseljahresbeschwerden. Aber das ist noch lange nicht alles.

Verwendete Präparate: Die Frauen bekamen Östrogen aus Stuten-Urin; dieses wurde oral eingenommen, was das Risiko für Thrombosen und Embolien erhöht. Ergänzend gab es das synthetische Progesteronderivat Medroxyprogesteronacetat (MPE). Verabreicht wurden universell hohe Dosen, ohne Anpassung an die individuelle Person. Die verwendeten Präparate finden heute in einer Hormontherapie praktisch keine Verwendung mehr. Rückschlüsse auf die Wirkung von bioidentischem Östradiol und Progesteron können also nicht gezogen werden.

Kommunikation mit der Öffentlichkeit: Dr. Peter Attia nennt es „die Schlagzeile, die nie mehr verschwand"[404]. Völlig unüblich für eine wissenschaftliche Studie war, dass Informationen – zehn Tage vor Veröffentlichung der Studie – an die Presse gegeben wurden. Was macht die Presse mit solchen Informationen im Sommerloch? Klar, eine riesige Schlagzeile. Sie lautete so ähnlich wie „Hormontherapie verursacht Brustkrebs"[405]. Alles, was nach dieser Schlagzeile an Daten veröffentlicht wurde, spielte praktisch keine Rolle mehr. Die Angst und Panik waren da, und über Nacht setzten Millionen Frauen ihre Hormontherapie ab. Niemand war interessiert, sich noch mit den wirklichen Ergebnissen auseinanderzusetzen.

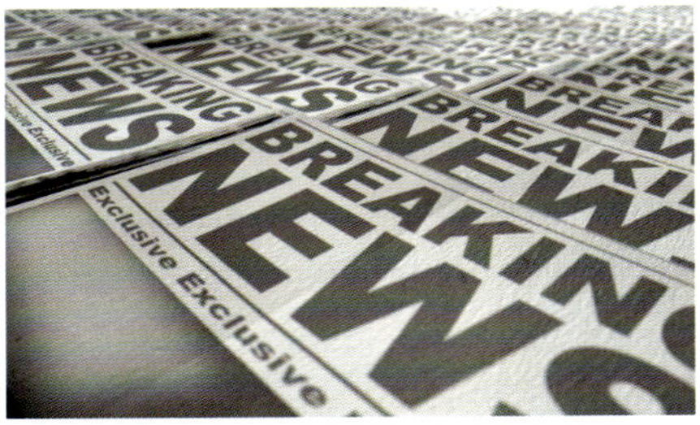

Auswertung der Daten: Zunächst wurden undifferenzierte Ergebnisse veröffentlicht, unabhängig von Alter, Vorerkrankungen, Übergewicht und Art der erhaltenen Hormontherapie. Dabei wurde nicht thematisiert, dass eine Gruppe sogar ein geringeres Brustkrebsrisiko hatte (die Gruppe, die nur Pferdeöstrogen bekommen hatte, weil diese Frauen keine Gebärmutter haben) und in welchen Bereichen praktisch alle Teilnehmerinnen profitieren konnten, obwohl sie älter waren und es um synthetische Hormonderivate ging. Auch die Darstellung der scheinbaren Risiken führte zu Panikmache, war aber völlig aus dem Zusammenhang gerissen, und die Ergebnisse waren in einigen Bereichen statistisch nicht signifikant (Brustkrebsrisiko). Das heißt, sie können zufällig entstanden sein.

Mir ist wichtig, dass du die Ergebnisse dieser Studie verstehst, hat sie doch das Leben von vielen Frauen in den vergangenen mehr als 20 Jahren nachhaltig beeinflusst und leitet auch heute noch die Entscheidung vieler Frauen gegen die Einnahme von Hormonen, obwohl sie – oder weil sie – nicht gut informiert sind.

Die **erhöhten Risiken** für Schlaganfall und Embolien waren nicht überraschend, schließlich wurde das Pferdeöstrogen oral verabreicht, was das Risiko für genau diese Erkrankungen erhöht. In detaillierten Analysen zeigte sich, dass ein gesteigertes Risiko für Herzerkrankungen nur für Frauen über 70 galt.[406] Wir dürfen nicht vergessen, dass die untersuchten Frauen keineswegs gesund waren. Und auch der Anstieg des **Brustkrebsrisikos** gilt als widerlegt. Er war statistisch nicht signifikant, also nicht bedeutsam. Aber da gibt es noch einen Faktor: Die Vergleichsgruppe hatte ein ungewöhnlich niedriges Brustkrebsrisiko. Wenn man diese Frauen, die früher Hormontherapie bekommen hatten, aus der Vergleichsgruppe herausrechnet, gibt es keinen Anstieg des Risikos mehr.[407] Darüber spricht aber niemand!

Worüber auch nicht gesprochen wird, sind **verringerte Erkrankungsrisiken**, obwohl die Frauen älter waren, keineswegs gesund und Hormonderivate bekommen haben, die heute in Deutschland kaum noch genutzt werden. Die Gruppe mit der

Hormontherapie bestehend aus CEE und MPA hatte ein geringeres Risiko als die Placebogruppe für **Gebärmutterkrebs, Darmkrebs, Hüftfrakturen, Wirbelfrakturen und andere osteoporotische Frakturen**.[408] Darüber hinaus hatten alle Frauen ein geringeres Risiko **an Brustkrebs zu sterben** als Frauen in der Placebogruppe, die ein Scheinmedikament bekommen hatten.[409]

Weiterhin zeigte sich für Frauen, die nur Stutenöstrogen (ohne MPA) bekamen, weil sie keine Gebärmutter mehr hatten, sogar ein geringeres Risiko für Brustkrebs als in der Placebogruppe (mit Scheinmedikament). Dieses Ergebnis verstärkte sich über die folgenden 13 Jahre, in denen man die Frauen weiter beobachtete, und wurde sogar statistisch signifikant (also bedeutsam).[410] Zur Erinnerung: Dieser Teil der Studie wurde weitergeführt und nicht 2002 abgebrochen. Der „Bösewicht" scheint also hier nicht das Östrogen zu sein, auch wenn in dieser Studie Pferdeöstrogen verwendet wurde. Vielmehr fällt der Verdacht auf das synthetische progesteronähnliche Medikament, MPA, denn Östrogen allein (CEE) senkt sogar das Risiko für Brustkrebs.

Expertenkasten

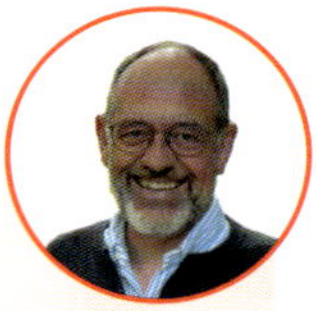

Das Gestagen ist entscheidend

Inzwischen weiß man, dass nicht das Östrogen, sondern die Auswahl des begleitenden Gestagens der entscheidende Faktor für das Brustkrebsrisiko ist. Bei mikronisiertem Progesteron oder Dydrogesteron besteht kein erhöhtes Risiko für Brustkrebs.

Angesichts der Informationen, die du jetzt über die Wahrheit hinter der Schlagzeile der größten Studie zur Hormontherapie hast, hat dies hoffentlich deine Angst vor „Hormonen" zumindest relativiert. Ich hoffe, dass du mit diesen Informationen gut gerüstet bist, um gelassen auf Argumente zu reagieren, die von Menschen aus deinem Umfeld kommen, denen genau diese Hintergründe zum Thema fehlen.

Soweit erst einmal zur teuersten Studie aller Zeiten, sie hat nahezu eine Milliarde US-Dollar gekostet.[411] Vermutlich wird nach diesem Desaster nie wieder jemand so viel Geld in die Hand nehmen, um eine Studie über Hormontherapie zu finanzieren. Die hohen Kosten der Studie haben sicherlich auch dazu beigetragen, dass auch statistisch nicht bedeutsame Ergebnisse als „wichtig" verkauft wurden und es 14 Jahre dauerte, bis diese Fehler von den Autoren offiziell anerkannt wurden. Schließlich muss bei so viel finanzieller Investition doch etwas „Handfestes" herauskommen. An das individuelle Leid zahlreicher Frauen hat dabei offenbar niemand gedacht.

Nutzen und Risiken der Hormontherapie

Bekannt ist, dass Hormontherapie wirksam verschiedene Symptome der Wechseljahre und Menopause lindern kann. Dazu gehören Hitzewallungen, Gelenkschmerzen, Schlafstörungen, Blasenprobleme, Inkontinenz und trockene Schleimhäute. Dies möchte ich hier nicht noch einmal thematisieren, sondern stattdessen den Zusammenhang den Zusammenhang zwischen Hormontherapie und verschiedenen Erkrankungsrisiken näher beleuchten.

Dabei möchte ich das Grundrisiko für bestimmte Erkrankungen, Risiken und Nutzen verschiedener Formen der Hormontherapie gegenüberstellen. Diese Aufstellung stammt von Louise Newson, einer britischen Ärztin und Autorin, die eine Klinik und Plattform (Newson Health) ins Leben gerufen hat und sich sehr für die Aufklärung rund um das Thema Wechseljahre, Menopause und Hormontherapie engagiert. Aufgeschlüsselt sind Nutzen und Risiken je nach Art der Hormontherapie, Alter der Nutzerin und Einfluss auf das Risiko, beispielsweise für Herzerkrankungen, Osteoporose und Brustkrebs auf Basis der aktuellen Daten in 2024.[412]

Die kompletten Auswertungen für Nutzen und Risiken als grafische Darstellung kannst du dir hier als PDF herunterladen. Scanne dazu einfach den QR-Code:

Hier geht es zum Download

Um die Sprache für den folgenden Abschnitt einfach zu halten, hier noch einmal die Bedeutung der verschiedenen Komponenten einer Hormontherapie:

- *Orales Östrogen:* Einnahme über den Mund, also z. B. als Kapsel
- *Transdermales Östrogen:* Aufnahme des Östrogens über die Haut durch Auftragung von Gel, Creme oder Spray
- *Synthetisches Progestin:* synthetisches Medikament mit progesteronähnlicher Wirkung
- *Bioidentisches Progesteron:* Progesteron, in der Regel als Kapsel, das dem körpereigenen Hormon zu 100 Prozent gleicht

Grundrisiko

Wenn über Krankheits- oder Sterberisiken gesprochen wird, vergessen wir oft, dass für jeden Menschen ein bestimmtes **Grundrisiko** besteht, zu erkranken oder zu versterben. Dieses Grundrisiko ist sicherlich nicht mit „Zufall" oder „Schicksal" gleichzusetzen; es setzt sich aus verschiedenen Faktoren zusammen, wie z. B. Lebensstil (Sport, Ernährung, Rauchen, Alkohol), Umwelttoxine (z. B. Luftverschmutzung), genetische Dispositionen und auch Einflüsse, die wir nicht kontrollieren können („Pech"). Das Risiko für viele Erkrankungen wie auch das Sterberisiko steigen – statistisch gesehen – mit zunehmendem Alter. Das heißt, es ist weniger wahrscheinlich, innerhalb der nächsten fünf Jahre zu sterben, wenn du 50 bist, als wenn du 70 oder 80 bist. So sind in den folgenden Abschnitten auch die Grundrisiken zu lesen, die immer mit angegeben werden.

Risiken einer Hormontherapie

Laut aktueller Datenlage möchte ich die Risiken für verschiedene Hormontherapieformen anhand von Brustkrebs, Venenthrombose und Schlaganfall für die Altersgruppe 50 bis 59 aufschlüsseln. In der PDF zum Download (siehe QR-Code auf der vorigen Seite) gibt es bei einigen Risiken und Nutzen auch Informationen für die Altersgruppe für Frauen von 60 bis 69 Jahren.

Brustkrebs

- Das **Grundrisiko** für eine Brustkrebserkrankung liegt bei 1000 Frauen zwischen 50 und 59 Jahren innerhalb von fünf Jahren bei 23 Fällen. Dabei geht es nicht um das Versterben an Brustkrebs, sondern allein um die Diagnose der Erkrankung.
- **Orales Östrogen und synthetisches Progesteronderivat:** Bei einer Hormontherapie mit einem oral eingenommenen Östrogen, z. B. als Kapsel und einem synthetischen Progestin, erkranken statistisch betrachtet vier weitere Frauen an Brustkrebs. Diese Kombination erhöht also das Risiko, aber sie erhöht nicht das Sterberisiko an Brustkrebs. Das heißt, es erkranken mit dieser Kombination der Hormontherapie mehr Frauen an Brustkrebs, aber im Vergleich zur Placebogruppe versterben sie nicht häufiger daran.[413]

- **Nur orales Östrogen:** Die Gruppe der Frauen, die keine Gebärmutter mehr haben und nur ein orales Östrogen bekommen, haben vier Brustkrebsfälle weniger als es das Grundrisiko erwarten ließe. Östrogen allein, senkt also das Risiko, an Brustkrebs zu erkranken und verringert überproportional stark das Risiko, an Brustkrebs zu versterben.[414]
- **Östrogen und bio-identisches Progesteron:** In dieser Kombination entspricht das Brustkrebsrisiko dem Grundrisiko, erhöht es also nicht, senkt es aber auch nicht bei einer Einnahme dieser Präparate für bis zu fünf Jahre. Über einen längeren Zeitraum liegen bisher keine Studien vor. Die Form des Östrogens ist hier nicht weiter definiert.

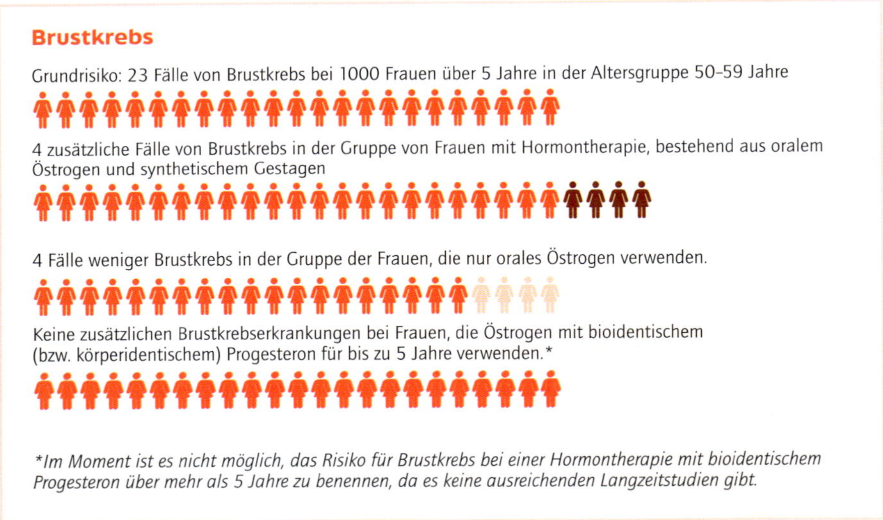

*Grafik 11: Das Brustkrebsrisiko – Grundrisiko und Abhängigkeit von verschiedenen Formen der Hormontherapie**

Venenthrombose

- **Grundrisiko:** Von 1000 Frauen zwischen 50 und 59 Jahren werden im Zeitraum von fünf Jahren fünf Frauen eine Venenthrombose erleiden.

* Die Grafiken 11–18 sind modifiziert worden nach Sarah Glynne, *Understanding the long-term benefits and risks of HRT*, unter https://www.balance-menopause.com/menopause-library/understanding-the-benefits-and-risks-of-hrt-downloadable-visual-aids/

- **Nur orales Östrogen:** Die orale Gabe von Östrogen erhöht das Risiko um 1,5 Fälle je 1000 Frauen innerhalb von fünf Jahren. Bei allem, was wir bisher wissen, ist das nicht überraschend. Schließlich sorgt die orale Einnahme für die Bildung von Gerinnungsfaktoren, die das Risiko für Blutgerinnsel erhöhen.
- **Orales Östrogen und synthetisches Progestin:** Diese Kombination erhöht das Risiko noch weiter als das orale Östrogen allein. Sieben Frauen mehr bekommen eine Thrombose im Vergleich zum Grundrisiko. Das synthetische Progestin steigert (wie auch die Pille) das Thromboserisiko weiter.[415]
- **Transdermales Östrogen mit oder ohne bioidentisches Progesteron:** Wird das Östrogen über die Haut gegeben und mit oder ohne bioidentisches Progesteron, gibt es keine Belege für ein gesteigertes Thromboserisiko.

Venenthrombose

5 Fälle von Venenthrombose je 1000 Frauen zwischen 50 und 59 Jahren innerhalb von 5 Jahren

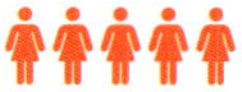

1,5 zusätzliche Fälle von Venenthrombose bei Frauen, die nur orales Östrogen nutzen.

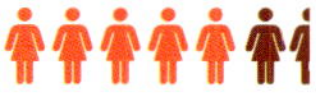

7 zusätzliche Fälle von Venenthrombose bei den Frauen, die eine Hormontherapie, bestehend aus oralem Östrogen mit synthetischem Progesteron (Gestagen) für 5 Jahre nutzen.

Keine Belege für ein erhöhtes Risiko für Frauen zwischen 50 und 59 Jahren, die transdermales Östrogen mit oder ohne bioidentisches Progesteron oder Dydrogesteron nutzen.

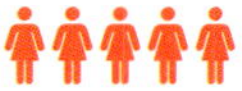

Grafik 12: Venenthrombosen – Grundrisiko und Abhängigkeit von verschiedenen Formen der Hormontherapie

Schlaganfall

- **Grundrisiko:** Von 1000 Frauen zwischen 50 und 59 Jahren werden im Zeitraum von einem Jahr vier Frauen einen Schlaganfall erleiden.
- **Hormontherapie innerhalb von zehn Jahren nach der Menopause:** Für alle Kombinationen von Hormontherapie gibt es keine Belege für eine Steigerung des Schlaganfallrisikos, wenn Frauen eine Hormontherapie zeitnah, also innerhalb von zehn Jahren nach der Menopause beginnen. Generell ist das Risiko für einen Schlaganfall in dieser Altersgruppe gering. Dennoch scheinen transdermales Östrogen und bioidentisches Progesteron die sicherste Variante der Hormontherapie zu sein.

Auf Basis der aktuellen Daten von 2024 bestätigt sich genau das, was wir in den vorigen Kapiteln besprochen haben: Transdermales Östrogen als Gel, Spray, Creme oder Pflaster mit oder ohne bioidentisches Progesteron zeigt bei keinem der genannten Erkrankungen ein gesteigertes Risiko. Die Datenlage lässt jedoch offen, ob eine längerfristige Einnahme dieser bioidentischen Hormone etwas an diesem Bild verändern würde. Dennoch ist es wichtig zu wissen, wenn du für dich eine Entscheidung treffen möchtest, dass auch die Nordamerikanische Menopause Gesellschaft (NAMS) in ihrem aktuellen Positionspapier von 2022 angibt, dass es bei einer regelmäßigen Abwägung von Kosten und Nutzen für eine Frau in der Regel keinen Grund gibt, die Einnahme der bioidentischen Hormone nach fünf Jahren zu beenden, wie es mitunter noch empfohlen wird.[416]

Schlaganfall

Grundrisiko: 4 Schlaganfälle je 1000 Frauen zwischen 50 und 59 Jahren innerhalb von einem Jahr

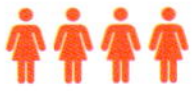

Keine zusätzlichen Schlaganfälle bei Frauen zwischen 50 und 59 Jahren, die mit einer Hormontherapie innerhalb von 10 Jahren nach der Menopause beginnen.*

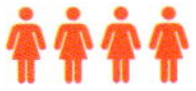

**Das gilt für alle Formen und Kombinationen einer Hormontherapie. Auch in der Women's Health Initiative (WHI) Studie hatten Frauen zwischen 50 und 59 kein erhöhtes Schlaganfallrisiko, wenn sie orales Östrogen und ein synthetisches Gestagen nutzen.*

Grafik 13: Schlaganfallrisiko – Grundrisiko und Abhängigkeit von der Hormongabe im „Window of Opportunity"

Nutzen einer Hormontherapie

Kommen wir jetzt zu den viel zu selten diskutierten Vorteilen einer Hormontherapie. Der öffentliche Blick und die medialen Schlagzeilen sind so stark auf das Brustkrebsrisiko konzentriert, dass es geradezu fahrlässig ist, die bereits bekannten Vorteile nicht zu kommunizieren. Jede Frau sollte – gemeinsam mit ihrem Arzt/ihrer Ärztin – mögliche Risiken gegen die Vorteile sorgsam abwägen. Bei vielen Frauen stellt sich sogar heute die Frage, ob sie es sich gesundheitlich überhaupt leisten (!) können, eine Hormontherapie abzulehnen. Also schauen wir uns das einmal genauer an.

Ich werde, vergleichbar mit dem vorigen Kapitel, erneut eine Aufschlüsselung nach Erkrankungen vornehmen und wieder nach Art der Hormontherapie unterscheiden.

Wir werden einen Blick auf den Einfluss einer Hormontherapie auf das Sterberisiko generell werfen und darüber hinaus koronare Herzerkrankungen (KHK), Diabetes, Osteoporose und Demenz betrachten. Ich beziehe mich dabei erneut auf die Aufstellung von Newson Health, die du dir über den QR-Code von Seite 292 herunterladen kannst.

Sterberisiko

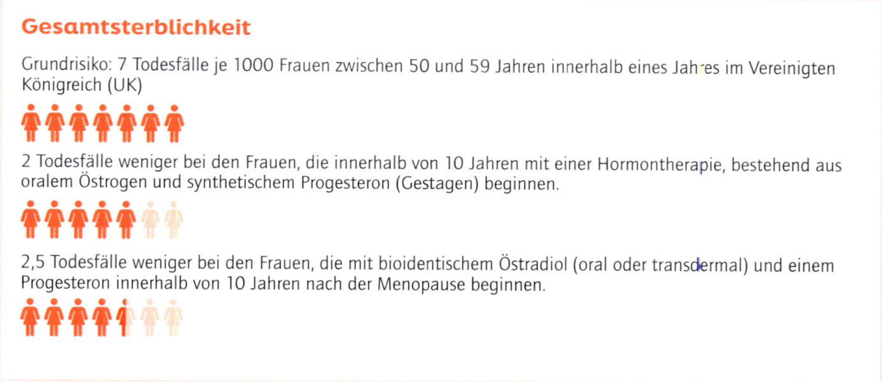

Grafik 14: Nutzen der Hormontherapie für das Sterberisiko von Frauen zwischen 50 und 59 Jahren

Grundrisiko: Von 1000 Frauen zwischen 50 und 59 Jahren versterben jedes Jahr in Großbritannien sieben Frauen an unterschiedlichen Ursachen.

Orales Östrogen und synthetisches Progestin innerhalb von zehn Jahren nach der Menopause: Mit dieser Form der Hormontherapie (vergleichbar mit den in der WHI verwendeten Präparaten) sterben zwei Frauen weniger, also fünf statt sieben. Selbst diese Form der Hormontherapie verringert also das Risiko zu versterben, trotz aller anderen bereits genannten Mängel oder Risiken.

Bioidentisches Östrogen (oral oder transdermal) und eine Form von Progesteron/Progestin (nicht näher definiert) innerhalb von zehn Jahren nach der Menopause: Diese Kombination der Hormontherapie reduziert das Sterberisiko weiter. Im Vergleich zum Grundrisiko versterben 4,5 (statt 7 Frauen) innerhalb eines Jahres mit einer Hormontherapie, bestehend aus bioidentischem Östrogen und einer nicht näher definierten Form von Progesteron/Progestin.

Anmerkung: Leider gibt es im Moment keine Studie, die das Sterberisiko untersucht, wenn Frauen *transdermales* Östrogen und bioidentisches Progesteron nutzen, die beide geringere Risiken und größere kardiovaskuläre Vorteile mit sich bringen. Hier besteht Forschungsbedarf.

Eine Hormontherapie, egal welcher Art, reduziert für Frauen zwischen 50 und 59 Jahren das Risiko innerhalb eines Jahres zu versterben um 29 bis 36 Prozent und niemand thematisiert das. Sorgt der Blick durch die „Brille der Bikinimedizin", insbesondere auf das Brustkrebsrisiko, für einen derartigen Tunnelblick, dass völlig übersehen wird, dass mehr Frauen mit Hormontherapie überleben als ohne? Ich verstehe das nicht.

Koronare Herzerkrankungen

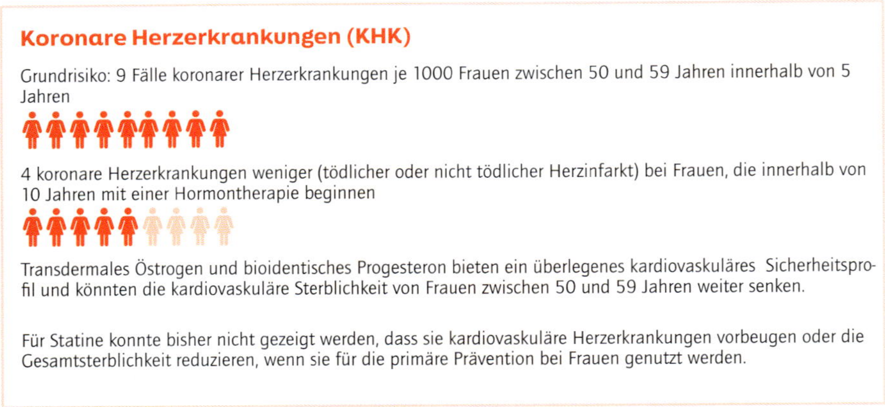

Grafik 15: Grundrisiko und Reduktion des Sterberisikos an Herz-Kreislauf-Erkrankungen für Frauen mit Hormontherapie zwischen 50 und 59 Jahren

- **Grundrisiko:** Von 1000 Frauen zwischen 50 und 59 Jahren erkranken innerhalb von fünf Jahren neun Frauen an einer koronaren Herzerkrankung.
- **Hormontherapie innerhalb von zehn Jahren nach der Menopause:** Bei Frauen, die innerhalb von zehn Jahren nach der Menopause eine Hormontherapie beginnen, erkranken nur fünf statt neun Frauen. Das ist eine Reduktion des Erkrankungsrisikos um 45 Prozent.
- **Anmerkung:** Inwieweit transdermales Östrogen und bioidentisches Progesteron das Risiko weiter verringern würden, kann auf Basis der aktuellen Datenlage nicht abschließend geklärt werden. Beide Hormone haben aber eine günstigere Wirkung auf das Herz-Kreislauf-System und könnten das Risiko weiter senken. Statine haben im Gegensatz dazu offenbar keinen Effekt auf die Reduktion des

Sterberisikos oder für die Prävention von koronaren Herzerkrankungen, wenn sie präventiv angewendet werden, also bevor eine Patientin beispielsweise einen Herzinfarkt hatte.

Diabetes

Diabetes

Grundrisiko: 8 Fälle von Diabetes bei 1000 Frauen zwischen 50 und 79 Jahren jedes Jahr

2,5 Diabeteserkrankungen weniger bei Frauen, die eine Hormontherapie nutzen

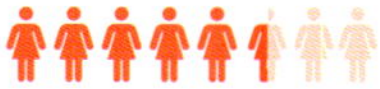

Bis zu 5,5 Diabeteserkrankungen weniger bei Frauen, die eine Hormontherapie, bestehend aus bioidentischem Östrogen mit einem synthetischen Progesteron, innerhalb von 10 Jahren nach der Menopause beginnen

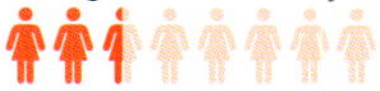

Hormontherapie hat darüber hinaus gezeigt, die Blutzuckerkontrolle bei den Frauen zu verbessern, die bereits Diabetes haben (verringerte Insulinresistenz, reduzierter HbA1c).

Grafik 16: Grundrisiko und Nutzen einer Hormontherapie auf das Risiko für Diabetes bei Frauen zwischen 50 und 79 Jahren

- **Grundrisiko:** Von 1000 Frauen im Alter zwischen 50 und 79 Jahren (Achtung, andere Altersgruppe) erhalten acht innerhalb eines Jahres eine Diabetesdiagnose.
- **Hormontherapie:** Von Frauen, die Hormontherapie bekommen (unabhängig von der Art der Hormone oder Hormonderivate), erhalten 2,5 Frauen weniger eine Diabetesdiagnose. Damit reduziert sich das Risiko um mehr als 30 Prozent.
- **Bioidentisches Östrogen und synthetisches Progestin innerhalb von zehn Jahren nach der Menopause:** Die Nutzung eines bioidentischen Östrogens und der Start einer Hormontherapie innerhalb von zehn Jahren nach der Menopause reduziert das Diabetesrisiko weiter. Statt acht Frauen bekommen nur 2,5 eine Diabetesdiagnose. Hier sprechen wir von einer immensen Risikoreduktion um fast 69 Prozent.
- **Anmerkung:** Auch für Frauen, die bereits Diabetes Typ 2 haben, wirkt sich eine Hormontherapie günstig auf die Blutzuckerregulation aus und verringert Insulinresistenz und den Langzeitblutzucker HbA1c.

Osteoporose

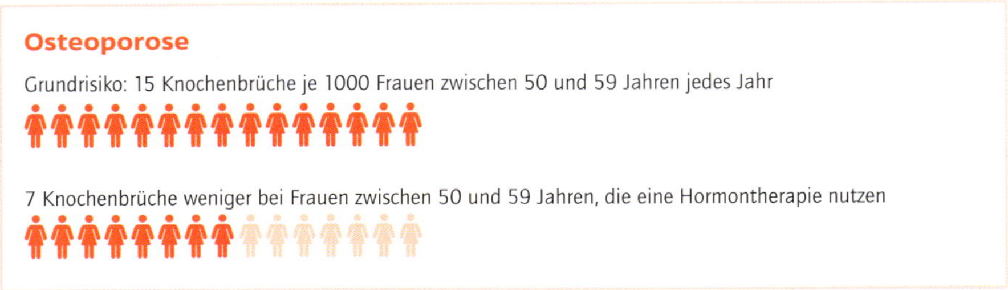

Grafik 17: Grundrisiko und Nutzen einer Hormontherapie zur Vermeidung von Osteoporose bei Frauen zwischen 50 und 59 Jahren

- **Grundrisiko:** Von 1000 Frauen im Alter von 50 bis 59 Jahren erleiden 15 innerhalb eines Jahres eine Fraktur, also einen Knochenbruch.
- **Hormontherapie:** Eine Hormontherapie, egal welcher Art, reduziert das Frakturrisiko erheblich von 15 auf nur 8 Fälle jedes Jahr. Das ist eine Reduktion des Risikos für einen Knochenbruch um fast 47 Prozent, also fast um die Hälfte!

Demenz

- **Grundrisiko:** Von 1000 Frauen in der Altersgruppe über 65 Jahre bekommen 46 eine Demenz.
- **Nur Östrogen innerhalb von zehn Jahren nach der Menopause:** 14,5 Frauen weniger bekommen eine Demenz, wenn sie rechtzeitig mit einer Hormontherapie, bestehend aus Östrogen, beginnen (nur für Frauen ohne Gebärmutter). Diese Zahl entspricht der Reduktion des Risikos um 31 Prozent, also fast ein Drittel.
- **Östrogen und Progesteron oder synthetisches Progestin innerhalb von zehn Jahren nach der Menopause:** Statt 46 Frauen bekommen zehn Frauen weniger eine Demenz, wenn die Hormontherapie auch ein Progesteron oder synthetisches Progestin enthält. Dieser Effekt ist nicht statistisch signifikant. Dieser Effekt ist aber möglicherweise unterschätzt, weil die meisten Frauen in klinischen Studien Pferdeöstrogene und synthetisches Progestin (wie WHI-Studie) erhalten haben. Eine Studie aus 2021, die Demenz im Zusammenhang mit bioidentischem Östrogen mit oder ohne bioidentisches Progesteron untersucht, weist eine größere Risikoreduktion für Demenz, Alzheimer und andere neurodegenerative

Erkrankungen nach.[417] Der Effekt scheint für Frauen größer zu sein, die die Hormontherapie mehr als zehn Jahre nutzen.

- **Anmerkung:** Diese Risikoreduktion müssen wir vor dem Hintergrund betrachten, dass es bisher kein einziges wirklich wirksames Medikament gegen Demenz oder Alzheimer und keine Heilung für diese tückischen Erkrankungen gibt.

Demenz

Grundrisiko: 46 Fälle je 1000 Frauen über 65 Jahre

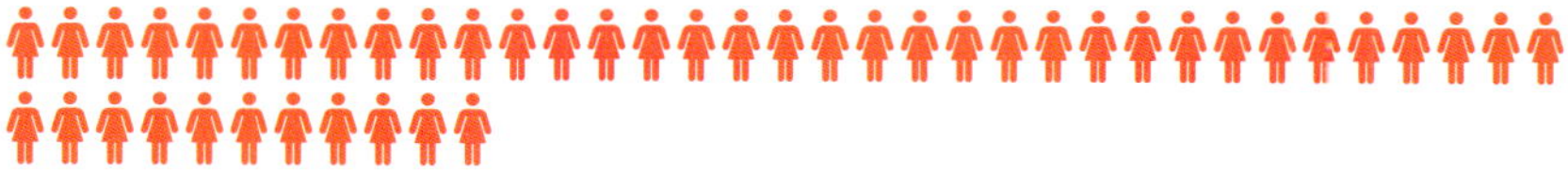

14,5 Demenzerkrankungen weniger bei den Frauen, die mit einer Hormontherapie, bestehend nur aus Östrogen, innerhalb von 10 Jahren nach der Menopause beginnen

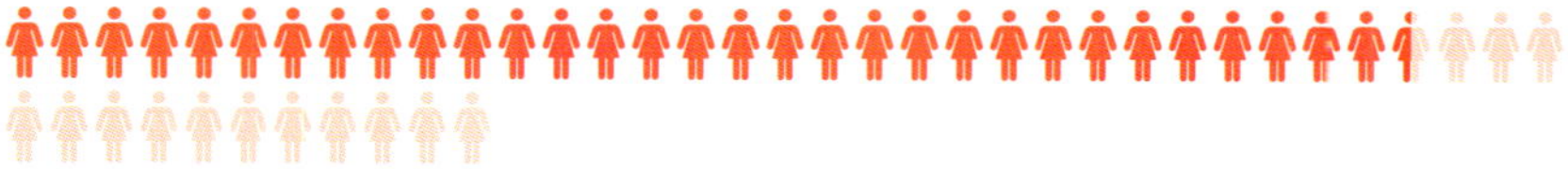

10 Fälle weniger bei Frauen, die eine Hormontherapie, bestehend aus Östrogen und Progesteron, innerhalb von 10 Jahren nach der Menopause beginnen

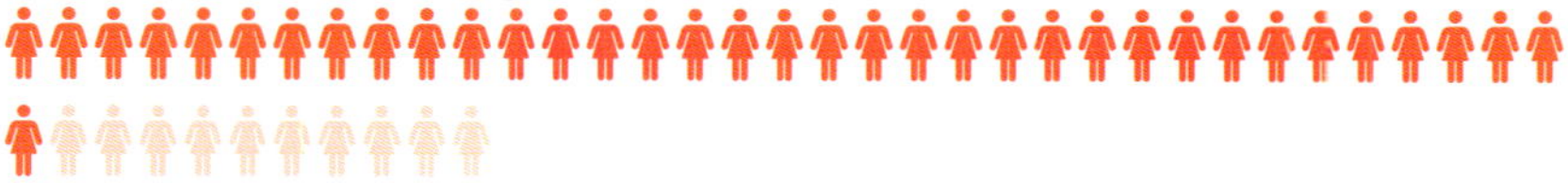

Demenz ist die häufigste Todesursache bei Frauen im Vereinigten Königreich (UK). Die Reduktion des Risikos bei einer kombinierten Hormontherapie (Östrogen und Progesteron) ist nicht statistisch signifikant. Es ist jedoch davon auszugehen, dass viele Studien den Nutzen einer Hormontherapie unterschätzen, weil die meisten Frauen orales Östrogen, häufig als konjugiertes Stutenöstrogen (CEE) mit oder ohne synthetisches Progesteron erhalten haben. Die einzige Studie, die das Demenzrisiko bei Frauen untersucht hat, die bioidentische Hormone bekamen (17-Östradiol, mit oder ohne Progesteron), zeigte Assoziationen mit einer größeren Reduktion des Risikos kombinierter neurodegenerativer Erkrankungen, inklusive Alzheimers. Ergebnisse aus Studien legen nahe, dass das Risiko für Demenz bei Frauen geringer ist, die eine Hormontherapie länger als 10 Jahre verwenden.

Grafik 18: Grundrisiko für Demenz und Reduktion des Risikos je nach Form der Hormontherapie für Frauen zwischen 60 und 69 Jahren

Was wir noch nicht wissen

Viele in der Literatur kommunizierten Risiken und weit weniger laut kommunizierten Vorteile einer Hormontherapie beziehen sich auf synthetische Hormonderivate, oftmals in Kombination mit konjugiertem Pferdeöstrogen (CEE) (WHI,[418] NAMS-Positionspapier 2022[419]). Oftmals werden auch in Meta-Analysen die Aussagen verschiedener Studien zusammenfassen, „neue" Ergebnisse publiziert, die eben diese *alten* Studien komprimieren. Erst 2019 erschien im Lancet eine dieser Meta-Analysen mit der altbekannten und beunruhigenden Schlagzeile hinsichtlich des Brustkrebsrisikos.[420] Wer kommt da schon auf die Idee zu schauen, dass auch hier wieder die „alten" Studien analysiert wurden und eben nicht neue Daten mit bioidentischen Hormonen? So wird die Angst der Frauen immer weiter geschürt und dabei völlig vergessen, wie viele Frauen von einer Hormontherapie bezüglich Sterblichkeit und verschiedener Erkrankungsrisiken wirklich profitieren könnten.

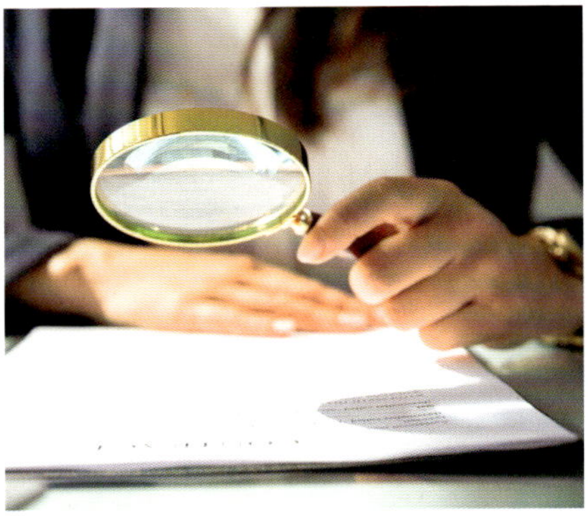

Wenn man in einzelne dieser Studien hineinschaut, wird oft nicht einmal beschrieben, welche Form von Östrogen(-derivat) oder Progesteron (bzw. progesteronähnlichem Medikament) hier untersucht wurde.[421] Wenn dich eine dieser Schlagzeilen – und die wird es wieder geben – beunruhigt, dann solltest du versuchen herauszufinden, welche Studien und welche Hormone oder hormonähnlichen Präparate überhaupt verwendet wurden. Denn oftmals sind es alte Daten in neuer Verpackung, die eine scheinbar neue und beängstigende Schlagzeile produzieren.

Was uns wirklich fehlt, sind umfassende, aktuelle Untersuchungen, die deutlich zeigen, welchen Nutzen eine Hormontherapie mit transdermalem, bioidentischem Östrogen und bioidentischem, mikronisiertem Progesteron haben. Viele Studien beinhalten nur eines der beiden bioidentischen Hormone oder nutzen bioidentisches Östrogen nicht transdermal. Obwohl bisher praktisch alle vorliegenden Untersuchungen zeigen, dass diese Form der Hormontherapie den älteren Formen hinsichtlich des Risikoprofils und Nutzens überlegen ist, fehlen Studien über einen längeren Zeitraum von mehr als fünf Jahren. Auch stabile Studienergebnisse zur Reduktion des Risikos für Erkrankungen, wie Parkinson, Arthritis, Lungenkrebs und Darmkrebs liegen noch nicht vor.[422] Ich wünsche mir auch mehr gezielte Untersuchungen für die Wirkung einer bioidentischen Hormontherapie auf Risiko und Entwicklung von neurodegenerativen Erkrankungen wie Demenz und Alzheimer, die bisher unheilbar und im Jahr 2022 für Frauen zwischen 65 und 90 in Deutschland die Todesursache Nummer 1 gewesen sind.[423]

Eine Frage, die ebenfalls noch nicht geklärt ist: Was passiert mit dem Risiko für Herzerkrankungen, der zweithäufigsten Todesursache für Frauen über alle Altersgruppen, bei der Nutzung von transdermalem Östrogen und bioidentischem Progesteron, also der Kombination einer modernen Hormontherapie? Kann dieses Risiko weiter reduziert werden als es verfügbare Daten bereits nahelegen?

Da gibt es noch einiges an Forschungsbedarf vor allem in Bezug auf eine moderne Hormontherapie, wie sie im Moment überwiegend praktiziert wird (transdermales, bioidentisches Östrogen, mikronisiertes, bioidentisches Progesteron).

Lebensstil vs. Hormone

Wir haben in den vorherigen Abschnitten über Risiken für bestimmte Erkrankungen mit und ohne Hormontherapie gesprochen. Ich möchte hier jedoch noch einen weiteren Faktor ins Spiel bringen: unseren Lebensstil. Im Alltag tun wir oft – bewusst oder unbewusst – Dinge, die unser Krebsrisiko viel stärker erhöhen als es eine Hormontherapie (beispielsweise mit synthetischen Hormonderivaten) jemals tun könnte. Der Unterschied ist, dass selbst die kleinsten Risiken einer Hormontherapie medial enorm aufgebauscht werden und individuell sehr angstbesetzt sind. Über unser Verhalten im Alltag und das damit verbundene Krebsrisiko machen wir uns jedoch nur selten Gedanken.

Die Daten, die ich hier für den Vergleich mit der Hormontherapie nutze, stammen aus der französischen E3N-EPIC-Studie mit 54.548 Frauen.[424] Die Grafik zeigt verschiedene Krebsrisiken im Vergleich. Das Grundrisiko (rote Linie, erster Balken) ist dabei auf 1 gesetzt. Jeder Balken, größer als 1, steht für ein erhöhtes Krebsrisiko, ein Balken mit einer Beschriftung kleiner als 1 für ein verringertes Krebsrisiko.

Der erste Balken mit dem Wert von 1 ist das Grundrisiko für Frauen ohne Nutzung einer Hormontherapie. Mit der Einnahme von Östrogen (verschiedene Östrogenformen zusammengefasst) ist in dieser Studie das Brustkrebsrisiko etwas erhöht und beträgt 1,1. Mit Östrogen und einem synthetischen Progestin beträgt das Risiko 1,4. Östrogen im Zusammenhang mit mikronisiertem, bioidentischem Progesteron verringert hier das Brustkrebsrisiko auf 0,9.[425]

Nun kommen wir in den Bereich der **Lebensstilvariablen**, die ebenfalls unser Krebsrisiko beeinflussen können. Dort, wo Daten verfügbar waren, habe ich auch hier das Brustkrebsrisiko abgebildet.

Inaktivität erhöht das Risiko von postmenopausalen Frauen, Brustkrebs zu bekommen auf 1,4. **Übergewicht** mit einem BMI über 30 sogar auf 1,6. **Inaktivität und Übergewicht** in Kombination verdoppeln das Risiko für eine Brustkrebserkrankung (Faktor 2).[426]

Der Konsum von durchschnittlich **drei alkoholischen Getränken** am Tag (35 bis 44 g Alkohol) sorgt für ein erhöhtes Brustkrebsrisiko von 1,3.[427]

Mit ausreichend **sportlicher Aktivität** können wir das Risiko sogar unter das Basisrisiko bringen, es beträgt dann nur 0,9.[428]

Auch wenn der Einfluss von Inaktivität und Übergewicht für dich sicherlich erschreckend ist, verblassen alle Zahlen gegen den Anstieg des Risikos für verschiedene Krebsformen durch **Rauchen** bei Frauen auf das bis zu 34-Fache.[429] Übrigens steigert rauchen (aktiv und passiv) nicht nur das Risiko für Lungenkrebs, sondern für mindestens zwölf weitere Krebsformen, inklusive Brustkrebs.[430,431]

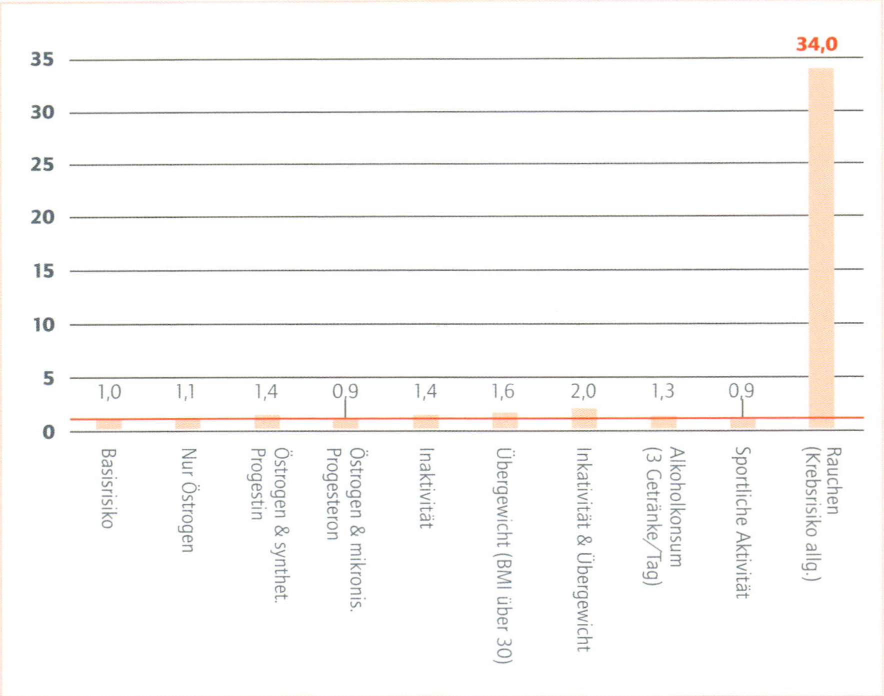

Grafik 19: Brustkrebsrisiko in Abhängigkeit von der Art der Hormontherapie, Lebensstilfaktoren und Krebsrisiko allgemein im Zusammenhang mit Rauchen (E3N-EPIC-Studie)

Wir können im Alltag viele Faktoren beeinflussen, die unser Risiko an Brustkrebs (oder anderen Krebsformen) zu erkranken, steigern oder senken. Selbst mit einer Familienhistorie von Brustkrebs oder Genvarianten, wie BRCA1 oder BRCA2, die für fünf bis zehn Prozent der Brustkrebsfälle verantwortlich sind, bleiben die Verhaltensweisen im Alltag von enormer Bedeutung dafür, ob wir gesund bleiben.[432] In Populationen mit einem besonders niedrigen Brustkrebsrisiko, die in Gebiete mit einem hohen Brustkrebsrisiko umgezogen oder ausgewandert sind, konnte über mehrere Generationen ein ansteigendes Brustkrebsrisiko gemessen werden. Ein niedriges Risiko bleibt bei einem „ungesundem" Lebensstil leider eben nicht bestehen.[433]

Körperliche Aktivität, ein normales Gewicht und so wenig Alkoholkonsum wie möglich (es gibt keine ungefährliche Dosis![434]) bilden eine gute Grundlage für einen gesunden Lebensstil. Die Weltgesundheitsorganisation WHO bezeichnet Alkohol sogar als einen der größten Risikofaktoren für Brustkrebs.[435] Das Rauchen aufzugeben ist – selbstredend – der allergrößte Faktor, wenn wir lange gesund bleiben wollen.

Brustkrebs

Bevor wir uns genauer anschauen, für wen eine Hormontherapie geeignet ist, möchte ich noch einmal genauer auf das Thema Brustkrebs eingehen. Ich verstehe sehr gut, dass der Gedanke an Brustkrebs bei vielen Frauen sehr angstbesetzt ist und wünsche keiner Frau, das jemals erleben zu müssen. Aber dennoch spielt unsere und die öffentliche Wahrnehmung hier eine große Rolle, die uns meistens nicht bewusst ist.

Eine Brustkrebserkrankung ist keineswegs damit gleichzusetzen, dass eine Frau daran verstirbt. Brustkrebs ist, wenn er zeitig entdeckt wird, in 90 Prozent der Fälle heilbar.[436] Die regelmäßige Vorsorge für eine Früherkennung ist entscheidend, ob mit oder ohne Hormontherapie. Noch besser ist aber die Vermeidung einer Krebserkrankung. Die Rolle des gesunden Lebensstils dafür (kein Alkohol, nicht Rauchen, viel Bewegung, gesundes Gewicht) haben wir bereits beleuchtet.

Ich möchte damit keineswegs die Leiden und Angst kleinreden, die mit einer Brustkrebserkrankung verbunden sind. Aber ich möchte die Zahlen in einen Gesamtzusammenhang einordnen:

Demenz hat inzwischen Herzerkrankungen als häufigste Todesursache von Frauen über 65 Jahren abgelöst und bisher gibt es keine wirksame Therapie und schon gar keine Heilung bei Demenz oder Alzheimer.[437]

Wusstest du, dass zehnmal mehr Frauen an **Herz-Kreislauf-Erkrankungen** versterben als an Brustkrebs? Knapp 37 Prozent der Todesfälle von Frauen sind auf Krankheiten des Herz-Kreislauf-Systems zurückzuführen, während Brustkrebs 3,7 Prozent der Todesfälle ausmacht (für das Jahr 2020).[438] Frauen haben also eine gute Überlebensrate bei Brustkrebs, sterben dann aber oft an Herzinfarkten oder ähnlichen kardiovaskulären Erkrankungen.

Der Haken daran: Niemand spricht darüber!

Ja, Brustkrebsvorsorge und Prävention sind enorm wichtig und sollten zum Leben einer jeden Frau dazugehören. Aber für ein gesundes Herz-Kreislauf-System und funktionierendes Gehirn zu sorgen, ist lebenswichtig. Die wichtigsten und wirkungsvollsten Werkzeuge dazu findest du in den Kapiteln 4 bis 8.

Für wen ist Hormontherapie geeignet, für wen nicht?

In diesem Abschnitt möchte ich für dich gut nachvollziehbar aufschlüsseln, für wen eine Hormontherapie, basierend auf dem aktuellen Stand der Forschung infrage kommt. Ein Ampelsystem rot – gelb – grün soll hier als Leitfaden dienen. Dabei berücksichtige ich auch, was die aktuellen Leitlinien den Ärzten vorgeben. Kaum ein Arzt oder eine Ärztin wird sich darüber hinwegsetzen. Das heißt, selbst wenn aktuelle Studien neue Erkenntnisse im Hinblick auf die Anwendung einer Hormontherapie ans Licht bringen, werden die Leitlinien für Mediziner nicht sofort neu formuliert. Neues Wissen geht also immer mit einiger Verzögerung in die Praxis ein.

Beginnen möchte ich hier mit einer Gruppe von Frauen, die oft nicht ausreichend Aufmerksamkeit erfahren und zu oft nicht gut beraten sind. Damit meine ich Frauen, die eine frühere Menopause erleben oder erlebt haben, als dies dem statistischen Durchschnitt entspricht.

Vorzeitige oder frühe Menopause

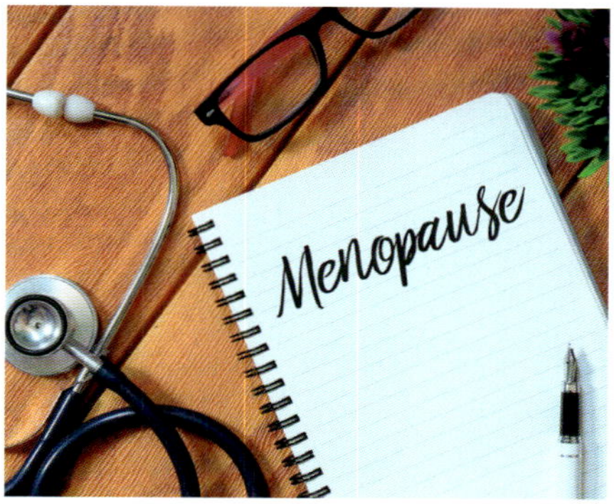

Noch einmal kurz zur Erinnerung: Eine vorzeitige Menopause wird diagnostiziert, wenn sie vor einem Alter von 40 Jahren eintritt. Als zeitige Menopause gilt der Eintritt zwischen 40 und 45 Jahren. Mehr dazu kannst du ab Seite 66 lesen.

Neben einer Entfernung von Eierstöcken und Gebärmutter gibt es weitere Gründe für eine verfrühte Menopause. Chemotherapie, Bestrahlung, Autoimmunerkrankungen oder auch eine aufgebrauchte Reserve an Eizellen können Ursachen dafür sein, dass die Eierstöcke ihren Dienst zu zeitig quittieren.

Trotz des niedrigeren Brustkrebsrisikos sollten die damit verbundenen Risiken nicht ignoriert werden und umfassen beispielsweise:[439]

- verringerte Lebensqualität
- erhöhtes Risiko für Frakturen und Knochenabbau
- Schlafstörungen
- koronare Herzerkrankungen, Herzversagen
- Diabetes und generell erhöhtes frühzeitiges Sterberisiko
- dauerhafte vasomotorische Symptome wie Hitzewallungen
- Blasenprobleme wie Inkontinenz
- erhöhtes Demenzrisiko
- Depressionen und mehr

Für diese Frauen empfiehlt die Nordamerikanische Menopause Gesellschaft (NAMS) in ihrem aktuellen Positionspapier von 2022 eine Behandlung, die folgende Komponenten beinhalten kann:

- Hormontherapie in angemessener Dosierung (*), mindestens bis zum regulären Alter der Menopause mit etwa 52 Jahren (*diese sollte dem Hormonspiegel einer gesunden Frau in diesem Alter entsprechen, also höher liegen als bei einer Hormontherapie nach der Menopause),

- Calcium (siehe Seite 269),
- Vitamin D3 (Seite 265),
- Training (Seite 198) sowie
- die weitere Suche nach Ursachen sowie ggf. Beratung, da diese Frauen oft noch schwanger werden wollen und von dieser Diagnose überrascht werden.

Übrigens: Bei natürlichen Ursachen der vorzeitigen Menopause (also ohne Operation oder Chemotherapie) kann die Funktion der Eierstöcke auch wieder einsetzen und ist etwa mit einer Wahrscheinlichkeit von fünf Prozent für eine spontane Schwangerschaft verbunden.[440]

Rot: Hormontherapie ist nicht geeignet

Nach aktuellem Wissensstand und den vorhandenen Richtlinien, an die Ärzte gebunden sind, wird eine Hormontherapie nicht verschrieben, wenn folgende Kriterien zutreffen. Sie gelten als sogenannte absolute Kontraindikationen:

- Zustand nach Adenokarzinom des Gebärmutterhalses
- die ersten fünf Jahre nach einer Brustkrebsdiagnose
- Metabolisches Syndrom: das bedeutet eine Kombination aus erhöhtem Blutdruck, Diabetes, arterieller Gefäßerkrankung, (insbes. koronare Herzerkrankung), abdomineller Adipositas (= Bauchfett) und Fettstoffwechselstörung (hohe Triglyceride und niedriges HDL-Cholesterin)

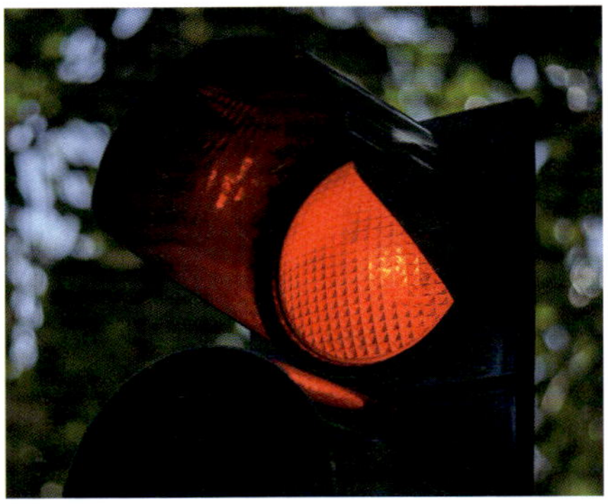

Welche Möglichkeiten du hast, wenn eine Hormontherapie für dich vielleicht aufgrund einer Krebsvorerkrankung nicht infrage kommt, findest du im nächsten Abschnitt.

Expertenkasten

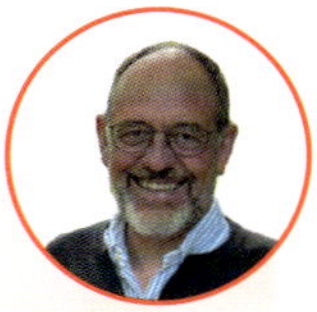

Hormontherapie nach Gebärmutterkörperkrebs

Für Frauen nach *Gebärmutterkörperkrebs* ist eine Hormontherapie, bestehend aus Östrogen in Kombi mit einem niedrig dosierten, oral verabreichten Gestagen, möglich.

Vielleicht ist es überraschend für dich, dass tatsächlich nur diese Faktoren im Moment komplett gegen eine Nutzung der Hormontherapie sprechen. Familiales Vorkommen von Brustkrebserkrankungen und auch das Vorhandensein der Genvarianten BRCA 1 oder 2 (ohne vorherige Krebserkrankung) fallen nämlich tatsächlich nicht in diese Kategorie.[441] Von dieser Genvariante hast du vielleicht schon einmal als „Angelina-Jolie-Gen" gehört, die sich Gebärmutter, Eierstöcke und Brüste entfernen ließ, um dem erhöhten Risiko einer Krebserkrankung zu entgehen.

Expertenkasten

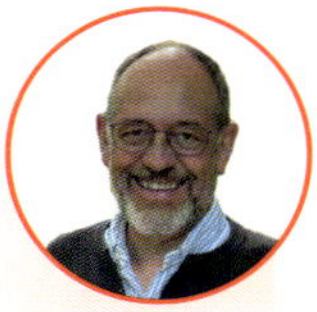

Vorzeitige Menopause und Hormontherapie

Für Frauen, die eine vorzeitige Menopause erlebt haben und auch zur Osteoporoseprävention oder einer -behandlung über eine Hormontherapie nachdenken, sollten folgende Faktoren in Betracht gezogen werden: vergangene Zeit seit der Menopause („Hormongap"), Lebensstil (z. B. Rauchen, Übergewicht) und die Qualität der Gefäße. Sie haben einen direkten Einfluss auf das Risiko für Thrombosen, Herzinfarkt und Schlaganfall.

In meiner Praxis würde ich in der Regel folgendes Vorgehen wählen: Gefäße checken (Intima-Media-Messung der Arteria carotis = Hauptschlagader des Halses). Wenn das Ergebnis unter 1 mm ist (= höhere Werte stehen für ein erhöhtes Atherosklerose und Schlaganfallrisiko) kann man mit bioidentischen, transdermalen Hormonen behandeln. Bei bestimmten Erkrankungen oder Veranlagungen kann auch eine orale Gabe in Erwägung gezogen werden, vorausgesetzt die Intima-Media ist unter 1 mm.

Wichtig: Für Frauen mit Krebsvorerkrankungen oder auch während einer Brustkrebsbehandlung gibt es für Blase und Schleimhäute die Möglichkeit, Östrogencreme (Östriol) lokal zu nutzen.[442,443] Produkte gibt es als Salben oder Zäpfchen (für die Scheide). Produkte wie OeKolp® oder Ovestin® sind durch den Arzt/die Ärztin verschreibungspflichtig. Diese Form von Östrogen wirkt weit schwächer als Östradiol und bevorzugt in ihrer Wirkung die Schleimhäute. Diese Creme wirkt nur an der entsprechenden Stelle (lokal) und nicht im gesamten System wie eine Hormontherapie. Damit kann Östriol unangenehme oder schmerzhafte Symptome trockener Schleimhäute, Blasenprobleme oder Inkontinenz spürbar bessern.

Expertenkasten

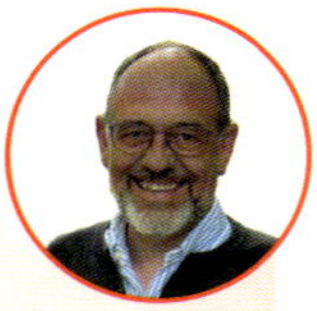

Alternativen zur Hormontherapie bei Kontraindikationen

Wenn aus verschiedenen Gründen eine Hormontherapie für dich kontraindiziert ist, möglicherweise aufgrund einer Krebserkrankung, gibt es über Nährstoffe und Lebensstilentscheidungen aus den vorigen Kapiteln noch einiges, was du medikamentös tun kannst.

- **Bei Osteoporose**
  - SERM Raloxifen®: Darf jedoch nicht bei Historie von Thrombose genutzt werden.
- **Bei Hitzewellen**
  - Remifemin®: Wirkstoff Traubensilberkerze
  - Venlafaxin®: Antidepressivum, nicht bei Einnahme von Tamoxifen oder Aromatasehemmer
  - Gabapentin®: Antiepileptikum, auch wirksam als Angstlöser
  - Gestagene: Progesteron oder synthetisches Gestagen, niedrig dosiert
  - Veoza®: (NK3-Rezeptor-Antagonist) nicht hormonelles Arzneimittel bei Wechseljahresbeschwerden wie Hitzewallungen

Gelb: Nutzen und Risiken abwägen

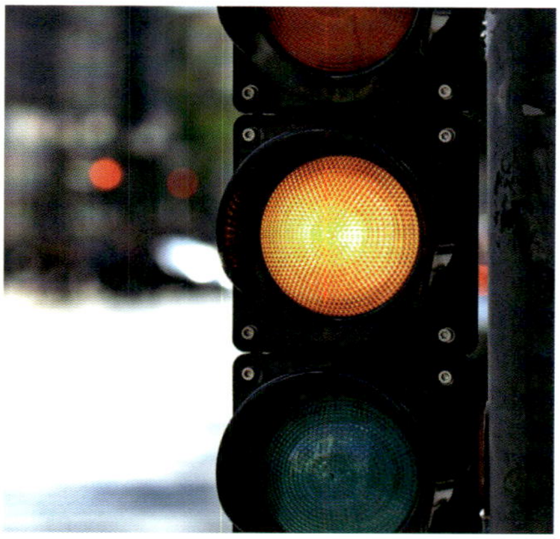

Für einige Vorerkrankungen oder gesundheitliche Risikofaktoren ist eine sorgsame Abwägung von Vorteilen und Risiken gemeinsam mit deinem Arzt oder deiner Ärztin empfohlen. Diese werden als „relative Kontraindikationen" bezeichnet. In vielen dieser Fälle ist jedoch eine transdermale Anwendung von Östrogen vertretbar, weil sie nicht mit einem erhöhten Risiko für Thrombose oder Schlaganfall einhergeht.

Zu den relativen Kontraindikationen gehören:

- Gerinnungsstörungen wie homozygotes Faktor-V-Leiden (homozygot = Vererbung durch Mutter und Vater); sie erhöhen das Thromboserisiko um 50 bis 100 Prozent:[444] Transdermales Östradiol ist in Ordnung.
- Antiphospholipid-Antikörper-Syndrom (APS oder APAS): Risikofaktor für Thrombose: Transdermales Östradiol ist in Ordnung.
- „Window of Opportunity" ist überschritten: Das bedeutet, die Menopause liegt mehr als zehn Jahre zurück oder die Patientin ist älter als 60 Jahre (siehe dazu auch den Expertenkasten auf Seite 309).
- Thrombose, Lungenembolie oder Schlaganfall in der Vergangenheit: Transdermales Östrogen ist meistens in Ordnung.
- Hohe Triglyceride: Transdermales Östradiol ist in Ordnung.
- Migräne: niedrig dosiertes, transdermales Östradiol und kontinuierliche Gabe (vermeidet Schwankungen des Östrogenspiegels, die Migräne begünstigen können)
- Gallenblasen- oder Lebererkrankung: Transdermales Östrogen ist meistens in Ordnung.
- Myome (gutartige Tumore in der Gebärmutter): niedrig dosiertes, transdermales Östradiol in Ordnung
- Koronare Herzerkrankungen
- Historie von Endometriose
- Starke Raucherinnen
- Übergewicht

Trifft eine oder treffen mehrere dieser Vorerkrankungen auf dich zu, lass dich von einem erfahrenen Arzt oder einer erfahrenen Ärztin beraten und entscheidet gemeinsam, was für dich die beste Variante ist.

Grün: Keine gesundheitlichen Bedenken

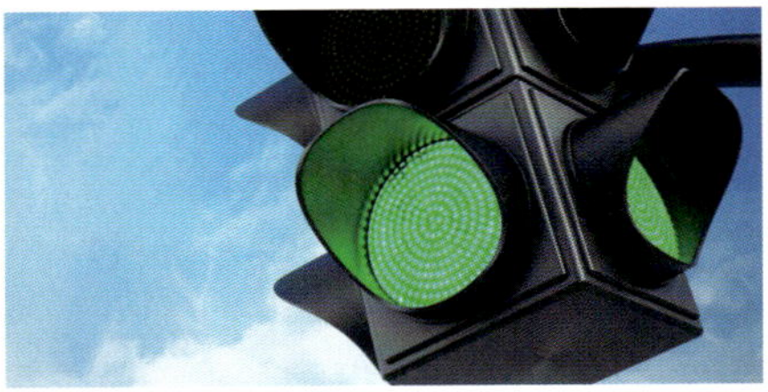

Für gesunde Frauen, die nicht rauchen und ein normales Gewicht haben spricht – aus gesundheitlicher Sicht – erst einmal nichts gegen eine Hormontherapie, wenn die Menopause nicht länger als zehn Jahre zurückliegt.

Das heißt nicht, dass du dich für eine Hormontherapie entscheiden musst. Die Entscheidung sollte jede Frau individuell und in Absprache mit ihrem Arzt oder ihrer Ärztin treffen. Zu berücksichtigen sind in diesem Zusammenhang vor allem auch die schützenden Effekte einer Hormontherapie vor Osteoporose, Diabetes oder Herzerkrankungen und möglicherweise auch Demenz. Gerade mit einer Familienhistorie von Osteoporose ist die Frage dann eher, ob eine Frau es sich leisten kann, keine Hormontherapie zu nutzen.

Dennoch solltest du im Hinterkopf behalten, dass die Indikationen, also die Gründe für eine Verschreibung der Hormontherapie durch deinen Arzt/deine Ärztin, typische Wechseljahresbeschwerden sind, wie z. B. Hitzewallungen. Zum Schutz vor zukünftigen Erkrankungen – außer Osteoporose – werden die meisten Ärzte und Ärztinnen, wenn du keine Beschwerden hast, nicht zum Rezeptblock greifen, um eine Hormontherapie zu verschreiben.

Expertenkasten

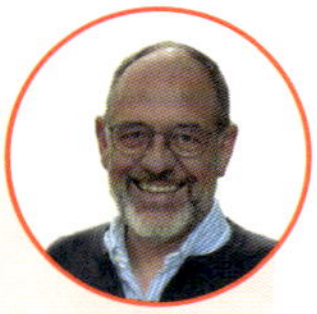

Arztgespräch

Nachdem du nun die eindeutigen Vorteile einer Hormonanwendung in und nach den Wechseljahren kennst, rate ich dir: Auch wenn du nachts nicht schweißgebadet durch Hitzewellen wach liegst, mache bei deinem Frauenarzt oder der Frauenärztin einen Beratungstermin, um zu erörtern, ob und welche Hormontherapie für dich geeignet ist.

Wie sieht eine Hormontherapie in der Praxis aus?

Bei Wechseljahresbeschwerden werden heute meistens bioidentische Hormone verschrieben, die als Arzneimittel zugelassen sind. Produktbeispiele hierfür sind Progestan® oder Famenita® für Progesteron und Lenzetto® oder Gynokadin® für Östradiol. Die Kosten dafür werden, bei Indikation einer Therapie für die auf dem Beipackzettel vorgesehenen Einsatzgebiete, von der Krankenkasse übernommen. Dazu gehören Zyklusstörungen und Hitzewallungen. Natürlich sind diese Präparate verschreibungspflichtig.

Ein sogenannter „Off-Label-Use", wenn ein Medikament also für einen nicht auf dem Beipackzettel beschriebenen Einsatz genutzt werden soll, muss das immer über ein Privatrezept bezahlt werden. Dieser Fall besteht beispielsweise, wenn kosmetische Anwendungen von Hormonen als Salbe gewünscht werden oder zur Osteoporoseprävention.

Individuelle Rezepturen, ob als Kapsel (Thromboserisiko im Blick behalten!) oder Creme sind oft unnötig teuer. Meistens sind die verfügbaren handelsüblichen Dosierungen von Progesteron und Östradiol aus der Apotheke absolut ausreichend.

Komponenten einer Hormontherapie

Progesteron

Moderne Formen des Progesterons sind bioidentisch und mikronisiert. So können sie vom Körper besser aufgenommen werden und sorgen wirkungsvoll dafür, dass die Gebärmutterschleimhaut nicht dauerhaft aufgebaut wird, da dies das Krebsrisiko erhöhen würde. Progesteron bildet also den Gegenpol zum schleimhautaufbauenden Östradiol.

Progesteron wird in der Regel als Kapsel eingenommen, meistens 100 mg oder 200 mg. Der Abbau über die Leber sorgt hier für einen beruhigenden Effekt. Progesteron kann schon in den zeitigen Wechseljahren eine absolute Wohltat sein, selbst wenn noch ausreichend (manchmal auch zu viel) Östrogen vorhanden ist. Es balanciert die Effekte von Östrogen, hilft dabei, schneller einzuschlafen und in der ersten Hälfte der Nacht tiefer zu schlafen, wirkt angstlösend und beruhigend. Daher sollte es am besten abends eingenommen werden.

Anfangs solltest du dich darauf einstellen, dass Progesteron die Verdauung verlangsamen kann, weil es die glatte Muskulatur (dazu gehört auch der Darm) an der Kontraktion hindert. In der Schwangerschaft ist das hilfreich (weil es die Schwangerschaft erhält), bei der Hormontherapie am Anfang etwas lästig. Aber schon im zweiten Zyklus sollte sich das neutralisiert haben. Bis dahin helfen Bewegung, ausreichendes Trinken und ein bis zwei Teelöffel Flohsamenschalen in einem Glas Wasser, um die Verdauung in Schwung zu bringen.

↗ Tipp: Wenn du bei der Progesteroneinnahme aufgrund der entwässernden Wirkung nachts häufiger als sonst auf Toilette gehen musst, kannst du ausprobieren, die Kapsel etwas eher zu nehmen, beispielsweise gegen 19 Uhr. Nicht bei jeder Frau wirkt sich das Progesteron so aus, aber wenn du es weißt, kannst du es beobachten.

Wichtig: Wenn eine Gebärmutter vorhanden ist, muss **immer** auch Progesteron ergänzt werden. Eine Hormontherapie, nur mit Östradiol und ohne Progesteron, ist nur nach einer Hysterektomie (keine Gebärmutter mehr vorhanden) möglich, wenn auch nicht unbedingt empfehlenswert.[445] Hat doch Progesteron viele wunderbare Eigenschaften, die weit über den Schutz der Gebärmutterschleimhaut hinausgehen, aber oftmals übersehen werden.

Östrogen (Östradiol)

Bevorzugt wird bioidentisches Östrogen genutzt, wenn möglich transdermal (Gel, Creme, Spray, Pflaster). Lutschtabletten oder Vaginaltabletten gelten ebenfalls als transdermal, weil sie auch über die Schleimhaut aufgenommen werden. Alle Darreichungsformen, bei denen Östradiol über die Haut aufgenommen wird, umgehen den Leberkreislauf und reduzieren damit das Risiko für Thrombosen und Embolien.

Es gibt auch orales Östrogen, aber bevorzugt sollte die Variante über die Haut genutzt werden, insbesondere bei einer Familienhistorie mit Blutgerinnseln, Schlaganfällen, Thrombosen oder eigenen Erkrankungen.

Beipackzettel: Achtung Verwirrung

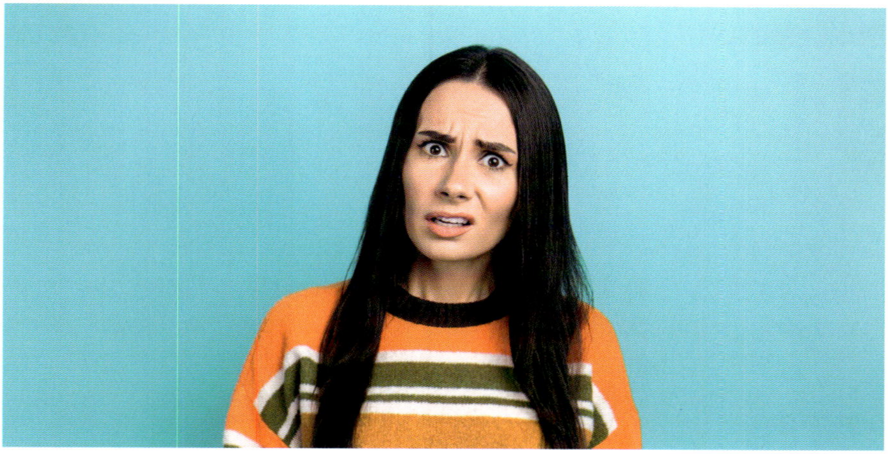

Viele Frauen gehen mit dem Wunsch nach bioidentischen Hormonen zum Arzt und sind entsetzt, wenn sie die Beipackzettel der verschriebenen Produkte lesen. Steht dort doch alles drin, was sie vermeiden wollten, inklusive Brustkrebsrisiko. Oft glauben sie, der Arzt hat ihnen doch keine bioidentischen Produkte verschrieben und beginnen ihre Hormontherapie aus Angst nicht.

Hier ist es absolut wichtig zu wissen, dass es in Deutschland eine Regelung gibt, nach der auch bioidentische Hormone im Beipackzettel alle Nebenwirkungen beinhalten müssen, die Stoffe aus der Gruppe der Gestagene haben können.

Hintergrund: Traditionell wird Progesteron in die Gruppe der progesteronähnlichen Substanzen eingeordnet, gemeinsam mit synthetischen Hormonderivaten, die z. B. in älteren Formen der Hormontherapie oder der Pille Verwendung finden. Diese gesamte Gruppe wird als Gestagene bezeichnet. Das sorgt nicht nur beim Lesen, sondern auch bei Patientinnen und sogar Experten für Sprachverwirrung. Damit stehen im Beipackzettel für bioidentisches, mikronisiertes Progesteron Nebenwirkungen, die nur ein synthetisches Progesteronderivat haben kann, nicht aber das körpereigene Progesteron. Dr. Marianne Krug beschreibt diese verwirrenden Zusammenhänge ausführlich in ihrem empfehlenswerten Buch „Hormoncoaching" (2023).[446]

Gleiches gilt beispielsweise für Östriol, das Frauen auch nach einer Krebserkrankung lokal, z. B. bei trockenen Schleimhäuten, nutzen dürfen. In dessen Beipackzettel wird aber – fälschlicherweise – auf ein erhöhtes Brustkrebsrisiko hingewiesen.

Praktische Anwendung der Hormone

Progesteron

Zu Beginn der Wechseljahre, wenn ausreichend Östrogen vorhanden ist, kann die alleinige Gabe von Progesteron sinnvoll sein. Mikronisiertes, bioidentisches Progesteron wird dann als Kapsel in einer Dosierung von 100 bis 200 mg genutzt und für die schlaffördernde Wirkung am Abend eingenommen. Hast du noch deine Periode, wird das Progesteron üblicherweise ab der Mitte des Zyklus für zwei Wochen eingenommen, also von Tag 14 bis 28 des Zyklus (Tag 1 ist der erste Tag der Blutung). Nach der Menopause werden in der Regel dauerhaft 100 mg Progesteron jeden Abend eingenommen.

Östradiol

Östradiol wird mitunter auch schon vor der Menopause verschrieben, wenn sich erste Östrogenmangelsymptome bemerkbar machen, wie beispielsweise Hitzewallungen oder ausfallende Perioden (mehr dazu ab Seite 41). In dieser Zeit werden sowohl Östrogen als auch Progesteron oft zyklisch eingenommen, um die verschiedenen Phasen des Zyklus zu unterstützen. In den ersten drei Wochen wird Östradiol verabreicht, während in der dritten und vierten Woche Progesteron hinzugefügt wird, da dies den natürlichen Schwankungen entspricht. Nach der Menopause wird die Hormontherapie in der Regel kontinuierlich ohne Pause eingenommen.

Das Östradiol wird als Spray, Gel oder Creme meistens auf die Innenseite der Arme oder Oberschenkel verteilt, da dort die Haut dünn ist. Schau am besten auch im Beipackzettel, was der empfohlene Bereich für die Auftragung des Östradiols ist. Nutze jedoch nicht zu kleine Flächen, um ausreichend Hautoberfläche zur Aufnahme des Hormons zu haben. Nach der Anwendung solltest du nicht duschen und mit diesen Hautstellen keine Familienmitglieder oder Haustiere berühren.

Östradiolpflaster werden je nach benötigter Dosierung ein- oder zweimal in der Woche gewechselt und auf dem Unterbauch, der Hüfte oder anderen Stellen platziert, wo das Pflaster nicht stört und gut hält. Das Pflaster hat den Vorteil, dass du nicht jeden Tag daran denken musst, sondern gleich für einige Tage „versorgt" bist. Allerdings haben einige Frauen Schwierigkeiten mit der **Haltbarkeit** des Pflasters und auch die Aufnahme des Wirkstoffs über die Haut ist nicht bei jeder Frau gleich.

Messungen können hier zeigen, wie viel des Östrogens bei dir im Blutkreislauf ankommt. Solltest du **allergisch** auf das Pflaster reagieren, liegt das nicht am Östrogen, sondern am Klebstoff des Pflasters. Manchmal kann ein Produktwechsel hilfreich sein oder der Umstieg auf Gel oder Spray.

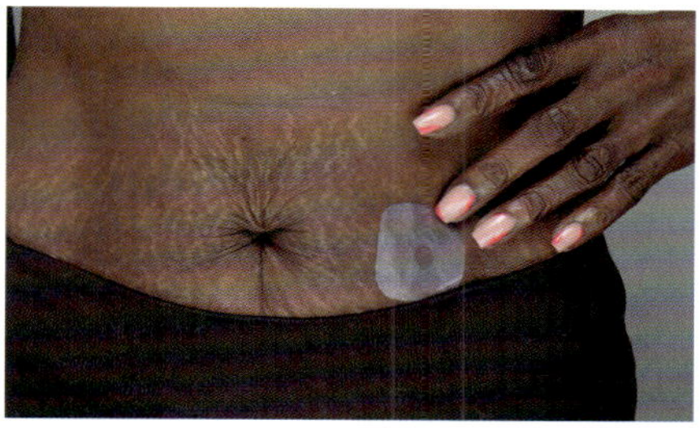

Kombipräparate

Es gibt auch sogenannte Kombipräparate, die Progesteron und Östradiol in einer Kapsel enthalten. Der Vorteil ist sicherlich, dass du nur ein Präparat einnehmen musst, was die Handhabung im Alltag erleichtert. Ein Beispiel ist das Produkt Bijuva®. Der Nachteil ist dabei die orale Einnahme von Östrogen und das damit verbundene größere Risiko für Thrombosen, Schlaganfälle oder Blutgerinnsel. Die Vor- und Nachteile solltest du mit deinem Arzt gemeinsam in Bezug auf deine individuelle Vorgeschichte abwägen.

↗ Tipp: Sei insgesamt ein bisschen geduldig. Oftmals wird nicht gleich die richtige Dosierung oder Art der Anwendung gefunden. Nur, weil nicht alles sofort optimal passt, heißt das nicht, dass sich keine Lösung oder Kombination von Präparaten für dich finden wird. Vor allem in der Zeit vor der Menopause kann jeder Zyklus ein bisschen anders sein, du arbeitest also praktisch mit einem beweglichen Ziel. Da passt die Dosierung mal einen Monat besser, in einem anderen Monat dafür aber weniger gut. Die Menopause mit konstant niedrigen Hormonspiegeln macht die Dosierung dann wieder einfacher. Das ist doch schon mal ein Lichtblick.

Zeichen für Über- oder Unterdosierung der Hormone

Mehrere Wochen ohne Besserung der Beschwerden deuten auf eine *Unterdosierung* hin (also zu wenig Hormon). Weitere Anzeichen für eine Unterdosierung bzw. Mangel an Östrogen sind: Hitzewallungen, „leeres BH-Körbchen", Scheidentrockenheit, Weinerlichkeit, schwankende Stimmung und Gereiztheit.

Zeichen der Überdosierung von Östradiol sind Brustspannen und Wassereinlagerungen. Diese Symptome kennst du vermutlich auch schon aus der Perimenopause, wenn Progesteron im Verhältnis zum Östradiol zu niedrig ist.

Generell ist es empfehlenswert, regelmäßige Kontrolluntersuchungen bei deinem Gynäkologen durchzuführen. Dabei sollte auch eine sonographische Kontrolle der Gebärmutterschleimhaut erfolgen, und zwar unabhängig davon, ob du eine Hormontherapie nutzt oder nicht. So kann rechtzeitig erkannt werden, ob sich beispielsweise zu viel Gebärmutterschleimhaut aufbaut.

Die **Zielwerte** für Östradiol entsprechen bei Frauen nach der Menopause denen einer fruchtbaren Frau am Anfang des Zyklus, wenn das Östradiol relativ niedrig ist. Die Überprüfung erfolgt überwiegend durch die Berücksichtigung von Symptomen und dem Befinden. Die Messung des Hormonspiegels im Serum ist dann oft nicht notwendig. Wenn der Hormonspiegel gemessen wird, ermöglicht das zu erkennen, was die körpereigene Produktion des Hormons plus die Ergänzung durch die Hormontherapie als Spiegel im Serum ergibt.[447] In der Menopause ist das vorherige Messen in der Regel nicht erforderlich, da die Hormonkonstellation, welche die Menopause kennzeichnet, bekannt ist (also niedrig).

Symptome für einen **Mangel an Progesteron** hatten wir bereits in Kapitel 2 besprochen, sie sind typisch für den Beginn der Wechseljahre. Dazu gehören Zwischenblutungen, Schlafstörungen, Angstzustände, Reizbarkeit oder empfindliche Brüste.

Aber auch eine **Überdosierung** ist möglich und äußert sich beispielsweise in Müdigkeit, leichtem Schwindel, sich beim Aufwachen komplett „groggy" zu fühlen, Wassereinlagerungen, ein unangenehmes Gefühl oder Schmerzen in den Beinen, kaum Lust auf Sex und sich einfach nicht wie man selbst zu fühlen.[448]

Wie lange darfst du Hormone nehmen?

Die Nordamerikanische Menopause Gesellschaft (NAMS, 2022[449]) sieht keinen zwingenden Bedarf, die Therapie nach fünf Jahren oder im Alter von 65 Jahren zu beenden, wie es mitunter noch kommuniziert wird. Wenn du von der Therapie profitierst und es dir gut damit geht, kannst du die Hormontherapie in Abstimmung mit deinem Arzt fortsetzen. Zahlreiche Symptome können bei einigen Frauen echt lange anhalten. In einer schwedischen Studie berichteten 16 Prozent aller Frauen, die 85 Jahre oder älter (!) waren davon, mindestens mehrfach in der Woche Hitzewallungen zu erleben.[450]

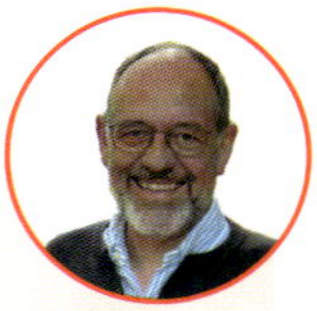

Expertenkasten

Wie du ins Arztgespräch gehen kannst

Manche Frauenärzte/Frauenärztinnen reagieren fast ein bisschen „allergisch", wenn du mit der Tür ins Haus fällst und nach bioidentischen Hormonen fragst. Mein Tipp: Gib deinem Frauenarzt/deiner Frauenärztin die Chance, dir etwas zu empfehlen. Frag einfach nach einem Östrogenpräparat als Gel oder Pflaster und – wenn nötig – ggf. Progesteron-Kapseln. Er wird diesem Wunsch gerne nachkommen, oder dir erklären, warum eine andere Therapie für dich besser ist.

Verhütung

In den Wechseljahren ist das Thema Verhütung noch nicht „vom Tisch", wenn du nicht mehr schwanger werden möchtest. Es passiert gar nicht so selten, dass eine Frau in den Wechseljahren doch überraschend noch einmal schwanger wird. Daher müssen sich Frauen in dieser Zeit mit dem Thema Verhütung beschäftigen, sofern keine Hysterektomie (Entfernung der Gebärmutter) oder Sterilisation (Verschluss der Eileiter, sogenannte Tubenligatur) oder eine Sterilisation des Mannes (auch eine Option) stattgefunden hat.

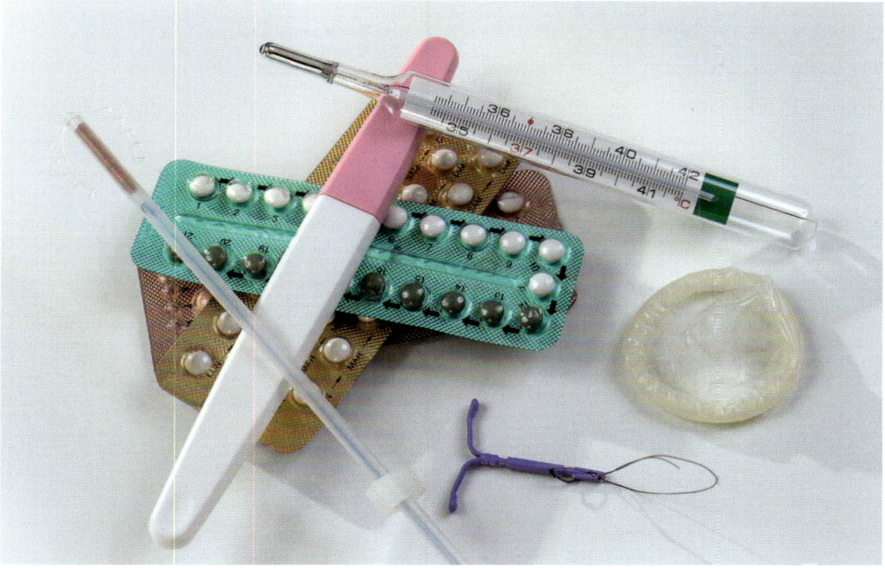

Ganz wichtig: Eine Hormontherapie mit bioidentischen Hormonen ist keine Verhütung! Das können körpereigene Hormone nicht, sie sind dafür da, dass wir schwanger werden und ein Kind austragen können.

Als Richtlinie, wie lange eine Frau verhüten sollte, wird angegeben: Wenn du unter 50 bist, solltest du für mindestens zwei Jahre nach der letzten Periode verhüten. Wenn du über 50 bist, ist eine Verhütung für ein Jahr nach der letzten Periode empfohlen.[451]

Natürliche Verhütungsmethoden wie die Temperaturmethode funktionieren **nicht** mit einer Hormontherapie, weil die HRT die Körpertemperatur und andere Faktoren verändert, auf deren Basis fruchtbare und nicht-fruchtbare Tage bestimmt werden.

Verhütungsmethoden wie die Mirena-Spirale oder die Pille verändern nicht, wann man in die Wechseljahre kommt, sie maskieren jedoch die Symptome und machen es daher schwer zu erkennen, wann man in den Wechseljahren ist.

Mehr Informationen zum Thema Verhütung in den Wechseljahren findest du unter www.wechselweise.net im Artikel „Verhütung in den Wechseljahren – Teil 2: Methoden".[452]

Klarheit rund um das Thema Hormontherapie

Ich hoffe, ich konnte für dich Klarheit in die verwirrenden Informationen rund um Hormone und Hormontherapie bringen. Ich wünsche mir, dass du dich damit gut gerüstet fühlst, um für dich selbst eine informierte Entscheidung zu treffen, die nicht von Angst und Fehlinformationen bestimmt wird.

Wer mit dem Gedanken an eine Hormontherapie spielt und sich beraten lassen möchte, sollte sich einen Arzt oder eine Ärztin suchen, die sich in diesem Bereich weitergebildet hat. Gemeinsam kann dann individuell, aufgrund der eigenen Historie und der aktuellen Datenlage, entschieden werden, was die beste Lösung für dich ist. Jeder Frauenarzt/Jede Frauenärztin kann und darf bioidentische Hormone als Kassenleistung verschreiben. Auch eine Bestimmung der Hormonspiegel ist, bei entsprechender Indikation, eine Leistung der Krankenkasse.

Dabei ist es meistens nicht nötig, auf individuelle Mixturen auszuweichen, die meistens unnötig teuer sind. In der Regel passen die verfügbaren Produkte in den vorhandenen Dosierungen, also bioidentisches, mikronisiertes Progesteron und transdermales Östradiol. Beide gibt es in der Apotheke und sie können vom Arzt als Arzneimittel verschrieben werden.

> *Bildung ist der Schlüssel, um die Welt zu erschließen, dein Pass für die Freiheit.*
>
> **Oprah Winfrey**

Teil IV
Symptom-bezogene Hilfe

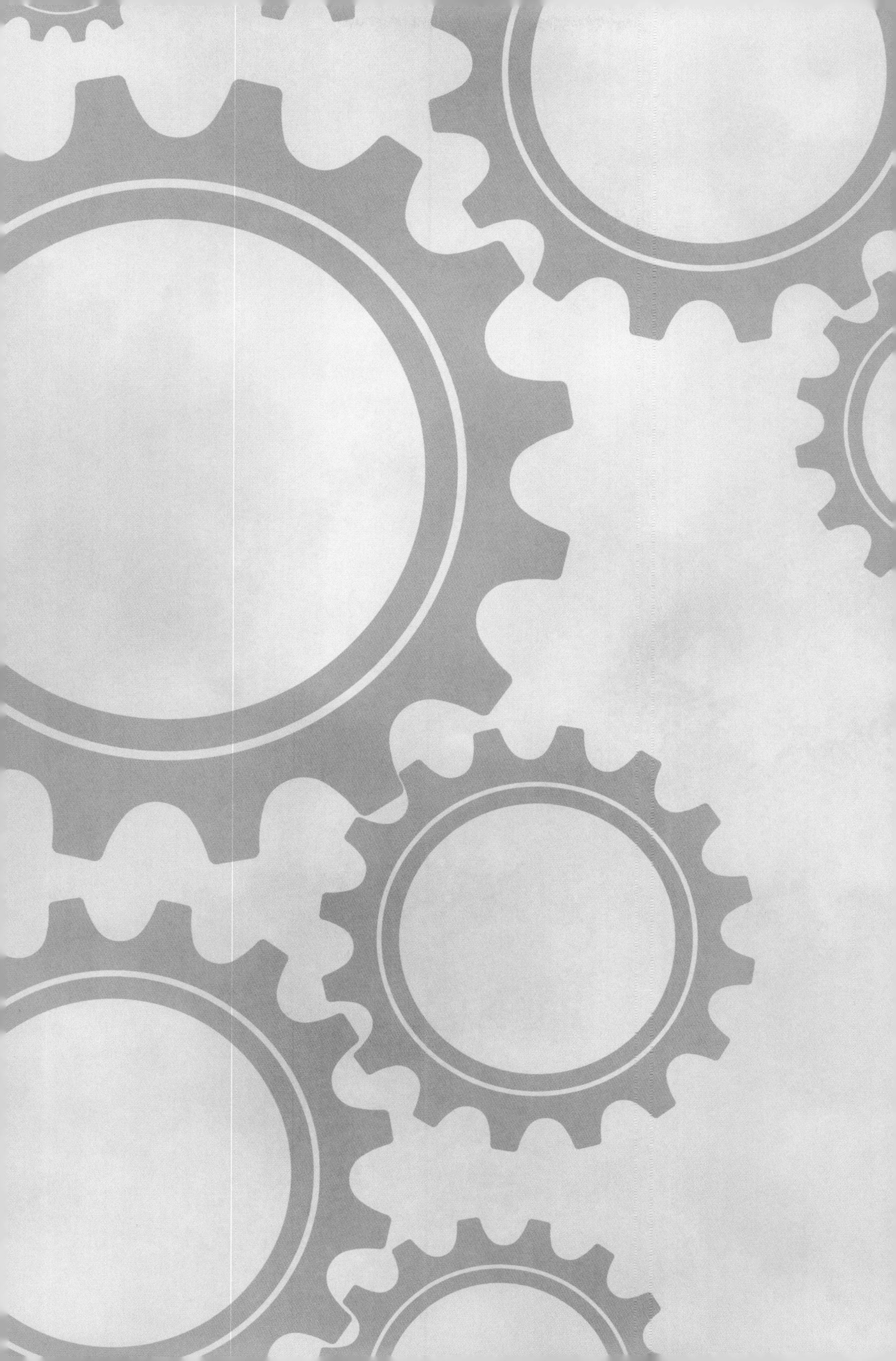

Nachdem wir in den vorherigen Kapiteln die Grundlagen gelegt haben, kommen wir jetzt zur ersten Hilfe bei belastenden und nervenden Symptomen, die für viele Frauen zum Erlebnis der Wechseljahre dazugehören. Dieses Kapitel kannst du wie ein kleines Nachschlagewerk nutzen, denn nicht alle Symptome werden dich im Moment – hoffentlich – betreffen. Aber wer weiß, was diese Reise noch so mit sich bringt und du bist dann bestens vorbereitet.

Kapitel 9:

Erste Hilfe

Im folgenden Kapitel möchte ich dir verschiedene Strategien der „ersten Hilfe" für besonders häufige und belastende Symptome der Wechseljahre anbieten. Voraussetzung für diese Kapitel ist alles, was wir in den Kapiteln 4 bis 8 schon gemeinsam erarbeitet haben: Umgang mit Stress, Ernährung, die innere Uhr, Training, Schlaf, Kräuter, Nährstoffe, alternative Therapien und auch Hormone. Da wir all das bereits angesprochen haben, kann ich hier jeweils auf die entsprechenden Stellen im Buch verweisen, ohne erneut ins Detail gehen zu müssen. Dir wird sicherlich wieder auffallen, wie oft ich auf die vorherigen Kapitel verweise, denn all die Strategien und Verhaltensweisen dienen nicht nur dazu, lange gesund zu bleiben, sondern sie helfen auch, die Symptome der Wechseljahre zu lindern.

Die Strategien in diesem Kapitel kannst du wie einen Blumenstrauß von Angeboten nutzen. Du suchst dir gezielt heraus, was du im Moment brauchst und was zu dir passt.

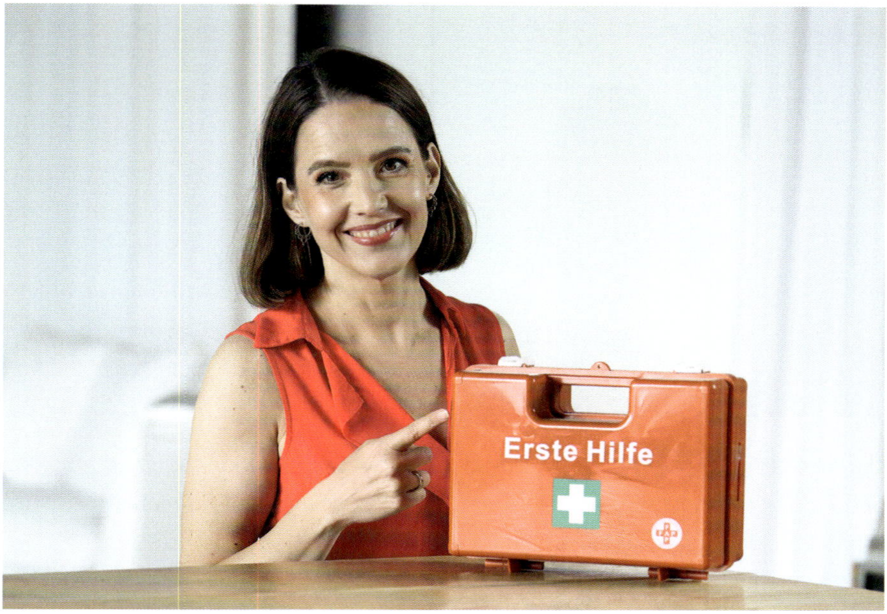

Dabei können einzelne Strategien oder Nährstoffe aber nie so viel ausrichten wie die Summe aus Verhaltensweisen in verschiedenen Bereichen deines Lebens. Denn diese helfen dem Körper und auch der Psyche, widerstandsfähig zu werden und mit Herausforderungen umzugehen. Ist – im übertragenen Sinne – der Reifen schon platt, ist jedes noch so kleine Schlagloch zu viel.

Migräne und Kopfschmerzen

Einige Frauen erleben Migräne oder Kopfschmerzen zum ersten Mal, wenn sie in der Menopause sind. Die meisten Frauen kennen Kopfschmerzen jedoch bereits aus den Tagen vor der Periode. In dieser Zeit stehen Kopfschmerzen oder Migräne im Zusammenhang mit dem starken Abfall des Hormons Östrogen. Etwa die Hälfte aller Frauen, die unter Migräne leiden, stellen einen Zusammenhang mit ihrem Zyklus fest.[453]

Migräne ist die intensivste Form von Kopfschmerzen, bei der meistens nur eine Kopfseite betroffen ist oder Schmerzen hinter den Augen auftreten. Diese Schmerzen fühlen sich pulsierend oder pochend an und werden mitunter von Lichtempfindlichkeit, Übelkeit oder einer Aura begleitet.[454] Migräne betrifft etwa 10 bis 29 Prozent aller Frauen und wird in der Postmenopause meistens geringer.[455] Ist die Menopause jedoch eine Folge der operativen Entfernung der Eierstöcke, kann dies Migräne verstärken.[456]

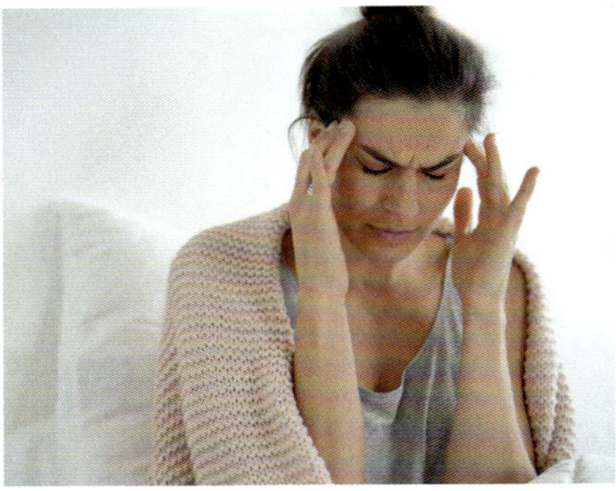

Spannungskopfschmerzen können im Zusammenhang mit Stress stehen und sind meistens weniger schwerwiegend als Migräne. Diese Schmerzen treten oft im Stirnbereich oder im Nacken und Hinterkopf auf. Manchmal fühlen sich diese Schmerzen an, als hättest du einen Helm oder eine Mütze auf dem Kopf, die viel zu eng sind.

Die Wechseljahre sind durch stärkere Östrogenschwankungen und einen abfallenden Progesteronspiegel gekennzeichnet. Dies kann vor allem hormonell bedingte Kopfschmerzen oder Migräne triggern. Insbesondere stärkere Kopfschmerzen vor der Periode im Zusammenhang mit weiteren PMS-Beschwerden können sie auch ein frühes Anzeichen der Wechseljahre sein. Wenn die Abstände zwischen den Zyklen kürzer werden, häufen sich damit auch Kopfschmerzen und oder Migräne, die leider oft auch schwerwiegender sind als früher und länger dauern.[457] Aus diesem Grund braucht jede Frau einige wirksame Strategien gegen Kopfschmerzen und Migräne, die ursächlicher wirksam sind als eine Schmerztablette.

Ursache von Kopfschmerzen und Migräne

Die Zusammenhänge sind noch nicht endgültig geklärt. Naheliegend ist jedoch ein Zusammenspiel zwischen Hormonen und ihrer Eigenschaft, für eine Weitung oder Verengung der Blutgefäße zu sorgen.[458] Progesteron sorgt für die Kontraktion (Verengung) und Östrogen für die Erweiterung der Blutgefäße. Schwanken nun die Hormone in der Perimenopause, verändern sich die Druckverhältnisse im Kopf und das kann zu Kopfschmerzen führen.

Im Hinblick auf Östrogen ist es die Veränderung, insbesondere der Abfall des Hormonspiegels, der offensichtlich Migräne triggern kann. Dabei gelangen durch die Erweiterung der Blutgefäße auch entzündliche Substanzen ins Gewebe und können Migräne hervorrufen.[459]

Aber auch ein plötzlicher Anstieg von Östrogen kann bei empfindlichen Frauen Migräne hervorrufen, sowohl in der Pubertät als auch zum Beginn der Hormontherapie. Diese sollte daher eher sanft mit der kleinstmöglichen Dosis begonnen werden, die ausreichend ist, um Hitzewallungen oder andere Symptome zu reduzieren. Empfehlenswert ist die kontinuierliche Nutzung (also keine zyklische) von Pflastern, Gel oder Spray anstatt Kapseln, um einen stabileren Östrogenspiegel zu erreichen.[460] Wenn du unter Migräne leidest, solltest du das mit deinem Arzt/deiner Ärztin für die Herangehensweise der Hormontherapie besprechen. Migräne ist jedoch keine Kontraindikation für eine Hormontherapie (siehe Seite 311).

Was du selbst tun kannst

Ein **Migräne-Tagebuch** zu führen, kann hilfreich sein, um Trigger zu erkennen und zu meiden, denn diese können sehr individuell sein. Einen Downloadlink für ein Migränetagebuch gibt es am Ende des Buches bei „hilfreiche Websites" (Seite 406). Dieses Tagebuch kann sogar dann eine Offenbarung sein, wenn du seit vielen Jahren unter Migräne leidest und bisher keine Zusammenhänge entdeckt hast.

Übrigens: Die kombinierte Pille mit Gestagen und synthetischem Östrogen ist bei Migräne ohne Aura absolut nicht empfehlenswert. Reine Gestagenpillen können bei Migräne ohne Aura hingegen ohne Einschränkung genutzt werden und helfen auch, das Schlaganfallrisiko zu minimieren. Bei Migräne mit Aura wird von einer hormonellen Verhütung generell abgeraten.[461]

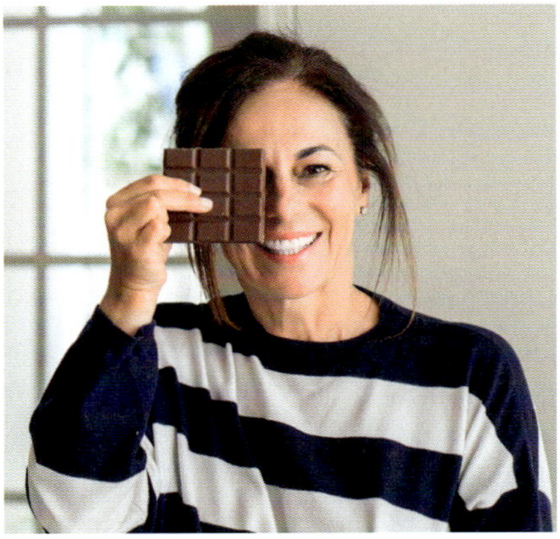

Trigger sind nicht die Ursache der Migräne, sie lösen aber einen Migräneschub aus. Insbesondere die Kombination von verschiedenen Triggern kann das Auftreten einer Migräne wahrscheinlich machen. Wenn du diese für dich identifiziert hast, kannst du gezielter Migräneschübe vermeiden und damit deren Häufigkeit reduzieren. **Häufige Trigger** sind die genannten hormonellen Veränderungen, die Pille, aber auch Schokolade, Koffein, Wein, Stress, helles Licht, Lärm und ein unregelmäßiger Tagesablauf (z. B. Wechsel zwischen Woche und Wochenende), unregelmäßige Essens- und Schlafzeiten, Schlafmangel, ungewohnt hartes Training, Wetterwechsel, Halswirbelsäulenblockaden oder auch Kaffeeentzug.

Wenn Migräne selten auftritt, würde ich dieses Migräne-Tagebuch rückwirkend führen und für den Tag vor der Migräne die genannten Trigger bewerten, ob sie vorhanden waren oder nicht. So kannst du Zusammenhänge erkennen, ohne wochenlang das Tagebuch führen zu müssen.

Ein **antientzündlicher Lebensstil** kann das Auftreten von Migräne verringern, weil Migräne immer auch mit entzündlichen Botenstoffen in Verbindung steht. Dies beinhaltet die Reduzierung von Stress (Kapitel 4), die Priorisierung von ausreichend Schlaf (Kapitel 6) und eine antientzündliche Ernährung, wie wir sie im Kapitel 5 besprochen haben.

Eine **Hormontherapie** kann einigen Frauen helfen. Allerdings sollten Frauen, die empfindlich für Migräne sind, beachten, dass zu Beginn einer Hormontherapie die Migränehäufigkeit steigen kann. Das heißt nicht gleich, dass Hormontherapie nichts für dich ist, sondern dass du mit einer kleineren Dosis als andere Frauen beginnen solltest.

Gezielte **Nährstoffe** können unterstützend wirken. Coenzym Q10, Magnesium und Vitamin B2 optimieren den mitochondrialen Energiestoffwechsel (mehr Infos und Dosierungsbeispiele siehe Kapitel 7).

Omega-3-Fettsäuren: Diese wunderbaren Fettsäuren wirken stark antientzündlich und können aus diesem Grund (durch verschiedene Mechanismen) die Häufigkeit von Migräne und Kopfschmerzen spürbar verringern. In einer aktuellen Meta-Analyse werden Omega-3-Fettsäuren sogar als erste und wichtigste Strategie der Prävention von Migräne beschrieben.[462] Am wirksamsten waren hier relativ hohe Dosierungen von EPA und DHA von 1500 mg oder mehr pro Tag.[463] Mehr Informationen zu Omega-3 findest du in Kapitel 7.

Coenzym Q10: Bisher konnte gezeigt werden, dass Coenzym Q10 hilfreich bei Migräne und weiteren Erkrankungen des Nervensystems ist, wie beispielsweise Multipler Sklerose und Parkinson.[464] Diese Wirkung ist den entzündungshemmenden, antioxidativen Eigenschaften und der Förderung der Energieproduktion in den Energiekraftwerken unserer Zellen, den Mitochondrien zuzuschreiben. Empfohlen werden Dosierungen von 100 bis 300 mg Ubiquinol am Tag (aktive Form von Coenzym Q10), damit konnte die Häufigkeit und Schwere von Migräneattacken verringert werden.[465]

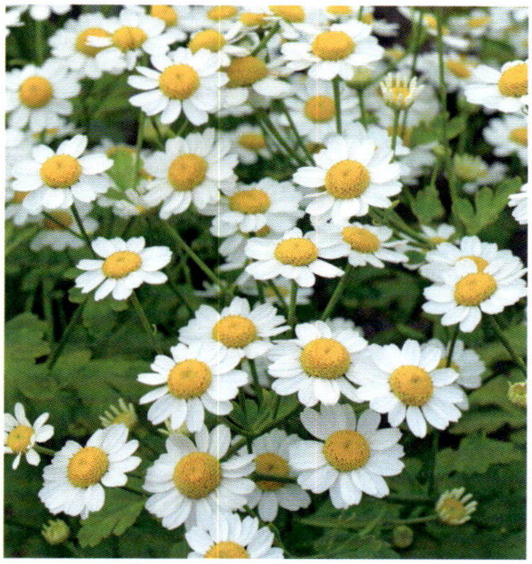

Mutterkraut (Feverfew, lat. *tanacetum parthenium*) besitzt antientzündliche Eigenschaften und kann gegen Migräne helfen. Es ist auch bekannt als „mittelalterliches Aspirin" oder wilde Kamille. Es wird häufig verwendet, um Migräne vorzubeugen; es ist also kein Mittel, um akute Migräne zu behandeln. Die Wirkung baut sich innerhalb der ersten zwölf Wochen auf. Danach kann es aber dauerhaft genommen werden und ist hilfreich, um die Häufigkeit und Stärke von Migräne zu reduzieren. Mutterkraut kann auch helfen, allgemeine Entzündungen zu reduzieren, sollte jedoch nicht in der Schwangerschaft eingenommen werden. Als Dosis werden 1- bis 4-mal täglich 100 bis 300 mg Mutterkraut mit einem Wirkstoffgehalt der sogenannten Parthenolide von 0,2 bis 0,4 Prozent empfohlen.[466]

Eine Massage der Schläfen oder Stirn mit verdünntem **Pfefferminzöl** oder **Mentholöl** kann bei Kopfschmerzen hilfreich sein (z. B. Olbas). Hier solltest du ein Trägeröl wie beispielsweise Kokos- oder Mandelöl mit einigen Tropfen hochwertigen ätherischen Öls vermischen und auf die gewünschten Hautstellen auftragen.[467] Ein Blick in die Literatur verrät, dass es sich hier keineswegs um eine „alternative" Methode handelt, sondern in Versuchen einige dieser essenziellen Öle weit besser wirken als antientzündliche Schmerzmittel und das auch noch ohne die Nebenwirkungen der Medikamente. Wirkungen wurden sowohl hinsichtlich der Entspannung der betroffenen Muskeln gemessen, der Schmerzreduktion und auch der mentalen Entspannung, der von Kopfschmerzen betroffenen Menschen.[468] Gerade im Zusammenhang mit Spannungskopfschmerzen klingt das nach einem Tipp, den du unbedingt ausprobieren solltest.

Abschließend noch ein Tipp, der vermutlich nicht für alle Arten von Kopfschmerzen oder Migräne hilfreich ist, aber trotzdem einen Versuch wert ist: ein **heißes Fußbad**. Es kann dafür sorgen, dass sich die Blutgefäße in den Füßen weiten und damit Blut aus dem Kopf „abgezogen" wird. Das kann den Druck in den Blutgefäßen reduzieren und Schmerzen verringern. Selbst als präventive Maßnahme, wenn du viel unter Kopfschmerzen leidest, soll ein tägliches heißes Fußbad für 20 Minuten hilfreich sein und die Stärke sowie Häufigkeit von Migräne reduzieren.[469]

Hitzewallungen

Hitzewallungen, also plötzliche Schweißausbrüche, sind das bekannteste Symptom der Wechseljahre. Fast acht von zehn Frauen leiden darunter, das heißt aber auch, dass einige Frauen keine Hitzewallungen erleben. Sie treten meistens in den späten Wechseljahren oder der Zeit nach der Menopause (Postmenopause) auf und sind damit kein Anzeichen, um den Beginn der Wechseljahre zu erkennen.[470] Hitzewallungen können viele Jahre in der Postmenopause andauern, besonders bei Frauen, die aktuell oder früher geraucht haben, bei Frauen mit Übergewicht und Frauen, die sehr gestresst, depressiv oder ängstlich sind.

Wie fühlen sich Hitzewallungen an?

Hitzewallungen beginnen als ein Gefühl der Wärme. Die Blutgefäße in der Haut dehnen sich aus, Blut schießt an die Oberfläche und sorgt dafür, dass die Haut

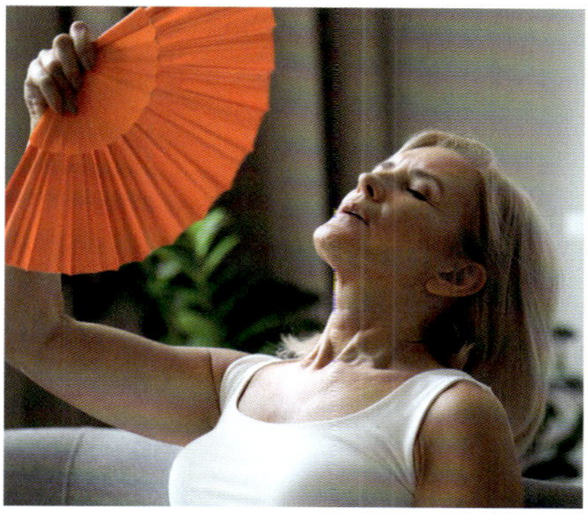

heiß wird. Diese Reaktion hilft unserem Körper normalerweise, sich bei heißem Wetter oder beim Training abzukühlen. In den Wechseljahren passiert das jedoch oft einfach so aus dem Nichts heraus. Passiert das in der Nacht („Nachtschweiß"), ist an Schlaf kaum zu denken. Hitzewallungen können von Frieren, zusätzlichen Herzschlägen, Kopfschmerzen oder Schwindel begleitet sein.

Die Dauer einer Hitzewallung variiert und kann von 30 Sekunden bis zu zehn Minuten reichen, manchmal aber sogar auch eine Stunde. Manche Frauen fühlen sich nach einer Hitzewallung recht schnell wieder normal, andere Frauen sind einfach komplett erschöpft, als wären sie gerade einen Marathon gelaufen. Die Häufigkeit der Hitzewallungen reicht von einigen Hitzewallungen im Jahr bis hin zu 20 oder mehr pro Tag. Der Schweregrad ist ebenfalls von Frau zu Frau unterschiedlich. Sind die Hitzewallungen mild, nerven sie zumindest. Sind sie stärker, können sie das ganze Leben einer Frau verändern und die Lebensqualität erheblich beeinträchtigen. Eine Frau mit diesen Beschwerden traut sich dann mitunter kaum noch in die Öffentlichkeit, kann nicht schlafen und hat Schwierigkeiten, selbstbewusst ihren Job zu verrichten.[471]

Ursachen von Hitzewallungen

Die Ursache für Hitzewallungen liegt hauptsächlich im sinkenden bzw. niedrigen Östrogenspiegel. Aus diesem Grund ist dieses verbreitete Symptom auch weniger typisch für die zeitigen Wechseljahre, die oftmals eher von einem relativen Östrogenüberschuss geprägt sind. Unser Temperaturregulationssystem wird durch Östrogen beeinflusst. Sinkt der Östrogenspiegel, werden wir damit anfälliger für kleine Temperaturschwankungen. Das Schwitzen ist also ein Zeichen dafür, dass das Gehirn bei der Temperaturkontrolle einen Fehler macht und die Körpertemperatur nicht richtig reguliert.[472] Das Gehirn glaubt, wir überhitzen, und setzt alles in Gang, um uns abzukühlen. Medikamente wie Antiöstrogene oder Aromataseblocker können Hitzewallungen ebenfalls fördern, weil sie die Östrogenproduktion blockieren.[473] Im Zusammenhang mit den Wechseljahren, jedoch auch zu anderen Zeiten im Leben, können auch Bluthochdruck oder eine Schilddrüsenüberfunktion Hitzewallungen begünstigen.[474] Im Gespräch mit deinem Arzt sollte geklärt werden, welche dieser Ursachen auf dich zutreffen.

In der Diskussion um Hitzewallungen wird oft vergessen, dass es sich dabei nicht nur um ein belastendes Symptom handelt, sondern ein Anzeichen für eine nicht optimale Endothelfunktion ist. Endothelzellen kleiden die inneren Blutgefäße aus und sorgen – bei optimaler Funktion – für die Freisetzung von Stickstoffmonoxid (NO), das gefäßweitend wirkt.[475] Das heißt, Hitzewallungen zeigen an, dass die Arterien ihre Fähigkeit verlieren, sich anzuspannen und wieder zu entspannen, denn Östrogenmangel macht die Gefäße weniger geschmeidig.[476] Die Temperaturkontrolle ist die Aufgabe des autonomen Nervensystems (Sympathikus und Parasympathikus). Frauen, die unter Hitzewallungen leiden, haben daher eine höhere Wahrscheinlichkeit, auch andere Fehlregulationen des autonomen Nervensystems zu erleben, wie Herz-Palpitationen, Herzinfarkt und Schlaganfall.[477]

Was du selbst tun kannst

Es gibt einige hilfreiche Strategien, die bei Hitzewallungen helfen können. Beginnen möchte ich dabei mit der Prävention und mit Sofortmaßnahmen, die besonders wichtig sind, wenn Hitzewallungen dir im Moment viel Kraft rauben. Die langfristigen Strategien brauchen oft ein bisschen Zeit, um ihre volle Wirkung zu entfalten. Sie können oder sollten vielleicht sogar ein paralleler Weg sein, um nicht einfach immer nur im Akutfall reagieren zu müssen, sondern die Intensität oder Anzahl von Hitzewallungen langfristig zu reduzieren.

Trigger vermeiden: Um Hitzewallungen vorzubeugen, ist es hilfreich, bestimmte Auslöser zu meiden. Dazu gehören Stress, Koffein, Alkohol, heiße Getränke, scharfes Essen, zu enge Kleidung, Rauchen und hohe Temperaturen (beispielsweise ein zu warmes Schlafzimmer). Beobachte einmal, welche dieser Trigger als Anlass für deine Hitzewallungen infrage kommen, danach kannst du sie gezielt vermeiden.

Sofortmaßnahmen zur Abkühlung und Atmung: Bei akuten Hitzewallungen kann eine sofortige Abkühlung helfen. Öffne ein Fenster, trinke ein kühles Getränk und wasche dir die Hände (oder wenn möglich auch die Füße) mit kaltem Wasser, um den Körper optimal abzukühlen. Ein Ventilator und Thermalwasserspray fürs Gesicht können ebenfalls hilfreich sein. Um den Parasympathikus zu aktivieren und den Sympathikus zu beruhigen, konzentriere dich auf die Ausatmung oder mache einige physiologische Seufzer (siehe Seite 140).

Rahmenbedingungen anpassen: Es ist hilfreich, Kleidung im Zwiebellook zu tragen, bei dem mehrere Schichten Kleidung übereinander getragen werden, die je nach Bedarf an- oder ausgezogen werden können. So kannst du schnell reagieren, wenn dir plötzlich heiß wird. Trage am besten Kleidung aus natürlichen Fasern wie Baumwolle oder Seide. Auch Nachtwäsche sollte aus diesen Materialien bestehen, denn sie sind atmungsaktiver. Kühlende Matratzenauflagen können ebenfalls hilfreich sein. Ein Bettbezug aus Leinen oder leicht gewebter Baumwolle lässt Feuchtigkeit besser durch und sorgt für ein angenehmes Schlafklima.

Make-up: Vermeide eine fettige Tagescreme, da sie wie ein Film auf der Haut liegt. Probiere stattdessen eine leichtere Tagescreme oder eine Tönungscreme anstelle von Make-up (Foundation), um die Haut atmen zu lassen und Überhitzung zu vermeiden.

Diese ersten Strategien können dir helfen, den Alltag mit Hitzewallungen als weniger belastend zu erleben und nachts besser zu schlafen.

Längerfristige Hilfe

Längerfristige Maßnahmen können die Häufigkeit, die Stärke und das Ausmaß von Hitzewallungen reduzieren. Die Wirkung braucht aber ein bisschen Zeit, um sich zu entfalten.

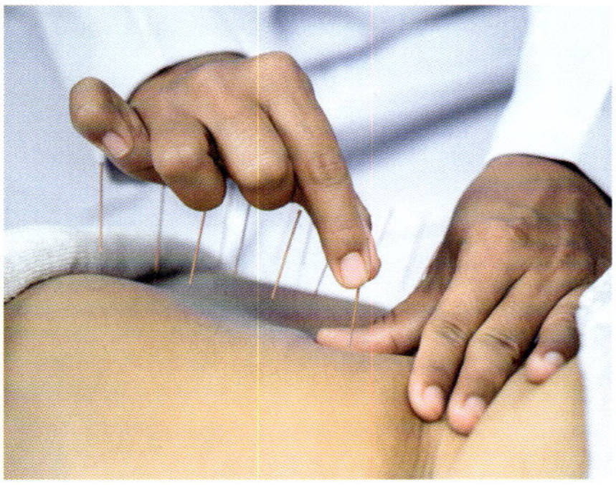

Akupunktur: Eine langfristige Lösung zur Linderung von Hitzewallungen kann Akupunktur sein. Eine Studie zeigte im Verlauf von sechs Monaten eine Reduktion von Hitzewallungen um fast 37 Prozent.[478] Ein Großteil der Wirkung blieb auch zwölf Monate nach Ende der Behandlung bestehen. Diese Behandlung ist in der Regel eine Privatleistung, die nicht von der Krankenkasse übernommen wird. Unter www.daegfa.de kannst du ausgebildete Akupunkturärzte nach der Postleitzahl suchen. Den Link findest du auch am Ende des Buches unter „Hilfreiche Websites".

Kognitive Verhaltenstherapie: Kognitive Verhaltenstherapie (KVT) kann dazu beitragen, dass Hitzewallungen als weniger belastend empfunden werden. Dies ist besonders wertvoll, da Stress und die Angst vor den Hitzewallungen selbst als Verstärker wirken können. Mehr dazu ab Seite 249 in Kapitel 7.

Gewichtsreduktion: Übergewichtige Frauen leiden stärker unter Hitzewallungen. Eine Gewichtsreduktion kann daher helfen, die Intensität und Häufigkeit der Hitzewallungen zu verringern. Mit den Tipps rund um Ernährung, Stressreduktion, Schlaf, Training und Nährstoffe bist du dafür gut gerüstet.

Wechselduschen: Wechselduschen können das Temperaturregulationssystem trainieren. Diese Methode wird im Sinne von Kneipp durchgeführt: Zuerst wird der rechte Fuß bis zur Hüfte (außen und innen zurück), dann der linke Fuß bis zur Hüfte und schließlich der rechte Arm bis zur Schulter (außen und innen zurück) mit kaltem Wasser abgeduscht.

Yoga: Yoga kann durch Atem- und Entspannungsübungen zur Linderung von Hitzewallungen beitragen und Stress reduzieren, der zu einer Häufung von Hitzewallungen führen kann. Mehr dazu ab Seite 251 in Kapitel 7.

Hormontherapie: Die effektivste Methode zur Reduktion von Hitzewallungen ist sicherlich die Hormontherapie, da sie das benötigte Östrogen zuführt und somit die Flexibilität der Blutgefäße und die Temperaturkontrolle des Gehirns wiederherstellt. Wenn du mit belastenden Hitzewallungen zu deinem (aktuell informierten) Gynäkologen oder deiner Gynäkologin gehst und gesundheitlich nichts gegen eine Hormontherapie spricht (siehe Kapitel 8), wirst du meistens keine Schwierigkeiten haben, ein Rezept für Östradiol und Progesteron zu bekommen.

Medikamente: Für Frauen, die aufgrund von hormonsensiblen Krebserkrankungen nicht für eine Hormontherapie infrage kommen, können verschiedene Formen von Antidepressiva und Antiepileptika eingesetzt werden. Diese Medikamente, wie z. B. Selektive Serotonin-Wiederaufnahmehemmer (SSRI) oder Selektive Serotonin- und Noradrenalin-Wiederaufnahmehemmer (SNRI) wie Venlafaxin oder das Antiepileptikum Gabapentin, lindern Hitzewallungen oft recht wirksam. Leider können sie relativ viele Nebenwirkungen haben wie z. B. Verwirrtheit, Sehstörungen oder Zittern. Es ist ratsam, gut informiert ins Arztgespräch zu gehen, da in vielen Fällen die Hormontherapie doch die bessere Option sein könnte (siehe Kontraindikationen für eine Hormontherapie auf Seite 308).

Nahrungsergänzungsmittel: Es gibt verschiedene pflanzliche Medikamente auf Basis von Traubensilberkerze, Johanniskraut und sibirischem Rhabarber wie beispielsweise Remifemin®, Remifemin plus Johanniskraut® oder Femi Loges®. Sweatosan® ist ein Nahrungsergänzungsmittel auf Salbeibasis, das ebenfalls bei Hitzewallungen hilfreich sein kann. Langfristig kann auch Pycnogenol auf Basis von Kiefernrindenextrakt (60 bis 80 mg) einen Versuch wert sein. Lasse dich dazu von deinem Arzt/deiner Ärztin oder in der Apotheke beraten.

Expertenkasten

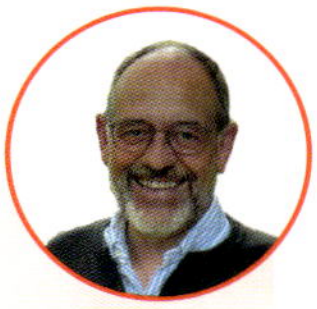

Pflanzen gegen Hitzewellen

In meiner Praxis habe ich bei manchen Patientinnen wirklich gute Erfahrungen mit Produkten wie Remifemin plus® und Klimaktoplant® gemacht. Ein Versuch ist also nicht verkehrt. Auch die Rhapontikrhabarberwurzel, wie sie in Femi Loges® zu finden ist, kann Hitzewellen deutlich reduzieren.

Haarausfall

Mit zunehmendem Alter verändern sich die Haare in Farbe und Fülle. Besonders für uns Frauen kann dünner werdendes Haar oder Haarausfall eine echte Belastung darstellen, gelten schöne und volle Haare doch als ein Merkmal von Weiblichkeit und sind für viele Frauen eng mit ihrer Identität verbunden. Etwa vier von zehn Frauen erleben in den Wechseljahren Haarausfall als ein Symptom.[479] Dabei kann das Haar über den gesamten Kopf verteilt dünner werden oder auch nur am Haaransatz oder an den Schläfen. Häufig ist dies auch damit verbunden, dass die Haare trockener und brüchiger erscheinen und weniger Volumen haben. Dennoch ist es normal, dass wir täglich 50 bis 100 Haare verlieren, also nicht jedes Haar in der Bürste ist ein Grund zur Sorge.

Ursachen für Haarausfall

Hormonelle Veränderungen sind eine zentrale Ursache von Haarausfall oder dünner werdendem Haar in den Wechseljahren und nach der Menopause. Sowohl Östrogen spielt dabei eine Rolle als auch Testosteron und manchmal auch Schilddrüsenhormone.[480]

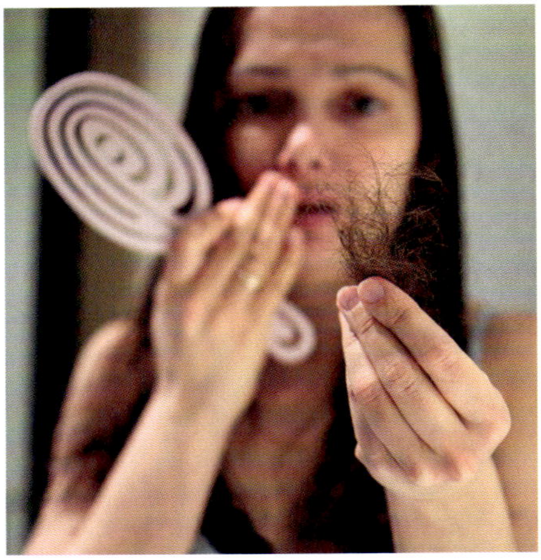

Östrogen sorgt für glänzendes und volles Haar. Ein Abfall des Östrogenspiegels, wie er nach der Schwangerschaft oder in den Wechseljahren auftritt, reduziert diesen Schutz. Viele Frauen erinnern sich daran, wie schön und dick die Haare in der Schwangerschaft waren und dass die Haare nach der Geburt des Nachwuchses plötzlich ausgefallen sind. Eine ähnliche Situation, wenn auch über einen längeren Zeitraum erstreckt, erleben wir in den Wechseljahren.

Ein Überschuss an Androgenen, also z. B. **Testosteron**, bei gleichzeitig niedrigem Östrogenspiegel kann ebenfalls dazu führen, dass die Haare dünner werden oder ausfallen. Dazu muss das Testosteron nicht einmal höher sein als bei Frauen vor den Wechseljahren, allein das Missverhältnis zum Östrogen ist ausreichend. Diese hormonelle Situation sorgt dafür, dass die Kopfhaut weniger gut durchblutet ist, was die Versorgung der Haare mit Sauerstoff und Nährstoffen (z. B. Omega-3-Fettsäuren und Beta-Carotin) um bis zu 40 Prozent reduziert.[481]

Während im reproduktiven Alter, das von den Eierstöcken produzierte Testosteron oft in Östrogen umgewandelt wird, welches für schöne Haare sorgt, ändert sich dies in den Wechseljahren. Dann wird das Testosteron nämlich oft in DHT (Dihydrotestosteron) umgewandelt, das auch bei Männern für den ungeliebten Haarausfall sorgt. Leider kann das an anderer Stelle für unerwarteten Haarwuchs sorgen, wie die Haare an der Oberlippe oder das überraschend lange und dunkle Haar am Kinn.

Alle Zellen in unserem Körper sind auf die Hormone unserer **Schilddrüse** angewiesen, sie sind so etwas wie der Taktgeber für zahlreiche Prozesse. Auch unsere Haarfollikel sind auf die Schilddrüsenhormone T3 und T4 angewiesen.[482] Werden zu wenig Schilddrüsenhormone produziert, arbeiten Zellen langsamer, was sich auf den Haarwuchs auswirken kann. Empfehlungen zum Testen der Schilddrüsenfunktion findest du in Kapitel 1 ab Seite 93.

Über hormonelle Einflüsse hinaus gibt es noch weitere Faktoren, die sich auf unsere Haarpracht auswirken können. Die wichtigsten möchte ich hier nennen:

Stressige oder **traumatische Ereignisse**, wie eine Trennung oder andere emotional einschneidende Ereignisse, können Haarausfall verursachen. Dies geschieht oft mit einer Verzögerung von etwa drei Monaten nach diesem Ereignis. Genau dann bringen wir den Haarausfall oftmals nicht mehr mit diesem Ereignis in Verbindung und sind ziemlich ratlos, warum die Haare anscheinend ohne Grund ausgerechnet jetzt beginnen auszufallen.

Eine **Autoimmunerkrankung**, wie Alopecia Areata, kann mit kreisrundem Haarausfall oder einem zurückweichenden Haaransatz einhergehen. Das gehört definitiv in die Hand eines/einer versierten Arztes/Ärztin.

Aber auch **Medikamente**, wie eine Chemotherapie, Antidepressiva und Statine, können Haarausfall verursachen.[483] Synthetische Progestine in Verhütungsmitteln, die im Unterschied zum körpereigenen Progesteron eher wie männliche Hormone wirken, können im Zusammenhang mit Haarausfall stehen.[484]

Was du selbst tun kannst

Bei starkem Haarausfall solltest du unbedingt einen Arzt/eine Ärztin aufsuchen, um die Ursache zu klären und geeignete Behandlungen zu finden. Dennoch kannst du selbst einiges tun, um die Rahmenbedingungen für einen guten Haarwuchs zu verbessern. Allerdings musst du bei allen Tipps ein bisschen Geduld mitbringen, schließlich wachsen Haare nur 1 bis 1,5 cm im Monat.

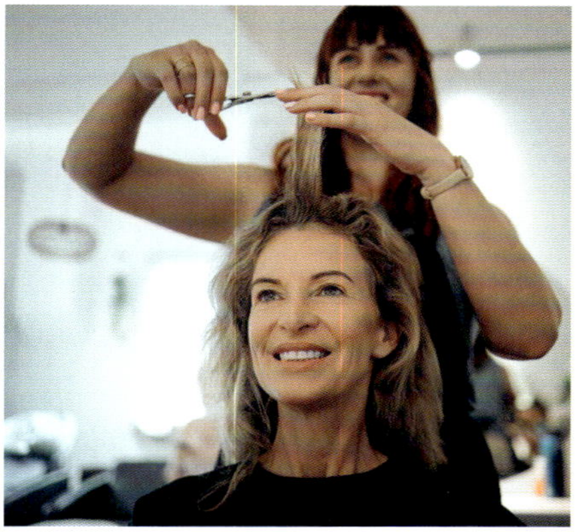

Aus diesem Grund empfehle ich, erst einmal schnell den Leidensdruck zu verringern und beispielsweise **Haarschnitt** und **Farbe** zu optimieren. Ein frischer, typgerechter und neuer Look von einem Friseur, der dich gut berät, kann das Wohlbefinden sofort verbessern.

Die **Durchblutung der Kopfhaut** und **Versorgung der Haare mit Nährstoffen** zu verbessern, ist ein wichtiger Ansatzpunkt für schönes Haar, ebenso die Lieferung der notwendigen Baustoffe für die Haarbildung. Um das zu erreichen, sind verschiedene Maßnahmen zielführend:

- Regelmäßiges Bürsten der Haare mit einer weichen **Naturhaarbürste**
- **Bewegung** im Alltag und Sport fördern die Durchblutung, auch die der Kopfhaut.
- **Omega-3-Fettsäuren:** reduzieren Entzündungen, verbessern die Durchblutung und Versorgung der Haare und liefern auch wichtige Nährstoffe (siehe Kapitel 7).
- **B-Vitamine**, insbesondere **Biotin** (als Vitamin B7 oder Vitamin H bezeichnet), sind wichtig für den Aufbau des Keratins, aus dem Haare bestehen.[485] Hier können Nährstoffpräparate für Haut und Haar einen guten Start bieten.
- **Vitamin D3:** Das Sonnenvitamin hat zahlreiche Funktionen für unsere Gesundheit, ist aber auch essenziell am Aufbau des Keratins für die Haarbildung beteiligt.[486]
- **Eisen:** Haarausfall kann ein Zeichen für Eisenmangel sein, denn das Mineral ist wichtig für die Zellteilung und den Aufbau der Haarstruktur.[487] Bei Menschen, die sich vegetarisch oder vegan ernähren, besteht ein erhöhtes Risiko, dass über die Nahrung nicht genug Eisen aufgenommen wird. Wie du einen Eisenmangel testen lassen kannst, findest du auf Seite 278.
- **Zink:** ist ein wichtiger Faktor für die Zellteilung. Wenn es an Zink mangelt, kann es sein, dass Haare zu zeitig ausfallen. Rindfleisch für Nicht-Vegetarier, Linsen für Vegetarier oder ein Nahrungsergänzungsmittel können die Zinkversorgung gezielt unterstützen.[488]

Die **Behandlung der Kopfhaut** mit bestimmten Wirkstoffen kann das Haarwachstum ebenfalls unterstützen:

- **Minoxidil:** ist ein bewährter Wirkstoff gegen Haarausfall. Erhältlich sind Produkte inzwischen auch für Frauen unter dem Namen Regaine®, Minoxidil® oder Minoxicutan®. Sie werden auf die Kopfhaut aufgetragen. Die spürbare Wirkung lässt auf sich warten und kann sechs Monate Geduld erfordern. Nebenwirkungen wie Rötungen, Brennen oder Jucken auf der Kopfhaut sind möglich. Lass dich am besten von einem Arzt oder Apotheker beraten, ob dieser Wirkstoff für dich empfehlenswert ist.
- **Brennnessel-Haarwasser:** Traditionell wird die Wurzel von Brennnesseln (*urtica dioica*) zur Stärkung der Haare verwendet und kann die Wirkung von Dihydrotestosteron (DHT) verringern, das Haarausfall fördert. In Form von Haarwasser kann Brennnesselwurzel vermutlich auch die Gesundheit der Kopfhaut verbessern, indem es antioxidativ und antientzündlich wirkt.[489]

- **Rosmarinöl:** hat vergleichbare Effekte wie Minoxidil ohne die Nebenwirkungen und kann die Durchblutung der Kopfhaut fördern.[490]
- **Arganöl:** eignet sich hervorragend für Kopfhautmassagen und pflegt die Kopfhaut intensiv. Grundlegende Studien, die eine Wirkung auf das Haarwachstum belegen, liegen jedoch bisher nicht vor. Einen Versuch ist es aber vielleicht wert.

In Kombination mit den genannten Strategien und Hilfsmitteln möchte ich auch auf den Umgang mit Stress und die Hormontherapie als Unterstützung bei Haarausfall hinweisen:

Stressmanagement: Ein hoher Cortisolspiegel, also wenn wir viel Stress haben, wirkt sich tatsächlich auch negativ auf unsere Haare aus.[491] Stressreduktion durch Techniken wie Yoga, Meditation oder Atemübungen kann helfen, stressbedingten Haarausfall zu minimieren. Mehr Strategien dazu findest du im Kapitel 4 ab Seite 139.

Hormontherapie: Hormontherapie sorgt für einen Anstieg des Östradiolspiegels, das gefäßweitend wirkt und die Haarversorgung verbessert. Progesteron sorgt auf der Ebene des Haarfollikels für eine geringere Umwandlung von Testosteron in DHT und kann damit ebenfalls Haarausfall verringern.[492] Allerdings wird die positive Wirkung auf das Haarwachstum eher eine erwünschte Nebenwirkung einer Hormontherapie sein, von den meisten Ärzten und Ärztinnen wird sie sicherlich nicht als Behandlung des Haarausfalls verschrieben werden.

Blasenprobleme und Inkontinenz

Viele Frauen haben in den Wechseljahren Probleme mit der Blase und den Schleimhäuten im Intimbereich und finden das ziemlich peinlich. Im Austausch mit Freundinnen oder Schwestern erfährt man jedoch schnell, dass man nicht allein ist.

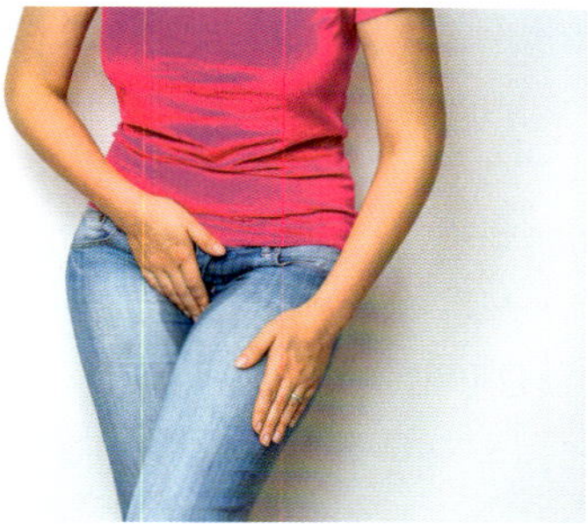

Überwiegende Probleme können Harninkontinenz sein, also Schwierigkeiten, den Urin zu halten, aber auch häufige Harnwegs- oder Blasenentzündungen und vaginale Entzündungen. Wir schauen uns an, wie sich diese äußern, welche Formen es gibt, die Ursachen und natürlich, was du selbst tun kannst.

Damit es nicht zu verwirrend wird, trenne ich beide voneinander und beginne mit der Inkontinenz.

Inkontinenz

Generell gibt es zwei Formen von Inkontinenz, die jedoch häufig auch als Mischform auftauchen. Jede fünfte Frau hat damit in und nach den Wechseljahren Probleme:[493, 494]

- **Belastungsinkontinenz** (Stressinkontinenz): Dabei sind Beckenbodenmuskulatur oder Bandapparat nicht mehr so belastbar, sodass die Frauen beim Lachen, Niesen, Hüpfen, manchmal auch beim Treppensteigen, Heben oder Gehen unwillkürlich etwas Urin verlieren. Das passiert meistens auch ohne spürbaren Harndrang. Übrigens: Häufiger auf die Toilette gehen zu müssen, ist kein Zeichen von Inkontinenz.
- **Dranginkontinenz** (Urgeinkontinenz, engl. Drang = urge): Diese ist ein bisschen wie bei einer Blasenentzündung. Obwohl die Blase meistens nicht voll ist, muss man plötzlich ganz dringend und schafft es oft nicht ganz ohne Tröpfeln auf die Toilette. Dranginkontinenz sorgt auch dafür, dass wir nachts mehrfach die Toilette aufsuchen müssen. Eine Reizblase hingegen muss nicht mit Inkontinenz einhergehen. Typisch für die Reizblase ist, dass die betroffenen Personen ihre Blase sehr häufig leeren, auch wenn diese nicht voll ist.[495]

Ursachen für Inkontinenz

- **Belastungsinkontinenz** kann die Folge einer schwachen Beckenbodenmuskulatur sein. Ursachen dafür gibt es verschiedene, beispielsweise Übergewicht, Verstopfungen, ein schwaches Bindegewebe, chronischer Husten, aber auch Schwangerschaften und Geburten sind natürlich eine große Belastung für den Beckenboden. Darüber hinaus können Operationen am Unterleib den Beckenboden schwächen.
- **Dranginkontinenz** kann mit den hormonellen Veränderungen der Wechseljahre zusammenhängen und wird mit zunehmendem Alter häufiger. Hier übermitteln die Sensoren der Blase an das Gehirn einen „falschen Füllstand", ähnlich einer defekten Tankanzeige.[496] Darüber hinaus verändert ein Mangel an Östrogen die Durchblutung der Schleimhäute und des Beckenbodens. Wenn dieser Bereich nicht mehr gut durchblutet wird, schließt er häufig nicht mehr „dicht" ab.[497]

Darüber hinaus solltest du mit deinem Arzt weitere Ursachen ausschließen, wie z. B. Diabetes, Herzschwäche, Parkinson, ein Schlaganfall oder Multiple Sklerose. Demenz als Ursache wird bei den meisten Frauen in den Wechseljahren zum Glück eher keine Rolle spielen.[498] Ärztliche Anlaufstellen dafür sind zuerst deine Hausarztpraxis und gynäkologische Praxis.

Was du selbst tun kannst (Inkontinenz)

- **Trinktagebuch:** Ein Trinktagebuch, eigentlich Miktionstagebuch, was mit Urintagebuch übersetzbar ist, kann für das Arztgespräch hilfreich sein. Dabei schreibt man einige Tage auf, wann und wie viel man getrunken hat und wann und wie viel Urin man wieder abgegeben hat. Ja, das muss man dann tatsächlich messen. Vorlagen dazu gibt es kostenfrei online als PDF zum Herunterladen unter dem Stichwort „Miktionstagebuch".
- **Beckenboden-Training:** Physiotherapie und Beratung bei speziell geschulten Therapeuten (das ist wichtig), z. B. in einem Beckenbodenzentrum, können hilfreich sein. Eine gute Diagnose ist zunächst wichtig, bevor man Übungen erlernt, um den Beckenboden gezielt zu kräftigen. Oft ist es gut, erst eine Anleitung zu haben und dann selbst weiter zu üben. Yoga, Pilates oder ein Vibrationstraining (z. B. auf der Power Plate) können ebenfalls helfen, vor allem im Anfangsstadium der Inkontinenz.
- **Verhaltenstraining:** So unglaublich es klingt, Verhaltenstraining kann bei Inkontinenz tatsächlich hilfreich sein. Das Ziel dabei ist es, die Abstände zwischen den Toilettengängen schrittweise etwas zu verlängern. Dieses Blasentraining ist jedoch bei der Belastungsinkontinenz oder Stressinkontinenz nicht geeignet, dafür aber wirkungsvoll bei der sogenannten Reizblase.
- **Lokales Östrogen:** Oft wird 0,5 mg Östriolcreme am Tag empfohlen, die man äußerlich auftragen kann (z. B. OeKolp® rezeptpflichtig aus der Apotheke). Das kann auch in Ergänzung zu einer Hormontherapie sinnvoll sein. Dieses Östrogen ist nur eine minikleine Menge einer schwachen Östrogenform und wirkt daher nicht im ganzen Körper, aber eben wunderbar für die Schleimhäute, und zwar dort, wo es aufgetragen wird. Laut Nordamerikanischen Menopause Gesellschaft (NAMS 2022) kann lokal vaginales Östrogen auch bei Brustkrebserkrankungen genutzt werden, wenn die Symptome beschwerlich sind und nicht-hormonelle Optionen nicht den gewünschten Erfolg bringen. Das vaginale Östriol ist auch hilfreich bei einer Reizblase und reduziert die Häufigkeit von

Blasenentzündungen, auch für Frauen, die älter als 65 Jahre sind und erst in diesem Alter damit starten wollen.[499] Lass dich auch nicht vom Beipackzettel verwirren, mehr dazu auf Seite 315.
- **Treibende Getränke:** Reduziere oder meide treibende Getränke wie Kaffee und Tee, denn sie verstärken den Harndrang.
- **Abendliches Trinken reduzieren:** Wenn du nachts mehr als einmal auf Toilette musst, solltest du in den letzten zwei Stunden vor dem Zubettgehen nichts mehr trinken. Addieren sich wechseljahresbedingte Schlafprobleme auch noch mit häufigem Aufwachen, weil du auf Toilette musst, bist du am nächsten Morgen unnötig gerädert, das muss aber nicht sein.

Blasen- und Harnwegsinfektionen

Fast alle Frauen haben in ihrem Leben schon einmal eine Blasenentzündung gehabt. Aber selbst, wenn du bisher weitgehend davon verschont geblieben bist, machen die Wechseljahre es wahrscheinlicher, eine Blasenentzündung zu bekommen. Daher ist es gut, die Symptome zu kennen und zu wissen, was du selbst vorbeugend oder im Falle einer Entzündung tun kannst.

Es gibt mehrere Symptome, die ein Hinweis darauf sind, dass du möglicherweise unter einer Blasenentzündung oder Harnwegsinfektion leidest. Hier sind die wichtigsten Anzeichen:

- ein starker Harndrang, auch wenn die Blase leer ist
- schmerzendes oder brennendes Wasserlassen
- trüber Urin oder Blut im Urin
- Schmerzen im Bauchbereich
- Fieber und ein allgemeines Krankheitsgefühl

Vor allem bei Schmerzen, Fieber und Blut im Urin solltest du einen Arzt aufsuchen, insbesondere wenn die Symptome länger als einige Tage anhalten.

Ursachen von Blasenentzündungen

Die Ursache für eine Blasenentzündung ist in der Regel eine Infektion mit Bakterien. Am häufigsten handelt es sich dabei um den Erreger E. Coli, auch Escherichia

Coli genannt. Das ist ein Bakterium aus unserem Stuhl, welches in die Harnwege gelangt und dort für Entzündungen sorgt. Eine Blasenentzündung ist kein Anzeichen für schlechte Hygiene, sondern schlicht und ergreifend der räumlichen Nähe zwischen Blase und Darmausgang geschuldet. Schon dieser Faktor allein sorgt dafür, dass Frauen häufiger unter Blasenentzündungen leiden als Männer. Die Bakterien können aber auch beim Sex übertragen werden.

Warum das aber in und nach den Wechseljahren häufiger passiert, hat seine Ursache in den hormonellen Veränderungen, insbesondere der Abwesenheit von Östrogen.

Östrogen ist dafür zuständig, das richtige Klima für Vagina und Harnwege herzustellen und den perfekten niedrigen pH-Wert aufrechtzuerhalten, den gesunde Bakterien, vor allem Laktobazillen, brauchen. Diese sind wichtig für den Infektionsschutz. Sinkt in den Wechseljahren der Östrogenspiegel, steigt der pH-Wert. Dadurch können die guten Bakterien nicht überleben und die „bösen" Bakterien übernehmen die Oberhand. Durch diese Veränderung des Mikrobioms im Intimbereich werden Infektionen wahrscheinlicher.[500]

Der Mangel an Östrogen ist übrigens auch für trockene Schleimhäute im Intimbereich verantwortlich. Das kann nicht nur zu Infektionen, sondern auch zu Juckreiz, Schmerzen und auch Schmerzen beim Sex führen. Das liegt daran, dass die Schleimhäute dann weniger gut durchblutet, weniger elastisch und geschmeidig sind. Letztendlich schafft also der Östrogenmangel die Rahmenbedingungen für einen ungünstigeren pH-Wert und trockene Schleimhäute, die eine bakterielle Infektion wahrscheinlicher machen.

Wenn sich Vaginal- und Blasenentzündungen überlappen und häufen, können sie auch ein Anzeichen für Diabetes sein. In diesem Fall solltest du unbedingt einen Arzt aufsuchen, um diese Ursache abzuklären.

Was du selbst tun kannst

- **Viel trinken:** Es ist wichtig, viel zu trinken. Am besten sind ungesüßte Getränke, denn Bakterien lieben Zucker und können sich im „süßen Klima" wunderbar vermehren. Wenn du ausreichend trinkst, werden sie schnell wieder ausgespült, bevor sie sich vermehren können.
- **Warm halten:** Das klingt wie ein Tipp von unserer Oma, behält aber offenbar seine Gültigkeit: Halte Füße, Nieren und Blase immer schön warm.

- **Blase leeren:** Beim Urinieren solltest du darauf achten, die Blase vollständig zu leeren, da Resturin ein Nährboden für Keime sein kann.
- **Nach dem Sex:** Nach dem Sex ist es ebenfalls ratsam, die Blase zu leeren, um Bakterien auszuspülen und eine Infektion zu verhindern.
- **Gesundes vaginales Mikrobiom:** Wir brauchen den richtigen pH-Wert für ein gesundes vaginales Mikrobiom. Lokal aufgetragene Östrogencreme z. B. OeKolp® kann das optimal unterstützen. Diese Creme erhältst du auf Rezept in der Apotheke. Mit der lokalen Behandlung der Schleimhäute schlägst du gleich mehrere Fliegen mit einer Klappe, denn sie hilft auch bei Inkontinenz, um die Schleimhäute wieder zu befeuchten und elastisch zu machen. Frauen können diese Creme in der Regel auch nutzen, wenn sie eine hormonpositive Krebserkrankung hatten.
- **Keine Intimwaschlotion:** Vermeide die Verwendung von Intimwaschlotion und Seife im Intimbereich. Wir brauchen unser Mikrobiom in diesem Bereich, alle Bakterien zu killen, ist keine gute Idee. Diese Waschlotions und Seifen verändern das vaginale Mikrobiom negativ und können das Risiko für Infektionen um das 2,5- bis 20-Fache steigern.[501]
- **Probiotika:** Es gibt tatsächlich Probiotika, die das vaginale Mikrobiom unterstützen und helfen können, ein gesundes Gleichgewicht der Bakterien zu erhalten, indem sie Laktobazillen (Milchsäurebakterien) liefern. Flora plus von Omnibiotic® ist oral einzunehmen und du kannst es rezeptfrei in der Apotheke oder online kaufen. Gynella® Balance oder Gynella® Flora werden als Zäpfchen vaginal angewendet und helfen, die Schleimhaut zu befeuchten und das Mikrobiom zu balancieren. Positive Effekte können daher auch für trockene Schleimhäute beobachtet werden.

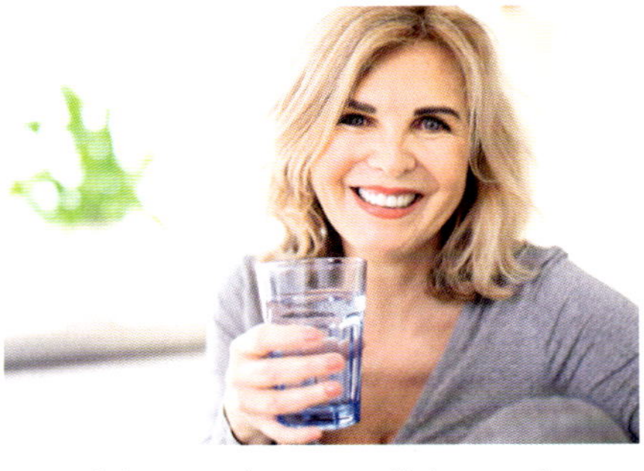

- **D-Mannose:** Ein weiteres hilfreiches Mittel ist die D-Mannose. Hier handelt es sich um eine natürliche Zuckerart, die sowohl die entzündungsverursachenden Bakterien neutralisiert als auch das Ausspülen der Erreger unterstützt.[502] D-Mannose kann rezeptfrei in der Apotheke erworben werden, häufig als Trinkpäckchen, die in Wasser aufgelöst werden (z. B. Femmannose® oder D-Mannose-Pulver von Avitale). Hilfreich ist D-Mannose sowohl zur Vermeidung einer Infektion als auch zur Heilung bei leichten Blasenentzündungen und wirkt besonders gut und schnell im Anfangsstadium. Bei Schmerzen und Fieber solltest du jedoch einen Arzt aufsuchen!

- **Supplements:** Für die Unterstützung einer gesunden Blasenfunktion gibt es auch Nahrungsergänzungsmittel mit Cranberry und Kürbisextrakt, z. B. Granu Fink® Femina, Granu Fink® Blase oder BlaseAktiv® von NatuGena. Diese können helfen, die Gesundheit der Blase zu unterstützen. Zudem sind frei käufliche pflanzliche Medikamente aus der Apotheke eine gute Option bei leichten, unkomplizierten Blasenentzündungen, beispielsweise Aqualibra®, Cystinol akut®, Utipro® akut & protect.

Stimmungsschwankungen und depressive Stimmung

In einem Moment ist alles in Ordnung, im nächsten überlegst du, ob du das alles überhaupt noch aushalten kannst. Hormonveränderungen sorgen in den Wechseljahren bei vielen Frauen für Stimmungsschwankungen und depressive Stimmung, mitunter auch in Verbindung mit Ängsten oder der Unfähigkeit, sich zu etwas aufraffen zu können. Diese Probleme machen vielen Frauen mehr zu schaffen als Hitzewallungen, weil der Alltag damit nur schwer zu bewältigen ist.

Frauen sind insgesamt empfänglicher für depressive Stimmung und Depressionen als Männer, in den Wechseljahren verdoppelt sich diese Rate jedoch noch einmal.[503] Oft ist der Spuk in der Postmenopause wieder vorbei, wenn sich der Körper an die niedrigen Östrogenwerte angepasst hat oder, wie Frau Dr. Krug sagen würde, sich der Körper an die „miserablen Bedingungen" gewöhnt hat.[504]

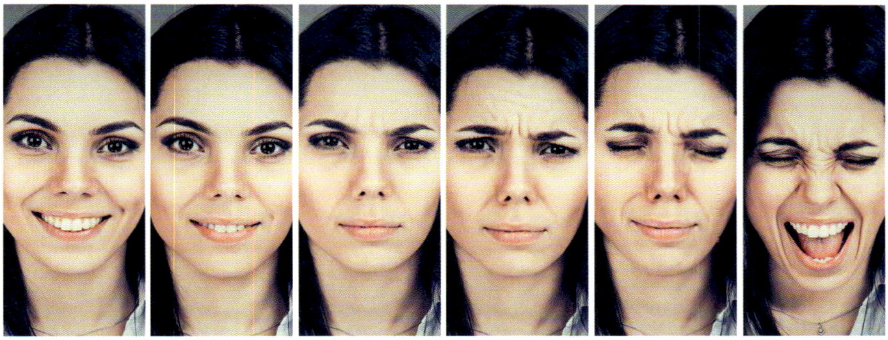

Einige Frauen kennen dieses Auf und Ab der Stimmung schon aus der zweiten Zyklushälfte oder der Zeit nach der Geburt des Kindes. Dies gibt einen Hinweis darauf, dass sie sensibel auf hormonelle Schwankungen reagieren. Ein besonders großes Risiko für Depressionen haben Frauen, die bereits früher darunter gelitten haben.[505]

Ursachen

Durch das Absinken des Progesteronspiegels, oft schon beginnend mit Ende 30, verschwindet ein entspannendes und angstlösendes Hormon, unser „Chillfaktor". In der Folge schlafen wir oft schlechter und schon allein nicht ausgeschlafen zu sein, macht Stimmungsschwankungen in der Zeit vor der Menopause wahrscheinlicher. Das zweite wichtige Hormon Östrogen trägt im fruchtbaren Alter einer Frau zur psychischen Stabilität bei, wirkt es doch als natürliches Antidepressivum. Mit der Menopause hat es das Bild dann aber endgültig verlassen. Mit ihm verschwindet auch der positive Einfluss des Östrogens auf Botenstoffe, die für das seelische Befinden wichtig sind, wie zum Beispiel Serotonin. In Addition zu diesen hormonellen Veränderungen kommen oft zahlreiche Mehrfachbelastungen, über die wir im Kapitel 3 gesprochen haben: Jugendliche ziehen aus („Empty Nest"), pflegebedürftige Eltern oder deren Tod und hohe Anforderungen im Job. All das sind Herausforderungen, die aber schwerer zu meistern sind, wenn uns die notwendige psychische Stabilität und auch der Schlaf fehlen. Mangelnder Schlaf allein erhöht das Risiko für Depressionen um das 10-Fache.[506]

Hier noch eine kleine Anregung zum Nachdenken: Bei allen Symptomen und aller Traurigkeit sollten wir nicht als erstes nachdenken, ob wir diesen Zustand mit Medikamenten nicht einfach verschwinden lassen können. Ich wünsche jeder Frau die Kraft oder eine gute Freundin, die einmal den Gedanken äußert, ob diese Stimmung vielleicht auch eine Aufforderung sein kann, mich (endlich) um mich selbst zu kümmern oder etwas an meinem Leben zu verändern. Wenn wir auf Zustände, die wir eigentlich nicht aushalten können, mit Depressionen reagieren, ist das ein absolut gesundes Verhalten. Dies mit Medikamenten zu überdecken, ist ein bisschen, wie die leuchtende Öllampe im Auto einfach zu überkleben, damit wir diese nicht sehen müssen. Mir ist klar, dass es Energie erfordert, Veränderungen im eigenen Leben vorzunehmen, vor allem, wenn wir dazu eigentlich nicht die Kraft haben. Dennoch sollten wir die Chance nicht verpassen, diese Brille einmal aufzusetzen und zu überlegen, was mir diese depressive Stimmung sagen möchte.

Aber: Wenn du kein Licht am Ende des Tunnels siehst oder dir sicher bist, dass es **nie** besser werden wird, geh zum Arzt! Antidepressiva können Leben retten, auch wenn wir oft keine Medikamente nehmen wollen. Sie können dir die Anfangsenergie geben, die dir im Moment fehlt und mit der du erste positive Veränderungen in deinem Alltag umsetzen kannst. Sich für diesen Weg zu entscheiden, bedeutet keine Schwäche, sondern es ist wirklich stark zu erkennen, dass man hier selbst nicht weiterkommt. Darüber hinaus ist die Einnahme von Antidepressiva auch keine Entscheidung für immer.

Was du selbst tun kannst

Die Tipps im folgenden Abschnitt sind keine Alternative dafür, dir Hilfe zu suchen, wenn du unter schweren Depressionen oder Ängsten leidest und deinen Alltag nicht mehr meistern kannst. Sie können aber bei leichten depressiven Verstimmungen und Stimmungsschwankungen enorm hilfreich sein und auch eine medikamentöse Therapie optimal unterstützen.

- **Bewegung und Sonnenlicht:** Beide sind ein unschlagbares Duo für die Stimmung. Durch Bewegung und Sonnenlicht setzen Gehirn und Muskeln Botenstoffe frei, die gute Laune machen. Sie verbessern auch die Wirkung von Antidepressiva. Also nutze Möglichkeiten für Sport und Spaziergang, am besten jeden Tag. Hilfreich können vielleicht die in Kapitel 6 besprochenen „Exercise Snacks" sein (siehe Seite 235).
- **Zirkadianer Rhythmus:** Regelmäßigkeit im Tagesablauf, vor allem bei den Aufsteh- und Zubettgehzeiten, kann Wunder wirken. Sonnenlicht am Morgen und wenig Licht am Abend, kombiniert mit einer 12-stündigen Essenspause über Nacht und ausreichend Schlaf, sind grundlegende Bedürfnisse von Gehirn und Körper, um optimal zu funktionieren. Eine Tageslichtlampe (10.000 Lux) kann im Winter helfen, wenn Tageslicht Mangelware ist. Nutze beispielsweise die Zeit des Frühstücks oder die Zeit im Bad, um dich dem Licht dieser Tageslichtlampe auszusetzen und Lichtenergie zu „tanken".
- **Hormontherapie:** Diese kann, besonders bei hormonbedingten Depressionen, sehr hilfreich sein, weil sie den ursächlichen Hormonmangel (Östrogen und Progesteron) behebt. Frauen, die früher an Wochenbettdepressionen oder Depressionen während des Zyklus litten, sind sensibel für Hormonschwankungen und

können vermutlich von einer Hormontherapie profitieren, wenn **keine Kontraindikationen** bestehen.

- **Verhaltenstherapie:** Diese Therapieform kann helfen, Sorgen zu thematisieren und eigene Muster aufzudecken, wie wir mit Situationen, Herausforderungen oder Sorgen umgehen. Dies ist eine wichtige Voraussetzung, um neue, positive Muster zu entwickeln (siehe dazu auch Kapitel 7).
- **Dankbarkeitstagebuch:** Ein Dankbarkeitstagebuch lenkt unseren Fokus auf das, was schön ist und wofür wir dankbar sein können. Wenn es uns nicht gut geht, verlieren wir manchmal den Blick darauf, dass nicht alles schlecht ist, und das verschlechtert unser Befinden noch mehr. Ein Dankbarkeitstagebuch profitiert nicht nur davon, dass wir schöne Erlebnisse oder Kleinigkeiten aufschreiben, sondern vor allem davon, dass unser Gehirn beginnt, diese schönen Dinge bewusst zu suchen und wahrzunehmen, weil wir sie ja aufschreiben wollen.
- **Auszeiten planen:** Plane jeden Tag 10 bis 15 Minuten für dich ein. Gönne dir ein paar Blumen oder ein Buch. Lerne Atem- und Meditationstechniken (Apps wie Calm oder Headspace können hilfreich sein). Auch gezielte Selbstfürsorge ist wichtig – frage dich, was dir jetzt wirklich guttun würde, viel mehr als es Schokolade oder Rotwein jemals tun könnten (siehe mehr dazu in Kapitel 4).
- **Soziale Beziehungen:** Pflege ganz bewusst positive Kontakte mit den Menschen, die dir wirklich guttun. Reduziere – dort wo es möglich ist – die Zeit mit Menschen, die deine Energie rauben, die pausenlos negativ sind oder dafür sorgen, dass du dich nach jedem Treffen noch schlechter fühlst. Das heißt nicht, dass du deinen Job oder Freundschaften kündigen musst, aber du kannst bewusst deine freie Zeit mit Menschen verbringen, die Balsam für deine Seele sind.
- **Abstinenz:** Vermeide Alkohol und Rauchen. Diese Toxine verändern, wie Körper und Gehirn funktionieren.
- **Nährstoffe und Kräuter:**
  - *Omega-3:* Die marinen Omega-3-Fettsäuren haben in Studien gezeigt, dass sie effektiv gegen Depressionen wirken. Am besten war die Wirkung, wenn insgesamt mindestens 1000 bis 2000 mg Omega-3 (also 1 bis 2 g) eingenommen wurden, davon 60 Prozent EPA und die restlichen 40 Prozent als DHA.[507]
  - *Kreatin:* Kann die Gehirnenergie verbessern und die Behandlung von Depressionen, auch in Verbindung mit Antidepressiva, verbessern.[508] (siehe Kapitel 7)

- *Johanniskraut (hypericum perforatum):* Pflanzliche Medikamente mit Johanniskraut können bei leichten Depressionen stimmungsaufhellend wirken, z. B. Laif® 900 oder Neuroplant® Aktiv. Die niedrigeren Dosierungen sind rezeptfrei in der Apotheke erhältlich, höhere Dosierungen sind jedoch rezeptpflichtig.[509] Als Nebenwirkungen sind eine gesteigerte Lichtempfindlichkeit oder allergische Reaktionen möglich. Wechselwirkungen mit Medikamenten solltest du abklären.
- *Duftlampen:* Verwende Duftlampen mit echtem Grapefruit- oder Limettenöl, diese Öle fördern eine positive Stimmung.

Osteoporoseprävention

Unsere Knochen sind nicht einfach „tote Substanz", damit wir ein stabiles inneres Gerüst haben. Sie werden permanent erneuert, alte Knochenzellen werden abgebaut und neue Zellen aufgebaut. Durch diesen ständigen Auf-, Ab- und Umbau haben wir etwa alle fünf bis zehn Jahre ein komplett neues Skelett.[510]

Dieser Aufbau von Knochenmasse durch Zellen, die Osteoblasten genannt werden, und der Abbau durch sogenannte Osteoklasten halten sich im Erwachsenenalter die Waage, wenn wir gesund sind. So werden alte Knochenzellen immer wieder durch neue ersetzt, was unsere Knochen jung und elastisch erhält.

Was ist Osteoporose?

Wenn wir älter werden, ist ein gewisses Maß an Knochenabbau typisch, das muss aber nicht zwangsläufig zu Osteoporose führen. Osteoporose entsteht durch einen beschleunigten Abbau der Knochenmasse, bei dem der Innenraum der Knochen aufgelöst wird. Dieses feine System aus Knochenbälkchen (sog. Trabekel) verschwindet und die Knochen werden brüchig. Osteoporose ist somit das Endergebnis, wenn über längere Zeit mehr Knochen abgebaut als aufgebaut wurde und die Knochendichte ein bestimmtes Maß unterschreitet.[511] Die Knochen werden dann so porös, dass sie bei der kleinsten Belastung brechen können – sei es beim Husten, einer Umarmung oder einem Sturz. Besonders gefürchtet sind dabei Oberschenkelhals- oder Beckenbrüche.

Das Problem an Osteoporose ist ihr schleichender Verlauf. Über viele Jahre gibt es oft keine Beschwerden. Das erste Anzeichen ist dann oft ein Oberschenkelhalsbruch, beispielsweise nach einem Sturz. Zu diesem Zeitpunkt ist die Osteoporose jedoch meistens schon fortgeschritten. Etwa die Hälfte aller Frauen ohne Hormontherapie wird irgendwann im Verlauf ihres Lebens eine osteoporotische Fraktur erleiden.[512]

Ursachen von Osteoporose

Ich hatte bereits davon gesprochen, dass sich sowohl der Knochenauf- als auch der -abbau die Waage halten sollten, wenn wir keine Knochenmasse verlieren wollen. Über das Leben eines Menschen gesehen ist dies aber durchaus ein veränderlicher Prozess. Der Aufbau von Knochenmasse erfolgt bis etwa zum 20. Lebensjahr, danach bleibt die Knochenmasse bis etwa zum 50. Lebensjahr auf einem Plateau, bevor der vermehrte Knochenabbau beginnt.[513] Die Kindheit und Jugendzeit bieten also die Möglichkeit, stabile Knochen aufzubauen, um mit exzellenter Knochendichte in das Erwachsenenalter zu starten. Diese Informationen können für Jugendliche entscheidend dazu beitragen, später gesund zu altern.

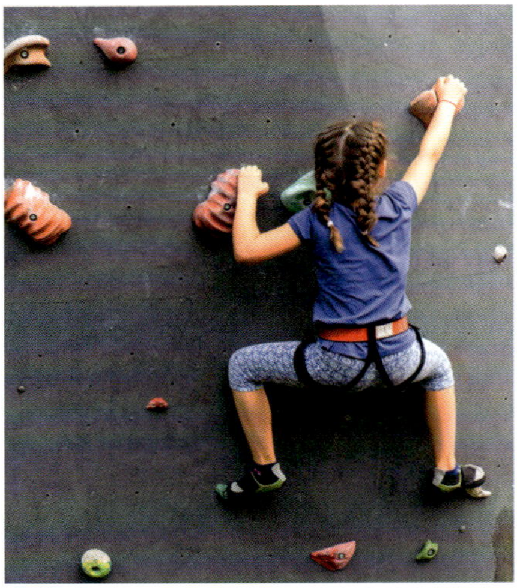

Der Östrogenmangel in den Wechseljahren und insbesondere nach der Menopause beschleunigt den Abbau von Knochenzellen, reduziert die Calciumaufnahme über den Magen-Darm-Trakt, reduziert die Ausschüttung von Calcitonin (ein Hormon, das wiederum den Knochenabbau hemmen könnte), reduziert die Durchblutung der Knochen und erhöht, durch den Einfluss auf das Gehirn, das Risiko für Stürze.[514]

Daher haben deutlich mehr Frauen als Männer mit Osteopenie (einer Vorstufe von Osteoporose) oder Osteoporose zu kämpfen. Frauen verlieren durchschnittlich zehn Prozent ihrer Knochenmasse allein in den ersten fünf Jahren nach der Menopause. Danach verlangsamt sich der Knochenabbau etwas.[515] Im Alter von 70 Jahren haben wir oft 30 bis 40 Prozent weniger Knochenmasse als in unserer Jugend.[516] 70 Prozent aller Frauen werden bis zum 80. Lebensjahr eine Osteoporose entwickeln.[517] Ein zusätzlicher Risikofaktor sind frühe Wechseljahre oder die Entfernung der Eierstöcke, denn ohne die Anwesenheit von Östrogen beginnt der Knochenabbau bei diesen Frauen noch früher.

Es gibt einige weitere Risikofaktoren, die eine Entstehung von Osteoporose begünstigen können, einige davon können wir rückwirkend nicht mehr verändern. Sie können uns aber einen Hinweis geben, ob wir – auch ohne Familienhistorie von Osteoporose – eine Knochendichtemessung anstreben sollten, um dann die richtigen Maßnahmen zur Prävention zu ergreifen, auch wenn wir noch keine Osteoporose haben.

Risikofaktoren, die du rückwirkend nicht beeinflussen kannst

- **Genetische Disposition:** Wenn in deiner Familie gehäuft Osteoporose aufgetreten ist, hast du ein erhöhtes Risiko und solltest frühzeitig mit gezielter Prävention beginnen (siehe nächster Abschnitt).
- **Sekundäre Osteoporose:** Diese Form von Osteoporose ist eine Folge anderer Erkrankungen, beispielsweise bei Überfunktion der Schilddrüse oder Nebenschilddrüse, Diabetes Typ 1 oder 2, Magenverkleinerung oder chronischen Darmerkrankungen wie IBS, Morbus Crohn oder Colitis Ulcerosa.
- **Medikamenteneinnahme:** Einige Medikamente erhöhen das Risiko für Osteoporose. Dazu gehört die längerfristige Einnahme von Kortikoiden (mehr als sechs Monate) vor allem vor einem Alter von 25 Jahren, wenn wir noch Knochenmasse aufbauen können. Gemeint sind damit Asthmasprays mit Cortison oder Cortison-Medikamente wie Prednisolon.[518] Aber das sind noch nicht alle. Auch Medikamente, wie Aromatasehemmer (bei Brustkrebsbehandlung), Diuretika (Entwässerung), „Säureblocker" (z. B. Pantoprazol), Antidepressiva (SSRI), Heparin (Blutverdünner), Chemotherapeutika, Thiazolidindion bei Diabetes Typ 2 (z. B. Actos®) und Antikonvulsiva (bei Epilepsie) können das Osteoporoserisiko vergrößern. Viele Ärzte sind sich dessen leider (noch) nicht bewusst.[519]

Andere Risikofaktoren wiederum können wir in die eigene Hand nehmen und unser Verhalten gezielt anpassen, diese integriere ich gleich im folgenden Abschnitt mit all den hilfreichen Strategien.

Was du selbst tun kannst

In diesem Abschnitt sprechen wir darüber, was du tun kannst, um Osteoporose zu vermeiden. Diese tückische Erkrankung ist zum Glück kein Schicksal und du hast viele Werkzeuge, die du gut gezielt nutzen kannst, wenn du sie kennst.

Wurdest du bereits mit Osteoporose diagnostiziert oder bist du dir nicht sicher, solltest du bitte unbedingt mit deinem Arzt oder deiner Ärztin sprechen. In diesem Gespräch sollte es darum gehen, welcher dieser Maßnahmen für dich sinnvoll und hilfreich sind, welche vielleicht nicht (um das Frakturrisiko nicht zu erhöhen) und auch, was du darüber hinaus für deine Knochengesundheit tun kannst. Eine Buchempfehlung „Osteoporose ist heilbar" von Dr. med. Martin Weiß (2021) findest du auf der Liste mit den Top 10 Leseempfehlungen am Ende des Buches (Seite 405).

Knochendichte messen lassen

An alle Frauen, ob mit oder ohne Osteoporoseverdacht: Lass bitte spätestens mit der Menopause, also ein Jahr nach der letzten Regelblutung deine Knochendichte messen. Die Kosten werden meistens von der Krankenkasse übernommen, wenn nicht, ist diese Messung auch nicht so teuer (DEXA-Scan, etwa 35 bis 60 Euro). Das Analyseergebnis wird als sogenannter T-Score angegeben, der die Abweichung zur Knochendichte einer gesunden Person im Alter von 30 Jahren angibt.[520] Im besten Fall ist der Wert auch im Alter von über 50 noch positiv, das ist dann ein Anzeichen für eine wirklich gute Knochendichte. Ab einem Wert von -2,5 besteht eine Osteoporose, Werte zwischen -1 und -2,5 stehen für Osteopenie, die Vorstufe von Osteoporose. Werte die -4,0 oder noch niedriger liegen zeigen ein hohes Risiko für spontane Knochenbrüche an.[521,522] Wichtig zu wissen: Wenn die Knochen entkalken (= Osteoporose), verkalken die Gefäße, das heißt, das Risiko für Arteriosklerose steigt. Lasse dann am besten auch die Herzkranzgefäße und die Halsschlagader vom Kardiologen prüfen.[523]

Krafttraining und Vibrationstraining

Krafttraining ist der wichtigste Faktor, um Knochenmasse in der Jugend aufzubauen und beim Älterwerden den Abbau zu verlangsamen. Man geht davon aus, dass man die Anzahl an Hüftfrakturen um etwa ein Drittel verringern könnte, wenn es jungen

Erwachsenen gelingt, zehn Prozent mehr Knochenmasse aufzubauen.[524] Das heißt, sie starten dann mit einem größeren „Guthaben" (an Knochenmasse) und können länger von diesen Reserven zehren. Auch für Frauen in und nach den Wechseljahren bleiben Krafttraining und plyometrisches Training das A und O (siehe ab Seite 211). Es ist deutlich wirkungsvoller als zu joggen oder andere Ausdauersportarten auszuüben.[525] Auch Vibrationstraining, beispielsweise mit einer Power Plate, welches du in einigen Fitnessstudios oder speziellen Power Plate Studios absolvieren kannst, hilft nachweislich, die Knochendichte zu verbessern und zeitgleich das Sturzrisiko zu reduzieren.[526]

Gleichgewichtstraining

Ja, ohne Osteoporose bricht ein Knochen nicht so schnell, wenn wir stürzen. Aber einen Sturz zu vermeiden, wird umso wichtiger, je älter wir werden. Denn ein Oberschenkelhals- oder Beckenbruch ändert ganz schnell dein komplettes Leben. Du bist noch nicht „älter", das ist mir klar, aber wir sollten frühzeitig damit beginnen, unser Gleichgewicht zu erhalten, anstatt es später mühsam wieder zu trainieren. Yoga ist super für das Gleichgewicht, denn Balance spielt in praktisch jeder Stunde eine Rolle. Aber auch in dein Fitness- oder Lauftraining oder sogar beim Zähneputzen kannst du Übungen einbauen, die dein Gleichgewicht trainieren, wie z. B. auf einem Bein zu stehen. Bei der Variante für Fortgeschrittene, kannst du dabei auch die Augen schließen. Achte am Anfang darauf, dass du eine Möglichkeit hast, dich festzuhalten. Mit zunehmendem Training ist das vielleicht nicht mehr nötig.

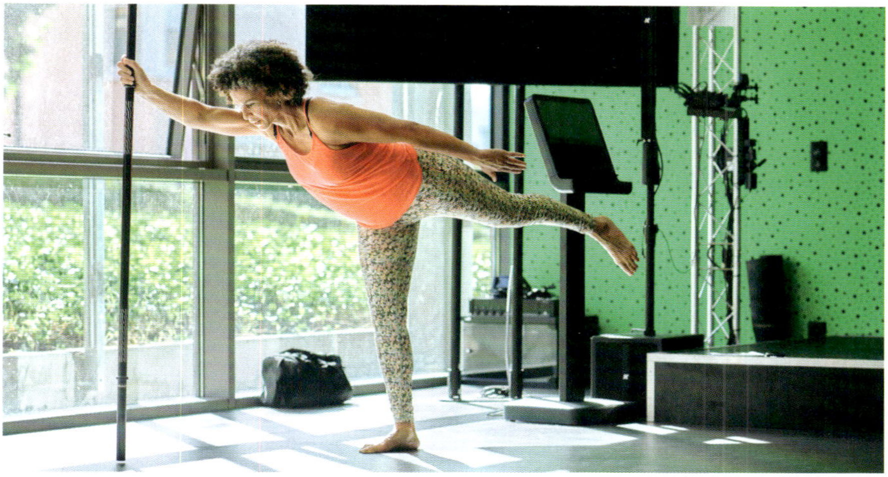

Hormontherapie

Eine Hormontherapie mit bioidentischen Hormonen reduziert das Risiko für Osteoporose bei Frauen zwischen 50 und 59 Jahren um fast die Hälfte, bei Frauen in der Altersgruppe 60 bis 69 Jahre immerhin noch um fast 25 Prozent.[527] Viele Frauen mit beginnender Osteoporose oder erhöhten Risikofaktoren sollten gut überlegen, ob sie es sich überhaupt *leisten* können, *keine* Hormontherapie zu machen, vorausgesetzt es sprechen keine Faktoren dagegen. Informiere dich gut über das Thema Hormontherapie, beispielsweise in Kapitel 8, und lasse dich von einem geschulten Arzt beraten, sodass ihr gemeinsam für dich eine gute Lösung finden könnt.

Medikamente und Nährstoffe

Alternativen zur Hormontherapie sind beispielsweise Bisphosphonate, wie etwa Zoledronat®. Medikamente, wie Denosumab® zählen zu den Biologika („mononklonale Antikörper“) und können in Form einer Injektion ebenfalls den Knochenabbau hemmen.[528] Die Nutzung dieser Medikamente sollte aber gut überlegt sein, da sie nicht unerhebliche Nebenwirkungen haben können, wie beispielsweise „atypische Femurfrakturen“, also Knochenbrüche, vor denen sie eigentlich schützen sollten. Aus diesem Grund wird oft empfohlen, diese Medikamente nicht länger als drei oder vier Jahre zu nehmen.[529,530]

Sogenannte **SERMs** (selektive Östrogenrezeptormodulatoren), wie das Medikament Raloxifen (Evista®), wirken selektiv auf Östrogenrezeptoren im Körper. Sie können für eine leichte Zunahme der Knochendichte während der Therapie sorgen.[531] Mögliche Nebenwirkungen sind beispielsweise Hitzewallungen oder Thrombosen.[532] Das Risiko für Wirbelbrüche konnte in einer Studie über 36 Monate um 30 bis 50 Prozent im Vergleich zur Placebogruppe reduziert werden. Brüche, die nicht die Wirbelsäule betreffen, wurden jedoch nicht verringert. Diesen Ergebnissen steht ein erhöhtes Thromboserisiko gegenüber, was auch für dieses Medikament eine gründliche Abwägung von Nutzen und Risiken nahelegt.[533]

Calcium und Vitamin D: Der Vitamin-D-Wert allein ist in den meisten Studien nicht ausreichend, um die Knochendichte zu verbessern, Calcium ist als Ergänzung offenbar notwendig.[534] Zur Dosierung und Messung beider Vitamine findest du die Informationen in Kapitel 7 ab Seite 265. Ergänzend zu einer gezielten Zufuhr der Nährstoffe kann calciumreiches Mineralwasser mit mindestens 150 mg pro Liter eine gezielte Calciumaufnahme unterstützen. Wichtige Infos darüber hinaus gibt es in allen Einzelheiten für Nährstoffe und Dosierung bei Dr. Orfanos-Boeckel im Buch „Nährstofftherapie – der Praxisleitfaden" (2023). Sie geht auch noch genauer auf Bor, Zink und verschiedene Laborwerte ein, die in diesem Zusammenhang hilfreich sein können.

Magnesium und Omega-3: Beide Nährstoffe sind wichtig für eine gute Knochensubstanz. Du solltest sie ebenfalls gezielt zuführen, nicht nur die Knochen profitieren davon (mehr dazu in Kapitel 7).

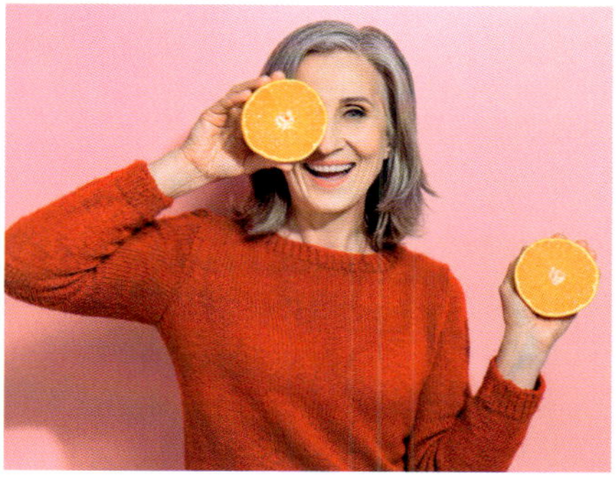

Vitamin C: Eine gute Vitamin C-Zufuhr hat ebenfalls einen leichten und positiven Einfluss auf die Knochendichte. Natürliche Lebensmittel mit viel Vitamin C sind beispielsweise Paprika und Zitrusfrüchte. Bei Vitamin C in Form von Supplementen beginne mit 300 bis 500 mg und nimm diese eher nicht auf nüchternen Magen. Probiere mit den Präparaten herum, bis du etwas findest, das du gut verträgst.[535] Als positive Nebeneffekte reduziert Vitamin C als Antioxidans den oxidativen Stress, kann Blutdruck und Blutzucker etwas verbessern und auch Cortisol bei chronischem Stress reduzieren.[536]

Protein: Die Bausubstanz von Knochen bringen wir oft nur mit Calcium in Verbindung. Aber etwa 50 Prozent der Knochensubstanz besteht aus Protein, also Eiweiß.[537] Diese wichtige Bausubstanz muss in ausreichender Menge über die Nahrung zugeführt werden. In der Ernährung vieler Frauen kommen Proteine zu kurz. Wenig Protein ist gleichbedeutend mit schwächeren Knochen und auch schwachen Muskeln, was wiederum das Sturzrisiko erhöhen kann.[538] Achte darauf, gezielt tierische und pflanzliche Proteinquellen zu jeder Mahlzeit auf deinem Teller zu haben oder deine Ernährung auch regelmäßig mit hochwertigen Proteinshakes oder Aminosäuren zu ergänzen.

Abschließen möchte ich mit zwei Strategien, die knochenschädigende Verhaltensweisen reduzieren:

Phosphate: Produkte wie Wurstwaren, Cola und Schmelzkäse gelten als „Calciumräuber". Sie erhöhen durch ihren Phosphatgehalt den Abbau von Calcium und steigern damit das Risiko für Osteoporose.[539] Reduziere diese Produkte in deiner Ernährung so gut es geht.

Rauchen und Alkohol: Beide Toxine behindern den Knochenaufbau und die Versorgung der Wirbelkörper, sorgen damit für einen schnelleren Knochenabbau und erhöhen das Osteoporoserisiko.[540]

Wenn wir das notwendige Wissen haben, können wir präventiv viel tun, um unsere Knochengesundheit zu erhalten, Osteoporose muss also kein „Schicksal" sein.

Haut, Falten und Schleimhaut

Veränderungen der Haut werden von vielen Frauen besonders kritisch beäugt, da sie ein sichtbares Zeichen dafür sind, dass wir älter werden. In einer Gesellschaft, die die Jugend feiert, in der Filter auf Instagram oder Tik Tok jede Pore entfernen und damit unerreichbare Standards setzen, sind Fältchen nicht willkommen. Sie stürzen einige Frauen in eine Krise, die an ihrem Selbstbild rüttelt. Wenn wir uns nicht mehr als junge, attraktive Frau definieren können, stellt sich unweigerlich die Frage: Wer bin ich dann eigentlich noch? Was macht mich aus?

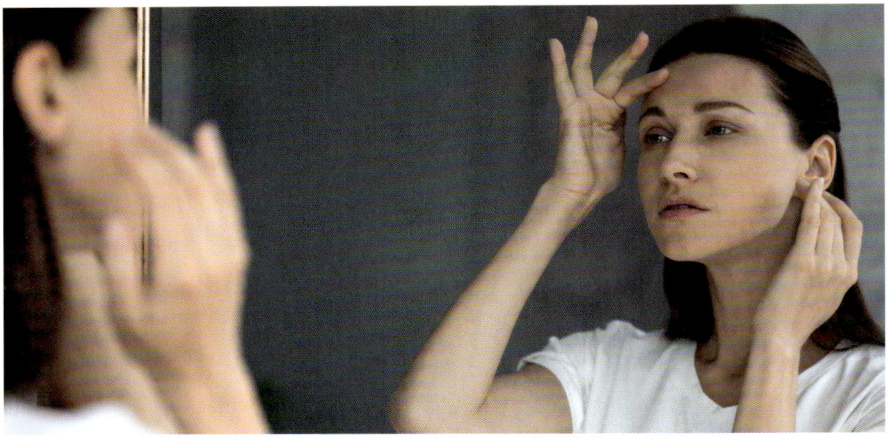

Auch wenn es hier um den Umgang mit diesen Veränderungen geht, möchte ich kurz zur Reflexion anregen, über die wir bereits in Kapitel 3 gesprochen hatten. Schönheits- und Jugendlichkeitsstandards sind die Grundlage einer Milliardenindustrie. Nur wenn Frauen sich unvollkommen fühlen, kaufen sie Produkte oder unterziehen sich Prozeduren, um diese scheinbaren Makel auszugleichen, endlich wieder den gesellschaftlichen Erwartungen zu genügen und dazuzugehören. Dessen sollten wir uns unbedingt bewusst sein, um dieser Beeinflussung nicht unreflektiert auf den Leim zu gehen.

Ich möchte dir hier eine alternative Sichtweise anbieten, denn erst die Interpretation einer Falte als „schlimm" oder „jetzt bin ich alt" macht sie für dich so dramatisch. Erst das sorgt für Unbehagen oder die Überlegung, was man gegen diese Falten tun kann. Und schon lachen sich die Firmen ins Fäustchen, denn sie haben natürlich viele Produkte und Prozeduren für dich parat, die oft einfach rausgeworfenes Geld sind.

Hier meine alternative Sichtweise als Angebot für dich:

Jede Falte steht für gesammelte Lebenserfahrung, schöne und anstrengende! Ob es die schlaflosen Nächte mit einem kranken Kind sind, die Herausforderung im Job nach einer Beförderung, das Managen der Familie (das ist vergleichbar mit dem Management eines kleinen Unternehmens) oder die Pflege der Eltern. Dazu kommen all die Erfahrungen und Erlebnisse, die für dich individuell sind. Diese Fältchen sind also Zeichen deiner über die Jahre gesammelten Weisheit. Wie wäre es, wenn wir sie – statt Falten – einfach „**Weisheitszeichen**" nennen? Damit sind sie ein Beweis deiner Kompetenz und Erfahrung; sie sind tatsächlich oft hart verdient.

Wir haben keine Falten, wir haben Weisheitszeichen!

Ich bin definitiv ein Fan davon, dass wir milde und freundlich mit uns selbst sind. So, wie wir es auch mit unserer Freundin oder Schwester wären. Nur, dass es uns bei diesen oft leichter fällt, weil wir da nicht so kritisch sind.

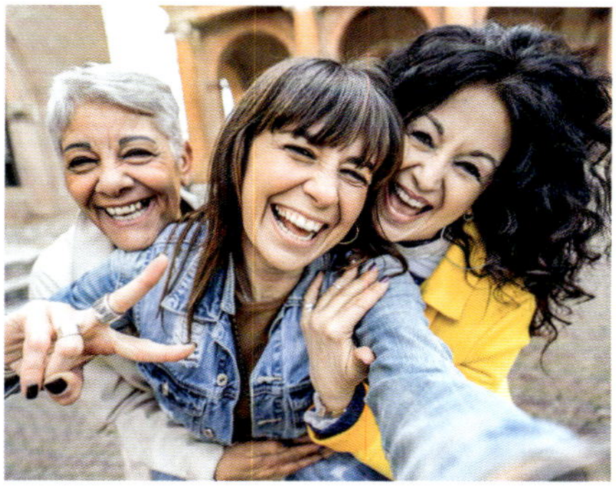

Darüber hinaus ist es aber auch wichtig, dass wir uns gut pflegen. Das hat auch etwas mit Selbstachtung zu tun und dem Wissen, dass wir das – ohne jede Vorleistung – verdient haben. Wenn wir uns in unserer Haut wohlfühlen, dann geht es uns besser und wir treten positiver auf, unabhängig von Fältchen, grauen Haaren oder ein paar zusätzlichen Kilos um den Bauch.

Hautveränderungen und deren Ursachen

Beginnend in den 30ern, oder auch etwas später, bemerken wir erste Falten, zunächst oft zwischen den Augenbrauen, in den Augenwinkeln und auf der Stirn. Wenn wir dann in die Menopause kommen, sehen wir in den ersten fünf Jahren eine schnellere Zunahme an Falten sowie einen Verlust an Elastizität und Spannkraft der Haut. Die Haut wird zunehmend dünner, ein bisschen wie Pergamentpapier. Diese Veränderungen betreffen nicht nur unsere Haut im Gesicht, sondern früher oder später auch die Schleimhäute im Intimbereich. Etwa die Hälfte aller Frauen berichtet über diese Beschwerden. Aber auch Pigmentflecken im Gesicht sind ein sichtbares Zeichen dafür, dass wir nicht mehr 20 sind. 20 bis 40 Prozent der Frauen leiden in dieser Zeit tatsächlich auch wieder unter Akne.[541]

Was löst diese Hautveränderungen aus?

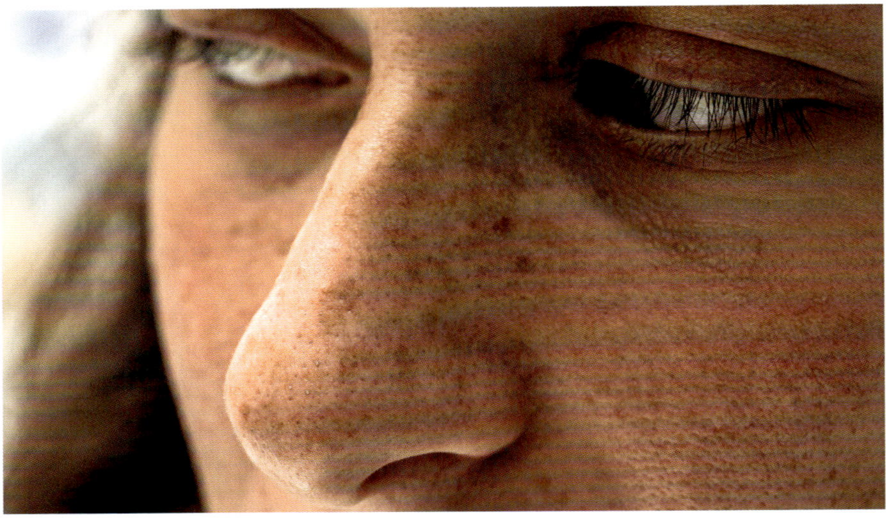

Wusstest du, dass etwa 90 Prozent der sichtbaren Hautalterung, wie Pigmentflecken und Falten, durch zu viel **Sonneneinstrahlung** verursacht werden? „Photoaging" wird das genannt, es ist eine direkte Folge der Schäden, die durch UV-Strahlung über viele Jahre verursacht werden und das Kollagen beschädigt.[542] Vor allem Sonnenbrand in den früheren Jahren spielt eine unrühmliche Rolle. Normale Hautalterung können wir nicht verhindern, aber Photoaging beschleunigt diesen Prozess enorm und lässt die Haut uneben, lederig, faltig und fleckig erscheinen.

In einer super interessanten Zwillingsstudie wurde der Zwilling, der über Jahre viel Zeit in der Sonne verbrachte, durchschnittlich elf Jahre älter geschätzt (der Artikel ist frei zugänglich, die Bilder sind sehr interessant).[543] Und auch Hautkrebs ist ein Thema: Neun von zehn Hautkrebsfällen ließen sich vermeiden, wenn wir Hautschäden durch die Sonne und Solarien vermeiden.[544]

Der zweite „Killer" einer schönen Haut ist **Rauchen**, denn es zerstört das Kollagen und die elastischen Fasern in der Haut und verringert die Reparatur dieser Strukturen.[545] In der eben genannten Zwillingsstudie wurde der „rauchende" Zwilling pro zehn Jahre des Raucherdaseins um 2,5 Jahre älter geschätzt.[546] 40 Jahre Rauchen sorgt also dafür, dass man etwa zehn Jahre älter aussieht als jemand, der nicht raucht. Und das sind nur die Äußerlichkeiten, über das Krebsrisiko hatten wir bereits in Kapitel 8 gesprochen (siehe Seite 303 ff.).

Vor allem um unsere Lebensmitte herum, verändert sich zusätzlich ein weiterer Faktor mit großem Einfluss auf unsere Haut: die **Hormone**. Eine zentrale Rolle spielen der abnehmende Östrogenspiegel und die Veränderung im Verhältnis zu den Androgenen (z. B. Testosteron). Sie bewirken einen Abbau von Kollagen und Hyaluron, was zu einer Verringerung von Straffheit, Elastizität und Feuchtigkeit führt. Auch der Rückgang von Fettgewebe, zum Beispiel an den Wangen, und weniger Durchblutung verringern die Versorgung mit Sauerstoff und Nährstoffen, wodurch die Haut trockener werden kann. Mehr Testosteron im Verhältnis zu Östrogen kann Pickel verursachen, wie bei Hormonschwankungen nach der Schwangerschaft oder in der Pubertät. Auch Zellerneuerung wird langsamer, sodass die Haut fahl aussehen kann.[547]

In Ergänzung zu den bereits genannten Faktoren hat auch unsere **Ernährung** einen Einfluss auf unsere Haut. Das sollte dich nicht mehr überraschen, schließlich liefern wir die Bausteine für die Hauterneuerung über die Nahrung. Oder wir fördern Entzündungen und Hautalterung, insbesondere durch Zucker, hochverarbeitete Produkte, Omega-6-Fette und manchmal auch Milchprodukte.[548]

Unsere Haut ist darüber hinaus ein guter Spiegel für unsere Gesundheit und unser Befinden. Schlaflose Nächte, eine schlechte Versorgung mit Baustoffen und zu viele Toxine zeigen sich in diesem Alter ganz deutlich. Wusstest du, dass tiefe Falten auch ein sichtbares Zeichen für ein erhöhtes Osteoporoserisiko sind? Das liegt daran, dass sowohl Haut als auch Knochen aus dem Baustoff Kollagen bestehen. Tiefe Falten sind damit ein Zeichen für Kollagenverlust, das in Haut und Knochen fehlt.[549]

Was du selbst tun kannst

Die Tipps für eine schöne Haut in diesem Abschnitt baue ich in der Reihenfolge der Nutzung, beispielsweise bei der Hautpflege auf, nicht in der Reihenfolge der Wichtigkeit, die sich aus dem vorherigen Abschnitt praktisch von selbst ergibt.

- **Reinigungsprodukte:** Milde, seifenfreie und parfümfreie Produkte sind empfehlenswert, auch bei Akne.
- **Gesichtswasser (Toner) ohne Alkohol verwenden:** Dieser trocknet die Haut unnötig aus. Um das zu erkennen, muss man leider die Inhaltsstoffe lesen. Beschreibungen wie „mild" oder „bio" erlauben keine Aussage darüber, ob sogenannter denaturierter Alkohol enthalten ist.

Die besten Wirkstoffe für eine schöne Haut:

- **BHA und AHA:** helfen, die Haut von alten Hautzellen zu befreien und Talg aus den Zellen zu entfernen, sie wirken also wie ein Peeling, ohne Schleifpartikel. AHA (Alpha-Hydroxysäure) ist eher für trockene Haut geeignet und wird oft auch als Fruchtsäure bezeichnet. Vertreter sind Glykolsäure, Mandelsäure und Milchsäure. BHA (Beta-Hydroxysäure), auch als Salicylsäure bekannt, ist eher für Misch- oder fettige Haut geeignet und wirkt auch entzündungshemmend.
- **Retinol:** beschleunigt die Erneuerung der Hautzellen und kann die Haut frischer und klarer erscheinen lassen, denn die Zellerneuerung verlangsamt sich mit dem Älterwerden. Beginne mit Retinol am besten langsam und nutze es nur 1- oder 2-mal in der Woche, denn anfangs kann es die Haut reizen. Generell ist es der Goldstandard der Anti-Aging-Hautpflege. Tretinoin ist ein Vitaminn-A-Derivat Es wirkt stärker als Retinol und muss vom Hautarzt verschrieben werden. Ich würde damit aber erst beginnen, wenn du bereits einige Zeit problemlos Retinol genutzt hast.
- **Vitamin C:** ist eine absolute Wunderwaffe gegen Pigmentflecken, die oft eine Folge von Sonneneinstrahlung sind. Gleichzeitig wirkt es als Antioxidans, trägt also dazu bei Zellschäden zu verhindern und stimuliert die Kollagensynthese. Zu Vitamin C solltest du selbst ein bisschen Recherche betreiben, denn diese Produkte müssen den richtigen pH-Wert haben, um wirksam zu sein und sollten am besten licht- und luftdicht verpackt sein, um nicht zu oxidieren. Einen schönen Vitamin-C-Wirkstoffguide gibt es unter www.schminktante.de. Den findest du mit den Suchbegriffen „Schminktante" und „Vitamin C" in deiner Suchmaschine.

- **Hyaluron und Peptide:** Sorgen für Feuchtigkeit und können damit die Haut praller machen und Trockenheit vorbeugen.

Einige Tipps für eine gute Hautpflege:

- **Feuchtigkeitspflege:** Eine gute Feuchtigkeitspflege bindet Feuchtigkeit in der Haut. Die Haut benötigt aber immer Fett und Feuchtigkeit, wenn auch in unterschiedlichen Anteilen, je nachdem ob deine Haut eher trocken oder eher fettig ist.
- **Vermeide Inhaltstoffe auf Erdölbasis:** Viele sehr preisgünstige Produkte enthalten Paraffin und andere Substanzen, die aus Erdöl hergestellt werden. Hinweise darauf sind Inhaltsstoffe, wie Paraffinum liquidum, Petroleum, Petrolatum, Isoparaffin, Ceresin oder Vaseline. Sie können die Haut austrocknen, Poren verstopfen und den Säureschutzmantel der Haut stören. Sie haben darüber hinaus keine pflegenden Eigenschaften für unsere Haut, weil sie sich einfach wie ein Film auf die Haut legen. Sie sind nicht biologisch abbaubar, gelangen ins Trinkwasser und darüber wieder in unseren Körper, wo sie sich in Organen und Fettgewebe anreichern.[550]
- **Urea:** ist ein guter Feuchtigkeitsspender (5 bis 10 Prozent Ureagehalt) für sehr trockene und juckende Haut und auch hilfreich bei Neurodermitis.
- **Dexpanthenol:** kann die Heilung von gestressten Hautpartien fördern.
- **Naturkosmetik:** enthält häufiger hochwertige Öle, wie z. B. Olivenöl, Sheabutter oder Kakaobutter. Besonders empfehlenswert sind Produkte ohne Mikroplastik und in Glasverpackungen (siehe dazu auch die Bedeutung endokriner Disruptoren ab Seite 89).

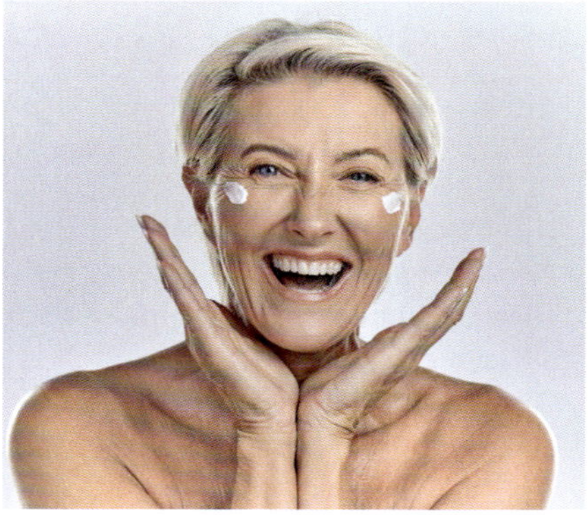

Die Basis für eine junge Haut:

- **Sonnenschutz:** Nach allem, was wir über „Photoaging" gelernt haben, sollte Sonnenschutz und die Vermeidung von Sonnenbrand auf deiner Prioritätenliste ganz nach oben rutschen. Was du aber ohne Sonnenschutz machen darfst, ist, morgens 20 Minuten Morgensonne zu genießen, z. B. mit einem Kaffee auf deinem Balkon, um deine innere Uhr zu starten (siehe dazu Seite 193 ff.). Darüber hinaus solltest du deine Haut bei längerer Sonneneinstrahlung schützen. Ob du dich für Sonnenhut, Textilien (gibt es auch mit UV-Filter) oder Sonnencreme entscheidest, ist sicherlich eine Geschmacksfrage. Bei Sonnencremes sind mineralische Sonnenschutzfilter gegenüber chemischen zu bevorzugen. Wirkstoffe sind beispielsweise Zinkoxid oder Titandioxid mit UVA- und UVB-Schutz von mindestens 30. Sie sind im Moment die einzigen beiden, die von der amerikanischen „Environmental Working Group" als sicher angesehen werden.[551] Eine Hilfe für die Auswahl kann dir die App „Yuka" bieten, die kostenfrei das Scannen von Produkten erlaubt und Inhaltsstoffe im Ampelsystem bewertet. Den Link dazu findest du unter „hilfreiche Websites" am Ende des Buches.

- **Hormontherapie:** Viele Hautveränderungen in der Lebensmitte werden durch das Absinken des Östrogenspiegels beschleunigt. Eine Hormontherapie gleicht den Östrogenspiegel aus und behebt damit die Ursache des Kollagenabbaus und des Feuchtigkeitsverlusts. Allerdings wirst du die positiven Effekte auf die Hautqualität eher als „Nebenwirkung" der Hormontherapie bemerken, denn die meisten Ärzte verschreiben Hormone nur auf Basis von Beschwerden wie Hitzewallungen oder zur Osteoporoseprävention.

Expertenkasten

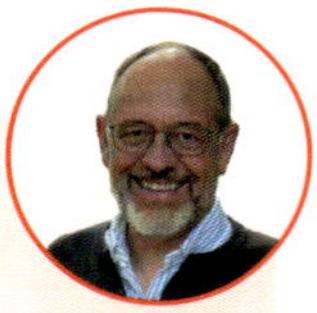

Tipps für schöne Haut vom Experten

In bestimmten Situationen, bei isoliert lokalen Beschwerden, kann manchmal eine Rezeptur sinnvoll sein, die es dann auf Privatrezept gibt. Diese Hormonzubereitungen werden jedoch nur in bestimmte Apotheken angefertigt. Hier meine Favoriten:

1. Trockene Augen durch Hormonmangel: Östradiolhemihydrat 0,025 mg in Sesamöl als Augentropfen
2. Extrem trockene Scheide trotz Östrogenanwendung: DHEA 6,5mg Ovula (z. B. Intrarosa®)
3. Libidoverlust, Gewichtszunahme, chronische Müdigkeit: DHEA-Creme oder DHEA-Tabletten (DHEA-S-Blutspiegelkontrollen nicht vergessen)
4. Hormonersatz für das Gesicht: Jojobaöl-Progesteron-Östriol-Creme. Achtung: keine Sonnenexposition

Ein gesunder Lebensstil für eine schöne Haut:

Tatsächlich sind unsere Werkzeuge für eine schöne Haut noch nicht erschöpft, wenn wir gute Cremes auf unsere Haut auftragen und uns vor Sonne schützen. Viele Lebensstilentscheidungen haben von innen einen Einfluss auf unsere Haut. Hier die besten Tipps:

- **Hautfreundliche Ernährung:** Das Ziel ist die Lieferung von Baustoffen für die Bildung von Hautzellen, die Reduzierung von Entzündungen und die Unterstützung des Mikrobioms. Besonders empfehlenswert sind hochwertige Fette, insbesondere Omega-3-Fettsäuren (z. B. aus fettem Kaltwasserfisch), Antioxidantien, die unsere Haut vor Zellschäden schützen können (z. B. Beeren, grüner Tee, buntes Gemüse), fermentierte Lebensmittel wie Sauerkraut und Kimchi, die wunderbar für das Mikrobiom sind.
- **Kollagenprodukte:** können hilfreich für die Hautstruktur sein. Es konnte eine Reduktion von Falten, mehr Elastizität und ein besserer Feuchtigkeitsgehalt nach einer Einnahme von hydrolisiertem Kollagen für 90 Tage gemessen werden.[552] Bei hydrolisiertem Kollagen handelt es sich um eine Form, bei der die Bestandteile so zerkleinert werden, dass sie vom Körper besser aufgenommen werden können. Dabei ist nur das sogenannte Typ-1-Kollagen hilfreich für Haut und Knochen. Andere Formen (Typen 2 bis 4) finden beispielsweise eher Verwendung bei Sportverletzungen.[553] Hergestellt wird Kollagen aus Knochen von Rindern, Schweinen oder Fischgräten, für Vegetarier ist das also nichts. Achte unbedingt auf eine gute Qualität, denn du möchtest sicherlich nicht Schwermetalle, Hormon- und Medikamentenrückstände über zu Kollagen verarbeitete Tierabfälle aufnehmen. Und nein, es gibt kein veganes Kollagen, das sind Marketingtricks, denn Kollagen ist ein tierisches Produkt. Vegane oder vegetarische Produkte können nur „Bausteine" für die Herstellung von Kollagen im Körper liefern, wie beispielsweise Vitamin C oder Aminosäuren. Deren Wirksamkeit bleibt – bisher – dahingestellt. Und noch etwas: Bei Histaminintoleranz kannst du mit „allergischen Symptomen" auf Kollagen reagieren, denn es ist sehr reich an Histamin (wie z. B. auch Räucherfisch, Rotwein, Parmesan).
- **Schönheitsschlaf:** Schlaf ist die Zeit, in der der Körper Reparaturprozesse durchführt. Ausreichend Schlaf fördert auch die Regeneration der Haut. Nicht umsonst sehen wir blasser, fahler und älter aus, wenn wir zu wenig geschlafen haben.

- **Stressreduktion:** Stress erhöht den Cortisolspiegel, darüber hatten wir ausführlich in Kapitel 4 gesprochen. Das kann Hormonveränderungen und Hautprobleme wie Akne oder Ekzeme verstärken und das Voranschreiten sichtbarer Hautalterung beschleunigen.
- **Flüssigkeitszufuhr:** Trinke ausreichend Wasser, grünen Tee oder Kräutertee, um die Haut von innen mit Feuchtigkeit zu versorgen.
- **Sport und Bewegung:** Vor allem Bewegung an der „frischen Luft" fördert die Durchblutung, das sorgt für eine rosige Haut und reduziert Stress.
- **Detox:** Mit einem Verzicht auf Alkohol und Rauchen sowie einer Reduktion von Zucker, Weißmehl und hochverarbeiteten Produkten reduzierst du die Bildung von freien Radikalen, die unsere Hautalterung beschleunigen.
- **Milchprodukte:** Bei einigen Menschen können Milchprodukte Akne oder Hautentzündungen fördern, indem sie Entzündungen verstärken. Die Verbindung zwischen Darm und Haut spielt dafür eine wichtige Rolle. Der Zusammenhang ist in der Regel nicht auf eine „Allergie" zurückzuführen, die man praktisch sofort spüren würde, auch Laktose spielt dabei meistens keine Rolle. Hier handelt es sich um eine Art verzögerter Immunantwort.[554] Leidest du unter starker Akne, die vielleicht plötzlich aufgetaucht ist, lasse für einige Wochen alle Milchprodukte weg und beobachte, wie deine Haut darauf reagiert.
- **Nährstoffe:** Hilfreiche Nährstoffe für schöne Haut sind Omega-3-Fettsäuren und B-Vitamine (beides siehe Kapitel 7). Auch sogenannte Omega-7-Fettsäuren (Palmitoleinsäure) aus Sanddornöl oder Macadamianüssen haben nicht nur positive Wirkungen auf die Haut (verbesserte Feuchtigkeit),[555] sondern auch die Schleimhäute.[556] Als hilfreich hat sich eine tägliche Einnahme von beispielsweise 2 bis 3 g Sanddornöl erwiesen.

Nutze die Vielzahl der Tipps einfach für dich als ein kleines Nachschlagewerk, zu dem du immer wieder zurückkehren kannst. Wenn du neue Hautpflegeprodukte kaufst, schau noch einmal auf die genannten Kriterien. Vielleicht möchtest du darüber hinaus einen super Wirkstoff wie Vitamin C oder Retinol integrieren. Starte einfach so, wie es für dich am besten passt. Zusätzlichen Stress sollte die Pflege für eine schöne Haut natürlich nicht verursachen, schließlich macht Stress auch wieder Falten.

Gelenkschmerzen

Etwa 40 Prozent aller Frauen leiden in den Wechseljahren unter Gelenkschmerzen. Besonders häufig betroffen sind Finger, Knie und Hüfte, aber auch die Schulter, was oft als „Frozen Shoulder" bezeichnet wird. Übrigens wird die „Frozen Shoulder" praktisch nie mit Wechseljahren oder Menopause in Verbindung gebracht, weder von den betroffenen Frauen noch ihren Ärzten, sie ist aber eines der Symptome oder Begleiterscheinungen, die viele Frauen in den Wechseljahren oder nach der Menopause erleben.

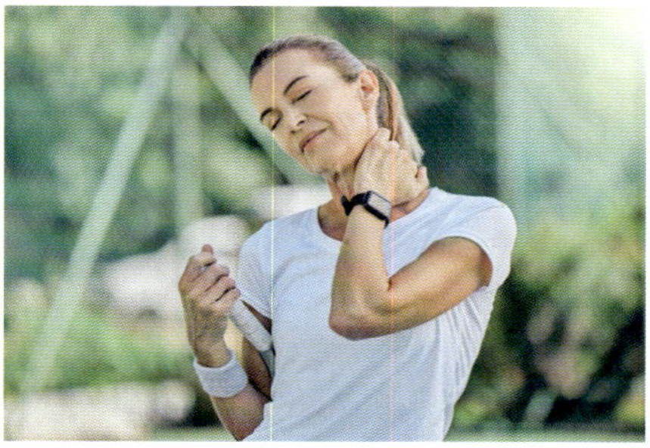

Die Beschwerden äußern sich durch Versteifungen, Schmerzen und Schwellungen der Gelenke, was es besonders schwer macht, in die „Gänge" zu kommen – vor allem morgens. Die Symptome können auch bei sportlichen Frauen auftreten und sind für manche das erste Anzeichen hormoneller Veränderungen.

Zu den Erkrankungen, die mit diesen Gelenkschmerzen verbunden sein können, gehört die **Arthrose** (Osteoarthritis). Bei dieser Erkrankung reiben Knochen aufeinander, weil der Knorpel dazwischen degeneriert ist. Dies betrifft häufig die Hände, Hüfte, den unteren Rücken, die Knie und Füße. Die **rheumatoide Arthritis** ist eine Autoimmunerkrankung, bei der das Immunsystem die Gelenke als Fremdkörper ansieht und angreift. Diese Erkrankung kann sowohl die Gelenke als auch Organsysteme betreffen und ist oft mit Schwellungen und Entzündungen verbunden. Sie deformiert die Gelenke und verursacht Schmerzen, typischerweise in den Händen, Handgelenken und Füßen. Wenn du starke Gelenkschmerzen hast, kläre die Diagnose am besten mit einem Arzt ab.

Ursachen von Gelenkschmerzen

Eine der Hauptursachen für diese Gelenkschmerzen ist der Mangel an Östrogen, der während der Wechseljahre beginnt und nach der Menopause bis zum Lebensende bestehen bleibt. Östrogen spielt eine entscheidende Rolle in der Gesundheit der Gelenke. Ein Östrogenmangel kann die Durchblutung der Gelenke verringern und die Kollagenproduktion reduzieren, wodurch der Knorpel dünner wird. Zudem wird weniger Gelenkflüssigkeit produziert und es fehlt an Hyaluronsäure, was dazu führt, dass die Gelenkstrukturen trocken und spröde werden. Die Folge sind vermehrte Entzündungen und ein langsamerer Heilungsprozess. Darüber hinaus kann ein überreaktives Immunsystem das Risiko für Autoimmunerkrankungen erhöhen.

Was du selbst tun kannst

Es gibt viele Möglichkeiten, Gelenkschmerzen zu lindern. Beobachte, was angenehm für dich ist und wie es dir am nächsten Tag geht. Wir müssen uns dabei manchmal bewusst daran erinnern, dass diese Gelenkschmerzen nicht in dem Sinne ein Warnzeichen sind, wie Schmerzen bei einem gebrochenen Fuß. Belastest du einen Knochenbruch, wird dieser schlimmer. Viele Gelenkbeschwerden in den Wechseljahren schmerzen zwar, werden aber durch Bewegung besser und durch Inaktivität eher schlimmer. Das ist intuitiv manchmal nicht ganz so logisch aber der Grund dafür, dass Inaktivität meistens keine gute Lösung ist.

- **Aktiv am Morgen:** Ein aktiver Start in den Morgen kann dabei helfen, Gelenkschmerzen zu lindern. Bereits fünf bis zehn Minuten Dehnübungen oder Yoga direkt nach dem Aufstehen nehmen die erste Morgensteifigkeit. Online-Yogastunden bieten oft geeignete Übungen für die ersten Minuten des Tages. Wenn du nicht so viel Zeit hast, kannst du einfach die ersten fünf bis zehn Minuten des Aufwärmens aus einer Yogaeinheit zum Aufwachen nutzen. Besonders gerne mag ich Mady Morrison, die auch viele kurze Yogaeinheiten auf YouTube anbietet.
- **Bewegung:** Trotz Schmerzen in den Gelenken ist Bewegung sehr wichtig. Die Dosis solltest du langsam steigern, um herauszufinden, wie sich die Bewegung am nächsten Tag auswirkt. Zwar können die Gelenke anfangs schmerzen, doch der Druck auf das Gelenk fördert die Durchblutung und die Versorgung mit Nährstoffen. Ohne Bewegung verschlimmern sich die Symptome leider häufig.
- **Yoga:** Ist eine wunderbare Art der Bewegung, die viele positive Effekte auf den Körper hat. Es trägt dazu bei, die Beweglichkeit zu erhalten, die Muskeln zu kräftigen und auch die Entspannung zu fördern.
- **Hormontherapie:** Da ein Östrogenmangel ein ursächlicher Faktor für Gelenkschmerzen ist, werden diese durch eine Hormontherapie häufig besser. Allerdings kann auch die beste Hormontherapie nicht zaubern und geschädigte Strukturen reparieren.

- **Übergewicht reduzieren:** Viel Gewicht belastet nicht nur die Gelenke, sondern ist meistens mit entzündlichen Prozessen verbunden, die durch einen erhöhten Blutzucker und Insulinspiegel weiter verstärkt werden. Eine gesunde Gewichtsabnahme kann daher die Gelenkgesundheit positiv beeinflussen (mehr dazu im Kapitel 5).
- **Antientzündliche Ernährung:** Eine bunte, pflanzenbasierte Ernährung enthält viele Wirkstoffe, die Entzündungen lindern können. Grüner Tee und Antioxidantien (Gemüse in allen Farben des Regenbogens) sind hilfreich. Der Konsum von Zucker, hochverarbeiteten Lebensmitteln, Alkohol, verarbeiteten Wurstsorten und Omega-6-Ölen kann hingegen Entzündungen fördern. Diese Produkte zu reduzieren, kann positive Wirkung auf deine Gelenke haben.
- **Antientzündlicher Lebensstil:** Nicht überraschend gehören dazu nicht zu rauchen, den Umgang mit Stress zu verbessern und regelmäßig für Entspannung zu sorgen (siehe Kapitel 4), aber auch die Priorisierung von ausreichend Schlaf. Diese Faktoren können erheblich zur Linderung von Entzündungen beitragen.
- **Nährstoffe:** Stark antientzündlich wirken beispielsweise Omega-3-Fettsäuren aus fettem Fisch oder Algen. Auch eine Enzymtherapie, zum Beispiel mit Wobenzym®, kann hilfreich sein, du solltest sie aber mit deinem Arzt absprechen. Pycnogenol (Kiefernrindenextrakt) kann nach drei Monaten eine deutliche Verbesserung von Gelenkschmerzen bewirken.[557] Und Glucosamin kann ebenfalls dazu beitragen, Gelenkschmerzen etwas zu reduzieren.[558]
- **Lokale Hilfen:** Auch antientzündliche Einreibungen mit Gelen oder Cremes können helfen, Entzündungen zu lindern und damit die Schmerzen zu verringern. Zu nennen sind hier beispielsweise Produkte wie etwa Solum Öl von Wala, Aconit Schmerzöl von Wala, Sogoon Schmerzcreme mit ätherischen Ölen.

Therapien:

- **Akupunktur:** Sie kann sowohl bei Arthrose als auch bei Rheumatoider Arthritis hilfreich sein. Diese Methode kann Schmerzen lindern und die Beweglichkeit verbessern.[559] Meistens werden die Kosten jedoch nicht von der Krankenkasse übernommen.
- **Verhaltenstherapie:** Sie spielt eine wichtige Rolle, da sie das Denken rund um die Schmerzen verändert und den Teufelskreis aus Schmerzen, schlechter Stimmung, Stress und Ängstlichkeit durchbrechen kann, ohne selbst an den Schmerzen etwas zu verändern.[560]

Der Umgang mit Schmerzen kostet viele Menschen enorm viel Energie. Dabei unterschätzen wir oft, dass wir systemisch durch Stressreduktion, antientzündliche Ernährung, Reduktion von Toxinen und Bewegung in Verbindung mit einer guten Nährstoffversorgung schon viel erreichen können.

„Menobrain": Gehirnnebel und Vergesslichkeit

Für viele Frauen ist das sogenannte Meno-Brain („Menopause-Gehirn") als Zusammenfassung der Symptome, wie Gehirnnebel, Vergesslichkeit, Konzentrationsstörungen und manchmal auch Wortfindungsstörungen, das am meisten belastende Symptom der Wechseljahre. Viele Frauen machen sich Sorgen, dass die Demenz schon ihre Fühler ausstreckt. Das ist kein Wunder, wenn du jeden Morgen das Passwort für den PC vergessen hast, nicht mehr weißt, was du eigentlich gerade tun wolltest, ständig den Schlüssel, das Handy oder deine Brille suchst oder dir immer wieder irgendein Wort nicht einfällt. 60 bis 80 Prozent aller Frauen berichten von derartigen Erlebnissen.[561]

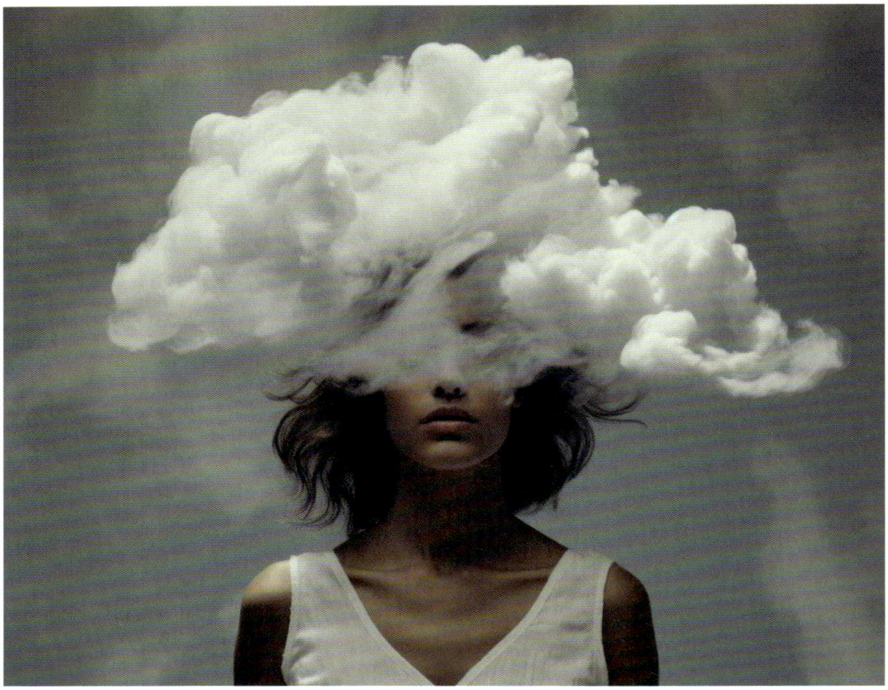

Meistens ist die Sorge jedoch unbegründet. Jetzt darfst du erst einmal aufatmen. Wir hatten im 2. Kapitel über die Rezeptoren für Östrogen und Progesteron gesprochen, die an vielen verschiedenen Stellen im Gehirn sitzen (siehe Seite 70). Beginnend mit den Wechseljahren verabschiedet sich nun zunächst das Progesteron und danach schrittweise das Östrogen. Östrogen sorgt für elastische Blutgefäße, was die Gehirndurchblutung verbessert, wirkt aber auch antientzündlich. Progesteron schützt das Gehirn vor altersbedingten neurodegenerativen Erkrankungen und beispielsweise auch vor Schäden durch Trauma oder Kopfverletzungen.[562]

Die Rezeptoren für diese Hormone in den Bereichen für Gedächtnis, Koordination und Temperaturregulierung warten nun im Zuge von Wechseljahren und Menopause immer häufiger auf Informationen, wie sie arbeiten sollen. Genau das kann Depressionen, Vergesslichkeit, Tollpatschigkeit, Hitzewallungen oder Gehirnnebel zur Folge haben. Vermutlich ist dieser Hormonmangel aber auch einer der Faktoren, die das Risiko für Alzheimer steigern. Immerhin sind zwei von drei Alzheimerpatienten weiblich.[563]

Doch auch über diese Symptome hinaus, hat der Mangel an Östrogen weitere Konsequenzen, die wir nicht direkt spüren. Dazu gehören weniger elastische Blutgefäße, was die Gehirndurchblutung verringern und entzündliche Prozesse, auch im Gehirn, fördern kann. Zudem werden weniger Neurotransmitter wie Serotonin und Acetylcholin produziert, die wichtig für Zufriedenheit und Gedächtnis sind. Zu allem Überfluss leidet unser Gehirn zusätzlich unter dem schlechten Schlaf, Schmerzen und Erschöpfung. Fehlende Erholung in der Nacht hat beispielsweise die Konsequenz, dass Dinge nicht im Langzeitgedächtnis gespeichert werden. Damit wird klar, warum wir nach einer schlechten Nacht so vergesslich sind.

Dennoch ein Hoffnungsschimmer, auch wenn das alles nicht so rosig klingt: Haben sich Körper und Gehirn an die niedrigen Hormonlevel gewöhnt, wird es in der Regel mit den alltäglichen „Meno-Brain"-Symptomen wieder besser.

Was du selbst tun kannst

Inzwischen weißt du sicherlich gut genug, dass wir viele Dinge selbst tun können, um Symptome, Beschwerden und unliebsame Veränderungen in dieser Zeit aktiv anzugehen. Was das speziell für das „Meno-Brain" ist, verrate ich dir im folgenden Abschnitt.

Sport und Bewegung: Bewegung verbessert die Durchblutung im Gehirn. Ein gut durchblutetes Gehirn funktioniert besser. Darüber hinaus fördert Bewegung im Allgemeinen, aber auch Sport, den erholsamen Tiefschlaf, der Nährstoffe ins Gehirn transportiert und Proteinablagerungen entfernt, die das Alzheimer-Risiko erhöhen können.

Trinken: Da das Gehirn zu 80 Prozent aus Wasser besteht, ist ausreichendes Trinken essenziell. Schon eine milde Dehydrierung kann Denkprobleme verursachen. Wasser trägt auch zur Sauerstoffversorgung bei und verbessert die Gehirndurchblutung. Wichtig ist es, regelmäßig zu trinken und Sodas, Limonaden, Kaffee oder Bier nicht als Ersatz für Wasser zu sehen. Als einfachen Tipp empfehle ich, gleich am Morgen ein großes Glas warmes Wasser zu trinken, um in den Tag zu starten. Neben der Hydrierung hilft das auch den Nieren, Giftstoffe auszuscheiden und die Verdauung in Schwung zu bringen.

Omega-3-Fettsäuren: Marine Omega-3-Fette sind eine Wohltat für unser Gehirn, da ein großer Teil der Gehirnmasse aus Fett besteht, einschließlich Omega-3. Jede Zelle enthält Omega-3-Fettsäuren in ihrer Zellwand, was deren Funktion positiv beeinflusst. Aber eben nur, wenn wir ausreichend Omega-3-Fettsäuren liefern, sonst muss unser Körper „billiges" Baumaterial in die Zellwände einbauen, was deren optimale Funktion behindert. Pflanzliche Omega-3-Fettsäuren, wie sie in Nüssen und Saaten vorkommen, sowie marine Omega-3-Fettsäuren (fetter Fisch und Algenöl) sind besonders wertvoll (mehr dazu in Kapitel 7 auf Seite 271). Entzündungsfördernde Omega-6-Fette, wie Sonnenblumenöl, Sojaöl und Maiskeimöl, sollten hingegen reduziert werden, da sie in verarbeiteter Nahrung sowieso in großer Menge enthalten sind.

Antioxidantien: Sie schützen die Zellen vor Schäden durch freie Radikale. Freie Radikale entstehen durch Umwelteinflüsse wie Toxine, aber auch durch hochverarbeitete Nahrung, Alkohol, Rauchen und Stress. Besonders buntes Obst und Gemüse sowie Kräuter sind reich an Antioxidantien und weiteren Pflanzenwirkstoffen. Die besten Vertreter sind Beeren, Granatapfel, Brokkoli-Sprossen (die kann man selbst züchten), grüner Tee sowie Oregano, Pfefferminz, Kurkuma, Zimt, Nelke und dunkler Kakao.

Ballaststoffe: Ein gesundes Mikrobiom (Darmflora) ist essenziell für die Gehirnfunktion, denn es sendet zahlreiche Signale nach „oben". Wenn es ihm gut geht, geht es auch unserem Gehirn gut. Ballaststoffe und fermentiertes Gemüse sind der Dünger für ein gesundes Mikrobiom. Eine Kombination aus hormonellen Veränderungen und einem ausgehungerten Mikrobiom (durch Ballaststoffmangel) kann Probleme wie Verdauungsstörungen (z. B. IBS), Brain Fog, depressive Stimmungen und Ängstlichkeit verursachen.[564]

Gehirnerholung: Deinen Schlaf solltest du unbedingt priorisieren, denn er ist die Grundlage für Leistungsfähigkeit am Tag und Erholung in der Nacht. Reparatur- und Reinigungsprozesse im Gehirn finden in der Nacht statt, vor allem im Tiefschlaf. Gerade in Zeiten von Netflix, Instagram und Tik Tok ist es oftmals schwer, sich abends von Bildschirmen und Filmen zu lösen, aber es ist essenziell, um Gehirn und Körper auf einen erholsamen Schlaf vorzubereiten. Die besten Schlaftipps findest du auf Seite 241.

Toxine reduzieren: Rauchen, Alkohol und hochverarbeitete Nahrungsmittel sind schlicht und ergreifend Toxine und beeinflussen auch unser Gehirn. Sie können Entzündungen fördern und liefern – wenn überhaupt – minderwertige Baustoffe.

Kopfverletzungen: Sie zu vermeiden, ist das A und O für ein gesundes Gehirn, in jedem Alter. Schleudertraumen, Stürze und andere Formen von Kopfverletzungen können die empfindlichen Strukturen nachhaltig beschädigen.

Hormontherapie: Eine Hormontherapie kann, wenn sie frühzeitig begonnen wird („Window of Opportunity"), sehr hilfreich sein. Unser Gehirn funktioniert mit Östrogen einfach besser. Erste Zahlen zur Reduktion von Demenz bei Frauen, die eine Hormontherapie nutzen, gehen von einer Reduktion um etwa 22 Prozent aus (Östrogen und Progesteron oder synthetisches Progestin, siehe auch ab Seite 296).[565]

Nährstoffe und Supplements: Es gibt einige Nährstoffe und Adaptogene, die hilfreich für die Gehirnfunktion sind. Wir haben sie alle im Kapitel 7 besprochen, daher nenne ich sie hier nur kurz (siehe Seite 259 ff.). Besonders hervorzuheben sind: Rhodiola und Kreatin, sie können die Gehirnenergie verbessern. Magnesium optimiert Stoffwechselprozesse, wie beispielsweise die Bildung von Botenstoffen im Nervensystem.[566] Coenzym Q10 unterstützt die Energieproduktion in den Mitochondrien und schützt die Nervenzellen vor freien Radikalen. Bisher konnte gezeigt werden, dass Coenzym Q10 hilfreich bei Migräne, Multipler Sklerose und Parkinson sein kann und sich zusätzlich auch noch günstig auf die Hautalterung auswirkt.[567]

Los geht's mit einem gut gefüllten Werkzeugkasten

Über die Grundlagen der vergangenen Kapitel hinaus bist du jetzt mit allen zielgerichteten Strategien optimal gewappnet, um auf die Veränderungen durch die Wechseljahre, aktuelle Symptome oder alles, was noch kommt, informiert reagieren zu können. Du kannst damit positiv in die zweite Lebenshälfte starten, diese weiterleben, mit dem Wissen, welches du jetzt hast und dein Wissen an andere Frauen weitergeben.

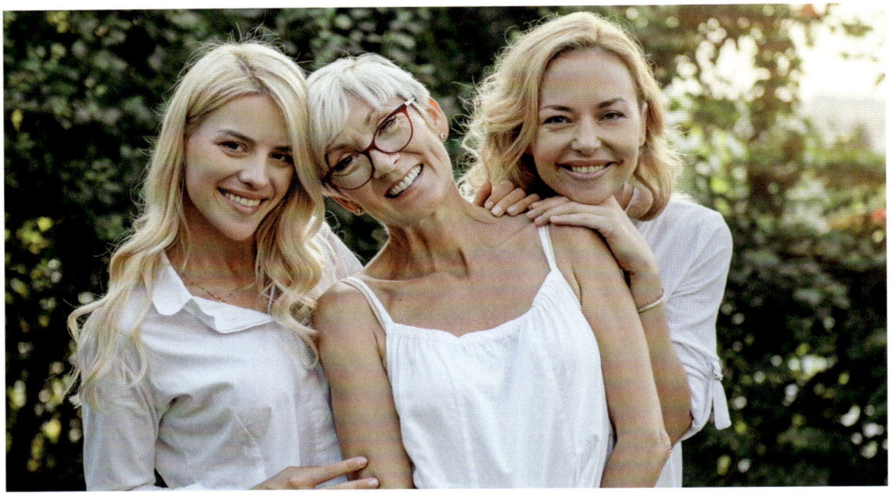

Mit deinem gut gefüllten Werkzeugkasten hast du jetzt eine fundierte Ausrüstung. Ändert sich die Situation (z. B. neue Symptome), schau einfach, was du noch so an Werkzeugen hast, die du vielleicht bisher noch nicht genutzt hast. Mit diesem Wissen kannst du hoffentlich gelassen bleiben. Du weißt jetzt mehr über effektive und wirksame Strategien in der Lebensmitte und was eigentlich dahintersteckt als ca. 95 Prozent der Weltbevölkerung!

> *Wissen um den eigenen Körper ist die beste Medizin*
>
> *Hippokrates*

Erste Hilfe

Teil V
Abschluss

Kapitel 10:
Der Wegweiser durch die Wechseljahre

Wie schließt man ein Buch am besten ab, das sich an viele verschiedene Frauen richtet, die sich auch noch in unterschiedlichen Lebensphasen befinden? Ich möchte dir mit dem folgenden Teil die Möglichkeit bieten, einen Überblick zu bekommen, um dich nicht im Detail zu verlieren. Das Buch endet mit einem Ausblick. Lass uns gemeinsam einen Schritt zurücktreten, von den Symptomen der Wechseljahre und all den vielen Details. Ich möchte dir hier eine Essenz, ein Konzentrat anbieten, indem wir uns auf die wichtigsten Punkte konzentrieren.

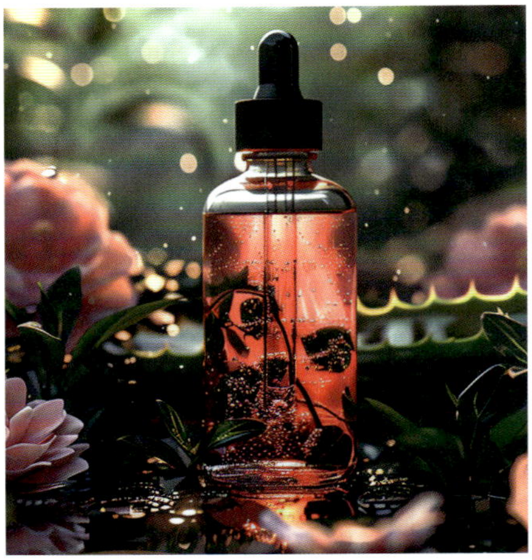

Sie können dir helfen zu entscheiden, wo und wie du eigentlich beginnen möchtest, was für dich wichtig und machbar ist. Wenn ein Bereich dich besonders anspricht oder sich als besonders hilfreich für dein Befinden erweist, hast du immer wieder die Möglichkeit, in den vorigen Kapiteln mehr Details zu finden und die Hintergründe noch einmal nachzulesen. Dieses Konzentrat bedeutet nicht, dass die anderen Dinge, Tipps und Strategien nicht wichtig oder sinnvoll sind, sondern dass es sich lohnt, mit dem zu starten, was die größte positive Auswirkung auf dein Befinden, die Gesundheit und Lebensqualität hat – weit über die Wechseljahre hinaus.

Im Buch war es mir wichtig, dass ich Themen nicht nur oberflächlich anschneide, sondern dich wirklich mit den praktischen Details versorge, die du brauchst, um ins Tun zu kommen. Das fand ich schon deswegen wichtig, weil jede Frau ein bisschen anders ist, andere Symptome erlebt, andere Lebensumstände hat und auch unterschiedlich viel Energie für Veränderung aufbringen kann. Die Details und Vielzahl der Tipps können manchmal auch überfordern und das hoffe ich, mit diesem Kapitel wieder etwas zu relativieren.

Darüber hinaus möchte ich dieses Buch damit abschließen, indem ich alles in einen größeren Zusammenhang einordne. Ja, die Wechseljahre sind eine wichtige Lebensphase, die alle Frauen früher oder später betrifft. Diese Lebensphase schafft neue Herausforderungen und bietet dadurch die Chance für neue Prioritäten und Lösungen. Aber das Leben geht weiter. Ich möchte dich mit dem folgenden Kapitel ermuntern, all die Tipps und Strategien nicht nur zum Selbstzweck umzusetzen, sondern damit es dir gut geht und du im Leben noch lange all die Dinge machen kannst, die dir wichtig sind. Und auch, damit du deine einzigartigen Fähigkeiten nutzen kannst, um sie mit anderen Menschen zu teilen (siehe Seite 108 ff.)

Die Essenz

Ich habe mir überlegt, welche vier Strategien aus jedem der Bereiche *innere Uhr, Umgang mit Stress, Schlaf, Ernährung* und *Training* ich als Basis auswählen und dir empfehlen würde. Das war gar nicht so einfach, denn für jede Strategie, die ich hier nicht nennen kann, fallen mir zahlreichen Frauen ein, für die genau diese absolut passend wären. Aber hin und wieder habe ich auch ein bisschen geschummelt und schreibe dazu, was mein fünfter Tipp wäre, wenn ich einen fünften hätte nennen können. Aber da die Regeln selbstgemacht sind, nehme ich mir die Freiheit, die Konkurrenten um Platz vier jeweils zu nennen, wenn das „Rennen" knapp war.

Innere Uhr – die Top 4 für dein biologisches Programm

1. **Morgensonne** – ggf. mit kleinem Spaziergang kombiniert, stellt deine innere Uhr zurück und ist der beste Start in den Tag.
2. Abends das **Licht dimmen**, um den Schlaf optimal vorzubereiten.
3. Regelmäßige **Aufsteh- und Zubettgehzeiten** bilden den Rahmen für deinen zirkadianen Rhythmus.
4. Eine **Essenspause** von zwölf Stunden gibt dem Körper Zeit für Reparaturen und Fettverbrennung.

Wirksame Stressreduktion – die Top 4 für einen entspannten Alltag

1. **Physiologischer Seufzer** als Sofortstrategie bei akutem Stress hilft dir, wieder schnell Zugriff auf alle notwendigen Gehirnfunktionen zu haben.
2. Gönne dir deine **Auszeiten**, um die Addition von Stress zu stoppen, jeden Tag 15 Minuten können eine große Wirkung haben.
3. Trainiere deine **Entspannung** (z. B. Yoga Nidra). Den Wechsel zwischen An- und Entspannung zu meistern, ist die Grundlage für Erholung.
4. **Glaube nicht alles, was du denkst** – hinterfrage kritisch deine automatischen Gedanken, sie sind ganz häufig nicht die Wahrheit.

Erholsamer Schlaf – die Top 4 + 1 als Grundlage für deine Gesundheit

1. **Kaffeekonsum** (Koffein) bis spätestens 14 Uhr, denn nach sechs Stunden ist noch die Hälfte der aktivierenden Substanz im Blut und stört deinen Schlaf.
2. Etabliere eine **ruhige Abendroutine** (z. B. Dankbarkeitstagebuch, Stretching, warme Dusche), um von Anspannung zur Entspannung zu wechseln.
3. **Bildschirme** 60 bis 90 Minuten vor dem Zubettgehen **ausschalten** – das blaue und helle Licht verzögert die Produktion des Schlafhormons Melatonin und gaukelt dir vor, noch munter zu sein.
4. **Schlafgelegenheit** schaffen – um sieben oder acht Stunden zu schlafen, musst du Routinen finden, um rechtzeitig im Bett zu sein, z. B. eine Erinnerung zum bettfertig machen.
5. **Bonus:** Bioidentisches, mikronisiertes **Progesteron**: Die entspannende und angstlösende Wirkung kann für viele Frauen eine absolute Wohltat sein, ob mit oder ohne Gebärmutter.

Ernährung – die Top 4 + 1 für Körper und Geist

1. Übe **Achtsamkeit** beim Essen – nur dann kann es dir gelingen Hunger und Sättigung zu bemerken und Traurigkeit oder Einsamkeit von Hunger zu unterscheiden.
2. Steigere die **Vielfalt pflanzlicher Lebensmittel** (Ziel: 30 je Woche) – sie bieten all die wunderbaren Pflanzenwirkstoffe und Ballaststoffe für deine Gesundheit.
3. **Hochverarbeitete Produkte** klug ersetzen (Nova-Score 4) – wähle gute Alternativen, die wirklich Nahrung für deinen Körper sind.

4. Iss mehr hochwertiges **Protein** (1 bis 1,5 g pro kg Körpergewicht), denn es sättigt gut, ist relativ blutzuckerneutral, macht zufrieden und ist grundlegend für die Erhaltung von Muskeln und Knochen.
5. **Bonus:** Nutze **marine Omega-3-Fettsäuren** aus Algen- oder Fischöl. Die antientzündliche Wirkung ist bei praktisch allen Beschwerden hilfreich, die uns in den Wechseljahren plagen können.

Training und Bewegung – die Top 4 für Energie und Gesundheit

1. **Bewege dich mehr im Alltag:** Wir sitzen viel, sollten aber probieren in der restlichen Zeit mehr Bewegung zu integrieren und es uns nicht zu einfach zu machen, auch wenn das bequem ist (auf Seite 389 mehr dazu).
2. **Fokussiere dich darauf STARK zu werden:** Krafttraining ist das Wichtigste für Frauen überhaupt – für Knochen, Muskeln, Stoffwechsel, Gehirndurchblutung, Stimmung und mehr.
3. **Workouts kürzer und intensiver:** Lange Workouts kreieren Stress für Frauen in den Wechseljahren. Die Basis sind kurze und knackige, aber intensive Trainingseinheiten sowohl beim Kraft- als auch Ausdauertraining. Aufwärmen, 15 Minuten powern, Cool-down – fertig.
4. **Höre auf deinen Körper:** Wenn dir alles weh tut oder du schlecht geschlafen hast, ist vielleicht ein Spaziergang besser als ein Intervall-Workout. Training ist keine Bestrafung und dient nicht dazu, Kalorien zu verbrennen, sondern soll dir guttun – auch, wenn es anstrengend ist.

Wie kann ich jetzt beginnen?

Die Essenz aus den vorigen Lebensbereichen ist sicherlich ein Ansatzpunkt, mit dem du beginnen kannst, Veränderungen in deinen Alltag umzusetzen. Wähle den Lebensbereich, der am meisten **Veränderungspotenzial** hat, der also bisher noch zu kurz gekommen ist und starte mit nur **einer** Strategie von den genannten vier oder fünf. Nimm gerne die, die für dich einfach erscheint, wir müssen es uns nicht gleich zu Beginn schwer machen. Wenn du diese etabliert hast, suche dir eine zweite Strategie aus dem gleichen oder einem anderen Lebensbereich.

Wenn du sehr **gestresst und erschöpft** bist, würde ich definitiv erst mit den Maßnahmen zu Stress und Schlaf beginnen, bevor du versuchst, ein intensives Training zu etablieren. Wir müssen die Batterie erst laden, bevor sie Leistung erbringen kann. Alles andere ist Selbstbestrafung und dafür ist in der Lebensmitte einfach kein Platz mehr.

Wenn du unter starken **Symptomen** leidest, würde ich dort beginnen. Sie beeinträchtigen dein Befinden im Moment unnötig und sollten zuerst in Angriff genommen werden. Im Kapitel 9 findest du für die häufigsten und belastendsten Symptome ganzheitliche Hilfe. Ja klar, spielen Ernährung, Stress und Schlaf bei praktisch allen eine Rolle, denn Symptome entstehen nicht im luftleeren Raum, sondern sind – neben der Veränderung der Hormone – oft auch Ausdruck von chronischen Entzündungen, zu viel Stress, fehlender Entspannung oder mangelnder Bewegung. Du kannst erst einmal mit den angegebenen Kräutern oder Nährstoffen beginnen, vielleicht bringen sie schon bald eine Linderung, bevor du Ernährung oder Schlaf in Angriff nimmst.

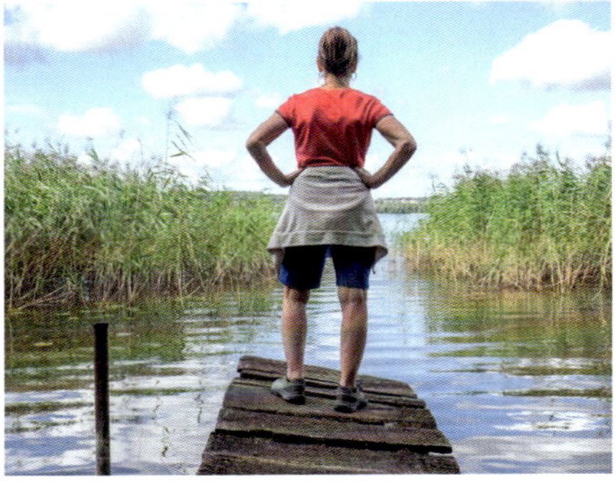

Weißt du immer noch nicht, wie du starten möchtest, vielleicht auch, weil du keine akuten Wechseljahresbeschwerden (mehr) hast? Dann kannst du deine **Prioritäten** aus Kapitel 3 zur Hand nehmen. Was möchtest du auch in 10 oder 20 Jahren tun können, das dir wirklich wichtig ist? Die Prioritäten hattest du bereits erarbeitet und kannst sie jetzt wieder zur Hand nehmen. Wenn es dir beispielsweise wichtig ist, wandern zu gehen, die Welt zu sehen oder lange eigenständig zu bleiben, ist es besonders lohnenswert, mit dem Thema Sport, Bewegung und Training zu beginnen. Denn die körperliche Fitness lässt definitiv nach, wenn wir unseren Körper nicht fit halten. Dann passiert es schneller als wir denken, dass wir nicht mehr Treppen steigen oder die Einkaufstasche tragen können. Vergleichbar kannst du für deine anderen Prioritäten überlegen, was du brauchst, um möglichst lange das zu tun, was dir am Herzen liegt.

Neue Gewohnheiten etablieren

Unabhängig von den Wechseljahren möchte ich jetzt zeigen, wie Verhaltensänderung funktioniert. Vielleicht hast du schon versucht, einige Verhaltensweisen in deinem Alltag zu etablieren und dabei festgestellt, dass das gar nicht so einfach ist.

Deswegen möchte ich dir einige Hinweise mit auf den Weg geben, wie das gelingen kann. Denn die Wissenschaft hat tatsächlich erforscht, wie Verhaltensänderung und die Integration positiver Gewohnheiten gelingen kann.[568,569] Wenn wir wissen, welche Strategien erfolgversprechend sind, können wir im Alltag Kraft sparen und erfolgreich sein. Das klingt doch gut, oder?

Schritt 1: Einfach beginnen

Der erste Schritt ist es tatsächlich, **einfach** zu beginnen und das ist anders, als die meisten Menschen das intuitiv machen wollen. Meistens wollen wir ja – wenn wir uns schon dazu entschlossen haben – **alles** anders machen und am besten morgen schon Erfolge sehen. Das ist aber die Anleitung zum Scheitern. Große Veränderungen halten wir nicht lange durch und dann erreichen wir nicht unser Ziel und sind auch noch enttäuscht über unser Scheitern.

Einfach beginnen heißt, bezogen auf die hier besprochenen Strategien, beispielsweise:

Ziel: Aktiver werden

- **Kleine Schritte:** Überhaupt damit zu beginnen, täglich einen kleinen **Spaziergang** zu machen, wenn du beschlossen hast, Kraft und Ausdauer zu verbessern. Wenn du in den vergangenen Jahren inaktiv gewesen bist, ist das zum Einstieg ausreichend und nach einiger Zeit aufbaubar.

Ziel: Weniger Zucker im Kaffee

- **Kleine Schritte:** Zucker im Kaffee von 2 auf 1,5 Teelöffel zu reduzieren und erst dann, wenn der Kaffee wieder „normal" schmeckt, die Menge schrittweise weiter reduzieren.

Ziel: Mehr Gemüse essen

- **Kleine Schritte:** Eine neue Gemüsesorte ausprobieren, die nicht zu den typischen Sorten gehört, die in deinem Einkaufskorb landen.

Ziel: Mehr Schlafgelegenheit schaffen

- **Kleiner Schritt**: Einfach nur 15 Minuten eher ins Bett gehen und dir damit einige Minuten mehr Schlafgelegenheit geben.

Wenn du weißt, womit du beginnen möchtest, kommt also die Überlegung, was der **erste kleine Schritt** sein könnte. Hier müssen wir unser Gehirn manchmal ein bisschen zügeln, das gern MEHR will. Aber es geht hier nicht darum, in kurzer Zeit viel zu verändern, sondern langfristig Erfolg zu haben, Verhaltensänderungen durchzuhalten und sie als Gewohnheiten zu etablieren. Also immer langsam!

Schritt 2: Verhalten anknüpfen

Der zweite Schritt ist es, das Verhalten anzuknüpfen. Das ist ein wunderbarer Geheimtipp, denn oft beginnen wir mit einer neuen Verhaltensweise und vergessen sie dann, bevor sie zur Gewohnheit werden konnte. Der Trick ist, sie mit einer Gewohnheit zu verbinden, die du bereits etabliert hast, und zeitlich danach zu absolvieren. Wie könnte das aussehen? Hier drei Beispiele:

Ziel: Mehr Wasser trinken

- Trinke immer, *nachdem* du einen Kaffee getrunken hast, auch ein Glas Wasser.

Ziel: Magnesium abends einnehmen

- Nimm das Magnesium immer, *nachdem* du dein Abendbrot eingenommen hast.

Ziel: Mehr Bewegung in den Alltag bringen

- Mache jedes Mal 10 Kniebeugen, *nachdem* du auf der Toilette gewesen bist.

Ist das Prinzip klar? An welche Gewohnheit du deine neue Verhaltensweise „andockst", hängt von deinem Tagesablauf ab, aber auch von der Verhaltensweise, die zur Gewohnheit werden soll. Deiner Kreativität sind kaum Grenzen gesetzt.

Schritt 3: Berücksichtige deinen Tagesablauf

Dein Tagesablauf spielt bei der Planung neuer Verhaltensweisen eine unterschätzte Rolle. In dem Moment, wo wir neue Gewohnheiten etablieren wollen, sind wir hoch motiviert. Dann sind wir bereit, morgens um 5 Uhr aufzustehen, um ein Workout zu absolvieren – zumindest gedanklich. Und dann kommt der erste Morgen. Der Wecker klingelt um 5 Uhr und wir schaffen es nicht aufzustehen, schalten den Wecker aus und schlafen weiter.

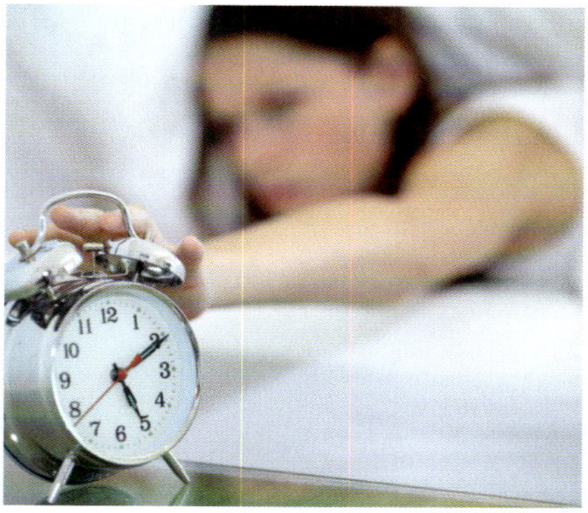

Die Schlussfolgerung später: Entweder „ich bin zu willensschwach" oder „das mit dem Training ist nichts für mich". Beides ist falsch: Du hattest nur im Überschwang der theoretischen Planung völlig vergessen, dass du schon immer morgens schwer aus dem Bett kommst. Hättest du deinen Tagesablauf berücksichtigt und das Training am späten Nachmittag eingeplant, wäre es erfolgreicher verlaufen.

Tipp: Berücksichtige je nach Verhaltensweise, die du etablieren willst, deinen Tagesablauf: Wie viel Energie und Zeit hast du – realistisch betrachtet – zu welcher Tageszeit? Plane nicht entspannt am Sonntagnachmittag auf der Couch, morgens um 5 aufzustehen, sondern überlege morgens um 5 Uhr, **ob** das eine Option wäre.

Wir können uns im ausgeruhten und entspannten Zustand oft nicht vorstellen, dass wir uns – um beim Beispiel zu bleiben – morgens um 5 Uhr ganz anders und keineswegs so voller Energie und Willenskraft fühlen. Vielleicht gehörst du aber auch zu den Menschen, die nachmittags keine Energie mehr haben. Dann ist dein Workout am Morgen vielleicht die einzige realistische Chance, es in den Tag zu integrieren. Aber auch in dieser Situation kannst du überlegen, was für dich realistisch ist und mit einem ersten kleinen Schritt anfangen.

Schritt 4: Designe deine Umgebung

Du kannst deine Umgebung designen, damit sie dir hilft, neue Verhaltensweisen erfolgreich umzusetzen. Viele Ideen dafür sind super simpel:

- **Willenskraft reduzieren:** Sporttasche ins Auto packen, damit du gleich nach der Arbeit zum Training gehen kannst. Süßigkeiten wegräumen, damit sie nicht mehr sichtbar sind: aus den Augen aus dem Sinn. Handy im anderen Raum lassen, wenn du beim Arbeiten oft abgelenkt wirst. Probiere es aus.
- **Sichtbarkeit erhöhen:** Magnesium sichtbar neben den Zahnputzbecher stellen (oder beispielsweise auf den Abendbrottisch). Wenn du es siehst, vergisst du es nicht. Yogamatten sichtbar hinlegen, damit du deine Routine am Morgen nicht

vergisst. Eine schöne Wasserkaraffe auf dem Schreibtisch bei der Arbeit erinnert dich daran, ausreichend zu trinken.

- **Verhaltensweise attraktiver machen:** Zum Training kannst du deinen Lieblingspodcast hören, oder mit der besten Freundin laufen gehen. Du kannst auch mit der Lieblingsmusik auf den Ohren durch die Wohnung tanzen, Kaffee als Belohnung nach dem Morgen-Workout oder der (ach so gesunden) kalten Dusche einplanen.

Diese genannten „Design"-Ideen können dir helfen, Gewohnheiten zu etablieren, also Verhaltensweisen häufiger zu tun, sichtbar zu machen, verbindlicher zu gestalten und den Spaßfaktor zu erhöhen. Alternativ helfen sie dir aber auch, unerwünschte Verhaltensweisen schwerer zu machen, sodass du sie seltener absolvierst. Dazu gehört es, Süßigkeiten schwerer zugänglich zu machen oder seltener auf der Couch zu sitzen und stattdessen zum Training zu gehen. Die Möglichkeiten sind unendlich, du darfst absolut kreativ sein.

Schritt 5: Positive Selbstgespräche

Wir sind oft unsere schlimmsten Kritiker und hätten keine Freunde mehr, wenn wir so mit anderen sprechen würden, wie wir oftmals mit uns selbst reden. Sei es ein „das kann ich sowieso nicht" oder „ich bin zu doof dafür" bis hin zu einem vernichtenden Urteil, wenn wir nicht erfolgreich gewesen sind, wie zum Beispiel „ich bin ein totaler Versager".

Um neue Verhaltensweisen zu etablieren, müssen wir uns bewusst machen, dass unsere Selbstgespräche einen großen Einfluss darauf haben, wie wir handeln und welche Entscheidungen wir treffen. Wir hatten im 3. Kapitel schon einmal über Glaubenssätze gesprochen (ab Seite 97). Unsere Selbstgespräche sind im Alltag ganz oft ein verbaler Ausdruck unserer Glaubenssätze, also die Art und Weise, wie diese Glaubenssätze fortwährenden Einfluss auf uns haben.

Hier sind einige Ideen, wie wir unseren **„Self-Talk"** anpassen können, damit er uns hilft das zu tun, was wir erreichen wollen.

- *Anstatt* zu sagen, „ich schaffe das nie", kannst du sagen „ich werde jedes Mal etwas besser".
- *Anstatt* zu sagen, „ich kann das nicht", sagst du „ich kann das lernen" („Growth Mindset").
- *Anstatt* zu sagen „ich *muss* jetzt mein Training machen" (da haben wir schon keine Lust mehr), lege Fokus darauf, dass es die *eigene* Wahl ist, z. B. „ich habe beschlossen, jetzt zum Training zu gehen" (z. B. weil es mir wichtig ist).
- Lege den Fokus auf den Beginn, den ersten Schritt, anstatt darauf, wie wenig du gerade Lust hast oder wie anstrengend es gleich werden könnte: „Ich rolle jetzt meine Yogamatte aus", „Ich ziehe jetzt meine Sportschuhe an und gehe aus der Tür raus".
- *Anstatt* zu sagen „Ich *muss*", kannst du sagen „es tut mir gut, wenn ich ..." z. B. weniger Alkohol trinke, „Ich habe viel mehr Energie, wenn ich ..." z. B. früher ins Bett gehe, „Ich bin viel ruhiger und entspannter, wenn ich ..." z. B. Yoga Nidra mache. Setze einfach hier deine gewünschten Verhaltensweisen und Ziele ein.

Schritt 6: Kleine Erfolge feiern

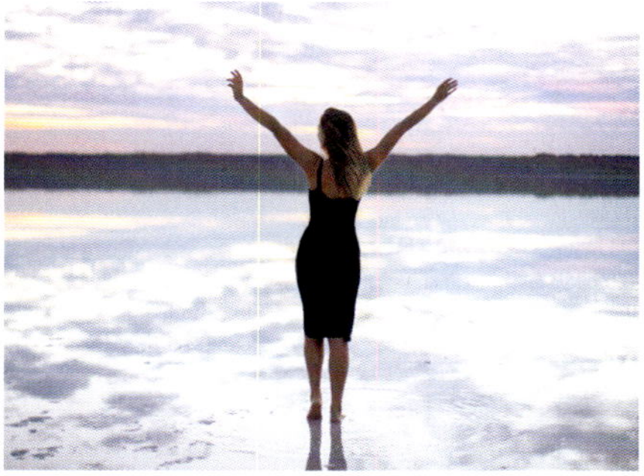

Der letzte Schritt ist – wie auch der erste – für viele Menschen absolut kontraintuitiv, denn wir wollen schnell große Erfolge sehen. Hier geht es aber darum, kleine Erfolge zu feiern und ich werde dir zeigen, warum das wichtig ist.

Meistens gehen wir an unsere Ziele so heran, dass wir ein großes Ziel in weiter Ferne haben und uns vornehmen dann zu feiern, wenn wir es erreicht haben. Sei es der erfolgreiche 10-Kilometerlauf oder die Gewichtsabnahme von 8 kg.

Aber was passiert bis dahin? Wir sind am Anfang motiviert, wenn wir den Entschluss gefasst haben und am Ende, wenn das Ziel in Sichtweite ist. Dazwischen verschwindet die Motivation einfach und irgendwie wird es langweilig, weil es ja nicht mehr neu ist, sondern Routine wird. Wir lassen also die angestrebten Verhaltensweisen schleifen, die wir brauchen, um das Ziel zu erreichen. Wer kann schon über Monate oder Jahre hochmotiviert sein? Das klappt selten. Oftmals erreichen wir das Ziel deswegen nicht, uns geht quasi die Luft aus.

Wichtig, um Gewohnheiten zu etablieren und Motivation beizubehalten, ist es jedoch, kleine Erfolge zu feiern und nicht erst das Endziel. Egal, ob das Endziel in sechs Monaten oder 20 Jahren erreicht werden soll; dieses Endziel (Wettkampf, Gesundheit) erfordert bestimmte Verhaltensweisen, die wir regelmäßig praktizieren müssen: Training von Ausdauer und Core, gute Ernährung, Schlaf etc., um das Ziel zu erreichen. Ohne diese Verhaltensweisen werden wir das Ziel nicht erreichen, egal, wie hoch motiviert wir am Anfang sind.

Was wir also tun sollten, ist, kleine Schritte auf dem Weg zum Erfolg zu feiern. Das könnte beispielsweise eine Trainingseinheit sein, auch wenn du mit einmaligem Training noch keinen Erfolg sehen kannst. Du musst dir nicht nach jedem Training zur Belohnung neue Trainingskleidung kaufen. Male dir einfach einen kleinen Smiley in den Kalender, wenn du beim Training gewesen bist, oder kreiere dir eine Gewohnheiten-Liste mit Dingen, die du abhaken kannst. So siehst du für wichtige Verhaltensweisen, dass du sie absolviert hast, und das gibt neue Motivation.

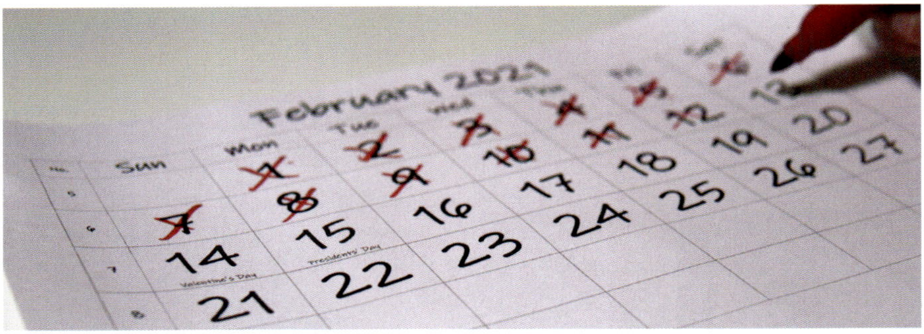

Eine tolle und simple Alternative ist, ein leeres Glas zu nehmen und jedes Mal, wenn du eine positive Gewohnheit absolviert hast, eine Bohne oder Kaffeebohne hineinzuwerfen. Das verstärkt deine Gewohnheiten, weil du siehst, wie deine „Ersparnisse" wachsen. Mit der Zeit baut sich der optische Eindruck auf, wie stark sich deine guten Gewohnheiten addieren.

Mit diesen kleinen verschiedenen Tricks oder Strategien kannst du dafür sorgen, dass sich neue Verhaltensweisen in deinem Alltag erfolgreich etablieren und so zu Gewohnheiten werden, für die wir weniger Energie und Willenskraft benötigen.

Entscheide, wie du die Welt sehen willst

Nachdem wir nun über die Etablierung von Gewohnheiten gesprochen haben, dürfen wir unsere Einstellung nicht vergessen. Unsere Gesundheit hat viel mehr mit unserer Einstellung zu tun, als wir glauben. Gedanken beeinflussen das Klima in unserem Körper und können damit Gesundheit oder Krankheit fördern.

Dafür möchte ich dir fünf Anregungen mit auf den Weg geben, wie wir unsere Einstellung positiv beeinflussen können. Ich habe vor einiger Zeit den Begriff „Mind-Gardening" gelesen, den ich sehr schön finde![570] Übersetzen könnte man das mit „Gedanken gärtnern" (klingt nicht ganz so schön). Gemeint ist damit, dass wir positive Gedanken und Einstellungen pflegen und ungünstige, wie Unkraut, ausrupfen oder vertrocknen lassen können.

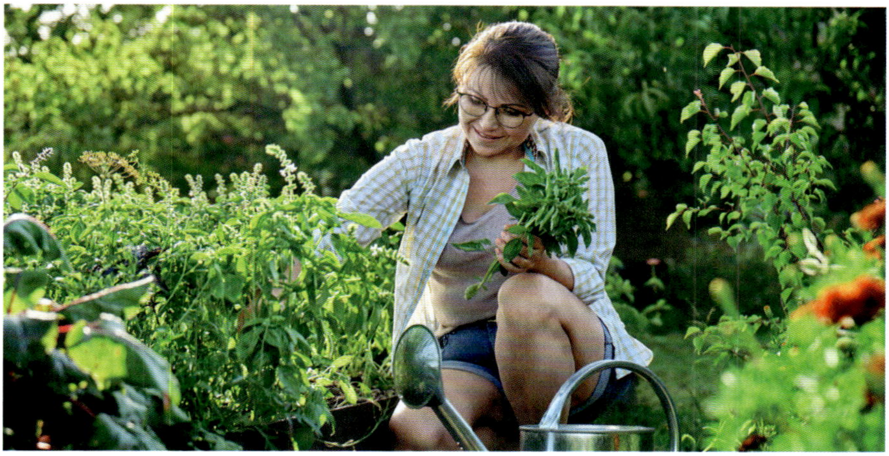

Zunächst müssen wir also schauen, was wir in unserem Garten säen und was dort wachsen darf. Hast du darüber nachgedacht, dass das, was du im Fernsehen und in den sozialen Medien siehst – z. B. Gewalt, Streit, Krieg – aber auch das, was du liest, täglich dein Gehirn füttern? Auch deine sozialen Kontakte, die dir entweder Energie geben oder dir Energie aussaugen, beeinflussen deinen Gedankengarten.

Wenn du einen kurzen Moment innehältst und überlegst: Geben diese verschiedenen Einflüsse deinem Gehirn gutes Futter oder machen sie sich eher wie Unkraut breit? Vielleicht ist es an der Zeit, hier und da mal etwas Unkraut auszurupfen, um positiven Gedanken in deinem Gedankengarten etwas Platz zu machen? Dafür habe ich fünf Anregungen.

1. Nicht die Situation stresst dich, sondern deine Gedanken dazu:

Im Kapitel 4 zum Thema Stress haben wir uns das schon genauer angeschaut: Der größte Stressor sitzt zwischen unseren Ohren. Wenn wir darum wissen, können wir Stress reduzieren.

↗ Tipp 1: Schreibe alle deine Sorgen zu einer Situation auf. Markiere dann, welche Faktoren du beeinflussen kannst und welche nicht. Kümmere dich um die Faktoren, die du beeinflussen kannst. So kommst du ins Handeln, verschwendest aber keine Energie auf Faktoren, die du nicht beeinflussen kannst.

↗ Tipp: 2 Überlege, was könnte an dieser Situation Gutes sein? Das öffnet unser Denken und bietet neue Perspektiven. Ein Beispiel: Mein Zug fällt aus. Positiver Gedanke: „Dann kann ich eben noch in Ruhe einen Kaffee trinken gehen." Der Nutzen dieser Technik: Sie macht uns weniger abhängig von dem, was passiert, weil es uns immer wieder gelingt, etwas Positives an einer Situation oder Herausforderung zu finden.

2. Dinge sind veränderbar:

Es gibt fast nichts, das nicht veränderbar ist. Oft haben wir aber den Gedanken, dass eine Situation **immer** so schlimm ist und bleiben wird. Wir haben einen verzerrten Eindruck und nehmen positive Veränderungen deswegen nicht wahr. Die kognitive Verhaltenstherapie (siehe Kapitel 7, Seite 249) zeigt uns, dass ein Perspektivwechsel eine Situation komplett verändern kann. Anwendbar ist das beispielsweise auf unsere Symptome wie Hitzewallungen. Denkst du, dass sie immer so schlimm sind? Dann kann dir das richtig viel Energie rauben. Beobachte doch einmal, wann sie weniger schlimm sind. Vielleicht erkennst du so Zusammenhänge mit Schlaf, Alkoholkonsum oder Stress. Dann kannst du es - zu einem gewissen Grad - beeinflussen und bist nicht das Opfer. Wenn du nicht darauf achtest, erkennst du das nicht, schon allein, weil du gar nicht in Betracht ziehst, dass es manchmal auch weniger schlimm ist. Unsere Aufmerksamkeit lenkt, was wir überhaupt wahrnehmen können.

3. Sorgen kannst du ausbremsen:

Manchmal sind wir uns **sicher**, dass etwas Schlimmes oder Unschönes passieren wird. Dann kommen wir von dem Gedanken nicht mehr los. Vor allem nachts kann uns das den Schlaf rauben und wir geraten immer tiefer in den Gedankenstrudel, malen uns eine Katastrophe nach der anderen aus. Auch hier können wir uns wieder der Techniken aus der kognitiven Verhaltenstherapie bedienen, um die Perspektive zu wechseln. Der Trick: Überlege dir jetzt drei Gründe, warum es (die Katastrophe) nicht passieren wird. So simpel und so effektiv hilft uns das, aus dem einseitigen Blickwinkel herauszukommen und dem Sorgenkarussell eine neue Richtung zu geben.

4. Eigene Ausreden erkennen:

Wir haben durch die Evolution bedingt eine Tendenz zur Bequemlichkeit, wir wollen uns also nicht unnötig anstrengen. Ausnahmen sind, wenn eine gewisse Notwendigkeit besteht oder wenn es mit Spaß verbunden ist.[571] Früher war es sinnvoll, unsere Energie zu konservieren, damit wie sie dann haben, wenn wir sie beispielsweise zur Jagd brauchen. In unserer heutigen Überflussgesellschaft ist diese Präferenz jedoch fatal, denn wir müssten uns eigentlich, dank Rolltreppen, Internet und Lieferdienst überhaupt nicht mehr bewegen. Das ist im wahrsten Sinne des Wortes tödlich.

Aus dieser werkseitig eingebauten Bequemlichkeit resultieren interessante Ausreden. Diese kann uns das Gehirn mit Leichtigkeit und sehr überzeugend nahelegen, wenn wir eigentlich etwas tun wollen, z. B. Training oder die Treppe statt des Aufzugs nehmen. Vor allem dann, wenn wir das als mehr oder weniger „anstrengend“ empfinden, aber keine Notwendigkeit und keinen Spaßfaktor erkennen können. Ganz schnell und praktisch ohne unser Zutun kommt uns ein typischer Gedanke: „Ach komm, ich mach das morgen.“ Und schwupps, haben wir doch den Aufzug genommen. Wenn wir uns aber überlegen, was da eigentlich gerade passiert ist, stellen wir fest, dass wir spontan die Bedürfnisbefriedigung jetzt (Bequemlichkeit) deutlich stärker bewerten als den größeren Nutzen in der Zukunft (Gesundheit). Wir machen also einen schlechten Tausch, indem wir sofortige kleine Belohnungen gegenüber einer großen Belohnung, die allerdings in der Zukunft liegt, bevorzugen.[572] Eine ähnliche Entscheidung würden viele Menschen treffen, wenn sie die Wahl hätten, 50 Euro sofort zu bekommen oder 100 Euro in einem Jahr. Unser Gehirn liebt die sofortige Belohnung und entscheidet sich damit gegen den viel größeren Gewinn, auf den es aber warten muss.

Wenn wir diesen Mechanismus nicht kennen, akzeptieren wir unsere eigenen Ausreden, ohne sie zu hinterfragen. Ab jetzt erkennst du diese Ausrede jedoch sofort und kannst sogar ein bisschen darüber schmunzeln, dass dein Gehirn so dringend versucht, dir diese Anstrengung zu ersparen. Was an dieser Stelle manchmal helfen kann, ist der Trick aus Kapitel 6 (Seite 235), die 5-Sekunden-Regel von Mel Robbins: Zähle rückwärts 5-4-3-2-1 und dann los, nimm die Treppe oder pack die Tasche fürs Training.

5. Unkraut erkennen:

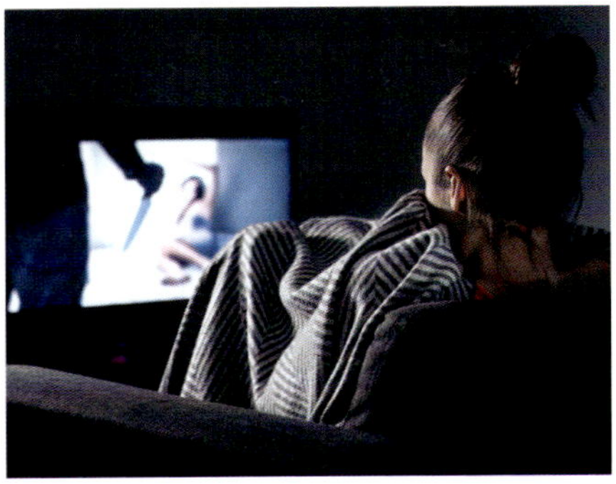

Auf welchen Wegen kommt eigentlich das Unkraut in deinen Gedankengarten? Was tust, liest oder hörst du jeden Tag immer wieder, das negative, pessimistische oder traurige Gedanken, aber auch Selbstzweifel fördert? Ich habe einige Ideen für dich: Wem folgst du auf den sozialen Medien (Instagram, Tik Tok)? Sorgen sie dafür, dass du inspiriert bist oder dich plötzlich klein, hässlich und unbedeutend fühlst? Welche Sendungen im Fernsehen (oder Videos im Internet) sorgen in deinen Gedankengarten für die Vermehrung von Unkraut, beispielsweise mit schlechten Nachrichten, Klatsch, Tratsch und Drama? Beginne damit, eine bewusste Auswahl zu treffen, welche Medien, Kanäle und Personen eine Bereicherung sind und was du in Zukunft seltener konsumieren könntest, um den Gedankengarten zu kultivieren. Das heißt nicht, dass du nie wieder einen Krimi schauen solltest, aber beobachte gern, was das mit dir macht und wie dich diese Inhalte beeinflussen. Ich habe beispielsweise früher super gerne amerikanische Forensik-Krimis gelesen, da geht es um echte Kriminalfälle und deren Aufklärung. Bis ich bemerkt habe, dass ich mich selbst auf dem kurzen Weg von der U-Bahn nach Hause super unwohl gefühlt habe, weil ich jederzeit mit einem Angriff gerechnet habe. Das war damals mein Weckruf, dass ich aufhören sollte, diese Bücher zu lesen. Denn vor allem der Fakt, dass sie auf realen Fällen beruhen, ermöglichte mir nicht einmal die Ausrede, dass es nur eine „Geschichte" war und im echten Leben so nicht passieren könne.

6. Positive Gedanken pflanzen:

Wir haben in den vorigen Abschnitten einige Techniken angeschaut, um unsere Gedanken zu reflektieren und Gedanken-Unkraut bewusst zu zupfen, damit es sich nicht ausbreitet. Nun müssen wir aber auch gezielt Nutzpflanzen in unserem Garten ansiedeln, also positive Gedanken, damit es ein richtig schöner Garten wird. Hier sind einige Anregungen dazu:

Kultiviere deine Neugier und lasse dich inspirieren von Gedanken, Themen und Ideen und beschäftige dich damit. Vielleicht wolltest du dich immer schon einmal mit Naturkosmetik, Yoga, Südostasien, Gärtnern, Kräuterkunde oder dem Schreiben eines Blogs beschäftigen? Egal, welches Thema es ist, Hauptsache, es ist etwas Positives, das dich in irgendeiner Form bereichert. Setze dich aktiv damit auseinander und lasse die neuen Pflanzen in deinem Gedankengarten wachsen. Ob du einen Kurs buchst, dich im Internet weiterbildest, Hörbücher oder Podcasts hörst, Bücher liest – entscheide dich einfach für ein Medium, das dir „liegt". Teile dann die neuen Ideen und deine Gedanken mit anderen, so kannst du davon etwas weitergeben.

6 Prinzipien für Gesundheit und Selbstfürsorge

Jetzt möchte ich ein wenig weiter „herauszoomen" und mich auf Dinge konzentrieren, die wir tun müssen, um geistig und körperlich gesund zu bleiben, auch über die Wechseljahre hinaus. Denn obwohl sie eine wichtige Lebensphase sind, sind sie auch ein Startpunkt in eine möglichst gesunde, fitte, zufriedene und aktive zweite Lebenshälfte.

Diese 6 Pfeiler für Gesundheit und Selbstfürsorge sind für dich überhaupt nicht überraschend, wenn du die vorigen Kapitel bereits gelesen hast. Nur den Punkt 6, soziale Beziehungen, habe ich relativ kurz gehalten, um den Umfang des Buches nicht komplett zu sprengen. Ich möchte diese Pfeiler nur nennen und dann noch einmal zeigen, warum sie so wichtig sind:

1. Licht und Sonnenlicht (Kapitel 6)
2. Umgang mit Stress (Kapitel 4)
3. Schlaf und Schlafroutine (Kapitel 6)
4. Bewegung und Training (Kapitel 6)
5. Ernährung und Nährstoffe (Kapitel 5)
6. Soziale Beziehungen (Kapitel 3)

Die Bedeutung dieser Pfeiler für unsere Gesundheit finde ich enorm wichtig, denn sie geht weit über unsere Alltagserklärungen hinaus im Sinne von „Sport ist gesund". Das Konzept, oder besser dessen brillante Erklärung, stammt von Andrew Huberman, Professor an der Stanford School of Medicine, und ich möchte dies gern mit dir teilen in der Hoffnung, dass dieses grundlegende Verständnis bei der Umsetzung dieser Pfeiler in den Alltag hilft.[573]

Diese Pfeiler sind so wichtig, weil sie ein **Milieu** in Körper und Nervensystem kreieren, das die Produktion und Ausschüttung von Neurotransmittern (z. B. Serotonin und Dopamin; siehe Kapitel 4), Hormone (z. B. Cortisol, Östrogen; siehe Kapitel 1) und Immunmolekülen beeinflusst. Diese bestimmen unseren Zustand, beispielsweise, ob wir angespannt oder entspannt, nervös oder lethargisch sind, ob wir erholsam schlafen können oder erschöpft sind.

Vorhersagbarkeit schaffen

Dieses Milieu in Körper und Nervensystem, das wir mit den sechs Pfeilern kreieren, erlaubt dem Gehirn und Nervensystem eine hohe Vorhersagbarkeit für erforderliche Funktionen. Lass mich das erklären: Wenn wir überlegen, was das Nervensystem für Aufgaben hat, denken wir vor allem an die Regulation von Atmung und Herzschlag, aber auch an Denken, Planen und Gedächtnis. Aber die wirkliche Schlüsselfunktion des Nervensystems ist es, Vorhersagen zu treffen: Was wird passieren und bin ich dafür vorbereitet? Das erfolgt nicht auf einer bewussten Ebene, dient aber ganz eindeutig der Überlebenssicherung.

Solche Vorhersagen könnten sein: „Oh, im Büro wird es gleich wieder stressig." „Beim Autofahren regt sie sich fürchterlich auf." „Nachmittags beim Training wird körperliche Leistung erforderlich sein." „Ab 21 Uhr bereiten wir uns auf den Schlaf vor." *Oder eben:* „Keine Ahnung, was gleich passiert. Ich (Körper) sollte meine Ressourcen so verteilen, dass ich im Notfall schnell auf alles reagieren kann, um das Überleben zu sichern." Diese Situation bedeutet Stress für unser Nervensystem.

Diese mit den Vorhersagen verbundenen Zustände, z. B. ein unterschiedliches Maß an Aktivierung oder Entspannung, basierend auf Hormonen und Neurotransmittern, bilden die Grundlage dafür, dass bestimmte Emotionen mehr oder weniger wahrscheinlich sind. Gemeint ist damit, wie wahrscheinlich wir uns glücklich, traurig oder deprimiert fühlen.

Wenn wir uns um *jeden* dieser Pfeiler *jeden* Tag kümmern (alle 24 Stunden), ist das unsere **Investition** in das Milieu, das unsere Gefühlszustände bestimmt. Und damit beeinflussen wir gezielt, wie es uns geht: Wie wir mit Herausforderungen umgehen können, wie wir auf Stress reagieren und wie gut wir schlafen können.

Um es noch einmal mit anderen Worten zu sagen: Wenn wir diese Investition täglich tätigen, können wir auch mit schweren Situationen positiver umgehen und sind resilienter, egal was passiert. Schon allein schlecht geschlafen zu haben, verändert, wie gereizt wir reagieren, wie viel Energie wir haben, ob wir Heißhunger haben oder Probleme lösen können und wie positiv wir die Welt sehen – und das ist nur **einer** der sechs Pfeiler.

Guthaben vs. Schulden

Wenn du damit gerade noch nicht so viel anfangen kannst, möchte ich noch ein anderes Bild nutzen, um die Zusammenhänge für dich gedanklich klarer einzuordnen:

Stell dir vor, du hast ein Budget, also ein Guthaben, für die Funktionen von Nervensystem, Gehirn und Körper, entsprechend dem „Credit Score" auf dem Bild.

Je *höher* dieses **Guthaben** ist, desto besser fühlst du dich und desto entspannter kannst du mit Herausforderungen umgehen, weil du **Reserven** hast.

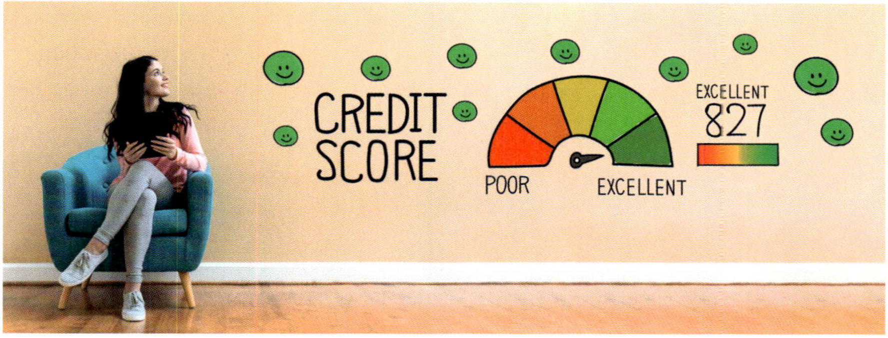

Je *niedriger* das Guthaben ist, desto labiler und empfindlicher bist du. Das heißt, du bist – auch schon ohne Herausforderungen – leichter aus der Bahn zu werfen, depressiver, reizbarer und trauriger.

Das Entscheidende ist jetzt aber, dass du mit den Dingen, die du täglich tust, auf dein Konto einzahlst und das Guthaben erhöhst. Das sind die genannten sechs Pfeiler für Gesundheit, also Sonnenlicht, der Umgang mit Stress, Schlaf, Bewegung, Ernährung und deine sozialen Beziehungen.

Oder – im ungünstigeren Fall – hebst du pausenlos von diesem Konto ab und verbrauchst dein Guthaben. Das passiert, wenn du diese Dinge nicht tust: fehlende

Bewegung, mangelndes Tageslicht, fehlender Stressausgleich, Schlafmangel, mangelnde Nährstoffe und Unzufriedenheit mit deinen sozialen Beziehungen. Um dein Guthaben aufzubrauchen, muss es nicht einmal bei allen sechs Pfeilern „hapern". Schon viel Stress oder schlechter Schlaf über einen gewissen Zeitraum werden ganz sicher deine Widerstandskraft verringern und dich empfindlicher oder anfälliger machen. Noch schneller gerätst du mit deinem Guthaben ins Minus, wenn du die sechs Pfeiler für Gesundheit ignorierst und darüber hinaus vorhandene Reserven auf deinem „Gesundheitskonto" schnell dezimierst, indem du beispielsweise rauchst.

Wenn dann Dinge im Alltag passieren (und das ist immer so), hast du keine oder kaum Reserven und es gelingt dir weit weniger gut, Nervensystem und Stimmung zu regulieren. Herausforderungen werfen dich dann stärker und länger aus der Bahn und du reagierst weit weniger gelassen und positiv.

Das **Ziel** ist also, mit dem, was du jeden Tag wieder tust, deine Reserven, also die Ersparnisse zu erhalten und zu erhöhen, anstatt das Konto leer zu räumen.

Mit deiner täglichen Investition hast du mehr energetische Reserven, die du ausgeben und im Alltag nutzen kannst, egal, was dir der Alltag abverlangt oder was du meistern musst. Und wir wissen alle nur zu gut, dass wir nervliche, geistige und körperliche Reserven in der Zeit der Wechseljahre und danach sehr gut gebrauchen können. Denn zu allem, was um uns herum passiert, spielen auch noch die Hormone verrückt. Wir müssen also unser Gesundheitsguthaben besser pflegen als das vielleicht zu anderen Zeiten in unserem Leben der Fall gewesen ist.

Um deine Ersparnisse zu erhalten, musst du bewusst kluge Entscheidungen treffen, die deine Gesundheit betreffen. Denn unsere Vorlieben für Bequemlichkeit (Aufzug, Rolltreppe, Auto, Lieferdienste) und die Ausreden, über die wir gesprochen hatten, sind verlockend. Sie machen es uns so einfach. Auf der anderen Seite stehen die hohe kalorische Dichte und praktische Nährstofffreiheit von Fast Food und Fertiggerichten, die fettigen und süßen Snacks an jeder Straßenecke. Auch die bunten wechselnden Bilder, die Werbung und das Entertainment durch TV und soziale Medien soll uns zu Bequemlichkeit und meistens ungesunden Konsumentscheidungen verführen. Kurzzeitig fühlt sich all das gut an.

Aber mittel- und langfristig sind wir eindeutig die Verlierer. Firmen verdienen immens viel Geld mit unserem Bedürfnis nach Bequemlichkeit und sofortiger Belohnung, wenn wir keine bewussten Entscheidungen für unser Wohlbefinden treffen.

Am Ende sind wir sonst die Leidtragenden und werden krank und auch damit kann – leider – wieder viel Geld verdient werden. Wenn wir gesund sind, sind wir für das System nicht lohnend. Lass dir das einmal auf der Zunge zergehen.

Nicht nur länger leben, sondern gesünder

Ich möchte mich im folgenden Abschnitt damit beschäftigen, wie wir gesünder älter werden können. Das ist spannender und wichtiger als es auf den ersten Blick erscheinen mag. Die Wechseljahre können uns – wenn wir die richtigen Werkzeuge nutzen – einen soliden Start in eine zweite Lebenshälfte bieten, die wir voller Energie für die Dinge nutzen können, die uns wichtig sind. Sie tragen aber ebenso dazu bei, dass wir lange selbstständig und gesund sein können, ohne auf Hilfe angewiesen zu sein. Wir wünschen uns also nicht nur, möglichst alt zu werden, sondern eine hohe Lebensqualität lange zu erhalten. Und wie das gelingt, ist in weiten Teilen kein Zufall oder Schicksal.

Wie möchtest du älter werden?

Wenn wir älter werden, verlieren wir an geistiger und körperlicher Leistungsfähigkeit. Dieser Gedanke wird dir nicht gefallen (mir auch nicht), aber er ist Realität. Es lohnt sich also, sich damit auseinanderzusetzen.

Während Männer ziemlich linear älter werden, gibt es bei uns Frauen um die Zeit der Menopause herum viele Veränderungen in einer kurzen Zeit. Sie betreffen alle Systeme im Körper, ob das der Abbau von Muskulatur oder Knochen ist oder das steigende Risiko für Herzerkrankungen und Autoimmunerkrankungen. Keine Angst, ich werde das Buch nicht deprimierend beenden, aber ich muss ein bisschen „vorbauen", für das, was gleich folgt.

Das Gute ist, wir haben einen großen Einfluss darauf, wie und wie schnell wir älter werden, nicht kalendarisch, sondern biologisch. Es gibt Frauen, die mit 70 Jahren Krafttraining machen und vielseitig interessiert sind, oder Frauen, die mit 70 kaum noch Treppen steigen können und ihre Zeit mit Nachmittagstalkshows und Klatschblättern verbringen (okay, die gibt es auch schon mit 40).

Mir ist klar, dass es viele Einflüsse gibt, wie dein Leben verläuft, was du meistern musst, mit welchem Handwerkszeug und welchen Vorbildern du in das

Erwachsenenalter gestartet bist. Und manchmal hast du auch richtig Pech mit einer Erkrankung, einem Unfall oder den Genen, die du mitbekommen hast. Aber der Großteil dessen, was unser Älterwerden betrifft, ist über viele Jahre „selbstgemacht".

Lebensspanne und Gesundheitsspanne

Lass uns einen typischen Verlauf anschauen, was deine Gesundheit und Leistungsfähigkeit im Lebensverlauf angeht. Ich habe diese Grafik aus einem Buch geborgt, das es seit Januar 2024 auch in Deutsch gibt: „OUTLIVE" von Peter Attia. Er ist ein US-amerikanischer Arzt, Podcaster und Langlebigkeitsexperte.[574] Dieses Buch hat meinen Blick auf viele Dinge in Bezug auf Gesundheit absolut grundlegend verändert und erweitert, sodass ich es für dich auch in meine Liste mit den 10 besten Leseempfehlungen am Ende des Buches aufgenommen habe.

Eine kleine Einschränkung muss ich an dieser Stelle hinzufügen: Peter Attia unterscheidet bei dem, was jetzt kommt, nicht zwischen Männern und Frauen. Wir hatten aber darüber gesprochen, dass der Alterungsprozess von Männern und Frauen unterschiedlich verläuft. Dennoch denke ich, dass die Botschaft dahinter auch so deutlich wird.

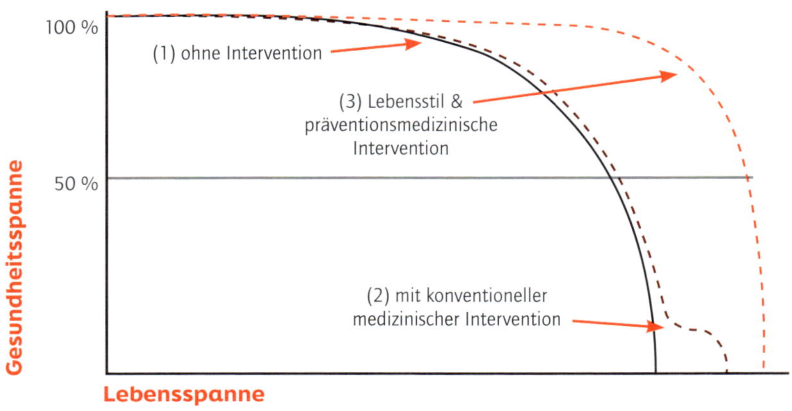

Grafik 20: Lebensspanne und Gesundheitsspanne im Vergleich von konventioneller und präventivmedizinischer Herangehensweise (Attia 2024)

Lass mich einfach Schritt für Schritt erklären, wie du die vorige Grafik lesen kannst:

Beginnen wir mit der **Lebensspanne**, sie ist ganz einfach und hat nur zwei Ausprägungen: Entweder du lebst oder nicht. Dort wo die Kurven die horizontale Achse schneiden, bedeutet das jeweils das Lebensende.

Die **Gesundheitsspanne** auf der senkrechten Achse ist graduell. Ohne jetzt konkret ins Detail zu gehen, kannst du geistig und körperlich maximal leistungsfähig sein, also 100 Prozent Gesundheit haben. Als Beispiel könnte ich nennen, dass du in der Lage bist, die Treppen in den dritten Stock zu rennen, einen Koffer über Kopf ins Gepäckfach zu heben, fitter bist als 95 Prozent der gleichaltrigen Menschen und dein Gedächtnis einwandfrei und verlässlich funktioniert.

Aber da die Gesundheitsspanne in jeder Abstufung existiert, kannst du auch nur „halb gesund" sein und vielleicht noch Treppen steigen, musst aber Pausen machen, um dich zu erholen, und hast vielleicht Schwierigkeiten, deine Einkaufstaschen zu tragen etc. Ich denke, du verstehst das Prinzip.

Wenn wir uns jetzt den Verlauf der **Kurven** genauer anschauen, bilden sie die Gesundheits- und Leistungsfähigkeit im Lebensverlauf ab.

1. Kurve: normaler Lebensverlauf „ohne Intervention" *(durchgezogene Linie)*:

- **Verlauf:** Die Gesundheitsspanne bleibt lange konstant, bevor sie ab der Lebensmitte recht schnell abnimmt.
- **Ende:** Wenn die Lebensspanne endet, sterben wir.
- **Schlussfolgerung:** Ohne medizinische Intervention erleben wir einen Alterungsprozess mit einem kontinuierlichen Abfall der Gesundheitsspanne bereits ab der Lebensmitte.

2. Kurve: Lebensverlängerung durch „konventionelle" Medizin *(gestrichelte Linie)*:

- **Verlauf:** Diese Kurve verläuft lange parallel zur ersten, weist aber kurz vor dem Ende eine auffällige „Nase" auf.
- **Verlängerung:** Das ist das, was die konventionelle Medizin heute leisten kann: Sie verlängert unser Leben zum Ende hin durch verschiedene Medikamente und lebenserhaltende Maßnahmen.
- **Qualität:** Auffällig ist, dass diese Lebensverlängerung meistens dann erst passiert, wenn die Lebensqualität bereits dramatisch reduziert ist. Wir erleben also eine verlängerte Lebenszeit mit Krankheit, oft im Rollstuhl, Krankenhaus oder

Pflegeheim. Nicht dargestellt sind hier Maßnahmen der Akutmedizin, die bei Notfällen oder Unfällen unser Leben verlängern, denn darum geht es im Augenblick nicht.

- **Schlussfolgerung:** Diese Interventionen verlängern das Leben, aber häufig in einer Phase, in der wir bereits krank sind. Das heißt, unsere Lebenszeit mit Krankheit wird verlängert. Das ist zunächst einmal wertungsfrei und soll nicht heißen, dass diese Lebenszeit nicht wertvoll sein kann. Der Unterschied zur dritten Kurve macht sicherlich deutlich, was ich zeigen möchte.

3. Kurve: Kombination aus Präventivmedizin und Lebensstil *(rote Linie)*:

- **Verlauf:** Diese Kurve zeigt, was passiert, wenn wir mit Maßnahmen der ganzheitlichen Medizin und des Lebensstils die Entstehung chronischer Erkrankungen, die heute unser Leben verkürzen, verhindern oder hinauszögern.
- **Prävention**: Durch präventive Maßnahmen und einen gesunden Lebensstil können wir Krankheiten vorbeugen, an denen 80 Prozent der Menschen über 50 heute sterben, wenn sie nicht rauchen:[575]
    - Herz-Kreislauf-Erkrankungen
    - Krebs (Brustkrebs ist nur ein kleiner Teil davon, siehe Seite 305)
    - Neurodegenerative Erkrankungen (Alzheimer, Demenz)
    - Metabolische Erkrankungen (z. B. nicht-alkoholische Fettleber, Diabetes, Metabolisches Syndrom) – sie steigern wiederum das Risiko für die vorher genannten Erkrankungen massiv, sind also so etwas wie ein „Brandbeschleuniger".
- **Lebenserwartung:** Diese Kurve zeigt nicht nur eine längere Lebensspanne (die Kurve schneidet die horizontale Achse weiter rechts), sondern auch eine längere Gesundheitsspanne (die Kurve fällt erst weiter rechts steil ab).
- **Gesundheit:** Die Gesundheit bleibt lange auf einem hohen Niveau, die maximale geistige und körperliche Leistungsfähigkeit wird erhalten, bevor die Gesundheit in kurzer Zeit steil abnimmt.
- **Schlussfolgerung:** Die Vermeidung und Verzögerung chronischer Krankheiten ermöglicht ein längeres, gesünderes Leben mit einem „schnellen Ende" anstelle eines langen Leidens. Wenn wir schon die Wahl haben, dann leben wir doch lieber länger bei guter Gesundheit, anstatt viele Jahre an schlechter Gesundheit und chronischen Erkrankungen zu leiden.

Was verlängert unsere Gesundheitsspanne?

Woraus ergibt sich eigentlich der Abstand zwischen den Kurven 2 und 3 in Grafik 20, also die Fläche zwischen beiden Kurven? Wie erreichen wir eine längere Lebensdauer bei besserer Gesundheit? Dazu müssen wir Krankheiten vorbeugen.

Das sind chronische Krankheiten, die sowohl unsere Gesundheit beeinträchtigen als auch unser Leben verkürzen. Das heißt, wir dürfen sie nicht erst mit Medikamenten managen, wenn sie bereits da sind. Eine Heilung ist dann meistens nicht mehr möglich; wir können dann praktisch nur Symptome behandeln und im besten Fall lindern. An der dahinterliegenden Erkrankung ändert das jedoch nichts.

Dazu müssen wir einige Dinge wissen: Die Erkrankungen, an denen wir heute versterben (z. B. Herz-Kreislauf-Erkrankungen), brauchen viele Jahre, um uns krank zu machen. Sie entstehen nicht von heute auf morgen. Wenn beispielsweise Diabetes Typ 2 diagnostiziert wird, liegen schon 10 bis 15 Jahre hinter uns, in denen Blutzuckerkontrolle und Insulin zunehmend aus dem Ruder gelaufen sind. Wir hätten Diabetes in diesen Jahren mit geringem Aufwand verhindern können. Veränderungen, die zu Herz-Kreislauf-Erkrankungen führen, beginnen noch viel früher, oft schon in unseren 20ern und 30ern. Da sie aber dann noch keine Krankheit sind und keine Beschwerden verursachen, wird nichts unternommen.

Behandelt wird erst, wenn wir Beschwerden haben oder wenn ein bestimmter Schwellenwert überschritten ist, wie beispielsweise ein Langzeitblutzucker von 6,5 Prozent. Dieser gibt an, wie viel Prozent unserer roten Blutkörperchen bereits verzuckert sind. Ist diese Schwelle überschritten, ab der offiziell eine Krankheit (hier Diabetes Typ 2) diagnostiziert wird, dann gibt es entsprechende symptomatische Medikamente, wie beispielsweise Metformin® oder Insulin. Bevor diese Schwelle überschritten ist und der Patient offiziell „krank“ ist, greift die konventionelle Medizin in der Regel nicht ein. Ernährung und Lebensstil als präventive Interventionen werden oftmals eher belächelt, dafür ist – so wie das System funktioniert – auch keine Zeit. Manchmal hört man vom Arzt den Tipp: „Essen Sie doch einfach weniger und bewegen Sie sich mehr.“ Wie das funktionieren soll, muss der Patient oder die Patientin schon selbst herausfinden. Darüber hinaus entsteht damit auch der Eindruck, als wären diese Faktoren nicht so wichtig, sie werden ja nur beiläufig erwähnt. Das Medikament wird’s schon richten, ist dann die Hoffnung des Patienten.

So ist im Moment – leider – das System ausgelegt: Krankheiten werden mit Medikamenten oder Operationen behandelt. Vorher gilt man als gesund oder muss zumindest nichts unternehmen, auch wenn über viele Jahre alle Anzeichen daraufhin deuten, dass wir auf dem Weg zur Krankheit sind.

Diese Herangehensweise funktioniert bei Infektionen, diese behandelt man, wenn sie da ist. Bei unseren Zivilisationskrankheiten ist diese Sichtweise aber kontraproduktiv, denn sie sind das Endprodukt von Veränderungen im Körper über viele, viele Jahre.

Weil ich sehe, wie viele Menschen wirklich unter diesen chronischen Erkrankungen leiden und dass das System ihnen meistens nicht wirklich helfen kann, um eine gute Lebensqualität zu erhalten, wünsche ich mir sehr, dass bald ein Umdenken in Richtung Prävention stattfindet. Bis dahin können wir in jedem Lebensalter selbst viel tun, anstatt uns darauf auszuruhen, dass wir noch kein Diabetes haben oder noch keine Blutdrucktabletten nehmen müssen.

Und hier kommt wieder all das ins Spiel, über das wir in den vorigen Kapiteln gesprochen haben, all das, was wir täglich tun sollten, die sechs Pfeiler für unsere Gesundheit: Training, Ernährung, Schlaf, Umgang mit Stress, Licht und gute soziale Beziehungen.

PFEILER 1: TRAINING	PFEILER 2: ERNÄHRUNG	PFEILER 3: SCHLAF	PFEILER 4: UMGANG MIT STRESS	PFEILER 5: LICHT	PFEILER 6: SOZIALE BEZIEHUNGEN

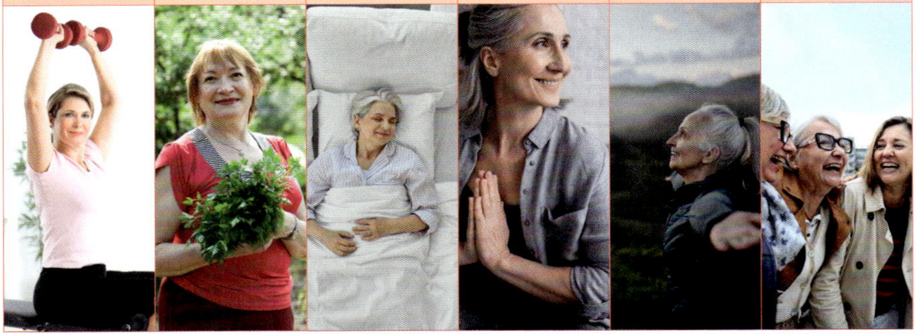

Die unglaubliche Wirkung von Prävention

Außer in der Zahnmedizin (du kennst das als „Kariesprophylaxe") oder vielleicht im Bereich von Rückenschmerzen („Rückenpräventionskurse") gibt es nur wenige Bereiche in der Medizin, die Prävention in den Mittelpunkt stellen. Aus diesem Grund möchte ich hier für einige der genannten Lebensbereiche Beispiele bringen, über welche Dimensionen wir hier überhaupt sprechen, denn die Wirkung ist wirklich immens:

Wir selbst können unser Risiko für **Herzerkrankungen** drastisch senken. Frauen, die trainieren, ein gesundes Gewicht haben, nicht rauchen und gesund essen, haben ein 70 bis 80 Prozent geringeres Risiko für Herzerkrankungen. Das ist einer der größten „Killer" in unserer Gesellschaft, nicht nur für Frauen. Dagegen wird jedes Medikament blass, das maximal eine Reduktion des Risikos um 50 Prozent schafft.[576] Hier noch ein Hoffnungsschimmer, falls du bereits unter einigen Erkrankungen leidest: Eine derartige Reduktion des Risikos gilt auch für Menschen, die bereits Medikamente gegen hohen Blutdruck oder einen hohen Cholesterinspiegel nehmen und die genannten Veränderungen des Lebensstils in Angriff nehmen.

Auch das **Brustkrebsrisiko** können Frauen selbst signifikant reduzieren. Ein entscheidender Faktor ist regelmäßiges Training. 150 Minuten Training in der Woche (30 Minuten an 5 Tagen in der Woche) reduzieren das Brustkrebsrisiko um 30 bis 50 Prozent.[577]

Menschen, die regelmäßig **trainieren**, leben etwa zehn Jahre länger als Menschen, die das nicht tun. Training verlängert nicht nur unsere Lebensspanne (wir leben also länger), sondern auch die Gesundheitsspanne; wir bleiben auch noch länger gesund.[578] Wir profitieren also länger von einer hohen Lebensqualität, sind länger selbstständig und erst später auf Hilfe angewiesen.

Ganz einfach auf den Punkt gebracht: Je fitter du bist, desto geringer ist dein Risiko, vorzeitig zu sterben, egal ob es Herz-Kreislauf-Erkrankungen, Brustkrebs oder andere Ursachen betrifft. Es gibt kein Medikament, keine Droge oder andere Intervention, die eine ähnlich starke Wirkung zeigt.

Lass uns noch einen weiteren Blick auf die präventive Wirkung weiterer Verhaltensweisen werfen:

Soziale Beziehungen sind nicht nur mit Lebensqualität verbunden, sondern auch mit unserer Gesundheit und Langlebigkeit. Menschen, die gut sozial integriert sind, hatten in einer Meta-Analyse (eine Zusammenfassung vieler Studien) eine 50 Prozent höhere Chance zu überleben als Menschen, die schwache soziale Beziehungen hatten.[579]

Auch für **Schlaf** sehen die Daten gut aus. Frauen, die ausreichend und gut schlafen, leben 2,4 Jahre länger als Frauen mit schlechten Schlafgewohnheiten. Bei Männern war der Effekt sogar noch stärker.[580]

Die Daten für **Ernährung** sind leider keineswegs so eindeutig, weil das Thema komplexer ist. Es gibt Menschen, die nicht trainieren, aber keine Menschen, die nicht essen, sodass Vergleiche und Ursache-Wirkung weit schwerer zu ermitteln sind. Darüber hinaus versteht die Wissenschaft immer besser, dass Menschen auf Ernährung sehr individuell reagieren, das ist beispielsweise abhängig von der Darmflora. Selbst bei eineiigen Zwillingen ist die Reaktion auf Zucker oder Fette bis zu 10-fach unterschiedlich. Darüber werden wir in den folgenden Jahren sicherlich mehr hören. Eine aktuelle Studie in Großbritannien läuft dazu gerade (Zoe Predict[581]).

Trotz aller Individualität beim Thema Ernährung bleibt bestehen, dass hochverarbeitete Produkte und Fast Food nicht gut für uns sind, denn sie sind keine Nahrung, weder für unsere Darmbakterien noch den Rest des Körpers oder das Gehirn. Viele hochverarbeitete Produkte zu essen (vier oder mehr Portionen am Tag), erhöht das vorzeitige Sterberisiko um stolze 62 Prozent. Jede zusätzliche Portion pro Tag erhöhte das Sterberisiko um weitere 18 Prozent.[582] Dabei sind vier Portionen nicht so viel, wie es klingen mag, sondern sind bereits erreicht, wenn du an einem Tag Folgendes isst: eine Handvoll Chips, ein industriell hergestellter Keks, eine Scheibe Brot aus Massenproduktion und ein paar Chicken Nuggets.[583]

Letztendlich tun wir also unserer Gesundheitsspanne und damit der eigenen Lebensqualität etwas Gutes, wenn wir jeden Tag die richtigen Investitionen in unsere Gesundheit tätigen und selbst Verantwortung dafür übernehmen. Wenn wir es tun, sind wir die Nutznießerinnen davon und wenn wir es nicht tun, sind wir es auch, die es „ausbaden" müssen, aller modernen Medizin zum Trotz.

Mach dich auf den Weg

Du hast jetzt alle wichtigen Werkzeuge in deinem Werkzeugkasten. Du verstehst, was in den Wechseljahren passiert und auf welche Veränderungen du in welcher Form gezielt reagieren solltest, um lange gesund zu bleiben.

Während zusätzliche Nährstoffe oder Maßnahmen gegen belastende Symptome wichtig sind und die Lebensqualität verbessern können, brauchen sie immer eine stabile Basis: Die sechs Pfeiler für unsere Gesundheit, also Dinge, die wir täglich tun sollten, egal in welcher Lebensphase wir gerade stecken. Sie steigern die Wahrscheinlichkeit, mental ausgeglichen und belastbar zu sein, gut zu schlafen, körperlich und geistig leistungsfähig zu sein, um aufkommende Herausforderungen positiver und entspannter zu meistern. Auch in Zeiten des Durcheinanders der Hormone in den Wechseljahren profitieren wir Frauen von einer soliden gesundheitlichen Basis. Gleichzeitig sind diese Pfeiler die Voraussetzung dafür, nicht nur länger zu leben, sondern gesünder.

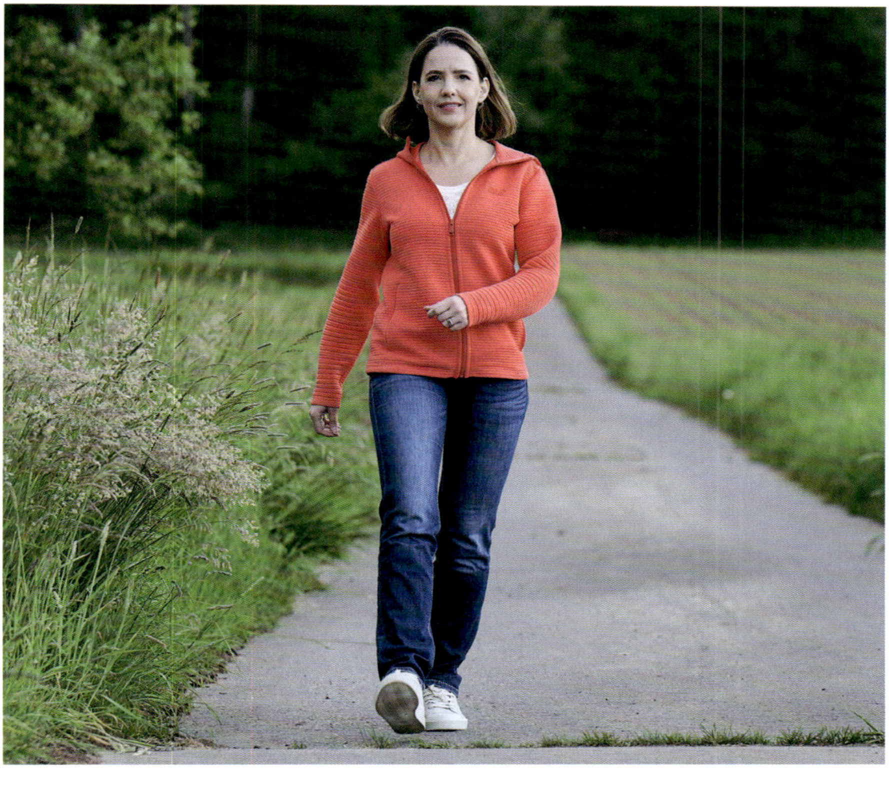

Ich wünsche mir für dich sehr, dass du dich jetzt auf den Weg machen kannst, um diese Phase des Lebens gelassen anzugehen und dein Leben weiter zu leben. Denn die Wechseljahre sind auch irgendwann vorbei, und es gibt noch so vieles, was du in der zweiten Hälfte deines Lebens tun, erleben und in dieser Welt bewegen kannst.

Teile gerne dein neues Selbstvertrauen, die Informationen und die positive Einstellung gegenüber einer Phase im Leben, die *alle* Frauen erleben werden. Sprich mit anderen Frauen, Kundinnen und Patientinnen und vor allem deiner Tochter oder Schwiegertochter, also den jungen Frauen in deinem Leben. Diese können dann selbst irgendwann einmal besser vorbereitet sein und haben in dir ein positives und starkes weibliches Vorbild.

Ich will nicht sagen, dass alles immer einfach ist, aber du hast das Handwerkszeug, um Lösungen zu finden. Und vor allem weißt du, dass es Lösungen gibt und die Beschwerden nichts sind, was man einfach aushalten sollte. Du gehörst vermutlich zur ersten Generation der Frauen, die dieses Hintergrundwissen und Handwerkszeug nutzen kann, um die Wechseljahre positiv und aktiv zu meistern und genau das auch weiterzugeben.

> ***Die Kunst des Lebens besteht darin, das eigene Wissen zu teilen, um andere zu bereichern.***
>
> **Katharine Graham**

Anhang

Meine 10 Leseempfehlungen

1. Humorvoll: Miriam Stein (2022): Die gereizte Frau: Was unsere Gesellschaft mit meinen Wechseljahren zu tun hat – „Die Periode ist politisch – ihr Ausbleiben auch" Sheila de Liz. Goldmann (super auch als Hörbuch)
2. Enorm informativ: Louise Newson (2022): Gut vorbereitet in die Perimenopause und die Wechseljahre. Die Perimenopause erkennen. Gut vorbereitet in die neue Lebensphase: Hormone, natürliche Hilfen und Ernährung. Trias
3. Guter Überblick: Susanne Esche-Belke und Suzann Kirschner-Brouns (2020): Midlife Care: Wie wir die Lebensmitte meistern und die Kraft unserer Hormone nutzen. Lübbe Life.
4. Über das weibliche Gehirn als wichtigstes Organ: Dr. Lisa Mosconi (2024): The Menopause Brain. New Science Empowers Women to Navigate the Pivotal Transition with Knowledge and Confidence. Avery (im Moment noch nicht in Deutsch erschienen)
5. Der Klassiker: Sheila de Liz (2020): Woman on Fire. Alles über die fabelhaften Wechseljahre. Rowohlt Polaris.
6. Ein Muss für sportliche Frauen: Stacy Sims und Selene Yeager, S. (2022): Next Level: Your Guide to Kicking Ass, Feeling Great, and Crushing Goals Through Menopause and Beyond. Rodale Books. (im Moment noch nicht in Deutsch erschienen)
7. Mehr über Nährstoffe: Orfanos-Boeckel, H. (2023): Nährstoff-Therapie. Der Praxisleitfaden. Orthomolekulare Medizin richtig dosieren und anwenden. Vorbeugen und heilen mit Vitaminen, Mineralstoffen & Co. Trias
8. Alles Wichtige über Hormone: Krug, M. (2023): Hormoncoaching erlernen und gezielt anwenden. Trias Verlag.
9. Osteoporose im Blick: Dr. med. Martin Weiß (2021): Osteoporose ist heilbar! Die erfolgreiche Kräftigungstherapie. Lüchow
10. Langlebigkeit und Gesundheit: Peter Attia und Bill Gifford (2024): OUTLIVE: Wie wir länger und besser leben können, als wir denken. Das Standardwerk vom führenden Mediziner zur Langlebigkeit. Ullstein extra

Hilfreiche Websites

- Mein Onlinekurs für Frauen in den Wechseljahren: www.meinhormonkurs.de
- Meine Website: www.magdalenaschauenberg.de
- Website des Co-Autoren Dr. (B) Frank Everaert, Frauenarztpraxis in Kamp Lintfort: https://frauenarzt-kamp-lintfort.de/
- Ärztesuche für die Wechseljahre: www.wexxeljahre.de
- Suche nach Hormoncoaches: https://hormoncoach.com/hormoncoach-finden/
- Kognitive Verhaltenstherapie: Sandra Tschöpe in Hamburg, Coaching auch online: www.mymenomind.de
- Migränetagebuch-Download:https://www.leben-und-migraene.de/sites/leben_und_migraene_de/files/2023-04/migraene-broschuere-kopfschmerzkalender-a4-2304.pdf
- Ärztesuche Akupunktur: https://www.daegfa.de/Themen/Patienteninfo/Akupunkturaerzte#/
- Gratis Yuka-App (Produktscanner): https://yuka.io/de/
- Hilfreiche Infos zu Vitaminen und Nährstoffen: www.vitamindoctor.com

Literaturverzeichnis

1 **Statista.com 2024**: Percentage of women who were not aware of, felt unprepared for, or didn't understand perimenopause and menopause worldwide as of 2020, Zugriff am 23.01.2024 unter: *https://www.statista.com/statistics/1242168/womens-knowledge-awareness-perimenopause-menopause-worldwide/*

2 **Hormonspezialisten.de (2023)**: Initiative „BlickWechsel": Für mehr Beachtung der Wechseljahre im Berufsumfeld (2023), Zugriff am 18.08.2024 unter *https://www.hormonspezialisten.de/artikel/hormonitor/initiative-blickwechsel-fuer-mehr-beachtung-der-wechseljahre-im-berufsumfeld*

3 **Deutscher Bundestag (2023)**: Politik der Bundesregierung zur Menopause – eine Bestandsaufnahme. Drucksache 20/8755 vom 11.10.2023, Zugriff am 21.01.2024 unter *https://dserver.bundestag.de/btd/20/087/2008755.pdf*

4 **wirsindneunmillionen.de, Interessengemeinschaft von 24 Frauen, Ärztinnen, Journalistinnen und Coaches**: Zugriff am 23.01.2024 unter *https://wirsindneunmillionen.de/*

5 **Deutscher Ärztinnenbund e.V. (1999)**: Die mangelnde Berücksichtigung von Frauen in der medizinischen Forschung – Ausmaß und Auswirkungen am Beispiel der Koronaren Herzkrankheit. Zugriff am 21.01.2024 unter: *https://www.aerztinnenbund.de/Die_mangelnde_Beruecksichtigung_von_Frauen_in.312.0.2.html*

6 **Fortune.com (2024)**: Women are not small men': The global economy will miss out on $1 trillion annually by 2040 if we don't close the gender health gap; Zugriff am 21.01.2024 unter: *https://fortune.com/2024/01/17/women-global-economy-will-miss-out-on-1-trillion-annually-by-2040-gender-health-gap-perez-francis/*

7 **NPR.org (2013)**: Women's Health: More Than ‚Bikini Medicine', Zugriff am 21.01.2024 unter: *https://www.npr.org/2013/03/25/175267713/womens-health-more-than-bikini-medicine*

8 **Pharma-Fakten.de (2020)**: Geschlechterunterschiede in der klinischen Forschung. Zugriff am 22.01.2024 unter: *https://pharma-fakten.de/news/947-geschlechterunterschiede-in-der-klinischen-forschung/*

9 **Buske, S. (2021)**: Frauen müssen stärker in Studien und Leitlinien einbezogen werden. Zugriff am 21.01.2024 unter: *https://healthcare-in-europe.com/de/news/frauen-muessen-staerker-in-studien-leitlinien-einbezogen-werden.html*

10 **Mosconi, L. (2021)**: The XX Brain: The Groundbreaking Science Empowering Women to Prevent Dementia. Atlantic Books.

11 **NPR.org (2013)**: Women's Health: More Than ‚Bikini Medicine', Zugriff am 21.01.2024 unter: *https://www.npr.org/2013/03/25/175267713/womens-health-more-than-bikini-medicine*

12 **Criado-Perez, C.; Singh, S. (2019)**: Unsichtbare Frauen: Wie eine von Daten beherrschte Welt die Hälfte der Bevölkerung ignoriert. Btb Verlag.

13 **Teamnushu.de (o. J.)**: Was ist der Gender Data Gap? Zugriff am 21.01.2024 unter: *https://www.teamnushu.de/magazin/gender-data-gap*

14 **Aerzteblatt.de (2023)**: Geschlechterspezifische Gesundheit: Forschung und Vorsorge verbessern. Zugriff am 10.02.2024 unter *https://www.aerzteblatt.de/nachrichten/143247/Geschlechterspezifische-Gesundheit-Forschung-und-Versorgung-verbessern*

15 **Fortune.com (2024)**: Women are not small men': The global economy will miss out on $1 trillion annually by 2040 if we don't close the gender health gap; Zugriff am 21.01.2024 unter: *https://fortune.com/2024/01/17/women-global-economy-will-miss-out-on-1-trillion-annually-by-2040-gender-health-gap-perez-francis/*

16 **Göring, C. (2022)**: XX oder XY? Achten Sie bei der Behandlung auf den Unterschied! MMW Fortschr Med. 2022 Jul; 164 (13): 12-17. Zugriff am 22.03.2024 unter: *https://www.ncbi.nlm.nih.gov/pmc/articles/PMC9273684/*

17 **Aerzteblatt.de (2024)**: Ärztekammer: Gendergap kostet Menschenleben. Zugriff am 10.02.2024 unter: *https://www.aerzteblatt.de/nachrichten/148859/Aerztekammer-Gender-Gap-kostet-Menschenleben*

18 **Benkö, L. (2023)**: Gendermedizin: Zweifaches Rendite Versprechen. Zugriff am 10.02.2024 unter: *https://xbn.news/gendermedizin-zweifaches-rendite-versprechen/*

19 **Pharma-Fakten.de (2020)**: Geschlechterunterschiede in der klinischen Forschung. Zugriff am 22.01.2024 unter: *https://pharma-fakten.de/news/947-geschlechterunterschiede-in-der-klinischen-forschung/*

20 **Hirsch, H. (2023)**: Dr. Avrum Bluming and Heather Hirsch MD discuss Estrogen and Breast Cancer Risk, YouTube, Zugriff am 30.01.2024, verfügbar unter: *https://youtu.be/omodZ5HIDWE?si=JZ2ljAFWD8bW2hnN*

21 **Haver, M.C. (2024)**: The new Menopause. Rodale.

22 **Menopause-Gesellschaft.de (2019)**: Was ist die Menopause? Zugriff am 28.01.2024 unter: *https://www.menopause-gesellschaft.de/themen/menopause/*

23 **Mosconi, L. (2021)**: The XX Brain: The Groundbreaking Science Empowering Women to Prevent Dementia. Atlantic Books.

24 **Newson, L. (2023)**: The Definitive Guide to the Perimenopause and Menopause - The Sunday Times bestseller. Yellow Kite.

25 **Hirsbrunner, G. (2020)**: Wechseljahre aus der Sicht der Veterinärmedizin, Journal für Gynäkologische Endokrinologie/Schweiz, 23, 169-170, Zugriff am 04.02.2024 unter: *https://link.springer.com/article/10.1007/s41975-020-00176-7*

26 **Bansal, R. & Aggarwal, N. (2019)**: Menopausal Hot Flashes: A Concise Review. Journal of Midlife Health, Jan-Mar; 10 (1): 6-13, Zugriff am 04.02.2024 unter: *https://www.ncbi.nlm.nih.gov/pmc/articles/PMC6459071/*

27 **Brinton, R.D., Thompson, R.F., Foy, M.R., et al. (2008)**: Progesterone receptors. Form and function in the brain. Frontiers of Neurology. 29 (2), 313-339, Zugriff am 04.02.2024 unter: *https://www.sciencedirect.com/science/article/abs/pii/S0091302208000058?via%3Dihub*

28 **Lewis, R. & Newson L. (vermutlich 2019)**: Menopause at Work: A survey to look at the impact of menopausal and perimenopausal symptoms upon women in the workplace, Zugriff am 10.02.2024 unter: *https://d2931px9t312xa.cloudfront.net/menopausedoctor/files/information/323/Lewis%20%20Newson%20BMS%20poster%20SCREEN%20(1).pdf*

29 **Newson Health Menopause Society (2022)**: Menopause puts final nail in marriage coffin. Zugriff am 10.02.2024 unter: *https://www.nhmenopausesociety.org/menopause-puts-final-nail-in-marriage-coffin/*

30 **Lewis, R. & Newson L. (vermutlich 2019)**: Menopause at Work: A survey to look at the impact of menopausal and perimenopausal symptoms upon women in the workplace, Zugriff am 10.02.2024 unter: *https://d2931px9t312xa.cloudfront.net/menopausedoctor/files/information/323/Lewis%20%20Newson%20BMS%20poster%20SCREEN%20(1).pdf*

31 **Newson, L. (2021)**: Perimenopause and HRT. Zugriff am 10.02.2024 unter: *https://balance-menopause.com/uploads/2021/09/Perimenopause-and-HRT.pdf*

32 **Statistisches Bundesamt (Destatis) (2023)**: Entwicklung der Lebenserwartung in Deutschland seit 1871/1881, Zugriff am 04.02.2024 unter *https://www.destatis.de/DE/Themen/Gesellschaft-Umwelt/Bevoelkerung/Sterbefaelle-Lebenserwartung/sterbetafel.html*

33 **Statistisches Bundesamt (Destatis) (2023)**: Entwicklung der Lebenserwartung in Deutschland seit 1871/1881, Zugriff am 04.02.2024 unter *https://www.destatis.de/DE/Themen/Gesellschaft-Umwelt/Bevoelkerung/Sterbefaelle-Lebenserwartung/sterbetafel.html*

34 **Gesundheitsberichterstattung des Bundes (2022)**: Sterbefälle (absolut, Sterbeziffer, Ränge) für die häufigsten Todesursachen ab 1998, Zugriff am 10.2.2024 unter: *https://www.gbe-bund.de/gbe/!pkg_olap_tables.prc_set_page?p_uid=gast&p_aid=86614051&p_sprache=D&p_help=2&p_indnr=516&p_ansnr=98983763&p_version=13&D.001=1000001&D.002=39&D.003=43&D.022=9993&D.007=9222*

35 **Gesundheitsberichterstattung des Bundes (2022)**: Sterbefälle (absolut, Sterbeziffer, Ränge) für die häufigsten Todesursachen ab 1998, Zugriff am 10.2.2024 unter: *https://www.gbe-bund.de/gbe/!pkg_olap_tables.prc_set_page?p_uid=gast&p_aid=86614051&p_sprache=D&p_help=2&p_indnr=516&p_ansnr=98983763&p_version=13&D.001=1000001&D.002=39&D.003=43&D.022=9993&D.007=9222*

36 **Newson, L. (2023)**: The Definitive Guide to the Perimenopause and Menopause - The Sunday Times bestseller. Yellow Kite.

37 **The Dr. Louise Newson Podcast (2023)**: Osteoporosis: how to protect your bones during menopause and beyond. Zugriff am 06.02.2024 unter: *https://www.balance-menopause.com/menopause-library/osteoporosis-how-to-protect-your-bones-during-menopause-and-beyond/*

38 **Newson, L. (2023)**: The Definitive Guide to the Perimenopause and Menopause - The Sunday Times bestseller. Yellow Kite.

39 **Attia, P. (2023)**: Dr. Peter Attia, Longevity and DEXA Scans. Zugriff am 06.02.2024 unter Bodyscan UK: *https://bodyscanuk.com/blog/dr-peter-attia-longevity-and-dexa-scans/*

40 **Mayo Clinic (2023)**: Menstrual cycle: What's normal, what's not. Zugriff am 17.02.2024 unter *https://www.mayoclinic.org/healthy-lifestyle/womens-health/in-depth/menstrual-cycle/art-20047186*

41 **Newson, L. (2021)**: Preparing for the Perimenopause and Menopause: No. 1 Sunday Times Bestseller, Penguin Life.

42 **Berufsverband Deutscher Internistinnen und Internisten e.V. (o.J.)**: Hormone & Stoffwechsel. Zugriff am 04.02.2024 unter: *https://www.internisten-im-netz.de/fachgebiete/hormone-stoffwechsel.html*

43 **Berufsverband Deutscher Internistinnen und Internisten e.V. (o.J.)**: Hormone & Stoffwechsel. Zugriff am 04.02.2024 unter: *https://www.internisten-im-netz.de/fachgebiete/hormone-stoffwechsel.html*

44 **Mair, K.M.; Gaw, R. & MacLean, M.R. (2020)**: Obesity, estrogens and adipose tissue dysfunction – implications for pulmonary arterial hypertension, Zugriff am 10.02.2024 unter *https://onlinelibrary.wiley.com/doi/10.1177/2045894020952023*

45 **Krug, M. (2022)**: Hormone sind mehr als für Sexualität | Fachärztin Marianne Krug | NaturMedizin | QS24, Zugriff am 01.04.2024 unter: *https://youtu.be/6Hvncd83Kiw?si=1yhnczekeZ5TOsPl*

46 **DocCheck Flexikon (2022)**: Östrogen. Zugriff am 11.02.2024 unter: *https://flexikon.doccheck.com/de/%C3%96strogen*

47 **DocCheck Flexikon (2021)**: Östriol. Zugriff am 11.02.2024 unter: *https://flexikon.doccheck.com/de/%C3%96striol*

48 **Hormonspezialisten (o.J.)**: Estradiol im Überblick. Zugriff am 11.02.2024 unter: *https://www.hormonspezialisten.de/sexualhormone/estradiol/ueberblick*

49 **Hormonspezialisten (o.J.)**: Estron im Überblick. Zugriff am 11.02.2024 unter: *https://www.hormonspezialisten.de/sexualhormone/estron/ueberblick*

50 **Hormonspezialisten (o.J.)**: Estriol im Überblick. Zugriff am 11.02.2024 unter: *https://www.hormonspezialisten.de/sexualhormone/estriol/ueberblick*

51 **Hormonspezialisten (o.J.)**: Estetrol im Überblick. Zugriff am 11.02.2024 unter: *https://www.hormonspezialisten.de/sexualhormone/estetrol/ueberblick*

52 **Apotheken.de (2020)**: Östrogene: Östradiol und (freies) Östriol. Zugriff am 15.06.2024 unter: *https://www.apotheken.de/krankheiten/hintergrundwissen/6090-oestrogene-oestradiol-und-freies-oestriol*

53 **Krug, M. (2023)**: Hormoncoaching erlernen und gezielt anwenden. Trias Verlag.

54 **Newson, L. (2023)**: The Definitive Guide to the Perimenopause and Menopause - The Sunday Times bestseller. Yellow Kite.

55 **Diaz-Ruano, A.B.; Martinez-Alarcon, N.; Perán, M. et al. (2023)**: Estradiol and Estrone Have Different Biological Functions to Induce NF-□B-Driven Inflammation, EMT and Stemness in ER+ Cancer Cells. International Journal of Molecular Sciences (IJMS), 24 (2), Zugriff am 12.02.2024 unter: *https://www.mdpi.com/1422-0067/24/2/1221*

56 **Krug, M. (2023)**: Hormoncoaching erlernen und gezielt anwenden. Trias Verlag.

57 **Hormonspezialisten (o.J.)**: Progesteron im Überblick. Zugriff am 12.02.2024 unter: *https://www.hormonspezialisten.de/sexualhormone/progesteron/ueberblick*

58 **Hormonspezialisten (o.J.)**: Progesteron im Überblick. Zugriff am 12.02.2024 unter: *https://www.hormonspezialisten.de/sexualhormone/progesteron/ueberblick*

59 **Krug, M. (2023)**: Hormoncoaching erlernen und gezielt anwenden. Trias Verlag.

60 **Krug, M. (2023)**: Hormoncoaching erlernen und gezielt anwenden. Trias Verlag.

61 **Hormonspezialisten (o.J.)**: Testosteron bei Frauen. Zugriff am 12.02.2024 unter: *https://www.hormonspezialisten.de/sexualhormone/testosteron/testosteron-bei-frauen*

62 **Krug, M. (2023)**: Hormoncoaching erlernen und gezielt anwenden. Trias Verlag.

63 **Balance by Newson Health (2023)**: Polycystic ovary syndrome (PCOS) and the menopause. Zugriff am 12.02.2024 unter: *https://www.balance-menopause.com/menopause-library/polycystic-ovary-syndrome-pcos-and-the-menopause-factsheet/*

64 **Hormonspezialisten (o.J.)**: Dehydroepiandrosteron (DHEA). Zugriff am 12.02.2024 unter: *https://www.hormonspezialisten.de/sexualhormone/weitere-androgene/dehydroepiandrosteron-dhea*

65 **Krug, M. (2023)**: Hormoncoaching erlernen und gezielt anwenden. Trias Verlag.

66 **Hormonspezialisten (o.J.)**: Dehydroepiandrosteron (DHEA). Zugriff am 12.02.2024 unter: *https://www.hormonspezialisten.de/sexualhormone/weitere-androgene/dehydroepiandrosteron-dhea*

67 **Hormonspezialisten (o.J.)**: Dehydroepiandrosteron (DHEA). Zugriff am 12.02.2024 unter: *https://www.hormonspezialisten.de/sexualhormone/weitere-androgene/dehydroepiandrosteron-dhea*

68 **Hormonspezialisten (o.J.)**: Dehydroepiandrosteron (DHEA). Zugriff am 12.02.2024 unter: *https://www.hormonspezialisten.de/sexualhormone/weitere-androgene/dehydroepiandrosteron-dhea*

69 **NAMS Position Statement (2022)**: The 2022 hormone therapy position statement of The North American Menopause Society. Menopause: The Journal of the North American Menopause Society. 29 (7), 767-794, Zugriff am 12.02.2024 unter: *https://www.menopause.org/docs/default-source/professional/nams-2022-hormone-therapy-position-statement.pdf*

70 **Huberman, A. (2021)**: Using Cortisol und Adrenaline to Boost our Energy & Immune System. Zugriff am 15.06.2024 unter: *https://www.hubermanlab.com/episode/using-cortisol-and-adrenaline-to-boost-our-energy-and-immune-system?timestamp=1292*

71 **Huberman, A. (2021)**: Tools for Managing Stress & Anxiety. Zugriff am 15.06.2024 unter: *https://www.hubermanlab.com/episode/tools-for-managing-stress-and-anxiety?timestamp=5010*

72 **Deutsches Schilddrüsenzentrum (2023)**: Steuerung der Schilddrüsenfunktion. Zugriff am 17.02.2024 unter: *https://www.deutsches-schilddruesenzentrum.de/wissenswertes/funktion-der-schilddruese/*

73 **British Thyroid Foundation (2019)**: Thyroid & Menopause. Zugriff am 17.02.2024 unter: *https://www.btf-thyroid.org/thyroid-menopause*

74 **Usha, S.M.R.; Bindu, C.M.; Chandrika, N. (2022)**: Thyroid Dysfunction: An Alternate Plausibility in Perimenopausal Women!, Journal of Midlife Health, 13 (4), 300-303, Zugriff am 15.02.2024 unter: *https://www.ncbi.nlm.nih.gov/pmc/articles/PMC10266572/*

75 **Yadav, M.; Kose, V.; Bhalerao, A. (2023)**: Frequency of Thyroid Disorder in Pre- and Postmenopausal Women and Its Association With Menopausal Symptoms. Cureus 15 (6), e40900, Zugriff am 15.02.2024 unter *https://www.cureus.com/articles/164103-frequency-of-thyroid-disorder-in-pre--and-postmenopausal-women-and-its-association-with-menopausal-symptoms#!/*

76 **Stada (o.J.)**: Die Schilddrüse – kleines Organ, große Wirkung. Zugriff am 15.06.2024 unter: *https://www.stada.de/themen/schilddruese*

77 **Deutsches Schilddrüsenzentrum (2023)**: Steuerung der Schilddrüsenfunktion. Zugriff am 17.02.2024 unter: *https://www.deutsches-schilddruesenzentrum.de/wissenswertes/funktion-der-schilddruese/*

78 **Armstrong, M; Asuka, E.; Fingeret, A. (2023)**: Physiology, Thyroid Function. StatPearls [Internet]. Treasure Island (FL): StatPearls Publishing; 2024 Jan., Zugriff am 17.02.2024 unter: *https://www.ncbi.nlm.nih.gov/books/NBK537039/*

79 **Bikman, B. (2021)**: Why We Get Sick: The Hidden Epidemic at the Root of Most Chronic Disease - and How to Fight It. BenBella Books.

80 **Frauenärzte im Netz (2018)**: Innere Genitalien der Frau. Zugriff am 18.02.2024 unter: *https://www.frauenaerzte-im-netz.de/koerper-sexualitaet/weibliche-geschlechtsorgane/innere-genitalien/*

81 **Bioscientia – Medizin.Labor.Service (2024)**: Was ist das Anti-Müller Hormon? Zugriff am 18.02.2024 unter: *https://www.bioscientia.de/service/gesundheitsthemen/anti-mueller-hormon-was-der-wert-aussagt-bioscientia/*

82 **Frauenärzte im Netz (2018)**: Weiblicher Zyklus – wann sind die fruchtbaren Tage? Zugriff am 20.02.2024 unter: *https://www.frauenaerzte-im-netz.de/familienplanung-verhuetung/natuerliche-familienplanung/weiblicher-zyklus-wann-sind-die-fruchtbaren-tage/*

83 **Frauenärzte im Netz (2018)**: Weiblicher Zyklus – wann sind die fruchtbaren Tage? Zugriff am 20.02.2024 unter: *https://www.frauenaerzte-im-netz.de/familienplanung-verhuetung/natuerliche-familienplanung/weiblicher-zyklus-wann-sind-die-fruchtbaren-tage/*

84 **Apotheken.de (2020)**: Östrogene: Östradiol und (freies) Östriol. Zugriff am 21.02.2024 unter: *https://www.apotheken.de/krankheiten/hintergrundwissen/6090-oestrogene-oestradiol-und-freies-oestriol*

85 **Gottfried, S. (2023)**: Debunking Menopause Myths. Zugriff am 21.02.2024 unter: *https://www.youtube.com/watch?v=o370xEw9Tis&t=1157s*

86 **Gottfried, S. (2023)**: Debunking Menopause Myths. Zugriff am 21.02.2024 unter: *https://www.youtube.com/watch?v=o370xEw9Tis&t=1157s*

87 **Rettberg, J.R.; Yao, J.; Brinton, R.D. (2014)**: Estrogen: a master regulator of bioenergetic systems in the brain and body. Front Neuroendocrinol, 35, (1), 8-30, Zugriff am 02.03.2024 unter: *https://pubmed.ncbi.nlm.nih.gov/23994581/*

88 **Dalal, P.K; Agarwal, M. (2015)**: Postmenopause Syndrome. Indian Journal of Psychiatry. 57 (Suppl 2), 222-232, Zugriff am 02.03.2024 unter: *https://www.ncbi.nlm.nih.gov/pmc/articles/PMC4539866/*

89 **The Faculty of Sexual & Reproductive Healthcare (2023)**: FSRH Clinical Guideline: Contraception for Women Aged over 40 Years (August 2017, amended July 2023). Zugriff am 26.02.2024 unter *https://www.fsrh.org/standards-and-guidance/documents/fsrh-guidance-contraception-for-women-aged-over-40-years-2017/*

90 **Deutsche Menopause Gesellschaft e.V. (o.J.)**: Vorzeitige Wechseljahre. Zugriff am 17.02.2024 unter: *https://www.menopause-gesellschaft.de/themen/vorzeitige-wechseljahre/*

91 **MGZ Medizinisch Genetisches Zentrum (2024)**: Prämature Ovarialinsuffizienz (POI). Zugriff am 17.02.2024 unter: *https://www.mgz-muenchen.de/erkrankungen/diagnose/praemature-ovarialinsuffizienz-poi.html*

92 **NAMS Position Statement (2022)**: The 2022 hormone therapy position statement of The North American Menopause Society. Menopause: The Journal of the North American Menopause Society. 29 (7), 767-794, Zugriff am 18.02.2024 unter: *https://www.menopause.org/docs/default-source/professional/nams-2022-hormone-therapy-position-statement.pdf*

93 **Deutsche Menopause Gesellschaft e.V. (o.J.)**: Vorzeitige Wechseljahre. Zugriff am 17.02.2024 unter: *https://www.menopause-gesellschaft.de/themen/vorzeitige-wechseljahre/*

94 **Frauenärzte im Netz (2018)**: Innere Genitalien der Frau. Zugriff am 18.02.2024 unter: *https://www.frauenaerzte-im-netz.de/koerper-sexualitaet/weibliche-geschlechtsorgane/innere-genitalien/*

95 **Deutsche Menopause Gesellschaft e.V. (o.J.)**: Vorzeitige Wechseljahre. Zugriff am 17.02.2024 unter: *https://www.menopause-gesellschaft.de/themen/vorzeitige-wechseljahre/*

96 **Moorman, P.G.; Myers, E.R.; Schildkraut, J.M.; Iversen, E.S., Wang, F., Warren N. (2011)**: Effect of hysterectomy with ovarian preservation on ovarian function. Obstetrics and Gynecology, 118 (6), 1271-9, Zugriff am 17.02.2024 unter: *https://pubmed.ncbi.nlm.nih.gov/22067716/*

97 **Huang, Y.; Wu, M.; Wu, C. et al. (2023)**: Effect of hysterectomy on ovarian function: a systematic review and meta-analysis. J Ovarian Res.;16, (1): 35, Zugriff am 15.06.2024 unter: *https://www.ncbi.nlm.nih.gov/pmc/articles/PMC9912518/*

98 **Newson, L. (2023)**: The Definitive Guide to the Perimenopause and Menopause - The Sunday Times bestseller. Yellow Kite.

99 **The Dr. Louise Newson Podcast (2023)**: What is the right dose of HRT for you? Hormones and POI. Zugriff am 17.02.2024 unter *https://www.youtube.com/watch?v=V3Jkld2kLVc*

100 **Deutsche Menopause Gesellschaft e.V. (o.J.)**: Vorzeitige Wechseljahre. Zugriff am 18.02.2024 unter: *https://www.menopause-gesellschaft.de/themen/vorzeitige-wechseljahre/*

101 **Deutsche Menopause Gesellschaft e.V. (o.J.)**: Vorzeitige Wechseljahre. Zugriff am 18.02.2024 unter: *https://www.menopause-gesellschaft.de/themen/vorzeitige-wechseljahre/*

102 **Mosconi, L. (2021)**: The XX Brain: The Groundbreaking Science Empowering Women to Prevent Dementia. Atlantic Books.

103 **Mosconi, L. (2021)**: The XX Brain: The Groundbreaking Science Empowering Women to Prevent Dementia. Atlantic Books.

104 **Mosconi, L. (2021)**: The XX Brain: The Groundbreaking Science Empowering Women to Prevent Dementia. Atlantic Books.

105 **Mosconi, L. (2024)**: The Menopause Brain. New Science Empowers Women to Navigate the Pivotal Transition with Knowledge and Confidence. Avery.

106 **Conde, D.M.; Verdade, R.C.; Valadares, A.L.R., et al. (2021)**: Menopause and cognitive impairment: A narrative review of current knowledge. World Journal of Psychiatry. 11, (8), 412-428, Zugriff am 05.03.2024 unter *https://www.ncbi.nlm.nih.gov/pmc/articles/PMC8394691/*

107 **Dr Rangan Chatterjee (2021)**: Neuroscientist Reveals 3 Stages In A Woman's Life That Affect Ageing: Dr Lisa Mosconi. Zugriff am 03.03.2024 unter: *https://www.youtube.com/watch?v=AD4XcDjfCGY&t=141s*

108 **Dr Rangan Chatterjee (2021)**: Neuroscientist Reveals 3 Stages In A Woman's Life That Affect Ageing: Dr Lisa Mosconi. Zugriff am 03.03.2024 unter: *https://www.youtube.com/watch?v=AD4XcDjfCGY&t=141s*

109 **Dr. Louise Newson Podcast (2023)**: Menopause and brain health: what's the link? Interview with Dr. Lisa Mosconi. Zugriff am 05.03.2024 unter: *https://www.youtube.com/watch?v=fi98DJGUwow*

110 **Weiser, M.J.; Foradori, C.D. & Handa, R.J. (2008)**: Estrogen receptor beta in the brain: From form to function. Brain Research Reviews. 57, (2), 309-320. Zugriff am 05.03.2024 unter: *https://www.sciencedirect.com/science/article/abs/pii/S0165017307000987?via%3Dihub*

111 **Boyle, C.P.; Raji, C.A.; Erickson, K.I. et al. (2020)**: Estrogen, brain structure, and cognition in postmenopausal women. Human Brain Mapping, 42, (1), 24-35, Zugriff am 05.03.2024 unter: *https://onlinelibrary.wiley.com/doi/10.1002/hbm.25200*

112 **Boyle, C.P.; Raji, C.A.; Erickson, K.I. et al. (2020)**: Estrogen, brain structure, and cognition in postmenopausal women. Human Brain Mapping, 42, (1), 24-35, Zugriff am 05.03.2024 unter: *https://onlinelibrary.wiley.com/doi/10.1002/hbm.25200*

113 **Krug, M. (2024)**: Der Irrglaube nach den Wechseljahren: «Ich bin ja durch», Zugriff am 29.03.2024 unter *https://www.youtube.com/watch?v=nHSPV5oXyXs (QS24)*

114 **Krug, M. (2023)**: Hormoncoaching erlernen und gezielt anwenden. Trias Verlag.

115 **Mosconi, L. (2024)**: The Menopause Brain. New Science Empowers Women to Navigate the Pivotal Transition with Knowledge and Confidence. Avery.

116 **Gersh, F. (2021)**: Menopause: 50 Things you need to know. What to Expect during the Three Stages of Menopause. Rockridgepress.

117 **Mosconi, L. (2021)**: The XX Brain: The Groundbreaking Science Empowering Women to Prevent Dementia. Atlantic Books.

118 **Balance by Newson Health (2023)**: Menopause and your heart. Zugriff am 23.03.2024 unter: *https://www.balance-menopause.com/menopause-library/menopause-and-your-heart/*

119 **Ryczkowska, K.; Adach, W.; Janikowski, K.; Banach, M. & Bielecka-Dabrowa, A. (2022)**: Menopause and women's cardiovascular health: is it really an obvious relationship? Arch Med Sci. 2022 Dec 10; 19(2): 458-466 Zugriff am 22.03.2024 unter: *https://www.ncbi.nlm.nih.gov/pmc/articles/PMC10074318/*

120 **Balance by Newson Health (2023)**: Menopause and your heart. Zugriff am 23.03.2024 unter: *https://www.balance-menopause.com/menopause-library/menopause-and-your-heart/*

121 **Sánchez López de Nava A., Raja A. (2022)**: Physiology, Metabolism. StatPearls [Internet]. Treasure Island (FL): StatPearls Publishing; 2024 Jan. Zugriff am 23.03.2024 unter: *https://www.ncbi.nlm.nih.gov/books/NBK546690/*

122 **Gottfried, S. (2020)**: Die Hormondiät. Den Stoffwechsel regulieren und erfolgreich abnehmen durch Neustart des Hormonsystems. Kindle Version. VAK Verlags GmbH.

123 **Bermingham, K.M.; Linenberg, I.; Hall, W.L.; Kade, K. et al. (2022)**: Menopause is associated with postprandial metabolism, metabolic health and lifestyle: The ZOE PREDICT study. eBioMedicine, 85: 104303, Zugriff am 06.03.2024 unter: *https://www.thelancet.com/action/showPdf?pii=S2352-3964%2822%2900485-6*

124 **Means, C.; Means, C. (2024)**: Good Energy: The Surprising Connection Between Metabolism and Limitless Health. Avery.

125 **Bikman, B. (2021)**: Why We Get Sick: The Hidden Epidemic at the Root of Most Chronic Disease - and How to Fight It. BenBella Books.

126 **Duval, K., Prud'homme, D., Rabasa-Lhoret, R., Strychar, I., Brochu, M., Lavoie, J.M., Doucet, E. (2014)**: Effects of the menopausal transition on dietary intake and appetite: a MONET Group Study. Eur J Clin Nutr. 2014 Feb; 68 (2):271-6. Zugriff am 23.03.2024 unter: *https://www.ncbi.nlm.nih.gov/pmc/articles/PMC4954773/*

127 **Newson, L. (2023)**: The Definitive Guide to the Perimenopause and Menopause - The Sunday Times bestseller. Yellow Kite.

128 **Lu, CB; Liu, PF; Zhou, YS; Meng, FC; Qiao, TY; Yang, XJ; Li XY; Xue, Q; Xu, H.; Liu, Y.; Han, Y., Zhang, Y. (2020)**: Musculoskeletal Pain during the Menopausal Transition: A Systematic Review and Meta-Analysis. Neural Plast. 2020 Nov 25, Zugriff am 23.03.2024 unter: *https://www.ncbi.nlm.nih.gov/pmc/articles/PMC7710408/*

129 **Krug, M. (2023)**: Hormoncoaching erlernen und gezielt anwenden. Trias Verlag.

130 **Australian Menopause Centre (2016)**: Joint Pain and Menopause. Zugriff am 28.04.2024 unter: *https://www.menopausecentre.com.au/information-centre/articles/joint-pain-and-menopause/*

131 **Garret, A. (2023)**: The Hormone Soup of Perimenopause: Thyroid, Estrogen, Progesterone, and Cortisol. Zugriff am 23.03.2024 unter: *https://drannagarrett.com/the-hormone-soup-of-perimenopause-thyroid-estrogen-progesterone-and-cortisol/*

132 **Garret, A. (2023)**: The Hormone Soup of Perimenopause: Thyroid, Estrogen, Progesterone, and Cortisol. Zugriff am 23.03.2024 unter: *https://drannagarrett.com/the-hormone-soup-of-perimenopause-thyroid-estrogen-progesterone-and-cortisol/*

133 **Garret, A. (2023)**: The Hormone Soup of Perimenopause: Thyroid, Estrogen, Progesterone, and Cortisol. Zugriff am 23.03.2024 unter: *https://drannagarrett.com/the-hormone-soup-of-perimenopause-thyroid-estrogen-progesterone-and-cortisol/*

134 **Garret, A. (2023)**: The Hormone Soup of Perimenopause: Thyroid, Estrogen, Progesterone, and Cortisol. Zugriff am 23.03.2024 unter: *https://drannagarrett.com/the-hormone-soup-of-perimenopause-thyroid-estrogen-progesterone-and-cortisol/*

135 **Henderson, E. (2020)**: A deep look into hormone-producing cells of the gut. Zugriff am 24.03.2024 unter: *https://www.news-medical.net/news/20200513/A-deep-look-into-hormone-producing-cells-of-the-gut.aspx*

136 **Martin, A.M.; Sun, E.W.; Rogers, G.B.; Keating, D.J. (2019)**: The Influence of the Gut Microbiome on Host Metabolism Through the Regulation of Gut Hormone Release. Front Physiol. 2019 Apr 16; 10, 428, Zugriff am 24.03.2024 unter: *https://www.ncbi.nlm.nih.gov/pmc/articles/PMC6477058/*

137 **Hays, M.T. (1988)**: Thyroid hormone and the gut. Endocr Res. 1988;14 (2-3), 203-224, Zugriff am 24.03.2024 unter *https://pubmed.ncbi.nlm.nih.gov/3049061/*

138 **Chen, C.Q.; Fichna, J.; Bashashati, M.; Li, Y.Y.; Storr, M. (2011)**: Distribution, function and physiological role of melatonin in the lower gut. World J Gastroenterol. 2011 Sep 14;17 (34): 3888-98, Zugriff am 24.03.2024 unter: *https://www.ncbi.nlm.nih.gov/pmc/articles/PMC3198018/*

139 **Paudel, D.; Uehara, O.; Giri, S. et al. (2022)**: Effect of psychological stress on the oral-gut microbiota and the potential oral-gut-brain axis. Japanese Dental Science Review. 58, Nov. 2022, 365-375. Zugriff am 24.03.2024 unter: *https://www.sciencedirect.com/science/article/pii/S188276162200028X*

140 **Gersh, F. (2024)**: The Gut Microbiome in Menopause: How the gut changes and why it matters A LOT! Zugriff am: 16.06.2024 unter: *https://youtu.be/Dbbt_9Y16TQ?si=pAqTOUq4SikTD6_X*

141 **Gersh, F. (2021)**: Menopause: 50 Things you need to know. What to Expect during the Three Stages of Menopause. Rockridgepress.

142 **Newson, L. (2023)**: The Definitive Guide to the Perimenopause and Menopause – The Sunday Times bestseller. Yellow Kite.

143 **Mosconi, L. (2021)**: The XX Brain: The Groundbreaking Science Empowering Women to Prevent Dementia. Atlantic Books.

144 **Huberman, A. (2024)**: How to Improve Oral Health & Its Critical Role in Brain & Body Health. Huberman Lab Podcast, Zugriff am 24.03.2024 unter: *https://youtu.be/zVCaYyUWWSw?si=pp2xlbZqxSd3ok7C*

145 **Gersh, F. (2021)**: Menopause: 50 Things you need to know. What to Expect during the Three Stages of Menopause. Rockridgepress.

146 **Zoe Podcast (2022)**: Menopause: How your body changes and what you can do. Podcast with Dr. Louise Newson, Zugriff am 24.03.2024 unter: *https://youtu.be/k2Sga8ggNbo*

147 **Althaus, F.R.; Trachsel, M. (2009)**: Hormonaktive Stoffe: Ein Risiko für Mensch und Umwelt? – Erfahrungen aus dem NFP 50 der Schweiz. Zugriff am 24.03.2024 unter: *https://www.zora.uzh.ch/id/eprint/20170/9/2009_12_V.pdf*

148 **Althaus, F.R.; Trachsel, M. (2009)**: Hormonaktive Stoffe: Ein Risiko für Mensch und Umwelt? – Erfahrungen aus dem NFP 50 der Schweiz. Zugriff am 24.03.2024 unter: *https://www.zora.uzh.ch/id/eprint/20170/9/2009_12_V.pdf*

149 **World Health Organisation (2012)**: State of the Science of Endocrine disrupting Chemicals 2012. Summary for Decision Makers. Zugriff am 24.03.2024 unter: *https://iris.who.int/bitstream/handle/10665/78102/WHO_HSE_PHE_IHE_2013.1_eng.pdf?sequence=1*

150 **Althaus, F.R.; Trachsel, M. (2009)**: Hormonaktive Stoffe: Ein Risiko für Mensch und Umwelt? – Erfahrungen aus dem NFP 50 der Schweiz. Zugriff am 24.03.2024 unter: *https://www.zora.uzh.ch/id/eprint/20170/9/2009_12_V.pdf*

151 **World Health Organisation (2012)**: State of the Science of Endocrine disrupting Chemicals 2012. Summary for Decision Makers. Zugriff am 24.03.2024 unter: *https://iris.who.int/bitstream/handle/10665/78102/WHO_HSE_PHE_IHE_2013.1_eng.pdf?sequence=1*

152 **Piazza, M.J.; Urbanetz, A.A. (2019)**: Environmental Toxins and the impact of other endocrine disrupting chemicals in women's reproductive health. JBRA Assisted Reproduction. 23, (2), 154-164, Zugriff am 18.08.2024 unter: *https://www.ncbi.nlm.nih.gov/pmc/articles/PMC6501744/*

153 **Piazza, M.J.; Urbanetz, A.A. (2019)**: Environmental Toxins and the impact of other endocrine disrupting chemicals in women's reproductive health. JBRA Assisted Reproduction. 23, (2), 154-164, Zugriff am 18.08.2024 unter: *https://www.ncbi.nlm.nih.gov/pmc/articles/PMC6501744/*

154 **Endocrine Disruptor List (2023)**: Substances identified as endocrine disruptors at EU level. Zugriff am 24.03.2024 unter: *https://edlists.org/the-ed-lists/list-i-substances-identified-as-endocrine-disruptors-by-the-eu*

155 **Bøhn, T.; Millstone, E. (2019)**: The Introduction of Thousands of Tonnes of Glyphosate in the food Chain-An Evaluation of Glyphosate Tolerant Soybeans. Foods. 8, (12): 669. Zugriff am 15.06.2024 unter: *https://www.ncbi.nlm.nih.gov/pmc/articles/PMC6963490/*

156 **Hu, S. (2022)**: Fighting Phtalates. Zugriff am 15.06.2024 unter: *https://www.nrdc.org/stories/fighting-phthalates*

157 **Yuka App für Android und Apple**: *https://yuka.io/de/, Zugriff am 18.08.2024*

158 **Just, A. (2022)**: Hormonstatus im Wechsel: Was gemessen wird, was die Werte bedeuten. Zugriff am 24.03.2024 unter: *https://www.wechselweise.net/artikel/hormonstatus-im-wechsel-was-gemessen-wird-was-die-werte-bedeuten*

159 **FSRH Faculty of Sexual & Reproductive Healthcare (2023)**: FSRH Clinical Guideline: Contraception for Women Aged over 40 Years. (Download) Zugriff am 24.03.2024 unter: *https://www.fsrh.org/standards-and-guidance/documents/fsrh-guidance-contraception-for-women-aged-over-40-years-2017/*

160 **Ivi-fruchtbarkeit.de (2019)**: Was sind die Vorteile des Tests auf Anti-Müller-Hormon (AMH)? Zugriff am 15.06.2024 unter: *https://ivi-fruchtbarkeit.de/blog/was-sind-vorteile-eines-tests-anti-mueller-hormon-amh/*

161 **Orfanos-Boeckel, H. (2023)**: Nährstoff-Therapie. Der Praxisleitfaden. Orthomolekulare Medizin richtig dosieren und anwenden. Vorbeugen und heilen mit Vitaminen, Mineralstoffen & Co. Trias.

162 **Orfanos-Boeckel, H. (2023)**: Nährstoff-Therapie. Der Praxisleitfaden. Orthomolekulare Medizin richtig dosieren und anwenden. Vorbeugen und heilen mit Vitaminen, Mineralstoffen & Co. Trias.

163 **Draesner, U. (2023)**: Wenn eine Frau älter wird. Zugriff am 30.03.2024 unter: *https://www.derstandard.de/story/2000143882624/wenn-eine-frau-aelter-wird*

164 **Stein, M. (2022)**: Die gereizte Frau: Was unsere Gesellschaft mit meinen Wechseljahren zu tun hat. Goldmann.

165 **Rumler, A.; Memmert, J. (2023)**: Forschungsprojekt MenoSupport. Ergebnisse der ersten deutschlandweiten Befragung zum Thema Wechseljahre am Arbeitsplatz, Stand 12/2023. Zugriff am 30.03.2024 unter: *file:///C:/Users/Magdalena/Downloads/MenoSupport_Befragungsergebnisse_12_2023.pdf*

166 **Singh, V.; Sivakami, M. (2020)**: Normality, Freedom, and Distress: Listening to the Menopausal Experiences of Indian Women of Haryana. In: Bobel, C.; Winkler, I.T.; Fahs, B.; Hasson, K.A.; Kissling, E.A.; Roberts, T.A. (Hg.): The Palgrave Handbook of Critical Menstruation Studies. Pp 985-999. Palgrave Macmillan, Singapore. Zugriff am 31.03.2024 unter: *https://link.springer.com/chapter/10.1007/978-981-15-0614-7_70*

167 **Singh, V.; Sivakami, M. (2020)**: Normality, Freedom, and Distress: Listening to the Menopausal Experiences of Indian Women of Haryana. In: Bobel, C.; Winkler, I.T.; Fahs, B.; Hasson, K.A.; Kissling, E.A.; Roberts, T.A. (Hg.): The Palgrave Handbook of Critical Menstruation Studies. Pp 985-999. Palgrave Macmillan, Singapore. Zugriff am 31.03.2024 unter: *https://link.springer.com/chapter/10.1007/978-981-15-0614-7_70*

168 **Devani, V. (2024)**: Celebrating Menopause Guide. An Ayurvedic Guide to Menopause. Zugriff am 31.03.2024 unter: *https://www.banyanbotanicals.com/info/ayurvedic-living/living-ayurveda/health-guides/menopause-guide/#:~:text=In%20the%20ideal%2C%20healthy%20state,body%20would%20transition%20just%20fine.*

169 **Nagersheth, K (2023)**: Spiritueller Übergang. In: In: Geo Wissen. Das neue Bild der Wechseljahre. 80, S. 12, Gruner + Jahr Deutschland GmbH.

170 **Wunschkind e.V. (o.J.)**: Abschied und Trauer. Zugriff am 01.04.2024 unter: *https://www.wunschkind.de/abschied-vom-kinderwunsch/*

171 **Burmester, S. (2023)**: Wie ein Schiff auf wilder See. In: Geo Wissen. Das neue Bild der Wechseljahre. 80, S. 10, Gruner + Jahr Deutschland GmbH.

172 **Gottfried, S. (2023)**: Debunking Menopause Myths. Zugriff am 21.02.2024 unter: *https://www.youtube.com/watch?v=o370xEw9Tis&t=1157s*

173 **Gottfried, S. (2023)**: Debunking Menopause Myths. Zugriff am 21.02.2024 unter: *https://www.youtube.com/watch?v=o370xEw9Tis&t=1157s*

174 **Esche-Belke, S.; Kirschner-Brouns, S. (2020)**: Midlife Care: Wie wir die Lebensmitte meistern und die Kraft unserer Hormone nutzen. Lübbe Life.

175 **Lozza-Fiacco, S. (2023)**: Eine Frau muss nicht alles aushalten. In: Geo Wissen. Das neue Bild der Wechseljahre. 80, S. 66-73, Gruner + Jahr Deutschland GmbH.

176 **Burmester, S. (2023)**: Wie ein Schiff auf wilder See. In: Geo Wissen. Das neue Bild der Wechseljahre. 80, S. 10, Gruner + Jahr Deutschland GmbH.

177 **Schulz von Thun (o.J.)**: das Kommunikationsquadrat. Zugriff am 01.04.2024 unter: *https://www.schulz-von-thun.de/die-modelle/das-kommunikationsquadrat*

178 **Schulz von Thun, F. (2023)**: Miteinander reden 1-4: Störungen und Klärungen / Stile, Werte und Persönlichkeitsentwicklung / Das „Innere Team" und situationsgerechte Kommunikation / Fragen und Antworten. Rowohlt.

179 **Girls gone strong (2022)**: Menopause Secrets: A Plan for Women to Thrive During Menopause. Zugriff am 18.08.2024 unter: *https://go.girlsgonestrong.com/menopause-secrets-free-course1*

180 **Erfolgreich Projekte Leiten.de (o.J.)**: Was dir Steine, Kiesel und Sand über deine Prioritäten verraten. Zugriff am 01.04.2024 unter: *https://erfolgreich-projekte-leiten.de/prioritaeten-steine-kiesel-sand/*

181 **Girls gone strong (2022)**: Menopause Secrets: A Plan for Women to Thrive During Menopause. Zugriff am 18.08.2024 unter: *https://go.girlsgonestrong.com/menopause-secrets-free-course1*

182 **Christensen, K.; Thinggaard, M.; McGue, M. et al. (2009)**: Perceived Age as clinically useful biomarker of aging: cohort study. BMJ. 10; 339:b5262, Zugriff am 27.04.2024 unter: *https://www.bmj.com/content/bmj/339/bmj.b5262.full.pdf*

183 **Gersh, F. (2020)**: Women's Health: Menopause, Part 2. Zugriff am 02.04.2024 unter: *https://www.youtube.com/watch?v=E7hZHmYEYYQ*

184 **Huberman, A. (2021)**: Tools for Managing Stress & Anxiety. Zugriff am 16.06.2024 unter: *https://www.youtube.com/watch?v=ntfcfJ28eiU*

185 **Huberman, A. (2021)**: Tools for Managing Stress & Anxiety. Zugriff am 03.04.2024 unter: *https://www.youtube.com/watch?v=ntfcfJ28eiU*

186 **Huberman, A. (2023)**: Dr. Lisa Feldman Barrett: How to Understand Emotions. Zugriff am 06.04.2024 unter *https://www.youtube.com/watch?v=FeRgqJVALMQ*

187 **Huberman, A. (2021)**: Controlling Your Dopamine For Motivation, Focus & Satisfaction. Zugriff am 06.04.2024 unter: *https://www.youtube.com/watch?v=QmOF0crdyRU*

188 **Paudel, D.; Uehara, O.; Giri, S. et al. (2022)**: Effect of psychological stress on the oral-gut microbiota and the potential oral-gut-brain axis. Japanese Dental Science Review. 58, Nov. 2022, 365-375. Zugriff am 24.03.2024 unter: *https://www.sciencedirect.com/science/article/pii/S188276162200028X*

189 **Garrett, A. (2019)**: Perimenopause: The Savvy Sister's Guide To Hormone Harmony. LACHESIS PUB.

190 **Kauffmann, K. (2024)**: Pregnenolon – die Mutter aller Hormone. Zugriff am 07.04.2024 unter: *https://www.strunz.com/news/pregnenolon-die-mutter-aller-hormone.html*

191 **Garrett, A. (2019)**: Perimenopause: The Savvy Sister's Guide To Hormone Harmony. LACHESIS PUB.

192 **Garrett, A. (2019)**: Perimenopause: The Savvy Sister's Guide To Hormone Harmony. LACHESIS PUB.

193 **Garrett, A. (2019)**: Perimenopause: The Savvy Sister's Guide To Hormone Harmony. LACHESIS PUB.

194 **Crum, A.J.; Salovey, P.; Achor, S. (2013)**: Rethinking Stress: The Role of Mindsets in Determining the Stress Response. Journal of Personality and Social Psychology, 104, (4), 716-733, Zugriff am 8.04.2024 unter *https://sparq.stanford.edu/sites/g/files/sbiybj19021/files/media/file/crum_et_al._2013_-_rethinking_stress.pdf*

195 **Huberman, A. (2021)**: Tools for Managing Stress & Anxiety. Zugriff am 16.06.2024 unter: *https://www.hubermanlab.com/episode/tools-for-managing-stress-and-anxiety*

196 **Huberman, A. (2021)**: Tools for Managing Stress & Anxiety. Zugriff am 16.06.2024 unter: *https://www.hubermanlab.com/episode/tools-for-managing-stress-and-anxiety*

197 **Balban, M.Y.; Neri, E.; Kogon, M.M.; Weed, L. et al. (2023)**: Brief structured respiration practices enhance mood and reduce physiological arousal. Cell Reports Medicine, 4, (100985). Zugriff am 09.04.2024 unter: *https://www.cell.com/cell-reports-medicine/pdf/S2666-3791(22)00474-8.pdf*

198 **Amen, D.G. (o.J.)**: ANT Therapy. How to Develop Your Own Internal Anteater to Eradicate Automatic Negative Thoughts. Zugriff am 10.04.2024 unter: *https://ahha.org/selfhelp-articles/ant-therapy/*

199 **Amen, D.G. (o.J.)**: ANT Therapy. How to Develop Your Own Internal Anteater to Eradicate Automatic Negative Thoughts. Zugriff am 10.04.2024 unter: *https://ahha.org/selfhelp-articles/ant-therapy/*

200 **Amen, D.G. (o.J.)**: ANT Therapy. How to Develop Your Own Internal Anteater to Eradicate Automatic Negative Thoughts. Zugriff am 10.04.2024 unter: *https://ahha.org/selfhelp-articles/ant-therapy/*

201 **Byron, K.; Mitchell, S. (2002)**: Lieben was ist. Wie vier Fragen Ihr Leben verändern können. Arkana.

202 **Eagleson, C.; Hayes, S.; Mathews, A. et al. (2016)**: The power of positive thinking: Pathological worry is reduced by thought replacement in Generalized Anxiety Disorder. Behav Res Ther. 78: 13-8. Zugriff am 16.06.2024 unter: *https://www.ncbi.nlm.nih.gov/pmc/articles/PMC4760272/*

203 **The mind hub (o.J)**: We are all hardwired to stress – and it's a good thing! Zugriff am 16.06.2024 unter: *https://www.themindhub.co.uk/post/we-are-all-hardwired-to-stress-and-it-s-a-good-thing*

204 **Oschman, J.L.; Chevalier, G.; Brown, R. (2015)**: The effects of grounding (earthing) on inflammation, the immune response, wound healing, and prevention and treatment of chronic inflammatory and autoimmune diseases. Journal of Inflammation Research. Mar 24; (8), 83-96. Zugriff am 13.04.2024 unter: *https://www.ncbi.nlm.nih.gov/pmc/articles/PMC4378297/*

205 **Schauenberg, D. (2024)**: Atmung. In: Grafen, K.; Schauenberg, D.; Suslik, D.; Müller, D. (2024): Neurozentriertes Training in der Sportphysiotherapie. S. 194-212, Thieme

206 **Chatterjee, R. (2017)**: The 4 Pillar Plan: How to Relax, Eat, Move and Sleep Your Way to a Longer, Healthier Life. Penguin

207 **Zorn, J. (2021)**: Wie oft erneuert sich die Oberhaut des Menschen? Zugriff am 14.04.2024 unter: *https://www.navigator-medizin.de/gesundheitsthemen/haut/weitere-wichtige-fragen/164-wie-haeufig-erneuert-sich-die-oberhaut-des-menschen.html*

208 **Ostermeyer, F. (2022)**: Die menschliche Leber erneuert sich ständig und wird nie älter als 3 Jahre. Zugriff am 14.04.2024 unter: *https://www.fitbook.de/health/leber-erneuert-sich-staendig*

209 **Pietschmann, K. (2022)**: Knochenarbeit. Zugriff am 14.04.2024 unter: *https://www.mpg.de/18500283/knochen-regeneration-umbau*

210 **BBC Focus Magazine (o.J.)**: What cells in the human body live the longest? Zugriff am 14.04.2024 unter: *https://www.sciencefocus.com/the-human-body/what-cells-in-the-human-body-live-the-longest*

211 **Orfanos-Boeckel, H. (2024)**: Nährstofftherapie – der Praxisleitfaden. Trias

212 **Lakhani-Kanji, R.; Guildford, A. (2024)**: What do polyphenols do, and where can I find them? Zugriff am 14.04.2024 unter: *https://zoe.com/learn/what-are-polyphenols?*

213 **Lakhani-Kanji, R.; Guildford, A. (2024)**: What do polyphenols do, and where can I find them? Zugriff am 14.04.2024 unter: *https://zoe.com/learn/what-are-polyphenols?*

214 **NIH – National Center for Complementary and Integrative Health (2023)**: Antioxidant Supplements: What You Need To Know. Zugriff am 14.04.2024 unter: *https://www.nccih.nih.gov/health/antioxidant-supplements-what-you-need-to-know*

215 **Zoe Predict Study (o.J.)**: How do we measure microbiome diversity? And why does it matter? Zugriff am 14.04.2024 unter: *https://zoe.com/post/how-do-we-measure-microbiome-diversity-and-why-does-it-matter*

216 **Newmann, T.; Tidbury, J. (2024)**: Your microbiom: The fungus among us. Zugriff am 14.04.2024 unter: *https://zoe.com/learn/mycobiome-gut-fungi-introduction*

217 **Berry, S.; Spector, T.; Wolf, J. (2020)**: The gut microbiome. Zugriff am 14.04.2024 unter: *https://webflow.joinzoe.com/whitepapers/gut-microbiome*

218 **Berry, S.; Spector, T.; Wolf, J. (2020)**: The gut microbiome. Zugriff am 14.04.2024 unter: *https://webflow.joinzoe.com/whitepapers/gut-microbiome*

219 **Berry, S.; Spector, T.; Wolf, J. (2020)**: The gut microbiome. Zugriff am 14.04.2024 unter: *https://webflow.joinzoe.com/whitepapers/gut-microbiome*

220 **Centers for Disease Control and Prevention (2022)**: What is Epigenetics. Zugriff am 14.04.2024 unter: *https://www.cdc.gov/genomics/disease/epigenetics.htm*

221 **Hyman, M. (2023)**: Are Your Genes Making You Fat and Sick? Zugriff am 14.04.2024 unter: *https://drhyman.com/blog/2023/10/06/podcast-ep791/*

222 **Hyman, M. (2018)**: Food: What the Heck Should I eat. Little Brown Spark

223 **Hyman, M. (2023)**: Are Your Genes Making You Fat and Sick? Zugriff am 14.04.2024 unter: *https://drhyman.com/blog/2023/10/06/podcast-ep791/*

224 **Hyman, M. (2018)**: Food: What the Heck Should I eat. Little Brown Spark.

225 **Chopra, S; Sharma, K.A.; Ranjan, P.; Malhotra, A.; Vikram, N.K.; Kumari, A. (2019)**: Weight Management Module for Perimenopausal Women: A Practical Guide for Gynecologists. Journal of Midlife Health. Oct-Dec; 10, (4), 165-172, Zugriff am 27.04.2024 unter: *https://www.ncbi.nlm.nih.gov/pmc/articles/PMC6947726/*

226 **Vetter, C.; Bermingham, K. (2024)**: Menopause Weight gain and why you should stop dieting. Zugriff am 14.04.2024 unter: *https://zoe.com/learn/menopause-weight-gain*

227 **Knight, M.G.; Anekwe, C.; Washington, K.; Akam, E.Y.; Wang, E.; Stanford, F.C. (2021)**: Weight regulation in menopause. Menopause. 28, (8), 960-965. Zugriff am 14.04.2024 unter: *https://www.ncbi.nlm.nih.gov/pmc/articles/PMC8373626/*

228 **Ko, S.H.; Kim, H.S. (2020)**: Menopause-Associated Lipid Metabolic Disorders and Foods Beneficial for Postmenopausal Women. Nutrients. 12, (1), 202. Zugriff am 27.04.2024 unter: *https://www.ncbi.nlm.nih.gov/pmc/articles/PMC7019719/*

229 **Sims, S.; Yeager, S. (2022)**: Next Level: Your Guide to Kicking Ass, Feeling Great, and Crushing Goals Through Menopause and Beyond. Rodale Books.

230 **Bermingham, K.M.; Linenberg, I.; Hall, W.L.; Kade, K. et al. (2022)**: Menopause is associated with postprandial metabolism, metabolic health and lifestyle: The ZOE PREDICT study. eBioMedicine, 85: 104303, Zugriff am 14.04.2024 unter: *https://pubmed.ncbi.nlm.nih.gov/36270905/*

231 **Sowers, M.R.; Wildman, R.P.; Mancuso, P.; et al. (2008)**: Change in adipocytokines and ghrelin with menopause. Maturitas;59, (2), 149-57. Zugriff am 14.04.2024 unter: *https://www.ncbi.nlm.nih.gov/pmc/articles/PMC2311418/*

232 **Garret, A. (2023)**: Leptin Resistance and Weight Management: Understanding and Managing Its Impact in Perimenopause. Zugriff am 14.04.2024 unter: *https://www.linkedin.com/pulse/leptin-resistance-weight-management-understanding-managing-garrett/*

233 **Garrett, A. (2019)**: Perimenopause: The Savvy Sister's Guide To Hormone Harmony. LACHESIS PUB.

234 **Newmann, T.; Sanfins, A. (2024)**: How does your gut microbiome change during menopause. Zugriff am 17.04.2024 unter: *https://zoe.com/learn/gut-microbiome-menopause-changes*

235 **Newmann, T.; Sanfins, A. (2024)**: How does your gut microbiome change during menopause. Zugriff am 17.04.2024 unter: *https://zoe.com/learn/gut-microbiome-menopause-changes*

236 **Newson, L. (2023)**: The Definitive Guide to the Perimenopause and Menopause - The Sunday Times bestseller. Yellow Kite.

237 **Endocrine Society (2022)**: Menopause and Bone Loss. Zugriff am 27.04.2024 unter: *https://www.endocrine.org/patient-engagement/endocrine-library/menopause-and-bone-loss*

238 **Christensen, K.; Thinggaard, M.; McGue, M. et al. (2009)**: Perceived Age as clinically useful biomarker of aging: cohort study. BMJ. 10; 339:b5262, Zugriff am 27.04.2024 unter: *https://www.bmj.com/content/bmj/339/bmj.b5262.full.pdf*

239 **Piazza, M.J; Urbanetz, A. A. (2019)**: Environmental toxins and the impact of other endocrine disrupting chemicals in women's reproductive health. JBRA Assisted Reproduction. 23, (2), 154-164, Zugriff am 27.04.2024 unter: *https://www.ncbi.nlm.nih.gov/pmc/articles/PMC6501744/*

240 **Naidoo, U. (2020)**: The Food Mood Connection. Short Books.

241 **Palmer, C. (2022)**: Brain Energy. A Revolutionary Breakthrough in Understanding Mental Health--and Improving Treatment for Anxiety, Depression, OCD, PTSD, and More. BenBella Books.

242 **Buettner, D. (2018)**: Hara Hachi Bu: Enjoy Food and Lose Weight With This Simple Japanese Phrase. Zugriff am 27.04.2024 unter: *https://www.bluezones.com/2017/12/hara-hachi-bu-enjoy-food-and-lose-weight-with-this-simple-phrase/*

243 **Sims, S.; Yeager, S. (2022)**: Next Level: Your Guide to Kicking Ass, Feeling Great, and Crushing Goals Through Menopause and Beyond. Rodale Books.

244 **Means, C.; Means, C. (2024)**: Good Energy: The Surprising Connection Between Metabolism and Limitless Health. Avery.

245 **Lustig, R. (2021)**: Wie unser Essen uns krank macht: Die Lügen und Tricks der Lebensmittelindustrie durchschauen, chronische Krankheiten vermeiden und gesund bleiben. Gefahren und Risiken erkennen. Riva.

246 **Hall, K.D.; Ayuketah, A.; Brychta, R. et al. (2019)**: Ultra-Processed Diets Cause Excess Calorie Intake and Weight Gain: An Inpatient Randomized Controlled Trial of Ad Libitum Food Intake. Cell Metabolism. 30, 67-77, Zugriff am 21.06.2024 unter *https://www.cell.com/cell-metabolism/fulltext/S1550-4131(19)30248-7?_returnURL=https%3A%2F%2Flinkinghub.elsevier.com%2Fretrieve%2Fpii%2FS1550413119302487%3Fshowall%3Dtrue*

247 **Mekonnen, T.C.; Melaku, Y.A.; Shi, Z.; Gill, T.K. (2024)**: Ultra-processed food consumption and risk of chronic respiratory diseases mortality among adults: evidence from a prospective cohort study. Eur J Nutr. 63, (4): 1357-1372. Zugriff am 21.06.2024 unter: *https://pubmed.ncbi.nlm.nih.gov/38413485/*

248 **Monteiro, C.A.; Cannon, G.; Levy, R. et al. (2016)**: Food classification. Public Health. NOVA. The star shines bright. World Nutrition. 7, 1-3, Zugriff am 28.4.2024 unter: *https://archive.wphna.org/wp-content/uploads/2016/01/WN-2016-7-1-3-28-38-Monteiro-Cannon-Levy-et-al-NOVA.pdf*

249 **Lane, M.M.; Gamage, E.; Travica, N. et al. (2022)**: Ultra-Processed Food Consumption and Mental Health: A Systematic Review and Meta-Analysis of Observational Studies. Nutrients. 21; 14(13): 2568, Zugriff am 28.04.2024 unter: *https://pubmed.ncbi.nlm.nih.gov/35807749/*

250 **Jacka, F.N.; O'Neil, A.; Opie, R. et al. (2017)**: A randomised controlled trial of dietary improvement for adults with major depression (the 'SMILES' trial). BMC Med, 15, (23), Zugriff am 28.04.2024 unter: *https://bmcmedicine.biomedcentral.com/articles/10.1186/s12916-017-0791-y*

251 **Tulleken, C. Van (2023)**: Ultra-Processed People: Why Do We All Eat Stuff That Isn't Food ... and Why Can't We Stop? Penguin.

252 **Jones, P.; Horgan, A. (2024)**: Why you should eat 30 plants a week? Zugriff am 17.06.2024 unter: *https://zoe.com/learn/30-plants-per-week*

253 **John Hopkins Medicine (o.J.)**: Liver: Anatomy and Functions. Zugriff am 28.04.2024 unter: *https://www.hopkinsmedicine.org/health/conditions-and-diseases/liver-anatomy-and-functions*

254 **Schauenberg, M. (2021)**: Optimaler Blutzuckerspiegel | Glukosemonitor | Dr. Magdalena Schauenberg. Zugriff am 28.04.2024 unter: *https://youtu.be/30wBo0fZ1pw?si=aVw8r5Aq9KkW32Am*

255 **ZOE (2024)**: 5 essentials for your menopause toolkit with Dr. Mary Claire Haver & Dr. Sarah Berry Zugriff am 24.06.2024 unter: *https://youtu.be/Qa16sjJW72c?si=1jdCQ7scHwJbZ-nQ*

256 **Zoe Science & Nutrition Podcast (2023)**: The truth about organic food - according to science | Tim Spector. Zugriff am 28.04.2024 unter: *https://youtu.be/E4nJ07_02NQ?si=Xz6fvcFtl9GH-aYT*

257 **Sims, S.; Yeager, S. (2022)**: Next Level: Your Guide to Kicking Ass, Feeling Great, and Crushing Goals Through Menopause and Beyond. Rodale Books.

258 **Schauenberg, M. (2022)**: Diese 3 Produkte sind besonders ungesund. Zugriff am 28.04.2024 unter: *https://magdalenaschauenberg.de/2022/04/24/produkte-ungesund/*

259 **Schauenberg, M. (2023)**: Das macht Alkohol mit deiner Gesundheit. Zugriff am 28.04.2024 unter *https://magdalenaschauenberg.de/2023/03/19/alkohol-gesundheit-koerper-gehirn-teil-2/*

260 **Wansink, B.; Painter, J.E.; Lee, Y.K. (2006)**: The office candy dish: proximity's influence on estimated and actual consumption. Int J Obes (Lond). (5): 871-5. Zugriff am 18.06.2024 unter: *https://www.researchgate.net/publication/7353305_The_office_candy_dish_Proximity's_influence_on_estimated_and_actual_consumption/link/54bd6a890cf218da9391b115/download*

261 **Clear, J. (2018)**: Atomic Habits. An Easy & Proven Way to Build Good Habits & Break Bad Ones. Random House Business.

262 **Inchauspé, J. (2022)**: Glucose Revolution: The life-changing power of balancing your blood sugar. Short Books.

263 **Inchauspé, J. (2022)**: Glucose Revolution: The life-changing power of balancing your blood sugar. Short Books.

264 **Schauenberg, M. (2021)**: Die besten Proteinquellen bei vegetarischer Ernährung. Zugriff am 01.05.2024 unter: *https://magdalenaschauenberg.de/2021/09/26/proteinquellen-vegetarisch/*

265 **Schauenberg, M. (2022)**: Warum Bitterstoffe bei Heißhunger helfen. Zugriff am 01.05.24 unter: *https://magdalenaschauenberg.de/2022/02/27/bitterstoffe-gegen-heisshunger/*

266 **Panda, S. (2020)**: The Circadian Code. Lose Weight, Supercharge Your Energy, and Transform Your Health from Morning to Midnight. Harmony/Rodale.

267 **Zoe Science & Nutrition (2022)**: How to make your body clock work for you | Russell Foster, Oxford University. Zugriff am 01.05.2024 unter: *https://www.youtube.com/watch?v=E9Gt97G9qS8*

268 **Czeisler, C.A.; Duffy, J.F.; Shanahan, T.L. et al. (1999)**: Stability, precision, and near-24-hour period of the human circadian pacemaker. Science. 25; 284 (5423): 2177-81, Zugriff am 01.05.2024 unter: *https://pubmed.ncbi.nlm.nih.gov/10381883/*

269 **Panda, S. (2020)**: The Circadian Code. Lose Weight, Supercharge Your Energy, and Transform Your Health from Morning to Midnight. Harmony/Rodale.

270 **Panda, S. (2020)**: The Circadian Code. Lose Weight, Supercharge Your Energy, and Transform Your Health from Morning to Midnight. Harmony/Rodale.

271 **Panda, S. (2020)**: The Circadian Code. Lose Weight, Supercharge Your Energy, and Transform Your Health from Morning to Midnight. Harmony/Rodale.

272 **Panda, S. (2020)**: The Circadian Code. Lose Weight, Supercharge Your Energy, and Transform Your Health from Morning to Midnight. Harmony/Rodale.

273 **Park, J.H.; Moon, J.H.; Kim, H.J.; Kong, M.H.; Oh, Y.H. (2020)**: Sedentary Lifestyle: Overview of Updated Evidence of Potential Health Risks. Korean J Fam Med. 2020 Nov; 41, (6): 365-373. Zugriff am 26.03.2024 unter *https://www.ncbi.nlm.nih.gov/pmc/articles/PMC7700832/*

274 **Sims, S. (2023)**: Resolve to get strong. Zugriff am 25.03.2024 unter: *https://www.drstacysims.com/blog/resolve-to-get-strong*

275 **Attia, P.; Gifford, B. (2023)**: Outlive. The Science of Longevity. Vermilion.

276 **Li, R.; Xia, J.; Zhang, X.I.; Gathirua-Mwangi, W.G.; Guo, J.; Li, Y., McKenzie, S.; Song, Y. (2018)**: Associations of Muscle Mass and Strength with All-Cause Mortality among US Older Adults. Med Sci Sports Exerc. 2018 Mar; 50, (3): 458-467. Zugriff am 19.06.2024 unter: *https://www.ncbi.nlm.nih.gov/pmc/articles/PMC5820209/*

277 **Buckinx, F., Aubertin-Leheudre, M. (2022)**: Sarcopenia in Menopausal Women: Current Perspectives. Int J Womens Health. 2022 Jun 23; (14), 805-819. Zugriff am 25.03.2024 unter: *https://www.ncbi.nlm.nih.gov/pmc/articles/PMC9235827/*

278 **Sims, S. (2023)**: Resistance Training Is Finally Getting the Respect It Deserves for Health and Longevity. Zugriff am 25.03.2024 unter: *https://www.drstacysims.com/blog/Resistance%20Training%20Is%20Getting%20the%20Respect%20It%20Deserves*

279 **Crain, E. (2022)**: Does Exercising Make You Look Younger? Zugriff am 19.06.2024 unter: *https://www.health.com/fitness/15-ways-exercise-makes-you-look-and-feel-younger*

280 **Stessman, J.; Hammerman-Rozenberg, R.; Cohen, A. (2009)**: Physical activity, function, and longevity among the very old. Arch Intern Med. 169, (16): 1476-83. Zugriff am 19.06.2024 unter: *https://pubmed.ncbi.nlm.nih.gov/19752405/*

281 **Bodyscan (2023)**: Dr Peter Attia, Longevity and DEXA scans. Zugriff am 24.03.2024 unter: *https://bodyscanuk.com/blog/dr-peter-attia-longevity-and-dexa-scans/*

282 **Behanova, M.; Haschka, J.; Reichardt, B.; Dimai, H.P.; Resch, H.; Zwerina, J.; Kocijan, R. (2022)**: Pelvic Fractures - An Underestimated Problem? Incidence and Mortality Risk after Pelvic Fracture in Austria, 2010-2018. J Clin Med. 2022 May 17;11, (10): 2834. Zugriff am 24.03.2024 unter: *https://www.ncbi.nlm.nih.gov/pmc/articles/PMC9146576/*

283 **Min, C.Y.; Lee, J.W.; Kwon, B.C.; Kwon, M.J. et al. (2022)**: Physical Activity Is Associated with a Lower Risk of Osteoporotic Fractures in Osteoporosis: A Longitudinal Study. J Pers Med., 12, (3): 491. Zugriff am 20.06.2024 unter: *https://www.ncbi.nlm.nih.gov/pmc/articles/PMC8949817/*

284 **McGonigal, K. (2021)**: The Joy of Movement. How exercise helps us find happiness, hope, connection, and courage. Penguin Publishing Group; International Edition.

285 **Gordon, B.R.; McDowell, C.P.; Hallgren, M. (2018)**: Association of Efficacy of Resistance Exercise Training With Depressive Symptoms: Meta-analysis and Meta-regression Analysis of Randomized Clinical Trials. JAMA Psychiatry. 75, (6): 566-576. Zugriff am 20.06.2024 unter: *https://www.ncbi.nlm.nih.gov/pmc/articles/PMC6137526/*

286 **McGonigal, K. (2021)**: The Joy of Movement. How exercise helps us find happiness, hope, connection, and courage. Penguin Publishing Group: International Edition.

287 **Neumann, R.J.; Ahrens, K.F.; Kollmann, B. et al. (2022)**: The impact of physical fitness on resilience to modern life stress and the mediating role of general self-efficacy. Eur Arch Psychiatry Clin Neurosci. 272, (4): 679-692. Zugriff am 20.06.2024 unter: *https://www.ncbi.nlm.nih.gov/pmc/articles/PMC9095527/*

288 **Gould, L.M.; Gordon, A.N.; Cabre, H.E.; Hoyle, A.T.; Ryan, E.D.; Hackney, A.C.; Smith-Ryan, A.E. (2022)**: Metabolic effects of menopause: a cross-sectional characterization of body composition and exercise metabolism. Menopause. 2022 Feb 28; 29, (4): 377-389. Zugriff am 26.03.2024 unter: *https://pubmed.ncbi.nlm.nih.gov/35231009/; Summary Video: https://cdn-links.lww.com/permalink/meno/a/meno_29_4_2022_01_20_smithryan_meno-d-21-00282_sdc1.mp4*

289 **Dutta, S. S. (2023)**: Sitting is the new Smoking. Zugriff am 26.03.2024 unter: *https://www.news-medical.net/health/Sitting-is-the-New-Smoking.aspx*

290 **Katzmarzyk, P.T.; Lee, I. (2012)**: Sedentary behaviour and life expectancy in the USA: a cause-deleted life table analysis. BMJ Open 2012; 2; Zugriff am 26.03.2024 unter: *https://bmjopen.bmj.com/content/2/4/e000828*

291 **Huberman, A. (2024)**: Dr. Casey Means: Transform Your Health by Improving Metabolism, Hormone & Blood Sugar Regulation. Zugriff am 07.05.2024 unter: *https://youtu.be/8qaBpM73NSk?si=t9Phg7jn7TvK6zre*

292 **Means, C.; Means, C. (2024)**: Good Energy: The Surprising Connection Between Metabolism and Limitless Health. Avery.

293 **Sims, S.; Yeager, S. (2022)**: Next Level: Your Guide to Kicking Ass, Feeling Great, and Crushing Goals Through Menopause and Beyond. Rodale Books.

294 **Sims, S.; Yeager, S. (2022)**: Next Level: Your Guide to Kicking Ass, Feeling Great, and Crushing Goals Through Menopause and Beyond. Rodale Books.

295 **Sims, S.; Yeager, S. (2022)**: Next Level: Your Guide to Kicking Ass, Feeling Great, and Crushing Goals Through Menopause and Beyond. Rodale Books.

296 **Stöggl, T.; Sperlich, B. (2014)**: Polarized training has greater impact on key endurance variables than threshold, high intensity, or high volume training. Front Physiol. 2014 Feb 4;5: 33. Zugriff am 27.03.2024 unter: *https://www.ncbi.nlm.nih.gov/pmc/articles/PMC3912323/*

297 **Sims, S. (2022)**: Why Menopausal Women Need Polarized Training. Zugriff am 26.03.2024 unter: *https://www.drstacysims.com/blog/why-menopausal-women-need-polarized-training-2*

298 **Buckinx, F.; Aubertin-Leheudre, M. (2019)**: Menopause and high-intensity interval training: effects on body composition and physical performance. Menopause 26, (11): 1232-1233, Zugriff am 29.03.2024 unter: *https://www.erkenmenopoz.com/konu/dosyalar/menopoz_makale_ozetleri/ekim2019_17.pdf*

299 **Grossman, J.A.; Arigo, D.; Bachman, J.L. (2018)**: Meaningful weight loss in obese postmenopausal women: a pilot study of high-intensity interval training and wearable technology. Menopause. 2018 Apr;25, (4): 465-470. Zugriff am 29.03.2024 unter: *https://pubmed.ncbi.nlm.nih.gov/29088015/*

300 **Nunes, P.R.P.; Martins, F.m.; Souza, A.p. et al. (2018)**: Effect of high-intensity interval training on body composition and inflammatory markers in obese postmenopausal women: a randomized controlled trial. Menopause. 26, (3), Zugriff am 29.03.2024 unter: *https://paulogentil.com/pdf/Effect%20of%20high-intensity%20interval%20training%20on%20body%20composition%20and%20inflammatory%20markers%20in%20obese%20postmenopausal%20women%20-%20a%20randomized%20controlled%20trial.pdf*

301 **Boutcher, Y.N.; Boutcher, S.H.; Yoo, H.Y.; Meerkin, J.D. (2019)**: The Effect of Sprint Interval Training on Body Composition of Postmenopausal Women. Med Sci Sports Exerc. 2019 Jul;51, (7), 1413-1419, Zugriff am 29.03.2024 unter *https://pubmed.ncbi.nlm.nih.gov/31210647/*

302 **Zhang, D.; Janjgava, T.; Boutcher, S.H.; Boutcher, Y.N. (2019)**: Cardiovascular response of postmenopausal women to 8 weeks of sprint interval training. Eur J Appl Physiol. 2019 Apr; 119, (4): 981-989; Zugriff am 29.03.2024 unter: *https://pubmed.ncbi.nlm.nih.gov/30739167/*

303 **Mandrup, C.; Egelund, J.; Nyberg, M. et al. (2016)**: Effects of high-intensity training on cardiovascular risk factors in pre- and postmenopausal women. American Journal of Obstetrics and Gynecology. 216, (4). Zugriff am 29.03.2024 unter: *https://www.researchgate.net/publication/311881393_Effects_of_high-intensity_training_on_cardiovascular_risk_factors_in_pre-_and_postmenopausal_women (Abstract), **vollständiger Artikel liegt mir vor*

304 **Sims, S. (2022)**: Why Women Need to Prioritize Protein. Zugriff am 29.03.2024 unter: *https://www.drstacysims.com/blog/Why-Women-Need-to-Prioritize-Protein*

305 **Sims, S.; Yeager, S. (2022)**: Next Level: Your Guide to Kicking Ass, Feeling Great, and Crushing Goals Through Menopause and Beyond. Rodale Books.

306 **Sims, S. (2023)**: The Benefits of Explosive Training for Women. Zugriff am 29.03.2024 unter: *https://www.drstacysims.com/blog/the-benefits-of-explosive-training-for-women*

307 **Sims, S. (2023)**: The Benefits of Explosive Training for Women. Zugriff am 29.03.2024 unter: *https://www.drstacysims.com/blog/the-benefits-of-explosive-training-for-women*

308 **Sims, S. (2022)**: Why Women Need to Prioritize Protein. Zugriff am 29.03.2024 unter: *https://www.drstacysims.com/blog/Why-Women-Need-to-Prioritize-Protein*

309 **Braun, K.; Ostendorf, N. et al. (2024)**: Kompressionstherapie. Zugriff am 18.08.2024 unter: *https://flexikon.doccheck.com/de/Kompressionstherapie*

310 **Robbins, M. (2018)**: Die 5 Sekunden Regel: Wenn du bis 5 zählen kannst, kannst du auch dein Leben verändern. Frech.

311 **Walker, M. (2018)**: Why We Sleep: Unlocking the Power of Sleep and Dreams. Scribner, Reprint Edition.

312 **Huberman, A. (2021)**: Dr. Matt Walker: The Science & Practice of Perfecting Your Sleep. Zugriff am 06.05.2024 unter: *https://www.youtube.com/watch?v=gbQFSMayJxk*

313 **Garrett, A. (2019)**: Perimenopause: The Savvy Sister's Guide To Hormone Harmony. LACHESIS PUB.

314 **Baker, F.C.; Lampio, L.; Saaresranta, T.; Polo-Kantola, P. (2018)**: Sleep and Sleep Disorders in the Menopausal Transition. Sleep Med Clin. 13(3): 443-456. Zugriff am 6.5.24 unter: *https://www.ncbi.nlm.nih.gov/pmc/articles/PMC6092036/*

315 **Esche-Belke, S.; Kirschner-Brouns, S. (2020)**: Midlife Care: Wie wir die Lebensmitte meistern und die Kraft unserer Hormone nutzen. Lübbe Life.

316 **Giannini, A.; Caretto, M.; Genazzani, A.R.; Simoncini, T. (2021)**: Neuroendocrine Changes during Menopausal Transition. Endocrines, 2, 405-416, Zugriff am 6.5.2024 unter: *https://www.mdpi.com/2673-396X/2/4/36*

317 **Gersh, F. (2021)**: Menopause: 50 Things you need to know. What to Expect during the Three Stages of Menopause. Rockridgepress.

318 **Johnson, A.; Roberts, L.; Elkins, G. (2019)**: Complementary and Alternative Medicine for Menopause. J Evid Based Integr Med., Jan-Dec; 24:2515690X19829380, Zugriff am 08.05.2024 unter: *https://pubmed.ncbi.nlm.nih.gov/30868921/*

319 **Kaiser-Rekkas, A. (o.J.)**: Klimakterium. Hypnose bei Wechseljahresbeschwerden. Zugriff am 08.05.2024 unter: *https://kaiser-rekkas.de/klimakterium-hypnose-wechseljahre*

320 **Johnson, A.; Roberts, L.; Elkins, G. (2019)**: Complementary and Alternative Medicine for Menopause. J Evid Based Integr Med., Jan-Dec; 24:2515690X19829380, Zugriff am 08.05.2024 unter: *https://pubmed.ncbi.nlm.nih.gov/30868921/*

321 **Gesund & vital Redaktion (2019)**: Kognitive Verhaltenstherapie in den Wechseljahren. Zugriff am 08.05.2024 unter: *https://www.gesund-vital.de/kognitive-verhaltenstherapie-wechseljahre/*

322 **Johnson, A.; Roberts, L.; Elkins, G. (2019)**: Complementary and Alternative Medicine for Menopause. J Evid Based Integr Med., Jan-Dec; 24:2515690X19829380, Zugriff am 08.05.2024 unter: *https://pubmed.ncbi.nlm.nih.gov/30868921/*

323 **Johnson, A.; Roberts, L.; Elkins, G. (2019)**: Complementary and Alternative Medicine for Menopause. J Evid Based Integr Med., Jan-Dec; 24:2515690X19829380, Zugriff am 08.05.2024 unter: *https://pubmed.ncbi.nlm.nih.gov/30868921/*

324 **Johnson, A.; Roberts, L.; Elkins, G. (2019)**: Complementary and Alternative Medicine for Menopause. J Evid Based Integr Med., Jan-Dec; 24:2515690X19829380, Zugriff am 08.05.2024 unter: *https://pubmed.ncbi.nlm.nih.gov/30868921/*

325 **Johnson, A.; Roberts, L.; Elkins, G. (2019)**: Complementary and Alternative Medicine for Menopause. J Evid Based Integr Med., Jan-Dec; 24:2515690X19829380, Zugriff am 08.05.2024 unter: *https://pubmed.ncbi.nlm.nih.gov/30868921/*

326 **Levy, J. (2022)**: What is Aromatherapy. 9 Ways it Benefits Health. Zugriff am 08.05.2024 unter *https://draxe.com/health/what-is-aromatherapy/*

327 **Johnson, A.; Roberts, L.; Elkins, G. (2019)**: Complementary and Alternative Medicine for Menopause. J Evid Based Integr Med., Jan-Dec; 24:2515690X19829380, Zugriff am 08.05.2024 unter: *https://pubmed.ncbi.nlm.nih.gov/30868921/*

328 **Groves, M. N. (2016)**: Body in Balance: An Herbal Guide to Holistic Self-Care. Storey Publishing LLC, Illustrated Edition.

329 **Groves, M. N. (2016)**: Body in Balance: An Herbal Guide to Holistic Self-Care. Storey Publishing LLC, Illustrated Edition.

330 **Groves, M. N. (2016)**: Body in Balance: An Herbal Guide to Holistic Self-Care. Storey Publishing LLC, Illustrated Edition.

331 **Groves, M. N. (2016)**: Body in Balance: An Herbal Guide to Holistic Self-Care. Storey Publishing LLC, Illustrated Edition.

332 **Groves, M. N. (2016)**: Body in Balance: An Herbal Guide to Holistic Self-Care. Storey Publishing LLC, Illustrated Edition.

333 **Groves, M. N. (2016)**: Body in Balance: An Herbal Guide to Holistic Self-Care. Storey Publishing LLC, Illustrated Edition.

334 **Willis, B.; Michaux, M. (2023)**: Rhodiola Rosea. Zugriff am 09.05.2024 unter: *https://examine.com/supplements/rhodiola-rosea/*

335 **Groves, M. N. (2016)**: Body in Balance: An Herbal Guide to Holistic Self-Care. Storey Publishing LLC, Illustrated Edition.

336 **Groves, M. N. (2016)**: Body in Balance: An Herbal Guide to Holistic Self-Care. Storey Publishing LLC, Illustrated Edition.

337 **Willis, B.; Michaux, M. (2023)**: Rhodiola Rosea. Zugriff am 09.05.2024 unter: *https://examine.com/supplements/rhodiola-rosea/*

338 **Groves, M. N. (2016)**: Body in Balance: An Herbal Guide to Holistic Self-Care. Storey Publishing LLC, Illustrated Edition.

339 **Groves, M. N. (2016)**: Body in Balance: An Herbal Guide to Holistic Self-Care. Storey Publishing LLC, Illustrated Edition.

340 **Nault, D.; Jantz, K. (2023)**: Ashwagandha. Zugriff am 09.05.2024 unter: *https://examine.com/supplements/ashwagandha/*

341 **Nault, D.; Jantz, K. (2023)**: Ashwagandha. Zugriff am 09.05.2024 unter: *https://examine.com/supplements/ashwagandha/*

342 **Groves, M. N. (2016)**: Body in Balance: An Herbal Guide to Holistic Self-Care. Storey Publishing LLC, Illustrated Edition.

343 **Orfanos-Boeckel, H. (2023)**: Nährstofftherapie – der Praxisleitfaden. Orthomolekulare Medizin richtig dosieren und anwenden. Vorbeugen und heilen mit Vitaminen, Mineralstoffen & Co., Trias.

344 **Gröber, U. (2019)**: Die wichtigsten Nahrungsergänzungsmittel: Das Plus für Ihre Gesundheit. Alles Wissenswerte zu Einnahme, Dosierung sowie den Risiken und Nebenwirkungen. Südwest.

345 **Orfanos-Boeckel, H. (2023)**: Nährstofftherapie – der Praxisleitfaden. Orthomolekulare Medizin richtig dosieren und anwenden. Vorbeugen und heilen mit Vitaminen, Mineralstoffen & Co., Trias.

346 **SonnenAllianz (2024)**: Wie bekomme ich mein Vitamin D? Zugriff am 09.05.2024 unter: *https://sonnenallianz.spitzen-praevention.com/sonne-und-gesundheit/vitamin-d/wie-bekomme-ich-vitamin-d/*

347 **SonnenAllianz (2024)**: Wie bekomme ich mein Vitamin D? Zugriff am 09.05.2024 unter: *https://sonnenallianz.spitzen-praevention.com/sonne-und-gesundheit/vitamin-d/wie-bekomme-ich-vitamin-d/*

348 **Vitamindoctor.com (2024)**: Multitalent Vitamin D: für Knochen, Immunsystem und Botenstoffe. Zugriff am 09.05.2024 unter: *https://www.vitamindoctor.com/naehrstoffe/vitamine/vitamin-d*

349 **Gröber, U. (2019)**: Die wichtigsten Nahrungsergänzungsmittel: Das Plus für Ihre Gesundheit. Alles Wissenswerte zu Einnahme, Dosierung sowie den Risiken und Nebenwirkungen. Südwest.

350 **Gröber, U. (2019)**: Die wichtigsten Nahrungsergänzungsmittel: Das Plus für Ihre Gesundheit. Alles Wissenswerte zu Einnahme, Dosierung sowie den Risiken und Nebenwirkungen. Südwest.

351 **Vitamindoctor.com (2023)**: Magnesium – nicht nur wichtig für die Muskeln. Zugriff am 09.05.2024 unter: *https://www.vitamindoctor.com/naehrstoffe/mineralstoffe/magnesium*

352 **Vitamindoctor.com (2023)**: Magnesium – nicht nur wichtig für die Muskeln. Zugriff am 09.05.2024 unter: *https://www.vitamindoctor.com/naehrstoffe/mineralstoffe/magnesium*

353 **Vitamindoctor.com (2022)**: Qualität – was macht ein gutes Mikronährstoffpräparat aus? Zugriff am 09.05.2024 unter: *https://www.vitamindoctor.com/basiswissen/qualitaet*

354 **Orfanos-Boeckel, H. (2023)**: Nährstofftherapie – der Praxisleitfaden. Orthomolekulare Medizin richtig dosieren und anwenden. Vorbeugen und heilen mit Vitaminen, Mineralstoffen & Co., Trias.

355 **Vitamindoctor.com (2023)**: Magnesium – nicht nur wichtig für die Muskeln. Zugriff am 09.05.2024 unter: *https://www.vitamindoctor.com/naehrstoffe/mineralstoffe/magnesium*

356 **Vitamindoctor.com (2023)**: Calcium – nicht nur wichtig für die Knochen. Zugriff am 09.05.2024 unter: *https://www.vitamindoctor.com/naehrstoffe/mineralstoffe/calcium*

357 **Orfanos-Boeckel, H. (2023)**: Nährstofftherapie – der Praxisleitfaden. Orthomolekulare Medizin richtig dosieren und anwenden. Vorbeugen und heilen mit Vitaminen, Mineralstoffen & Co., Trias.

358 **Orfanos-Boeckel, H. (2023)**: Nährstofftherapie – der Praxisleitfaden. Orthomolekulare Medizin richtig dosieren und anwenden. Vorbeugen und heilen mit Vitaminen, Mineralstoffen & Co., Trias.

359 **Malmir, H.; Larijani, B.; Esmaillzadeh, A. (2020)**: Consumption of milk and dairy products and risk of osteoporosis and hip fracture: a systematic review and Meta-analysis. Crit Rev Food Sci Nutr., 60, (10): 1722-1737. Zugriff am 23.06.2024 unter: *https://pubmed.ncbi.nlm.nih.gov/30909722/*

360 **Alzheimer Science (2023)**: Omega-3 soll Alzheimer um bis zu 65% senken. Zugriff am 09.05.2024 unter: *https://alzheimer-science.com/news/alzheimer-forschung/omega-3-alzheimer-risiko-um-65-prozent-senken*

361 **Gröber, U. (2019)**: Die wichtigsten Nahrungsergänzungsmittel: Das Plus für Ihre Gesundheit. Alles Wissenswerte zu Einnahme, Dosierung sowie den Risiken und Nebenwirkungen. Südwest.

362 **Norsan (o.J.)**: Die Wirkung von Omega-3 Fettsäuren auf unsere Gesundheit. Zugriff am 09.05.2024 unter: *https://www.norsan.de/wissen/omega-3-fettsaeuren/*

363 **Norsan (2020)**: Fischöl. Omega-3: Der Schatz aus dem Meer. Infografik. Zugriff am 11.05.2024 unter: *https://www.norsan.de/wissen/infografiken/fischoel-infografik/*

364 **Redaktion Vitamindoctor.com (o.J. vermutlich 2018)**: Omega-3-Fettsäuren laut einer großen Studie wirkungslos – stimmt das? Zugriff am 11.05.2024 unter: *https://www.vitamindoctor.com/news-blog/omega-3-fettsaeuren-laut-einer-grossen-studie-wirkungslos-stimmt-das*

365 **Omegametrix GmbH (2019)**: Der HS-Omega-3 Index® (FAQ). Zugriff am 11.05.2024 unter: *https://www.omegametrix.eu/hs_omega_3_index.php*

366 **Labor Augsburg MVZ (2023)**: Update Omega-3-Index, Omega-6/-3-Quotient sowie Arachidonsäure/Eicosapentaensäure-Quotient im Erythrozyten. Zugriff am 11.05.2024 unter: *https://labor-augsburg-mvz.de/aktuelles/update-omega-3-index-omega-6-3-quotient-sowie-arachidonsaeureeicosapentaensaeure-quotient*

367 **Gesund.bund.de (2022)**: Vitamin-B-Mangel. Zugriff am 11.05.2024 unter: *https://gesund.bund.de/vitamin-b-mangel*

368 **Schauenberg, M. (2022)**: Medikamente als Nährstoffräuber. Zugriff am 11.05.2024 unter: *https://magdalenaschauenberg.de/2022/07/31/medikamente-als-naehrstoffraeuber/*

369 **Garrett, A. (2020)**: Is Hormone Therapy stealing your Nutrients? Zugriff am 11.05.2024 unter: *https://www.linkedin.com/pulse/hormone-therapy-stealing-your-nutrients-dr-anna-garrett/*

370 **Milart, P.; Wozniakowska, E.; Wrona, W. (2018)**: Selected vitamins and quality of life in menopausal women. Prz Menopauzalny. 17, (4): 175-179. Zugriff am 11.05.2024 unter: *https://www.ncbi.nlm.nih.gov/pmc/articles/PMC6372850/*

371 **Gesund.bund.de (2022)**: Vitamin-B-Mangel. Zugriff am 11.05.2024 unter: *https://gesund.bund.de/vitamin-b-mangel*

372 **Vitamindoctor.com (2023)**: Vitamin B12: das Vitamin für Nerven und Zellteilung. Zugriff am 11.05.2024 unter: *https://www.vitamindoctor.com/naehrstoffe/vitamine/vitamin-b12*

373 **Vitamindoctor.com (2023)**: Erhöhte Homocysteinspiegel: Die Werte senken. Zugriff am 11.05.2024 unter *https://www.vitamindoctor.com/gesund-werden/stoffwechsel-hormonsystem/erhoehte-homocysteinspiegel*

374 **Milart, P.; Wozniakowska, E.; Wrona, W. (2018)**: Selected vitamins and quality of life in menopausal women. Prz Menopauzalny. 17, (4): 175-179. Zugriff am 11.05.2024 unter: *https://www.ncbi.nlm.nih.gov/pmc/articles/PMC6372850/*

375 **Lüthgens, K. J. (2019)**: Holo-Transcobalamin: Marker zur verbesserten Erkennung von Vitamin-B12-Mangelzuständen. Zugriff am 11.05.2024 unter: *https://www.labor-enders.de/2019/12/17/holo-tc/*

376 **Orfanos-Boeckel, H. (2023)**: Nährstofftherapie – der Praxisleitfaden. Orthomolekulare Medizin richtig dosieren und anwenden. Vorbeugen und heilen mit Vitaminen, Mineralstoffen & Co., Trias.

377 **Gröber, U. (2019)**: Die wichtigsten Nahrungsergänzungsmittel: Das Plus für Ihre Gesundheit. Alles Wissenswerte zu Einnahme, Dosierung sowie den Risiken und Nebenwirkungen. Südwest.

378 **Vitamindoctor.com (2023)**: Coenzym Q10: der Mikronährstoff für die Energieproduktion. Zugriff am 11.05.2024 unter: *https://www.vitamindoctor.com/naehrstoffe/vitamine/coenzym-q10*

379 **Orfanos-Boeckel, H. (2023)**: Nährstofftherapie – der Praxisleitfaden. Orthomolekulare Medizin richtig dosieren und anwenden. Vorbeugen und heilen mit Vitaminen, Mineralstoffen & Co., Trias

380 **Gröber, U. (2019)**: Die wichtigsten Nahrungsergänzungsmittel: Das Plus für Ihre Gesundheit. Alles Wissenswerte zu Einnahme, Dosierung sowie den Risiken und Nebenwirkungen. Südwest.

381 **Vitamindoctor.com (2023)**: Coenzym Q10: der Mikronährstoff für die Energieproduktion. Zugriff am 11.05.2024 unter: *https://www.vitamindoctor.com/naehrstoffe/vitamine/coenzym-q10*

382 **Orfanos-Boeckel, H. (2023)**: Nährstofftherapie – der Praxisleitfaden. Orthomolekulare Medizin richtig dosieren und anwenden. Vorbeugen und heilen mit Vitaminen, Mineralstoffen & Co., Trias.

383 **Gröber, U. (2019)**: Die wichtigsten Nahrungsergänzungsmittel: Das Plus für Ihre Gesundheit. Alles Wissenswerte zu Einnahme, Dosierung sowie den Risiken und Nebenwirkungen. Südwest.

384 **Sims, S. (2023)**: Why Active Women Need Creatine. Zugriff am 11.05.2024 unter: *https://www.drstacysims.com/blog/Why%20Active%20Women%20Need%20Creatine*

385 **Smith-Ryan, A.E.; Cabre, H.E.; Eckerson, J.M.; Candow, D.G. (2021)**: Creatine Supplementation in Women's Health: A Lifespan Perspective. Nutrients. 13, (3), 877. Zugriff an 11.05.2024 unter: *https://www.ncbi.nlm.nih.gov/pmc/articles/PMC7998865/*

386 **Smith-Ryan, A.E.; Cabre, H.E.; Eckerson, J.M.; Candow, D.G. (2021)**: Creatine Supplementation in Women's Health: A Lifespan Perspective. Nutrients. 13, (3), 877. Zugriff an 11.05.2024 unter: *https://www.ncbi.nlm.nih.gov/pmc/articles/PMC7998865/*

387 **Vitamindoctor.com (2023)**: Eisen: So wichtig wie die Luft zum Atmen. Zugriff am 11.05.2024 unter: *https://www.vitamindoctor.com/naehrstoffe/mineralstoffe/eisen*

388 **Orfanos-Boeckel, H. (2023)**: Nährstofftherapie – der Praxisleitfaden. Orthomolekulare Medizin richtig dosieren und anwenden. Vorbeugen und heilen mit Vitaminen, Mineralstoffen & Co., Trias.

389 **Hormonspezialisten.de (o.J.)**: Konjugierte Stutenöstrogene. Zugriff am 12.05.2024 unter: *https://www.hormonspezialisten.de/sexualhormone/konjugierte-stutenoestrogene*

390 **Healthlink BC (2021)**: Menopause: Wild Yam and Progesterone Creams. Zugriff am 12.05.2024 unter: *https://www.healthlinkbc.ca/illnesses-conditions/sexual-reproductive-health/menopause-wild-yam-and-progesterone-creams#*

391 **Mount Sinai (2024)**: Wild Yam. Zugriff am 12.05.2024 unter *https://www.mountsinai.org/health-library/herb/wild-yam*

392 **Krug, M. (2023)**: Hormoncoaching erlernen und gezielt anwenden. Trias Verlag.

393 **Krug, M. (2023)**: Hormoncoaching erlernen und gezielt anwenden. Trias Verlag.

394 **Krug, M. (2023)**: Hormoncoaching erlernen und gezielt anwenden. Trias Verlag.

395 **Binkowska, M.; Jakimiuk, A.; Paszkowski, T. et al. (2022)**: Risk of venous thromboembolism during the use of oral estrogen-progestogen hormone therapies in light of most recent research findings. Prz Menopauzalny. 21, (3): 197-199. Zugriff am 12.05.2024 unter: *https://www.ncbi.nlm.nih.gov/pmc/articles/PMC9551365/*

396 **QS24 – Schweizer Gesundheitsfernsehen (2021)**: Progesteron - ein Wunderhormon? NaturMedizin | QS24, Zugriff am 12.05.2024 unter: *https://youtu.be/c7TqcLwe5eQ?si=MhAz4WrqZ3zyelnU*

397 **Writing Group for the Women's Health Initiative Investigators (2002)**: Risks and Benefits of Estrogen Plus Progestin in Healthy Postmenopausal Women: Principal Results From the Women's Health Initiative Randomized Controlled Trial. JAMA. 288, (3): 321–333, Zugriff am 12.05.2024 unter: *https://jamanetwork.com/journals/jama/fullarticle/195120*

398 **Esche-Belke, S.; Kirschner-Brouns, S. (2020)**: Midlife Care: Wie wir die Lebensmitte meistern und die Kraft unserer Hormone nutzen. Lübbe Life.

399 **Manson, J.E.; Kaunitz, A.M. (2016)**: Menopause Management--Getting Clinical Care Back on Track. N Engl J Med.; 374, (9): 803-6, Zugriff am 12.05.2024 unter *https://pubmed.ncbi.nlm.nih.gov/26962899/ (**mir liegt das ganze Dokument vor)*

400 **Attia, P. (2022)**: Menstruation, Menopause, and Hormone Replacement Therapy for Women. Zugriff am 12.05.2024 unter: *https://www.youtube.com/watch?v=uEZpgOn7jcY*

401 **Attia, P. (2022)**: Menstruation, Menopause, and Hormone Replacement Therapy for Women. Zugriff am 12.05.2024 unter: *https://www.youtube.com/watch?v=uEZpgOn7jcY*

402 **Writing Group for the Women's Health Initiative Investigators (2002)**: Risks and Benefits of Estrogen Plus Progestin in Healthy Postmenopausal Women: Principal Results From the Women's Health Initiative Randomized Controlled Trial. JAMA. 288, (3): 321–333, Zugriff am 12.05.2024 unter: *https://jamanetwork.com/journals/jama/fullarticle/195120 (Table 2: Clinical Outcomes by Randomization Assignment)*

403 **Haver, M.C. (2024)**: The new Menopause. Rodale.

404 **Attia, Peter MD (2022)**: Menstruation, Menopause, and Hormone Replacement Therapy for Women. Zugriff am 17.05.2024 unter: *https://www.youtube.com/watch?v=uEZpgOn7jcY*

405 **Kolata, G. (2002)**: Study is Halted Over Rise Seen in Cancer Risk. Zugriff am 12.05.2024 unter: *https://www.nytimes.com/2002/07/09/us/study-is-halted-over-rise-seen-in-cancer-risk.html*

406 **Newson, L. (2023)**: The Definitive Guide to the Perimenopause and Menopause - The Sunday Times bestseller. Yellow Kite.

407 **Attia, P. (2023)**: Clearing the air on hormone replacement therapy. Zugriff am 12.05.2024 unter: *https://peterattiamd.com/clearing-the-air-on-hrt/*

408 **Writing Group for the Women's Health Initiative Investigators (2002)**: Risks and Benefits of Estrogen Plus Progestin in Healthy Postmenopausal Women: Principal Results From the Women's Health Initiative Randomized Controlled Trial. JAMA. 288, (3): 321–333, Zugriff am 12.05.2024 unter: *https://jamanetwork.com/journals/jama/fullarticle/195120 (Table 2: Clinical Outcomes by Randomization Assignment)*

409 **Newson, L. (2023)**: The Definitive Guide to the Perimenopause and Menopause - The Sunday Times bestseller. Yellow Kite.

410 **Women's Health Initiative (2013)**: Menopausal Hormone Therapy and Health Outcomes During the Intervention and Extended Poststopping Phase of the Women's Health Initiative Randomized Trials (Manson et al., 2013). Executive Summary and Questions and Answers. Zugriff am 17.05.2024 unter: *https://sp.whi.org/SitePages/WHI%20Hormone%20Trial%20Findings%20Questions%20and%20Answers.aspx*

411 **Bluming, A.; Tavris, C. (2018)**: Estrogen Matters. Why Taking Hormones in Menopause Can Improve Women's Well-Being and Lengthen Their Lives - Without Raising the Risk of Breast Cancer. Piatkus.

412 **Balance by Newson Health (2024)**: Understanding the benefits and risks of HRT: downloadable visual aids. Zugriff am 18.05.2024 unter: *https://www.balance-menopause.com/menopause-library/understanding-the-benefits-and-risks-of-hrt-downloadable-visual-aids/*

413 **NAMS Position Statement (2022)**: The 2022 hormone therapy position statement of The North American Menopause Society. Menopause: The Journal of the North American Menopause Society. 29 (7), 767-794, Zugriff am 18.05.2024 unter: *https://www.menopause.org/docs/default-source/professional/nams-2022-hormone-therapy-position-statement.pdf*

414 **NAMS Position Statement (2022)**: The 2022 hormone therapy position statement of The North American Menopause Society. Menopause: The Journal of the North American Menopause Society. 29 (7), 767-794, Zugriff am 18.05.2024 unter: *https://www.menopause.org/docs/default-source/professional/nams-2022-hormone-therapy-position-statement.pdf*

415 **Krug, M. (2023)**: Hormoncoaching erlernen und gezielt anwenden. Trias Verlag.

416 **NAMS Position Statement (2022)**: The 2022 hormone therapy position statement of The North American Menopause Society. Menopause: The Journal of the North American Menopause Society. 29 (7), 767-794, Zugriff am 18.05.2024 unter: *https://www.menopause.org/docs/default-source/professional/nams-2022-hormone-therapy-position-statement.pdf*

417 **Kim, Y.J.; Soto, M.; Branigan, G.L.; Rodgers, K.; Brinton, R.D. (2021)**: Association between menopausal hormone therapy and risk of neurodegenerative diseases: Implications for precision hormone therapy. Alzheimers Dement (N Y). 13;7, (1): e12174. Zugriff am 18.05.2024 unter: *https://alz-journals.onlinelibrary.wiley.com/doi/full/10.1002/trc2.12174*

418 **Writing Group for the Women's Health Initiative Investigators (2002)**: Risks and Benefits of Estrogen Plus Progestin in Healthy Postmenopausal Women: Principal Results From the Women's Health Initiative Randomized Controlled Trial. JAMA. 288, (3): 321–333, Zugriff am 12.05.2024 unter: *https://jamanetwork.com/journals/jama/fullarticle/195120*

419 **NAMS Position Statement (2022)**: The 2022 hormone therapy position statement of The North American Menopause Society. Menopause: The Journal of the North American Menopause Society. 29 (7), 767-794, Zugriff am 18.05.2024 unter: *https://www.menopause.org/docs/default-source/professional/nams-2022-hormone-therapy-position-statement.pdf*

420 **Beral, V.; Peto, R.; Pirie, K.; Reeves, G. (2019)**: Menopausal hormone therapy and 20-year breast cancer mortality. The Lancet. 394, 10204, 1139, Zugriff am 19.05.2024 unter: *https://www.thelancet.com/journals/lancet/article/PIIS0140-6736(19)32033-1/fulltext*

421 **Collaborative Group on Hormonal Factors Breast Cancer (2019)**: Type and timing of menopausal hormone therapy and breast cancer risk: individual participant meta-analysis of the worldwide epidemiological evidence. The Lancet. Published online, 394, 1159-68, Zugriff am 19.05.2024 unter: *https://www.thelancet.com/journals/lancet/article/PIIS0140-6736(19)32033-1/fulltext (im Download von „Download full issue")*

422 **Balance by Newson Health (2024)**: Understanding the benefits and risks of HRT: downloadable visual aids. Zugriff am 18.05.2024 unter: *https://www.balance-menopause.com/menopause-library/understanding-the-benefits-and-risks-of-hrt-downloadable-visual-aids/*

423 **Gesundheitsberichterstattung des Bundes (2024)**: Sterbefälle (absolut, Sterbeziffer, Ränge, Anteile) für die 10/20/50/100 häufigsten Todesursachen (ab 1998). Gliederungsmerkmale: Jahre, Region, Alter, Geschlecht, ICD-10, gestaltbare Tabelle, Zugriff am 19.05.2024 unter: *https://www.gbe-bund.de/gbe/!isgbe.indikatoren_set_page?p_uid=gast&p_aid=93087908&p_sprache=D&p_help=2&p_indnr=516&p_ansnr=90086405&p_version=2&p_thema_id=218&p_thema_id2=1&p_thema_id3=&p_thema_id4=&D.001=1000001&D.002=35&D.003=43&D.022=9991&D.007=9222*

424 **Fournier, A.; Berrino, F.; Riboli, E. et al. (2005)**: Breast cancer risk in relation to different types of hormone replacement therapy in the E3N-EPIC cohort. Int J Cancer; 114, (3), 448-54. Zugriff am 19.05.2024 unter: *https://www.researchgate.net/publication/8176672_Breast_cancer_risk_in_relation_to_different_hormone_replacement_therapy_in_the_E3N-EPIC_cohort (Full Article)*

425 **Fournier, A.; Berrino, F.; Riboli, E. et al. (2005)**: Breast cancer risk in relation to different types of hormone replacement therapy in the E3N-EPIC cohort. Int J Cancer; 114, (3), 448-54. Zugriff am 19.05.2024 unter: *https://www.researchgate.net/publication/8176672_Breast_cancer_risk_in_relation_to_different_hormone_replacement_therapy_in_the_E3N-EPIC_cohort (Full Article)*

426 **Bellocco, R.; Marrone, G.; Ye, W.; Nyrén, O., et al. (2016)**: A prospective cohort study of the combined effects of physical activity and anthropometric measures on the risk of post-menopausal breast cancer. Eur J Epidemiol. 31, (4), 395-404, Zugriff am 19.05.2024 unter: *https://pubmed.ncbi.nlm.nih.gov/26130128/*

427 **Hamajima, N.; Hirose, K.; Tajima, K. et al. (2002)**: Collaborative Group on Hormonal Factors in Breast Cancer. Alcohol, tobacco and breast cancer--collaborative reanalysis of individual data from 53 epidemiological studies, including 58,515 women with breast cancer and 95,067 women without the disease. Br J Cancer, 87, (11), 1234-45, Zugriff am 19.05.2024 unter: *https://pubmed.ncbi.nlm.nih.gov/12439712/*

428 **Pizot, C.; Boniol, M.; Mullie, P. et al. (2016)**: Physical activity, hormone replacement therapy and breast cancer risk: A meta-analysis of prospective studies. Eur J Cancer. 52, 138-54, Zugriff am 19.05.2024 unter: *https://pubmed.ncbi.nlm.nih.gov/26687833/*

429 **Mezzoiuso, A.G.; Odone, A.; Signorelli, C.; Russo, A.G. (2021)**: Association Between Smoking And Cancers Among Women: Results From The FRiCaM Multisite Cohort Study. J Cancer. 12, (11), 3136-3144, Zugriff am 19.05.2024 unter: *https://www.ncbi.nlm.nih.gov/pmc/articles/PMC8100791/*

430 **U.S. Centers for Disease Control and Prevention, CDC (2023)**: Smoking and Cancer. Zugriff am 19.05.2024 unter: *https://www.cdc.gov/tobacco/campaign/tips/diseases/cancer.html*

431 **Macacu, A.; Autier, P.; Boniol, M.; Boyle, P. (2015)**: Active and passive smoking and risk of breast cancer: a meta-analysis. Breast Cancer Res Treat. 154, (2), 213-24, Zugriff am 19.05.2024 unter: *https://pubmed.ncbi.nlm.nih.gov/26546245/*

432 **Bray, F.; Ferlay, J.; Soerjomataram, I. et al. (2018)**: Global Cancer Statistics 2018: GLOBOCAN Estimates of Incidence and Mortality Worldwide for 36 Cancers in 185 Countries. CA Cancer J for Clinicians, 68: 394-424, Zugriff am 27.06.2024 unter: *https://acsjournals.onlinelibrary.wiley.com/doi/10.3322/caac.21492*

433 **Bray, F.; Ferlay, J.; Soerjomataram, I. et al. (2018)**: Global Cancer Statistics 2018: GLOBOCAN Estimates of Incidence and Mortality Worldwide for 36 Cancers in 185 Countries. CA Cancer J for Clinicians, 68: 394-424, Zugriff am 27.06.2024 unter: *https://acsjournals.onlinelibrary.wiley.com/doi/10.3322/caac.21492*

434 **World Health Organization (2021)**: Alcohol is one of the biggest risk factors for breast cancer. Zugriff am 19.05.2024 unter: *https://www.who.int/europe/news/item/20-10-2021-alcohol-is-one-of-the-biggest-risk-factors-for-breast-cancer*

435 **World Health Organization (2021)**: Alcohol is one of the biggest risk factors for breast cancer. Zugriff am 19.05.2024 unter: *https://www.who.int/europe/news/item/20-10-2021-alcohol-is-one-of-the-biggest-risk-factors-for-breast-cancer*

436 **Bluming, A.; Tavris, C. (2018)**: Estrogen Matters. Why Taking Hormones in Menopause Can Improve Women's Well-Being and Lengthen Their Lives - Without Raising the Risk of Breast Cancer. Piatkus.

437 **Gesundheitsberichterstattung des Bundes (2024)**: Sterbefälle (absolut, Sterbeziffer, Ränge, Anteile) für die 10/20/50/100 häufigsten Todesursachen (ab 1998). Gliederungsmerkmale: Jahre, Region, Alter, Geschlecht, ICD-10, gestaltbare Tabelle, Zugriff am 19.05.2024 unter: *https://www.gbe-bund.de/gbe/!isgbe.indikatoren_set_page?p_uid=gast&p_aid=93087908&p_sprache=D&p_help=2&p_indnr=516&p_ansnr=90086405&p_version=2&p_thema_id=218&p_thema_id2=1&p_thema_id3=&p_thema_id4=&D.001=1000001&D.002=35&D.003=43&D.022=9991&D.007=9222*

438 **Bundeszentrale für politische Bildung (2022)**: Todesursachen. Zugriff am 19.05.2024 unter: *https://www.bpb.de/kurz-knapp/zahlen-und-fakten/soziale-situation-in-deutschland/61832/todesursachen/*

439 **NAMS Position Statement (2022)**: The 2022 hormone therapy position statement of The North American Menopause Society. Menopause: The Journal of the North American Menopause Society. 29 (7), 767-794, Zugriff am 18.05.2024 unter: *https://www.menopause.org/docs/default-source/professional/nams-2022-hormone-therapy-position-statement.pdf*

440 **NAMS Position Statement (2022)**: The 2022 hormone therapy position statement of The North American Menopause Society. Menopause: The Journal of the North American Menopause Society. 29 (7), 767-794, Zugriff am 18.05.2024 unter: *https://www.menopause.org/docs/default-source/professional/nams-2022-hormone-therapy-position-statement.pdf*

441 **NAMS Position Statement (2022)**: The 2022 hormone therapy position statement of The North American Menopause Society. Menopause: The Journal of the North American Menopause Society. 29 (7), 767-794, Zugriff am 18.05.2024 unter: *https://www.menopause.org/docs/default-source/professional/nams-2022-hormone-therapy-position-statement.pdf*

442 **Krug, M. (2023)**: Hormoncoaching erlernen und gezielt anwenden. Trias Verlag.

443 **DePolo, J. (2023)**: Vaginal Estrogen Safe for Women with Breast Cancer. Zugriff am 19.05.2024 unter: *https://www.breastcancer.org/research-news/vaginal-estrogen-safe-for-women-with-breast-cancer*

444 **Westphalen, G.G.; Kunze, R. (2023)**: Faktor-V-Leiden Mutation. Zugriff am 23.06.2024 unter: *https://flexikon.doccheck.com/de/Faktor-V-Leiden-Mutation*

445 **Krug, M. (2023)**: Hormoncoaching erlernen und gezielt anwenden. Trias Verlag.

446 **Krug, M. (2023)**: Hormoncoaching erlernen und gezielt anwenden. Trias Verlag.

447 **Krug, M. (2023)**: Hormoncoaching erlernen und gezielt anwenden. Trias Verlag.

448 **Childs, W. (2022)**: The Complete List of high Progesterone Symptoms in Women. Zugriff an 23.06.2024 unter: *https://www.restartmed.com/high-progesterone-symptoms/?ref=letsgetchecked-blog.ghost.io*

449 **NAMS Position Statement (2022)**: The 2022 hormone therapy position statement of The North American Menopause Society. Menopause: The Journal of the North American Menopause Society. 29 (7), 767-794, Zugriff am 18.05.2024 unter: *https://www.menopause.org/docs/default-source/professional/nams-2022-hormone-therapy-position-statement.pdf*

450 **NAMS Position Statement (2022)**: The 2022 hormone therapy position statement of The North American Menopause Society. Menopause: The Journal of the North American Menopause Society. 29 (7), 767-794, Zugriff am 18.05.2024 unter: *https://www.menopause.org/docs/default-source/professional/nams-2022-hormone-therapy-position-statement.pdf*

451 **Balance by Newson Health (2023)**: Contraception during the menopause and perimenopause. Zugriff am 20.05.2024 unter: *https://www.balance-menopause.com/menopause-library/contraception-during-the-menopause-and-perimenopause/*

452 **Essl, A. (2023)**: Verhütung in den Wechseljahren – Teil 2: Methoden. Zugriff am 20.05.2024 unter: *https://www.wechselweise.net/artikel/verhuetung-in-den-wechseljahren---teil-2-methoden*

453 **NHS UK (2021)**: Hormone Headaches. Zugriff am 25.05.2024 unter: *https://www.nhs.uk/conditions/hormone-headaches/*

454 **Vogel, A. (o.J.)**: Headaches and Menopause. Zugriff am 25.05.2024 unter: *https://www.avogel.co.uk/health/menopause/symptoms/headaches/*

455 **Giannini, A.; Caretto, M.; Genazzani, A.R. & Simoncini; T. (2021)**: Neuroendocrine Changes during Menopausal Transition. Endocrines 2, 4: 405-416. Zugriff am 25.05.2024 unter: *https://www.mdpi.com/2673-396X/2/4/36*

456 **MacGregor, A. (2022)**: Migraine and Perimenopause. Zugriff am 25.05.2024 unter: *https://migrainetrust.org/news/migraine-and-perimenopause/*

457 **MacGregor, A. (2022)**: Migraine and Perimenopause. Zugriff am 25.05.2024 unter: *https://migrainetrust.org/news/migraine-and-perimenopause/*

458 **Reddy, N.; Desai, M.N.; Schoenbrunner, A.; Schneeberger, S.; Janis, J.E. (2021)**: The complex relationship between estrogen and migraines: a scoping review. Syst Rev., 10, (1): 72. Zugriff am 25.05.2024 unter: *https://www.ncbi.nlm.nih.gov/pmc/articles/PMC7948327/*

459 **Giannini, A.; Caretto, M.; Genazzani, A.R. & Simoncini; T. (2021)**: Neuroendocrine Changes during Menopausal Transition. Endocrines 2, 4: 405-416. Zugriff am 25.05.2024 unter: *https://www.mdpi.com/2673-396X/2/4/36*

460 **British Menopause Society (2022)**: Migraine and HRT. Zugriff am 25.05.2024 unter: *https://www.womens-health-concern.org/wp-content/uploads/2023/11/18-WHC-FACTSHEET-Migraine-and-HRT-NOV2023-B.pdf*

461 **Deutsches Ärzteblatt (2012)**: Migräne-Patientinnen: Differenzierte Auswahl des Kontrazeptivums. Zugriff am 29.06.2024 unter: *https://www.aerzteblatt.de/archiv/118997/Migraene-Patientinnen-Differenzierte-Auswahl-des-Kontrazeptivums*

462 **Tseng, P.T.; Zeng, B.Y.; Chen, J.J. et al. (2024)**: High Dosage Omega-3 Fatty Acids Outperform Existing Pharmacological Options for Migraine Prophylaxis: A Network Meta-Analysis. Advances in Nutrition, 15, (2), 100163, Zugriff am 30.5.2024 unter: *https://www.sciencedirect.com/science/article/pii/S2161831323014503#appsec1*

463 **Grassrootshealth.net (2024)**: New Meta-analysis Shows High Dose Omega-3s Outperform Migraine Medications. Zugriff am 30.05.2024 unter: *https://www.grassrootshealth.net/blog/new-meta-analysis-shows-high-dose-omega-3s-outperform-migraine-medications/*

464 **Vitamindoctor.com (2023)**: Coenzym Q10: Der Mikronährstoff für die Energieproduktion. Zugriff am 03.06.2024 unter: *https://www.vitamindoctor.com/naehrstoffe/vitamine/coenzym-q10*

465 **Vitamindoctor.com (2023)**: Coenzym Q10: Der Mikronährstoff für die Energieproduktion. Zugriff am 03.06.2024 unter: *https://www.vitamindoctor.com/naehrstoffe/vitamine/coenzym-q10*

466 **Patel, K. (2022)**: Feverfew. Zugriff am 25.05.2024: *https://examine.com/supplements/feverfew/*

467 **Huberman, A. (2023)**: How to Stop Headaches Using Science-Based Approaches. Zugriff am 25.05.2024 unter: *https://www.hubermanlab.com/episode/how-to-stop-headaches-using-science-based-approaches?timestamp=6583*

468 **Göbel, H.; Heinze, A.; Heinze-Kuhn, K.; Göbel, A.; Göbel, C. (2016)**: Oleum menthea piperitae (Pfefferminzöl) in der Akuttherapie des Kopfschmerzes vom Spannungstyp. Zugriff am 25.05.2024 unter: *https://schmerzklinik.de/wp-content/uploads/2016/04/oleum-menthae-piperitae-pfefferminzoel-in-der-akuttherapie-des-kopfschmerzes-vom-spannungstyp.pdf*

469 **Sakhuja, R. (2023)**: Home Remedy For Migraine Pain: Experts Confirm Soaking Your Feet In Hot Water Can Ease Your Headaches. Zugriff am 16.06.2024 unter: *https://www.onlymyhealth.com/soaking-your-feet-in-hot-water-a-home-remedy-for-migraine-headache-1698580869*

470 **Besins Healthcare (2024)**: Hitzewallungen in den Wechseljahren. Zugriff am 26.05.2024 unter: *https://wechseljahre-verstehen.de/beschwerden/hitzewallungen-herzklopfen/*

471 **Gersh, F. (2021)**: Menopause: 50 Things you need to know. What to Expect during the Three Stages of Menopause. Rockridgepress.

472 **Mosconi, L. (2021)**: The XX Brain: The Groundbreaking Science Empowering Women to Prevent Dementia. Atlantic Books.

473 **Wechselweise Redaktion (2022)**: Hitzewallungen in den Wechseljahren: Ursachen und Hilfe. Zugriff am 26.05.2024 unter: *https://www.wechselweise.net/artikel/hitzewallungen-in-den-wechseljahren-ursachen-und-hilfe*

474 **Wechselweise Redaktion (2022)**: Hitzewallungen in den Wechseljahren: Ursachen und Hilfe. Zugriff am 26.05.2024 unter: *https://www.wechselweise.net/artikel/hitzewallungen-in-den-wechseljahren-ursachen-und-hilfe*

475 **Universität Lübeck, Institut für Physiologie (o.J.)**: Endothelfunktion. Zugriff am 26.05.2024 unter: *https://www.physio.uni-luebeck.de/abteilungen/ag-endothelfunktion.html*

476 **Mosconi, L. (2021)**: The XX Brain: The Groundbreaking Science Empowering Women to Prevent Dementia. Atlantic Books.

477 **Gersh, F. (2021)**: Menopause: 50 Things you need to know. What to Expect during the Three Stages of Menopause. Rockridgepress.

478 **Avis, N.E.; Coeytaux, R.R.; Isom, S. et al. (2016)**: Acupuncture in Menopause (AIM) study: a pragmatic, randomized controlled trial. Menopause. 23, (6): 626-37. Zugriff am 24.06.2024 unter: *https://www.ncbi.nlm.nih.gov/pmc/articles/PMC4874921/*

479 **Balance by Newson Health (2021)**: Menopause and hair loss Factsheet. Zugriff am 26.05.2024 unter: *https://www.balance-menopause.com/menopause-library/menopause-and-hair-loss-factsheet/*

480 **Rinaldi, F.; Trink, A.; Mondadori, G.; Giuliani, G.; Pinto, D. (2023)**: The Menopausal Transition: Is the Hair Follicle „Going through Menopause"? Biomedicines. 11, (11): 3041, Zugriff am 26.05.2024 unter: *https://www.ncbi.nlm.nih.gov/pmc/articles/PMC10669803/*

481 **Gersh, F. (2021)**: Menopause: 50 Things you need to know. What to Expect during the Three Stages of Menopause. Rockridgepress.

482 **Grymowicz, M.; Rudnicka, E.; Podfigurna, A. et al. (2020)**: Hormonal Effects on Hair Follicles. Int J Mol Sci.; 21, (15): 5342, Zugriff am 26.05.2024 unter: *https://www.ncbi.nlm.nih.gov/pmc/articles/PMC7432488/*

483 **Rinaldi, F.; Trink, A.; Mondadori, G.; Giuliani, G.; Pinto, D. (2023)**: The Menopausal Transition: Is the Hair Follicle „Going through Menopause"? Biomedicines. 11, (11): 3041, Zugriff am 26.05.2024 unter: *https://www.ncbi.nlm.nih.gov/pmc/articles/PMC10669803/*

484 **West, M. (2023)**: Everything to know about birth control and hair loss. Zugriff am 26.05.2024 unter: *https://www.medicalnewstoday.com/articles/can-birth-control-cause-hair-loss*

485 **Vitamindoctor.com (o.J.)**: Wenn es obenrum lichter wird. So stoppen Sie Haarausfall. Zugriff am 26.05.2024 unter: *https://www.vitamindoctor.com/news-blog/so-stoppen-sie-haarausfall*

486 **Vitamindoctor.com (o.J.)**: Wenn es obenrum lichter wird. So stoppen Sie Haarausfall. Zugriff am 26.05.2024 unter: *https://www.vitamindoctor.com/news-blog/so-stoppen-sie-haarausfall*

487 **Vitamindoctor.com (o.J.)**: Wenn es obenrum lichter wird. So stoppen Sie Haarausfall. Zugriff am 26.05.2024 unter: *https://www.vitamindoctor.com/news-blog/so-stoppen-sie-haarausfall*

488 **Vitamindoctor.com (o.J.)**: Wenn es obenrum lichter wird. So stoppen Sie Haarausfall. Zugriff am 26.05.2024 unter: *https://www.vitamindoctor.com/news-blog/so-stoppen-sie-haarausfall*

489 **Doctor's Desk (2023)**: Nettle Root and Hair Growth: A Comprehensive Examination. Zugriff am 26.05.2024 unter: *https://www.clinikally.com/blogs/news/nettle-root-and-hair-growth*

490 **Panahi, Y.; Taghizadeh, M.; Marzony, E.T.; Sahebkar, A. (2015)**: Rosemary oil vs minoxidil 2% for the treatment of androgenetic alopecia: a randomized comparative trial. Skinmed. 13, (1): 15-21. Zugriff am 26.05.2024 unter: *https://pubmed.ncbi.nlm.nih.gov/25842469/*

491 **Grymowicz, M.; Rudnicka, E.; Podfigurna, A. et al. (2020)**: Hormonal Effects on Hair Follicles. Int J Mol Sci.; 21, (15): 5342, Zugriff am 26.05.2024 unter: *https://www.ncbi.nlm.nih.gov/pmc/articles/PMC7432488/*

492 **Grymowicz, M.; Rudnicka, E.; Podfigurna, A. et al. (2020)**: Hormonal Effects on Hair Follicles. Int J Mol Sci.; 21, (15): 5342, Zugriff am 26.05.2024 unter: *https://www.ncbi.nlm.nih.gov/pmc/articles/PMC7432488/*

493 **Helms, F. (2017)**: Stressinkontinenz (Belastungsinkontinenz) Zugriff am 26.05.2024 unter: *https://www.pflege.de/krankheiten/inkontinenz/harninkontinenz/stressinkontinenz/*

494 **Schreiber, H. (2024)**: Blasenschwäche im Wechsel darf kein Tabuthema sein. Zugriff am 26.05.2024 unter: *https://www.wechselweise.net/artikel/blasenschwaeche-im-wechsel-darf-kein-tabuthema-sein*

495 **Helms, F. (2018)**: Harninkontinenz und Blasenschwäche. Zugriff am 26.05.2024 unter: *https://www.pflege.de/krankheiten/inkontinenz/harninkontinenz/*

496 **Lang, A. (2018)**: Dranginkontinenz (Urgeinkontinenz). Zugriff am 26.05.2024 unter: *https://www.pflege.de/krankheiten/inkontinenz/harninkontinenz/dranginkontinenz/*

497 **Besins Healthcare (2016)**: Blasenentzündungen in den Wechseljahren. Zugriff am 26.05.2024 unter: *https://www.besins-healthcare.de/medien/blasenentzuendungen-in-den-wechseljahren/*

498 **Helms, F. (2018)**: Harninkontinenz und Blasenschwäche. Zugriff am 30.05.2024 unter: *https://www.pflege.de/krankheiten/inkontinenz/harninkontinenz/*

499 **NAMS Position Statement (2022)**: The 2022 hormone therapy position statement of The North American Menopause Society. Menopause: The Journal of the North American Menopause Society. 29 (7), 767-794, Zugriff am 18.05.2024 unter: *https://www.menopause.org/docs/default-source/professional/nams-2022-hormone-therapy-position-statement.pdf*

500 **Gersh, F. (2021)**: Menopause: 50 Things you need to know. What to Expect during the Three Stages of Menopause. Rockridgepress

501 **Cohut, M. (2018)**: Do feminine hygiene products actually lead to a higher risk of infection? Zugriff am 30.05.2024 unter: *https://www.medicalnewstoday.com/articles/321537*

502 **Klosterfrau Healthcare Group (2024)**: In Femmannose® steckt D-Mannose. Zugriff am 30.05.2024 unter: *https://www.femannose.de/inhaltsstoffe/wirkstoff-d-mannose.html*

503 **The North American Menopause Society NAMS (2024)**: Depression & Menopause. Zugriff am 25.06.2024 unter: *https://www.menopause.org/for-women/menopauseflashes/mental-health-at-menopause/depression-menopause*

504 **Krug, M. (2023)**: Hormoncoaching erlernen und gezielt anwenden. Trias Verlag.

505 **The North American Menopause Society NAMS (2024)**: Depression & Menopause. Zugriff am 25.06.2024 unter: *https://www.menopause.org/for-women/menopauseflashes/mental-health-at-menopause/depression-menopause*

506 **John Hopkins Medicine (o.J.)**: Can Menopause Cause Depression? Zugriff am 24.06.2024 unter: *https://www.hopkinsmedicine.org/health/wellness-and-prevention/can-menopause-cause-depression*

507 **Mischoulon, D. (2020)**: Omega-3 fatty acids for mood disorders. Zugriff am 30.05.2024 unter: *https://www.health.harvard.edu/blog/omega-3-fatty-acids-for-mood-disorders-2018080314414*

508 **Smith-Ryan, A.E.; Cabre, H.E.; Eckerson, J.M.; Candow, D.G. (2021)**: Creatine Supplementation in Women's Health: A Lifespan Perspective. Nutrients. 13, (3), 877. Zugriff an 11.05.2024 unter: *https://www.ncbi.nlm.nih.gov/pmc/articles/PMC7998865/*

509 **Gesundheitsinformationen.de (2023)**: Kann Johanniskraut bei Depressionen helfen? Zugriff am 30.05.2024 unter: *https://www.gesundheitsinformation.de/kann-johanniskraut-bei-depressionen-helfen.html*

510 **Pietschmann, K. (2022)**: Knochenarbeit. Zugriff am 14.04.2024 unter: *https://www.mpg.de/18500283/knochen-regeneration-umbau*

511 **Gesundheitsinformationen.de (2023)**: Osteoporose und Knochenbrüche. Zugriff am 30.05.2024 unter *https://www.gesundheitsinformation.de/osteoporose-und-knochenbrueche.html*

512 **Gersh, F. (2021)**: Menopause: 50 Things you need to know. What to Expect during the Three Stages of Menopause. Rockridgepress.

513 **Huberman, A. (2022)**: Dr. Peter Attia: Exercise, Nutrition, Hormones for Vitality & Longevity. Zugriff am 01.06.2024 unter: *https://www.hubermanlab.com/episode/dr-peter-attia-exercise-nutrition-hormones-for-vitality-and-longevity*

514 **Amgen Inc. (2017-2024)**: Postmenopausale Osteoporose: Knochenschwund durch Östrogenmangel in den Wechseljahren. Zugriff am 01.06.2024 unter: *https://www.osteoporose.de/osteoporose/wechseljahre*

515 **Better Health Channel (2023)**: Menopause and Osteoporosis. Zugriff am 01.06.2024 unter: *https://www.betterhealth.vic.gov.au/health/conditionsandtreatments/menopause-and-osteoporosis*

516 **Ji, M.X.; Yu, Q. (2015)**: Primary osteoporosis in postmenopausal women. Chronic Dis Transl Med., 1, (1): 9-13. Zugriff am 01.06.2024 unter: *https://www.ncbi.nlm.nih.gov/pmc/articles/PMC5643776/*

517 **Gersh, F. (2021)**: Menopause: 50 Things you need to know. What to Expect during the Three Stages of Menopause. Rockridgepress.

518 **Huberman, A. (2022)**: Dr. Peter Attia: Exercise, Nutrition, Hormones for Vitality & Longevity. Zugriff am 01.6.2024 unter: *https://www.hubermanlab.com/episode/dr-peter-attia-exercise-nutrition-hormones-for-vitality-and-longevity*

519 **Panday, K.; Gona, A.; Humphrey, M.B. (2014)**: Medication-induced osteoporosis: screening and treatment strategies. Therapeutic Advances in Musculoskeletal Disease; 6, (5): 185-202. Zugriff am 01.06.2024 unter: *https://www.ncbi.nlm.nih.gov/pmc/articles/PMC4206646/*

520 **Antwerpes, F. (2007)**: T-Score. Zugriff am 02.06.2024 unter: *https://flexikon.doccheck.com/de/T-Score*

521 **Antwerpes, F. (2007)**: T-Score. Zugriff am 02.06.2024 unter: *https://flexikon.doccheck.com/de/T-Score*

522 **Orfanos-Boeckel, H. (2023)**: Nährstofftherapie – der Praxisleitfaden. Orthomolekulare Medizin richtig dosieren und anwenden. Vorbeugen und heilen mit Vitaminen, Mineralstoffen & Co., Trias.

523 **Orfanos-Boeckel, H. (2023)**: Nährstofftherapie – der Praxisleitfaden. Orthomolekulare Medizin richtig dosieren und anwenden. Vorbeugen und heilen mit Vitaminen, Mineralstoffen & Co., Trias.

524 **Ji, M.X.; Yu, Q. (2015)**: Primary osteoporosis in postmenopausal women. Chronic Dis Transl Med., 1, (1): 9-13. Zugriff am 01.06.2024 unter: *https://www.ncbi.nlm.nih.gov/pmc/articles/PMC5643776/*

525 **Huberman, A. (2022)**: Dr. Peter Attia: Exercise, Nutrition, Hormones for Vitality & Longevity. Zugriff am 01.6.2024 unter: *https://www.hubermanlab.com/episode/dr-peter-attia-exercise-nutrition-hormones-for-vitality-and-longevity*

526 **Verschueren, S.M.; Roelants, M.; Delecluse, C. et al (2004)**: Effect of 6-month whole body vibration training on hip density, muscle strength, and postural control in postmenopausal women: a randomized controlled pilot study. Journal of Bone and Mineral Research. 19, (3): 352-9, Zugriff am 02.06.2024 unter: *https://onlinelibrary.wiley.com/doi/full/10.1359/JBMR.0301245*

527 **Newson Health Menopause Society (2024)**: Understanding the benefits and Risks of HRT: Downloadable visual aids. Zugriff am 01.06.2024 unter: *https://www.nhmenopausesociety.org/resources/understanding-the-benefits-and-risks-of-hrt-downloadable-visual-aids/ (PDF, aktualisierte Version 2024)*

528 **Nabieva, N.; Antwerpes, F. et al. (2024)**: Denosumab. Zugriff am 02.06.2024 unter: *https://flexikon.doccheck.com/de/Denosumab*

529 **Nabieva, N.; Antwerpes, F. et al. (2024)**: Denosumab. Zugriff am 02.06.2024 unter: *https://flexikon.doccheck.com/de/Denosumab*

530 **Hentschel, H. et al. (2024)**: Bisphosphonat. Zugriff am 02.06.2024 unter: *https://flexikon.doccheck.com/de/Bisphosphonat*

531 **Osteoporosezentrum München (o.J.)**: Medikamente – SERM's Medikamente. Zugriff am 01.06.2024 unter: *https://www.osteoporosezentrum.de/serms-abbaubremsende-medikamente-in-der-osteoporose-einnahmevorschriften-beratung-bei-dr-med-helmut-radspieler/*

532 **Völker, D.; Antwerpes, F. (2017)**: Raloxifen. Zugriff am 02.06.2024 unter: *https://flexikon.doccheck.com/de/Raloxifen*

533 **Ettinger, B.; Black, D.M.; Mitlak, B.H. et al. (1999)**: Reduction of Vertebral Fracture Risk in Postmenopausal Women With Osteoporosis Treated With Raloxifene. Results From a 3-Year Randomized Clinical Trial. Zugriff am 02.06.2024 unter: *https://jamanetwork.com/journals/jama/fullarticle/191242*

534 **Voulgaridou, G.; Papadopoulou, S.K.; Detopoulou, P. et al. (2023)**: Vitamin D and Calcium in Osteoporosis, and the Role of Bone Turnover Markers: A Narrative Review of Recent Data from RCTs. Diseases. 11, (1): 29, Zugriff am 02.06.2024 unter: *https://www.ncbi.nlm.nih.gov/pmc/articles/PMC9944083/*

535 **Orfanos-Boeckel, H. (2023)**: Nährstofftherapie – der Praxisleitfaden. Orthomolekulare Medizin richtig dosieren und anwenden. Vorbeugen und heilen mit Vitaminen, Mineralstoffen & Co., Trias.

536 **Frank, K; Nguyen, K. (2023)**: Vitamin C. Zugriff am 02.06.2024 unter: *https://examine.com/supplements/vitamin-c/*

537 **Tsagari, A. (2020)**: Dietary protein intake and bone health. J Frailty Sarcopenia Falls. 5(1):1-5. Zugriff am 02.06.2024 unter: *https://www.ncbi.nlm.nih.gov/pmc/articles/PMC7155358/*

538 **Osteoporosis Canada (2024)**: Protein. Zugriff am 02.06.2024 unter: *https://osteoporosis.ca/protein/*

539 **Labor Dr. Riegel (o.J.)**: Osteoporoserisiko. Zugriff am 02.06.2024 unter: *https://www.labor-riegel.de/de/fuer-patienten/patientenflyer/osteoporoserisiko.php*

540 **Sampson, H. W. (2002)**: Alcohol and Other Factors Affecting Osteoporosis Risk in Women. Alcohol Res Health. 26, (4): 292-8. Zugriff am 02.06.2024 unter: *https://www.ncbi.nlm.nih.gov/pmc/articles/PMC6676684/*

541 **Khunger, N.; Mehrotra, K. (2019)**: Menopausal Acne - Challenges And Solutions. Int J Womens Health. 11: 555-567, Zugriff am 02.06.2024 unter: *https://www.ncbi.nlm.nih.gov/pmc/articles/PMC6825478/*

542 **Skin Cancer Foundation (2021)**: Photoaging: What You Need to Know About the Other Kind of Aging. Zugriff am 02.06.2024 unter: *https://www.skincancer.org/blog/photoaging-what-you-need-to-know/*

543 **Guyuron, B.; Rowe, D.J.; Weinfeld, A.B. (2009)**: Factors Contributing to the Facial Aging of Identical Twins. Journal of Plastic and Reconstructive Surgery, 123, (4): 1321-1331, Zugriff am 02.06.2024 unter: http://176.9.41.242/doc/longevity/2009-guyuron.pdf

544 **Cancer Research UK (2023)**: How does the sun and UV cause cancer? Zugriff am 02.06.2024 unter: *https://www.cancerresearchuk.org/about-cancer/causes-of-cancer/sun-uv-and-cancer/how-does-the-sun-and-uv-cause-cancer*

545 **Lipa, K.; Zajac, N.; Owczarek, W. et al (2021)**: Does smoking affect your skin? Postepy Dermatol Alergol. 38, (3): 371-376, Zugriff am 02.06.2024 unter: *https://www.ncbi.nlm.nih.gov/pmc/articles/PMC8330869/*

546 **Guyuron, B.; Rowe, D.J.; Weinfeld, A.B. (2009)**: Factors Contributing to the Facial Aging of Identical Twins. Journal of Plastic and Reconstructive Surgery, 123, (4): 1321-1331, Zugriff am 02.06.2024 unter: http://176.9.41.242/doc/longevity/2009-guyuron.pdf

547 **Gersh, F. (2021)**: Menopause: 50 Things you need to know. What to Expect during the Three Stages of Menopause. Rockridgepress.

548 **Cao, C.; Xiao, Z.; Wu, Y.; Ge, C. (2020)**: Diet and Skin Aging-From the Perspective of Food Nutrition. Nutrients. 12, (3): 870, Zugriff am 02.06.2024 unter: *https://www.ncbi.nlm.nih.gov/pmc/articles/PMC7146365/*

549 **Peart, K.N. (2011)**: Not Just Skin and Bones: Wrinkles Could Predict Women's Bone Fracture Risk. Zugriff am 02.06.2024 unter: *https://news.yale.edu/2011/06/06/not-just-skin-and-bones-wrinkles-could-predict-women-s-bone-fracture-risk*

550 **Emiko (2015)**: Paraffine sind schädlich für die Haut. Zugriff am 02.06.2024 unter: *https://www.emiko.de/news/paraffine-sind-schaedlich-fuer-die-haut/*

551 **Environmental Working Group (2024)**: The trouble with ingredients in Sunscreens. Zugriff am 02.06.2024 unter: *https://www.ewg.org/sunscreen/report/the-trouble-with-sunscreen-chemicals/*

552 **De Miranda, R. B.; Weimer, P.; Rossi, R.C. (2021)**: Effects of hydrolyzed collagen supplementation on skin aging: a systematic review and meta-analysis. International Journal of Dermatology. 60, (12): 1449-1461, Zugriff am 02.06.2024 unter: *https://onlinelibrary.wiley.com/doi/10.1111/ijd.15518*

553 **Youn, A. (2024)**: Younger for Life: Feel Great and Look Your Best with the New Science of Autojuvenation. Hanover Square Press.

554 **Weimer, D.S.; Demory, Beckler, M. (2022)**: Underlying Immune Mechanisms Involved in Cow's Milk-Induced Hypersensitivity Reactions Manifesting as Atopic Dermatitis. Cureus. 14, (8): e27604. Zugriff am 02.06.2024 unter: *https://www.ncbi.nlm.nih.gov/pmc/articles/PMC9433788/*

555 **Koh, Y.G.; Seok, J.; Park, J.W. et al (2023)**: Efficacy and safety of oral palmitoleic acid supplementation for skin barrier improvement: A 12-week, randomized, double-blinded, placebo-controlled study. Heliyon. 9, (6): e16711. Zugriff am 02.06.2024 unter: *https://www.ncbi.nlm.nih.gov/pmc/articles/PMC10245245/*

556 **Paracelsus Magazin (2022)**: Sanddornöl – Heilmittel par excellence bei trockenen Schleimhäuten der Frau. Zugriff am 02.06.2024 unter: *https://www.paracelsus.de/magazin/ausgabe/202204/sanddornoel*

557 **Cisár, P.; Jány, R.; Waczulíková, I. et al. (2008)**: Effect of pine bark extract (Pycnogenol) on symptoms of knee osteoarthritis. Phytother Res.; 22, (8): 1087-92. Zugriff am 02.06.2024 unter: *https://pubmed.ncbi.nlm.nih.gov/18570266/*

558 **Griffin, R.M. (2022)**: Is Glucosamine Good for Joint Pain? Zugriff am 02.06.2024 unter: *https://www.webmd.com/vitamins-and-supplements/supplement-guide-glucosamine*

559 **Selfe, T.K.; Taylor, A.G. (2008)**: Acupuncture and osteoarthritis of the knee: a review of randomized, controlled trials. Fam Community Health; 31, (3): 247-54. Zugriff am 02.06.2024 unter: *https://www.ncbi.nlm.nih.gov/pmc/articles/PMC2810544/*

560 **Physiopedia (o.J.)**: Behavioural Approaches to Pain Management: Cognitive Behavioural Therapy (CBT). Zugriff am 02.06.2024 unter: *https://www.physio-pedia.com/Behavioural_Approaches_to_Pain_Management*

561 **Mosconi, L. (2021)**: The XX Brain: The Groundbreaking Science Empowering Women to Prevent Dementia. Atlantic Books.

562 **Gersh, F. (2021)**: Menopause: 50 Things you need to know. What to Expect during the Three Stages of Menopause. Rockridgepress.

563 **Newson, L. (2023)**: The Definitive Guide to the Perimenopause and Menopause - The Sunday Times bestseller. Yellow Kite.

564 **Mosconi, L. (2021)**: The XX Brain: The Groundbreaking Science Empowering Women to Prevent Dementia. Atlantic Books.

565 **Balance by Newson Health (2024)**: Understanding the benefits and risks of HRT: downloadable visual aids. Zugriff am 18.05.2024 unter: *https://www.balance-menopause.com/menopause-library/understanding-the-benefits-and-risks-of-hrt-downloadable-visual-aids/*

566 **Vitamindoctor.com (2023)**: Magnesium – Nicht nur wichtig für die Muskeln. Zugriff am 03.06.2024 unter: *https://www.vitamindoctor.com/naehrstoffe/mineralstoffe/magnesium*

567 **Vitamindoctor.com (2023)**: Coenzym Q10: Der Mikronährstoff für die Energieproduktion. Zugriff am 03.06.2024 unter: *https://www.vitamindoctor.com/naehrstoffe/vitamine/coenzym-q10*

568 **Fogg, B.J. (2020)**: Tiny Habits: Why Starting Small Makes Lasting Change Easy. Virgin Books.

569 **Clear, J. (2019)**: Atomic Habits. An Easy & Proven Way to Build Good Habits & Break Bad Ones. Penguin Publishing Group.

570 **Weber, J. (2023)**: Wie du gute Gedanken pflegst – und schlechte begrenzt. Zugriff am 24.06.2024 unter: *https://www.brigitte.de/leben/mind-gardening--7-tipps--wie-du-deine-gedanken-pflegst-und-hegst-13722502.html*

571 **Zoe (2023)**: Exercise myths busted: Practical steps to sustain your health | Harvard Professor Daniel Lieberman, Zugriff am 07.06.2024 unter: *https://www.youtube.com/watch?v=54XlifPAnO8*

572 **Moneythor (2020)**: Hyperbolic Discounting | Behavioural Science in Banking Zugriff am 08.06.2024 unter: *https://www.moneythor.com/2020/09/02/hyperbolic-discounting-behavioural-science-in-banking/*

573 **Huberman, A. (2023)**: Mental Health Toolkit: Tools to Bolster Your Mood & Mental Health. Zugriff am 07.06.2024 unter: *https://www.hubermanlab.com/episode/mental-health-toolkit-tools-to-bolster-your-mood-mental-health*

574 **Attia, P. & Gifford, B. (2024)**: OUTLIVE: Wie wir länger und besser leben können, als wir denken | Das Standardwerk vom führenden Mediziner zur Langlebigkeit. Ullstein extra.

575 **Attia, P. (2022)**: Peter on the four horsemen of chronic disease. Zugriff am 08.06.2024 unter: *https://peterattiamd.com/peter-on-the-four-horsemen-of-chronic-disease/*

576 **Zoe (2023)**: How to prevent heart disease, according to science | Prof. Eric Rimm. Zugriff am 08.06.2024 unter: *https://www.youtube.com/watch?v=pAhaZlkXatM*

577 **Zoe (2023)**: Exercise myths busted: Practical steps to sustain your health | Harvard Professor Daniel Lieberman. Zugriff am 08.06.2024 unter: *https://www.youtube.com/watch?v=54XlifPAnO8&t=1044s*

578 **Attia, P. & Gifford, B. (2024)**: OUTLIVE: Wie wir länger und besser leben können, als wir denken | Das Standardwerk vom führenden Mediziner zur Langlebigkeit. Ullstein extra.

579 **Holt-Lunstad; Smith, T.B.; Layton, J.B. (2010)**: Social Relationships and Mortality Risk: A Meta-analytic Review. PLoS Medicine. 7, (7): e1000316, Zugriff am 08.06.2024 unter: *https://journals.plos.org/plosmedicine/article/file?id=10.1371/journal.pmed.1000316&type=printable*

580 **American Journal of Cardiology (2023)**: Getting Good Sleep Could Add Years to Your Life. Having five low-risk sleep habits may have long-term benefits. Press Release, Zugriff am 08.06.2024 unter: *https://www.acc.org/About-ACC/Press-Releases/2023/02/22/21/35/Getting-Good-Sleep-Could-Add-Years-to-Your-Life*

581 **Zoe (2024)**: Science for everybody. Zugriff am 25.06.2024 unter: *https://zoe.com/our-science*

582 **Rico-Campà, A.; Martínez-González, M.A.; Alvarez-Alvarez, I. et al. (2019)**: Association between consumption of ultra-processed foods and all cause mortality: SUN prospective cohort study. BMJ. 365:l1949. Zugriff am 08.06.2024 unter: *https://www.bmj.com/content/365/bmj.l1949*

583 **Means, C.; Means, C. (2024)**: Good Energy: The Surprising Connection Between Metabolism and Limitless Health. Avery.

Bildnachweis

Coverfoto: ® Adobe Stock

Covergestaltung: Sannah Inderelst

Bilder und Grafiken Innenteil:

Alle Übungsbilder: ARTZT GmbH: 205-210, 216, 218, 219, 220-222, 230-232

® Adobe Stock: S. 21, 23, 27, 29, 30, 32, 33, 35, 36, 38, 40-42, 44, 46, 47, 49, 50, 51, 53, 56-58, 61, 62, 63, 66, 67, 69-71, 73-79, 81-83, 85, 87-95, 97, 98, 99, 100, 102-106, 108, 110, 112, 114-120, 124-127, 129, 131, 133-140, 142, 144, 145, 148, 149, 153-157, 159, 161, 162, 164-166, 169, 173, 175, 177, 178, 181, 185, 190, 192, 194, 195, 197, 201, 203, 204, 211, 212, 224, 227, 228, 234-236, 238, 239, 241, 247, 248, 249, 251, 252, 253, 255, 258, 259, 260, 261, 262, 266, 268, 270, 271, 272, 274, 276, 277, 278, 281, 282, 285, 288, 290, 302, 307, 308, 311, 312, 315, 317, 319, 326, 328, 329, 331, 333, 336, 337, 339, 344, 345, 350, 353, 355-357, 358, 361, 365, 368, 372, 376, 380, 383, 385, 386, 387, 390, 393, 400, 470

Mira Hampel Fotografie: S. 16, 22, 28, 72, 141, 184, 187, 233, 243, 257, 264, 325, 403

Innenlayout: Sannah Inderelst

Satz: Guido Maetzing, www.mmedia-agentur.de

Korrektorat Skript: Sonja Rose

Projektmanagement: Melanie Graff

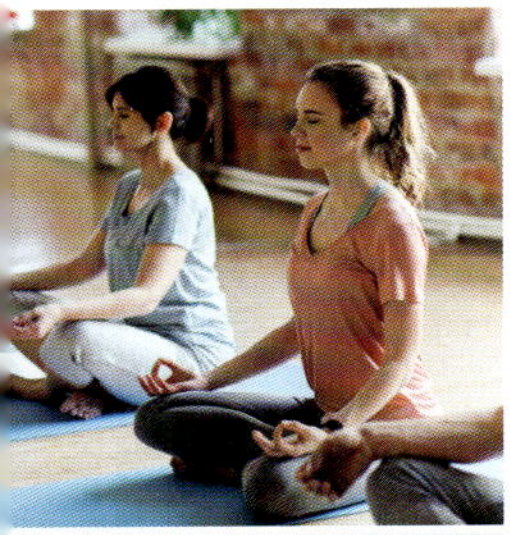

WEITERE BUCHEMPFEHLUNGEN

Carolin-Marie Roth

YOGA, SEX AND HAPPINESS

DEIN PRAKTISCHER RATGEBER
FÜR EIN GESUNDES LEBEN

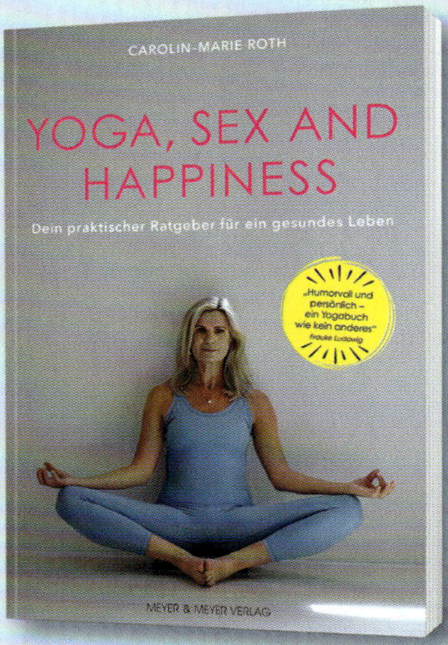

1. Auflage 2025

352 Seiten in Farbe

Klappenbroschur, 16,5 x 24 cm

ISBN 978-3-8403-7941-3

€ [D] 28,00 € [A] 28,80

Kerstin Huber-Steinhorst

YOGA-INSPIRATION

FÜR PRAXIS UND
STUNDENGESTALTUNG

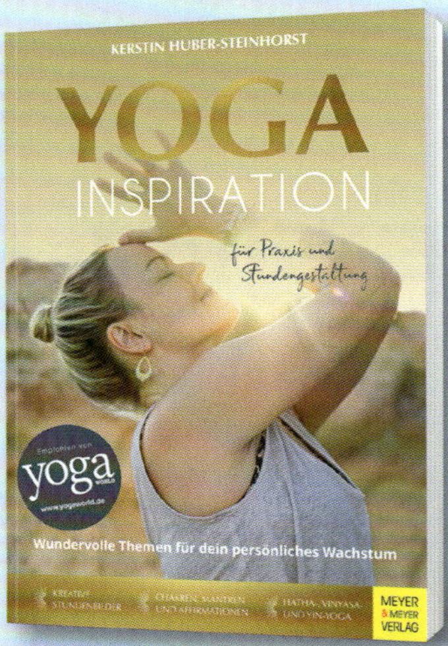

1. Auflage 2024

256 Seiten in Farbe

Klappenbroschur, 16,5 x 24 cm

ISBN 978-3-8403-7927-7

€ [D] 26,00 € [A] 26,80